LEÇONS CLINIQUES

DE

CHIRURGIE INFANTILE

PAR

A. BROCA

Chirurgien de l'hôpital Tenon (Enfants-Malades)
Professeur agrégé à la Faculté de Médecine de Paris

PARIS

MASSON ET Cⁱᵉ, ÉDITEURS

LIBRAIRES DE L'ACADÉMIE DE MÉDECINE

120, BOULEVARD SAINT-GERMAIN

—

1902

LEÇONS CLINIQUES

DE

CHIRURGIE INFANTILE

LEÇONS CLINIQUES

DE

CHIRURGIE INFANTILE

PAR

A. BROCA

Chirurgien de l'hôpital Tenon (Enfants-Malades)
Professeur agrégé à la Faculté de Médecine de Paris

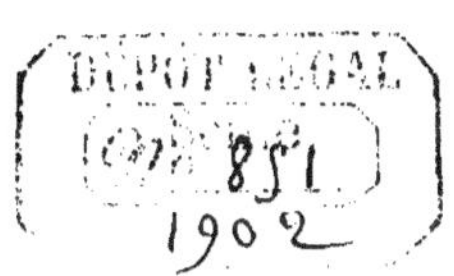

PARIS

MASSON ET Cie, ÉDITEURS

LIBRAIRES DE L'ACADÉMIE DE MÉDECINE

120, BOULEVARD SAINT-GERMAIN

1902

LEÇONS CLINIQUES

DE

CHIRURGIE INFANTILE

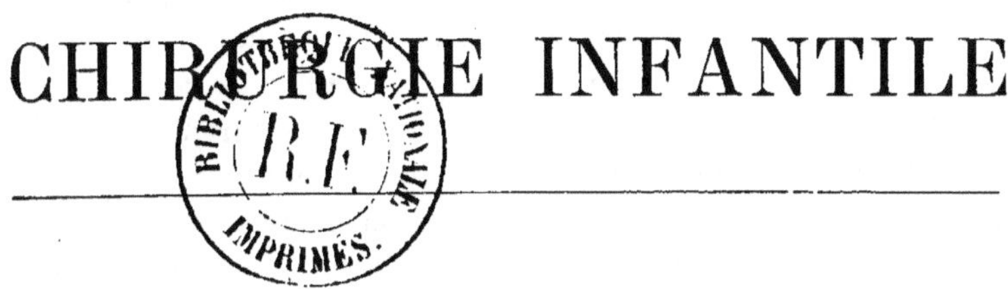

PREMIÈRE LEÇON

EXAMEN D'UN ENFANT ATTEINT D'UNE LÉSION DES MEMBRES

I. — *Interrogatoire des parents.* — Hérédité tuberculeuse, syphilitique, alcoolique; nécessité fréquente de ne pas aborder la question de front. Renseignements sur la grossesse, l'accouchement. Difficulté possible de déterminer si une lésion est congénitale. Évolution de la lésion : début brusque ou lent; rôle d'un trauma initial.

II. — *Examen de l'enfant.* — Interrogatoire direct. Examen local : enfant nu: examiner comparativement les deux côtés sur le sujet debout et immobile, en marche, couché. Inspection du sujet debout et en marche : attitudes, raideurs, claudication, signe dit du maquignon. Enfant couché : inspection, palpation, pression localisée, étude des mouvements communiqués. Nécessité, dans toutes les explorations, de réduire la douleur au minimum, de toujours terminer l'examen par celui de la région douloureuse. Nécessité possible de la chloroformisation.

Quel que soit l'âge du malade pour lequel vous êtes consultés, vous n'arrivez avec précision au diagnostic d'une lésion ostéo-articulaire que si vous procédez à l'examen avec une méthode toujours la même ; et ce qui est spécial ici à la chirurgie infantile, ce n'est pas la méthode, mais la manière de s'en servir, la manière de manipuler l'enfant, de triturer la matière sur laquelle vous allez travailler.

Broca. — Leçons cliniques.   1

Quand un sujet se plaint d'une lésion du squelette, votre diagnostic comporte la solution des deux problèmes suivants : 1° quel est le siège du mal ; 2° quelle est sa nature. Et pour déterminer exactement le siège, il faut que vous sachiez quel est le membre atteint ; dans ce membre, quel segment ; dans ce segment, l'os ou la jointure, isolés ou associés. Pour atteindre ce but, vous avez à votre disposition : 1° l'interrogatoire des parents, puis de l'enfant ; 2° l'examen local fondé sur l'inspection du membre en activité et, pour finir, sur la provocation de certains signes et symptômes révélateurs de l'état que vous avez été amenés à soupçonner.

Déterminer le membre malade, c'est à peine s'il est utile d'en parler : du bras à la jambe vous ne vous tromperez pas. Mais sachez que, dans certaines conditions précises, il peut être assez délicat de savoir si la lésion porte sur le rachis ou sur la hanche : je vous signalerai sans doute un jour les cas où un mal de Pott peut simuler une coxalgie.

Mais savoir *dans un membre quelle est la jointure malade* n'est pas toujours facile, et de ceci la preuve est nettement fournie par l'étude des *arthrites de la hanche*. De quoi se plaignent, en effet, un nombre considérable de ces malades? Avant tout d'une *douleur au genou*. Et cet exemple de *douleur à distance* est loin d'être le seul que vous rencontrerez dans l'étude des lésions ostéo-articulaires. Si vous êtes instruits de cette particularité, vous dirigerez bien votre interrogatoire ; puis, en regardant le sujet debout, puis marchant, vous prendrez une première teinture, vous vous ferez une première idée : et de cette idée vous aurez à chercher la confirmation, pour démontrer d'une façon absolue que, le genou n'ayant rien, c'est, au contraire, la hanche qui est malade.

Reste la question de nature : alors interviennent tous les renseignements que vous pourrez obtenir sur les antécédents personnels et héréditaires du sujet, sur la marche aiguë, subaiguë ou chronique des accidents actuels.

Tel est le schéma général : passons maintenant aux détails. Pour cet exposé, je suivrai un ordre peut-être par moments un peu artificiel : c'est indispensable, car le mode de succession.

dans l'examen, des signes et symptômes n'est pas immuable. Mais vous ferez vite, par vous-mêmes, les rectifications nécessaires.

I

I. *Interrogatoire des parents*. — A. Les premiers renseignements nous seront fournis par l'*anamnèse héréditaire* : les quatre grandes catégories d'antécédents à rechercher concernent les monstruosités et vices de conformation divers, la tuberculose, la syphilis, l'alcoolisme. De tout cela vous verrez l'application pour chaque cas particulier : la règle générale doit être de ne pas aborder le problème de front. Sans doute, bien souvent l'existence d'une de ces hérédités est évidente, et du premier coup vous verrez que le père, la mère, ou les deux, sont disposés à parler. Mais bien souvent aussi ils cherchent à dissimuler ce qu'ils considèrent comme une tare ; ou ils ignorent réellement ce que vous leur demandez.

Aussi, à moins que l'aveu ne vienne tout de suite et spontanément, mettez des gants pour l'obtenir. C'est surtout pour la syphilis que la prudence est exigée. Affirmez à un mari qu'il doit avoir eu la syphilis, et supposez maintenant que l'origine soit maternelle : vous voyez quelle jolie querelle conjugale vous aurez soulevée. Au contraire, quand vous avez besoin de commémoratifs pour confirmer un diagnostic que vous soupçonnez, recherchez d'abord si la mère a fait de nombreuses fausses couches, si plusieurs enfants sont morts en bas âge ; puis passez aux accidents personnels qu'ont pu présenter le mari d'abord, la femme ensuite. Et pour ces accidents, commencez par ceux dont la valeur diagnostique est le moins connue du public, n'arrivez qu'en dernier lieu aux « boutons » sur la peau, et surtout « aux parties ». En quelques minutes, vous aurez ainsi appris si les parents sont francs, dissimulateurs ou ignorants, et vous agirez en conséquence.

B. Les renseignements relatifs à la *grossesse* et à l'*accouchement* sont, en général, moins importants.

Grossesse facile ou difficile ne signifie pas grand'chose. Les traumas subis par la femme enceinte sont, la plupart du temps, à négliger. Mais parfois vous trouverez, dans une maladie infectieuse survenue pendant la grossesse, l'explication d'accidents sans cela bizarres : ainsi j'ai vu, à plusieurs reprises, un petit idiot à mains palmées, à jambes parésiées, qui a quatre ou cinq frères et sœurs tout à fait bien constitués et dont l'hérédité tératologique est nulle, mais dont la mère a eu, étant enceinte de lui, la fièvre typhoïde. De même, j'ai possédé une chatte qui a contracté, étant pleine, une coqueluche très nette, avec quintes intenses : sur six petits elle a fait trois malbâtis — un exomphale et deux hémiplégiques — alors qu'auparavant elle avait produit, à plusieurs reprises, des rejetons bien constitués. Puis, elle est restée stérile.

Il est des cas où vous aurez besoin de savoir si l'*accouchement* a été facile ou difficile, long ou court, simple ou instrumental : par exemple, pour différencier certaines paralysies radiculaires obstétricales de certaines hémiplégies ou monoplégies corticales, dues ou non au forceps. Sachez encore que certaines lésions sont en rapport avec certaines présentations, et si on vous apporte un enfant atteint soit d'un torticolis, soit d'une petite tumeur spéciale par rupture du sterno-mastoïdien, demandez toujours si l'accouchement a eu lieu par les fesses. A cela il y a deux avantages : d'abord, vous vous instruisez, et, dans notre métier, il est bon d'être curieux ; en outre, comme vous tomberez d'ordinaire juste, votre perspicacité étonnera la mère, et, dans notre métier, il est bon de passer pour un peu sorcier.

C. La lésion est-elle *congénitale*? La réponse est, la plupart du temps, évidente ; et, en présence d'un enfant dont l'anus est imperforé, je ne vous conseille pas de répéter la phrase demeurée classique : « A quoi vîtes-vous, madame, que votre enfant n'allait pas à la garde-robe? » Pas plus qu'il n'est bon de demander si un nouveau-né qu'on vous présente pour un bec-de-lièvre ou une ectromélie, est né comme cela.

Mais déjà je viens de vous dire que certaines lésions congénitales peuvent se ressembler. Voici un nouveau-né dont le bras ne bouge pas et n'a jamais bougé : a-t-il une fracture de l'humérus, une paralysie radiculaire par traction, une lésion cérébrale par forceps ou une maladie cérébrale proprement dite? Songez à ces hypothèses et vous aurez vite fait d'éliminer les unes, de confirmer les autres; mais j'ai vu des enfants pour lesquels le médecin n'y avait pas songé et était ainsi tombé dans une erreur grossière, parfois fort préjudiciable à la rectitude du pronostic et du traitement.

Les constatations sont encore quelquefois délicates lorsque l'enfant a, pendant plus ou moins longtemps, été en nourrice et que vous voyez non pas la nourrice, mais la mère. Supposez, par exemple, qu'il s'agisse d'un pied bot léger lors de la naissance et aggravé faute de soins : aisément, père et mère vous jureront leurs grands dieux qu'il n'y avait rien à la naissance. C'est une tare, pour une famille, que d'y compter un malbâti, et on se raccroche à la moindre branche.

Le cas précédent sera exceptionnel, je vous l'accorde. Mais, pour la luxation congénitale de la hanche, il sera presque constant. Oui, il est des enfants chez lesquels, de très bonne heure, quelques signes locaux attireront votre attention; mais presque toujours c'est seulement au début de la marche que la lésion est reconnue, et alors on incrimine les mauvais soins de la nourrice, une chute, que sais-je encore !

Soyez avertis, et pour ne pas vous y laisser prendre, demandez tout simplement *à quel âge l'enfant a marché*. A douze mois environ un enfant doit marcher, et, s'il ne marche pas, c'est qu'une cause pathologique intervient : luxation congénitale de la hanche, rachitisme, paralysie infantile sont les plus fréquentes et la plupart du temps il vous suffit d'y songer pour savoir à laquelle vous avez affaire. Quant aux cas douteux, posez la question suivante : *comment l'enfant a-t-il marché*, d'abord normalement, puis mal, ou toujours d'une manière vicieuse? C'est là un renseignement capital pour vous mettre immédiatement sur la voie du diagnostic d'une luxation congénitale de la hanche.

D. Après avoir constaté qu'une affection n'est pas congénitale, faites préciser quelle a été son *évolution*. Quelquefois, en effet, ce sera tout à fait caractéristique, et c'est à peine si j'ai besoin de vous rappeler la forme classique de la paralysie infantile, avec son début brusque et ses paralysies d'abord étendues, bientôt partiellement amendées. Mais quand ces allures spéciales feront défaut, alors commencera votre embarras, et pour certaines formes chroniques d'emblée, peu accentuées, localisées à un membre inférieur, vous croiriez volontiers à une coxalgie si l'examen local de la hanche ne vous éclairait point.

Prenez maintenant une maladie osseuse. Quand l'acuité du début aura été franche, vous diagnostiquerez tout de suite une ostéomyélite. Et c'est parmi les lésions inflammatoires à forme torpide que vous aurez à faire le choix de ce qui revient à l'ostéomyélite chronique d'emblée, à la syphilis, à la tuberculose. La plupart du temps vous ne vous tromperez pas si vous suivez les règles spéciales que je vous indiquerai pour chacune de ces lésions en particulier. Dans les cas douteux, vous attribuerez une grande importance aux renseignements héréditaires bien choisis, comme je vous l'ai dit il y a un instant.

E. En pratique aussi bien qu'en théorie, il est fort intéressant de savoir quelle a pu être la part d'un *trauma* dans la genèse et l'évolution d'une lésion ostéo-articulaire. Or, vous vous heurtez à une grosse difficulté : un coup, une chute sont, aux yeux des parents, une explication très commode ; car une diathèse, c'est mal porté, et le trauma vient à point pour sauvegarder l'amour-propre des fabricants. Et cependant, il peut avoir, il a assez souvent, une influence réelle.

Avant de lui attribuer une valeur, il faut bien faire préciser : sa date, sa nature, son intensité, son point d'attaque. On vous montre un enfant qui a une arthrite de la hanche, et on vous dit : « C'est suite d'une chute. » *Quand a eu lieu cette chute?* Cette question restera, la plupart du temps, sans réponse, et vous arriverez à démontrer que dans le cerveau maternel s'est fait le travail suivant : mon enfant boite, or c'est moi qui l'ai fait, donc il est bien fait, donc il a dû tomber, donc il est tombé. Ce sorite ne vaut pas celui du renard : je vous le signale pour que vous vous en méfiiez.

A supposer qu'on puisse vous dire : l'enfant est tombé tel jour, à telle heure, ne concluez pas avant qu'on vous ait répondu à la question suivante : *Comment marchait-il avant l'accident?* Et pour éclairer votre religion, employez toujours le même système : ne posez pas une question trop brutalement nette, mais informez-vous si l'enfant aimait à jouer, à courir, pendant combien de temps il pouvait marcher sans fatigue.

Même si vous ne pouvez rien trouver de préalable, ne vous tenez pour satisfaits que *si le trauma a été suivi immédiatement de la gêne fonctionnelle pour laquelle on vous consulte.* Que de fois on vous déclarera que l'enfant ne se sert plus bien de son coude, par exemple, à la suite d'une chute ; et, si vous savez votre métier, vous apprendrez que cette chute, si elle n'est pas imaginaire, a eu lieu un mois avant les premiers troubles.

Ces préliminaires déblayés, vous êtes à point pour pratiquer l'examen du malade lui-même.

II

II. *Examen de l'enfant.* — A. Dès que l'enfant est en âge de comprendre ce que vous lui dites, et de vous répondre, vous devez *l'interroger directement.* La chirurgie infantile a souvent des points de contact avec la médecine vétérinaire, mais pas toujours ; et même moins souvent que vous ne seriez peut-être tentés de le croire. A la condition toutefois que vous sachiez vous y prendre et, comme je vous l'ai dit au début de cette leçon, triturer la matière.

D'abord, un enfant ne vous répondra que si vous l'avez rendu confiant, d'où ce précepte de lui donner des bonbons, et jamais des claques.

Deuxième précepte : parlez avec précision, sur des sujets que l'enfant peut comprendre, et avec des termes que l'enfant peut comprendre. Quand j'étais interne, un de nos collègues étrangers, plus ancien que moi, était légendaire parmi nous, parce qu'il interrogeait les ouvriers à l'hôpital en leur demandant : « Avez-vous pyrexie? » Cela vous fait rire, parce qu'ici le contraste est grossier entre le terme technique et la culture intellectuelle du malade ; quand nous parlons à un enfant, il nous en échappe souvent du même calibre, ou à peu près. Employez les petits mots propres à l'enfance, interrogez sur les jeux, la fatigue, l'école, et vous serez surpris des réponses que vous obtiendrez, pour établir, par exemple, où siège une douleur, si elle est calmée par le repos au lit, et exaspérée par la marche.

B. Il va sans dire, cependant, que le cercle des questions est limité, et que l'*examen local*, direct, prime tout.

Deux règles dominent cet examen :

1° Le sujet doit être examiné tout nu, nu « comme un plat d'étain ».

2° L'examen doit toujours être pratiqué comparativement des deux côtés, en commençant par le côté probablement sain. L'état normal, en effet, n'a rien d'absolu, il varie jusqu'à un certain point d'un sujet à l'autre. Certes, une lésion nettement constituée est assez évidente par elle-même ; mais si voulez dépister une lésion au début, la comparaison avec le côté sain est un point de départ indispensable. Ce qui est normal pour l'un n'est pas normal pour l'autre ; mais volume des os, mouvements des jointures, sensibilité à la pression, doivent être symétriques, et, si vous avez un point de comparaison auquel vous puissiez vous reporter vingt fois de suite au besoin, votre finesse d'analyse va se trouver considérablement accrue. Or, la précocité du diagnostic a sur l'efficacité de la thérapeutique une influence de premier ordre.

Les *explorations physiques* que vous devez entreprendre ont pour agents l'inspection, la palpation, la pression localisée.

Lorsque le sujet a de la fièvre ou des douleurs intenses, ou les deux à la fois, il va sans dire que vous ne l'examinerez que couché : ainsi pour les ostéomyélites, pour les fractures du membre inférieur. Mais toutes les fois que ce sera possible — et ce sera presque toujours le cas pour les lésions chroniques — la règle absolue est de le *regarder successivement debout et immobile, pendant la marche, puis couché.*

L'inspection du *sujet debout* vous fournit quelques données sur le gonflement d'une région, sur l'atrophie d'une autre : et c'est ici qu'il est capital de regarder comparativement les deux côtés. Mais ce que vous devez étudier tout particulièrement, c'est l'*attitude comparée des membres.*

Tantôt vous constaterez ainsi directement que les leviers osseux de deux segments sont, l'un par rapport à l'autre, en position vicieuse : vous apprécierez, par exemple, que le genou est dévié en valgus ou anormalement fléchi. Mais de ce que le genou est fléchi, ne concluez pas qu'il est forcément le siège du mal; n'oubliez pas, en effet, que les jointures ont coutume de se suppléer, et que la flexion du genou peut fort bien signifier seulement que le sujet cherche instinctivement à alléger la hanche malade. Pour éviter cette erreur, regardez attentivement, et en disant à plusieurs reprises au sujet de marcher, puis de s'arrêter : vous verrez exactement comment a lieu chaque fois l'appui sur les membres. Si vous voulez arriver de la sorte à des conclusions nettes, il faut que vous répétiez l'examen plusieurs fois de suite, sans vous lasser, de façon à acquérir chaque fois quelques notions qui vous serviront de point de départ pour l'inspection suivante: il faut aussi que vous regardiez le sujet dans toutes les directions, de face, de dos, de profil; il faut enfin que, après avoir conclu que la hanche, par exemple, est malade, vous regardiez avec soin les saillies extérieurement visibles du bassin, des apophyses épineuses du rachis, car cela vous donnera une première idée des déviations compensatrices, si importantes à rechercher.

Je viens d'insister sur le membre inférieur, mais au membre supérieur également l'inspection du sujet debout a quelque utilité. C'est à peine si j'ai besoin de vous rappeler l'attitude « claviculaire » du sujet atteint de fracture de l'épaule ou de la clavicule : moignon abaissé, avant-bras fléchi et soutenu contre l'abdomen par la main saine, tête inclinée du côté malade. L'inspection vous révélera ici assez aisément le gonflement, les déformations de la clavicule, de l'épaule, de l'omoplate, du coude, du poignet.

C'est une première teinture, je vous le répète, que vous devez prendre en regardant le sujet debout et immobile; et dans cette vue d'ensemble vous aurez acquis certaines notions sur le plus ou moins de netteté avec laquelle apparaissent les saillies osseuses péri-articulaires; sur la direction et la profondeur de certains plis, tels que les plis fessiers. Notions de second ordre, mais précieuses pour vous conduire vite, par le droit chemin, aux explorations définitivement probantes.

Par l'*examen du sujet en marche* vous allez bientôt limiter vos investigations. Cet examen n'a d'utilité réelle que pour les lésions du membre inférieur et du rachis : c'est lui qui vous fera reconnaître si le tronc ou les membres inférieurs sont enraidis, ou fonctionnent normalement. Dans les cas ordinaires, il vous suffit de voir marcher un sujet atteint de mal de Pott, pour vous apercevoir que son tronc est raide; et si vous le faites tourner au commandement avec brusquerie, vous saurez mettre en évidence une raideur pathologique encore légère, à peine visible dans les mouvements habituels.

C'est surtout pour l'étude de la claudication que l'inspection du sujet en marche est précieuse. Avec un peu d'habitude, vous aurez dans l'œil l'allure générale de la boiterie par lésion de la sacroiliaque, de la hanche, du genou, du pied; et pour peu que vous prêtiez attention, il vous sera, en tout cas, assez aisé, en vous y prenant à plusieurs reprises, en regardant le sujet dans tous les sens, debout, marchant, virant, de savoir quelle jointure est raide. Soyez instruits, et du premier coup vous distinguerez la paralysie infantile par la simple vue d'une jambe jetée en avant, un peu comme celle d'un ataxique; et il vous suffira de voir une boiterie avec balancement et déhanchement, pour savoir que vos recherches ultérieures vont se trouver circonscrites entre la luxation congénitale de la hanche, la coxa vara, le genu varum, la paralysie des muscles fessiers.

Lorsque la claudication est légère, peu visible, vous pouvez faire comme les maquignons et *écouter la marche*. A condition, bien entendu, que le malade ait une chaussure avec talon et marche sur un sol sonore. Alors, avec un peu d'attention, vous percevrez une différence dans l'intensité avec laquelle chaque membre frappe le sol. Dans les livres classiques, c'est toujours à propos de la coxalgie qu'on décrit ce *signe du maquignon*. Or, il ne lui appartient nullement en propre : que ce soit en raison d'une lésion de la hanche, du genou ou du pied, il se produit de même. Une de ces jointures est malade; chaque mouvement, chaque pression surtout y éveille une douleur perçue ou non perçue, et, instinctivement, l'appui correspondant est, pour ainsi dire, escamoté, puis suivi d'une chute plus violente sur le membre sain.

Mais si les choses se passent ainsi pour une lésion douloureuse, c'est l'inverse que vous observerez dans d'autres circonstances. Soit un sujet atteint d'un raccourcissement du membre inférieur avec ankylose du genou en bonne position; c'est à l'appui du membre anormal que le son va se trouver accru, car plus on tombe de haut plus la chute est sonore; et, par comparaison, vous pouvez être tentés de croire que le son du côté normal est diminué.

Donc, ce signe peut vous servir à reconnaître une claudication encore invisible ou à peu près; mais il ne signifie pas que la hanche soit en jeu; il ne vous permet même pas de dire que le pas le plus sonore corresponde au membre sain.

Jusqu'à présent, j'ai passé en revue devant vous des symptômes qui n'ont rien de pathognomonique; ils peuvent, au contraire, être communs à plusieurs lésions. Mais déjà, pour peu que vous ayez l'œil américain, au bout de quelques minutes d'inspection vous serez parvenus à glaner quelques signes grâce auxquels vous saurez presque toujours de quel côté, vers quelle articulation porter immédiatement vos investigations démonstratives. C'est alors que le moment sera venu d'*examiner l'enfant couché*.

Mais ici, attention! Bien souvent l'enfant va avoir peur dès que vous allez le faire coucher. Vous l'avez fait jouer, sauter, marcher, courir, virer, tout en causant avec lui, et jusqu'à présent il s'est prêté docilement à vos ordres. Ne parlons pas de ces enfants insupportables, mal élevés, criant dès qu'on les déshabille, sur lesquels se reconnaît à première vue l'influence déplorable de l'éducation par la grand'mère, et surtout par la grand'mère à la campagne. Avec ceux-là, rien à faire : dès le début de l'examen, vous devenez vétérinaires, avec cette aggravation qu'à votre vue seulement l'animal crie et se débat.

Dans notre clientèle parisienne, en ville aussi bien qu'à l'hôpital,

la plupart du temps vous ne vous heurtez pas à cette difficulté :
quelques bonbons, et l'enfant est gentil, obéissant. Mais quand
vous voulez le coucher, les choses changent, car cela est souvent
lié dans son souvenir à un examen médical au cours duquel on
lui a peut-être fait mal. Avec de la patience, vous parviendrez
presque toujours à effacer l'impression laissée par votre prédé-
cesseur; et pour votre propre compte vous n'en laisserez jamais
une semblable.

Un point important, dans cette partie de l'examen, consiste à
bien savoir quelle aide vous devez attendre des gens qui entourent
l'enfant : grand'mère, nourrice, mère dans la plupart des cas. Que
voulez-vous faire quand, dès votre entrée dans la chambre, vous
voyez une vieille larmoyante qui serre « ce pauvre petit » dans
les bras pour le consoler du mal qu'il va subir? C'est presque
constant avec les grand'mères : affaire de sensibilité sénile. C'est
presque aussi fréquent avec les nourrices : affaire de stupidité
habituelle chez ce genre de vaches laitières. C'est plus rare avec
la mère, à moins qu'il ne s'agisse d'un fils unique, ou d'un dernier
venu à long intervalle; ce que vous reconnaîtrez, pour les garçons,
en les voyant jusqu'à l'âge de sept à huit ans avec leurs cheveux
longs et bouclés, avec des vêtements de fille même. A l'hôpital
vous aurez vite appris que je n'exagère rien : tous les jours nous
voyons des enfants impossibles à examiner en présence de leur
grand'mère; nous les recevons dans la salle et le lendemain ils
sont aimables et répondent, pourvu que nous sachions nous y
prendre.

A cet égard, voici les règles :

1° Réduisez toujours la douleur inévitable au minimum;

2° Prévenez toujours l'enfant, en lui disant : « Je vais te faire
un peu de mal, mais dis-le-moi tout de suite, et je m'arrêterai ».
Ne mentez jamais avec un enfant. Je n'oserais pas vous donner le
conseil de ne mentir jamais avec les adultes, car cela pourrait
nuire à votre avancement;

3° Conservez toujours pour la fin l'exploration que vous savez
douloureuse.

Avec un enfant sage, vous apprécierez facilement la douleur

provoquée. Mais deux écueils sont à éviter : certains enfants font les stoïques et répondent toujours: « Ça ne me fait pas de mal »; d'autres, au contraire, je viens de vous le dire, hurlent quand vous tirez le cordon de la sonnette. Il est heureusement facile de tourner la difficulté en regardant la face du sujet : une douleur réelle y provoque toujours une contraction passagère, appréciable même au milieu des cris ; et puis, comme la grenouille décapitée, l'enfant en colère ou stoïque conserve des mouvements de défense, qu'il coordonne par réflexe, de façon à porter la main vers la région où on lui fait mal.

Ces préceptes généraux, que j'ai réunis avec tout ce qui concerne la psychologie de l'enfant et de sa famille, ne vous servent à rien pour l'*inspection de l'enfant couché*, inspection qui vous révèle l'attitude du membre, la forme de la région, l'existence de l'œdème et du gonflement, la rougeur diffuse de la peau et celle des traînées de lymphangite, l'engorgement de certains ganglions. Ainsi, le gonflement avec rougeur et veines dilatées, chez un sujet fébricitant, vous conduit immédiatement au diagnostic d'ostéo-myélite aiguë. Regardez les éminences osseuses, leurs rapports entre elles, leur saillie anormale, ou au contraire leur effacement au milieu de tissus empâtés; constatez en de certains lieux d'élection que les méplats péri-articulaires sont soulevés par une synoviale fongueuse ou pleine de liquide; voyez enfin s'il y a des cicatrices, des fistules, et quels sont leurs caractères objectifs. Et cela fait, la plupart du temps votre diagnostic sera achevé : vous saurez quel os, quelle jointure sont malades; vous serez presque fixés sur la nature de la lésion : ostéomyélite, syphilis, tuberculose; et l'œuvre manuelle qui vous reste à accomplir va être à la fois courte et peu douloureuse.

C'est avec la *palpation* que commence la douleur : mais à peine, si vous êtes adroits et instruits. Effleurez d'abord le membre sain, en insistant davantage sur la région symétrique de celle que vous croyez malade; puis sur le membre malade commencez par les parties saines. Arrivez à la région malade : sans appuyer, sans faire de mal, vous sentez si quelque chose y bombe, si ce quelque chose est plus ou moins mou, plus ou moins dur. Si ce gonflement vous

paraît indolent, vous pouvez aller plus loin et y rechercher la fluctuation. Mais si la région est douloureuse, arrêtez-vous, et ne faites
pas souffrir le sujet pour rien.

Étant donnée une fracture, par exemple, à quoi cela vous sert-il
d'y rechercher la crépitation? Avec la mobilité anormale, vous
avez presque toujours de quoi porter un diagnostic sans faire
souffrir le malade ; et si elle fait défaut, contentez-vous de la
douleur nette et circonscrite à la pression localisée.

Ou bien, supposez une ostéomyélite aiguë : avant d'opérer, il
est indispensable de savoir s'il y a un abcès et où est cet abcès,
pour inciser à son niveau ; mais que cette recherche, horriblement
douloureuse, soit réservée pour le moment où l'enfant sera anesthésié, puisque, ayant diagnostiqué une ostéomyélite, vous devez,
en tout état de cause, endormir le sujet et trépaner l'os malade.
Or, pour poser ce diagnostic, la fièvre, le gonflement, la douleur
à la pression ne vous suffisent-ils pas?

Palpez donc doucement : d'autant plus que les mouvements les
moins violents sont ceux qui vous donnent les sensations les plus
fines. Quand les méplats péri-articulaires ne seront pas encore
effacés, vous sentirez, au fond, contre l'os, la synoviale épaissie ;
et si vous avez soin de palper avec deux ou trois doigts, par de
petits mouvements de va-et-vient, dans les régions où vous savez
que se replie la synoviale à chaque jointure, vous sentirez des
épaississements très légers, puisque vous aurez choisi l'endroit où
la synoviale est en double épaisseur.

Cela fait, continuez à palper d'une main, et de l'autre communiquez quelques légers mouvements à la jointure, et déterminez
ainsi la forme, la place, la netteté des saillies osseuses que vous
connaissez en anatomie normale, des interlignes articulaires.
A plusieurs reprises reportez-vous au côté sain, qui doit toujours
vous servir d'étalon, et vous décélerez, dès leur début, des empâ-
tements péri-articulaires légers, des laxités anormales des ligaments. Il va sans dire que jamais vous ne laisserez passer inaperçue
une luxation traumatique, congénitale ou pathologique.

Allez plus loin et vous apprendrez à faire la part de ce qui, dans
le gonflement, revient aux os et aux parties molles. Par la palpa-

tion enfin, recherchez toujours et de parti pris l'état des muscles, plus ou moins atrophiés, des ganglions, plus ou moins engorgés.

La palpation terminée, pour démontrer la participation d'une articulation, c'est la raideur de cette jointure qu'il convient de mettre en évidence. Lorsque les lésions sont un peu avancées, cela saute aux yeux. Mais, pour poser un diagnostic précoce, il est indispensable de connaître exactement la physiologie normale de chaque articulation, d'explorer sur le sujet lui-même l'articulation saine, et de communiquer ensuite à l'articulation suspecte certains mouvements déterminés et bien réglés. Pour chaque articulation, ces mouvements sont spéciaux : ainsi, à la hanche, c'est d'abord l'abduction qu'il faut interroger ; au genou, c'est l'extension. J'aurai à y insister dans l'étude de chaque tumeur blanche en particulier, et je me borne, pour le moment, à insister, d'une manière générale, sur l'importance capitale de la *limitation des mouvements* comme signe précoce et pathognomonique d'une arthrite.

Cette exploration est indolente : il est inutile de forcer le mouvement limité jusqu'à éveiller une souffrance qui ne serait pas, pour vous, réellement indicatrice. La vraie manière d'explorer la douleur, qu'il s'agisse d'une articulation ou d'un os dans la continuité, d'une lésion inflammatoire ou traumatique, c'est de procéder par *pressions localisées*. Partez d'un point que vous savez sain, et rapprochez-vous progressivement de l'endroit malade, en appuyant de place en place avec l'index droit, sans jamais laisser entre deux pesées plus que la largeur de votre doigt. De la sorte, vous saurez bien vite s'il existe une région douloureuse, si cette région est limitée ou étendue, si elle intéresse l'os ou seulement les parties molles ; si, en particulier, dans une arthrite, elle occupe une épiphyse ou les deux, ou seulement la synoviale. Il est bien évident que pour chaque articulation vous devrez être bien exactement repérés sur les saillies osseuses extérieurement appréciables, que vous aurez déterminé avec précision — en vous renseignant d'abord par l'examen du côté opposé — où est l'interligne, où sont les culs-de-sac synoviaux, etc.

Telles sont les règles générales que vous devrez appliquer à l'examen d'un membre. Pour être complet, je devrais vous parler de l'*exploration des fistules au stylet*, mais il est bien rare qu'elle soit nécessaire. Quand il existe une fistule, presque toujours vous pouvez savoir sans stylet si elle est ou non ossifluente, si elle exige ou non votre intervention. Au moment d'opérer, le stylet deviendra un guide utile, mais alors l'exploration se confond avec le premier temps de l'opération, le sujet étant anesthésié. Pourquoi donc pratiquer à l'avance ce cathétérisme qui toujours effraye l'enfant? Pour savoir si l'os est carié ou s'il y a un séquestre? Votre détermination ne sera en rien influencée par cette manœuvre, inutile d'autre part au diagnostic de la nature du mal. Aussi je vous conseille, la plupart du temps, de vous abstenir, à moins que vous ne passiez une épreuve d'examen ou de concours, car il y a des juges capables de vous en vouloir.

Dans certaines circonstances exceptionnelles, tout cela ne vous aura pas conduit au but, et il sera nécessaire de *chloroformiser* l'enfant, pour recourir à des manœuvres spéciales, ou pour démontrer si, une contracture musculaire ayant cessé, l'articulation est absolument souple et libre, ou si vous y constatez des craquements. Quand je vous parlerai des fractures avec fièvre j'aurai, par exemple, à vous raconter l'histoire d'une fillette que j'ai dû endormir pour constater la crépitation révélatrice d'une fracture que tout concourait à faire méconnaître. Mais il s'agit ici d'exceptions, et dans la pratique usuelle vous devez en faire abstraction.

Si vous vous astreignez à un examen méthodique, bien réglé, pratiqué dans un ordre immuable, en vous reportant toujours au côté sain, vous poserez des diagnostics précoces et complets, vous saurez exactement où siègent les lésions, et où elles en sont. Il vous restera alors à scruter minutieusement les antécédents personnels ou héréditaires de votre malade; à chercher sur les autres parties du corps la trace d'autres lésions similaires, en activité ou cicatrisées; à examiner les viscères; à savoir si l'état général est bon, médiocre ou mauvais. Vous comprendrez l'intérêt considérable de ces questions surtout quand vous étudierez les ostéo-arthrites tuberculeuses; et vous verrez alors que leur solution est indispensable à l'établissement d'un pronostic sage, à l'institution d'une thérapeutique efficace.

DEUXIÈME LEÇON

HÉMARTHROSE DU GENOU[1]

I. — Histoire clinique d'un enfant : chute sur le genou avec possibilité d'une piqûre
d'aiguille. Signes habituels d'un épanchement liquide dans le genou ; rapidité
caractéristique de l'hémarthrose. Absence d'ecchymose. Crépitation sanguine.
Absence de points osseux douloureux à la pression.

II. — La fièvre a été dans ce cas un symptôme capable de faire croire à une
arthrite aiguë. Autres observations analogues. Importance de connaître les
caractères de cette fièvre aseptique pour éviter une arthrotomie inutile.

III. — Indications de la ponction ou de l'incision en cas d'hémarthrose. Discussion sur la coagulation du sang dans la synoviale. Chez l'enfant, s'en tenir à
une courte immobilisation suivie de massage.

Les épanchements sanguins traumatiques du genou se reconnaissent assez facilement, grâce à quelques symptômes qui leur
sont propres et surtout à leur évolution spéciale ; le mode de
début seul suffirait à les différencier non seulement des autres
lésions articulaires, mais encore des épanchements purement
séreux et même de l'hydro-hémarthrose.

Il est cependant, chez l'enfant, un symptôme peu connu, que
j'ai noté plusieurs fois dans les premiers jours de l'épanchement,
et qui pourrait faire hésiter le chirurgien : je veux parler d'un
mouvement fébrile, parfois très accusé, et dont un des malades de
nos salles vient d'offrir un bel exemple. Je profiterai de ce cas
pour vous indiquer les particularités de l'hémarthrose de l'enfant
au point de vue de la marche, du diagnostic et du traitement.

1. Conférence rédigée par M. Antonin Gosset, interne des hôpitaux.

I

Notre petit malade, couché au n° 5 de la salle Denonvilliers, est aujourd'hui guéri; il a présenté les symptômes habituels de l'hémarthrose: l'évolution surtout a été intéressante.

C'est un enfant de cinq ans, amené à l'hôpital Trousseau le 8 octobre 1894. Sa mère racontait l'histoire suivante : deux jours auparavant, il avait fait une chute (sans qu'on puisse déterminer exactement si le genou a subi un choc direct ou une entorse), et en même temps il s'était enfoncé à la partie interne du genou gauche une aiguille que la mère a retirée tout de suite, sans bris de pointe. Vous n'ignorez pas combien sont fréquentes les piqûres d'aiguille chez les jeunes enfants, et tous les jours nous en observons des exemples; j'ai vu chez des enfants des arthrites suppurées consécutives à des piqûres insignifiantes, la plaie passant même inaperçue. C'est un point que nous aurons à discuter à propos du diagnostic.

Aussitôt après l'accident, le genou a présenté un gonflement très marqué : l'impotence du membre inférieur gauche fut absolue, et, deux jours après, le 8 octobre, la mère amena son enfant à l'hôpital. Avant de vous indiquer les résultats fournis par l'examen de l'articulation, laissez-moi revenir sur un des renseignements donnés par la mère : la rapidité du gonflement. Ce gonflement est survenu en peu de temps, immédiatement après l'accident : en deux ou trois heures, c'est la mère elle-même qui nous le dit, il avait atteint son maximum. Segond [1], dans l'une de ses observations, a vu l'épanchement acquérir son maximum de développement en vingt ou vingt-cinq minutes. Rapidité de production de l'épanchement, tel est en effet le signe capital de l'hémarthrose.

A l'examen local, on constatait sans peine que le genou gauche était distendu par un épanchement abondant, si abondant même

1. Segond. — « Recherches cliniques et expérimentales sur les épanchements sanguins du genou par entorse ». *Progrès médical*, Paris, 1879, p. 379.

que la recherche du choc rotulien a été infructueuse. Du reste,
l'existence de l'épanchement se révélait à la simple inspection,
par l'attitude du membre et la déformation de la jointure.

La jambe était en demi-flexion sur la cuisse, position qui répond,
ainsi que l'ont montré les expériences de Bonnet[1], au maximum
de relâchement de tous les ligaments, avec le maximum de capacité
de la cavité synoviale. « Lorsqu'on fait, dit Bonnet, une injection
forcée dans le genou, les os qui forment cette articulation se placent en position demi-fléchie. Quels que soient les rapports dans
lesquels ils se trouvaient avant l'injection, ils sont ramenés par un
mouvement extrêmement distinct à la position où ils font entre
eux un angle un peu plus ouvert que l'angle droit. Cette position
ne peut être changée tant qu'une partie du liquide ne s'échappe
point de l'articulation... La demi-flexion du genou produite par
l'injection forcée est la position où la cavité articulaire a le plus
de capacité. »

La déformation de l'article était très nette : le genou était globuleux, arrondi ; une voussure demi-elliptique très accusée, à
convexité supérieure, dessinait la forme du cul-de-sac sous-tricipital, et de chaque côté du tendon rotulien, au-dessous de l'interligne, on voyait se soulever une petite bosselure. Ficatier[2] rapporte deux observations où l'épanchement était limité à la bourse
séreuse sous-tricipitale. Chez l'enfant, où l'indépendance de ce
cul-de-sac est, ainsi que l'ont montré les recherches de Schwartz[3],
plus fréquente que chez l'adulte (19 fois pour 100 chez l'adulte et
30 fois pour 100 chez les enfants), les faits de ce genre devraient
se rencontrer plus souvent ; cependant je n'ai pas encore eu l'occasion d'en observer. C'est peut-être parce que la mince cloison
qui sépare le cul-de-sac de la cavité articulaire se trouve le plus
souvent rompue par le fait de l'abondance de l'épanchement.

La peau ne présentait rien de spécial, elle avait conservé sa

---

1. BONNET. — « Traité des maladies des articulations ». Paris, 1845, t. II,
p. 152.

2. FICATIER. — « Contribution à l'étude des traumatismes du genou ». *Thèse
de doctorat*, Paris, 1878, N° 268.

3. SCHWARTZ. — « Contribution à l'étude de la synoviale du genou et de son
cul-de-sac sous-tricipital ». *Arch. gén. de méd.*, Paris, 1880, t. II, p. 27.

coloration normale; en appliquant la main comparativement sur les deux jointures, on ne constatait aucune différence de température. Il semble qu'il n'en soit pas toujours ainsi; d'après Terrillon, on pourrait, dans certains cas, percevoir une élévation de la température locale variant de quelques dixièmes de degré à 3 et 4 degrés. Cette constatation eût été difficile chez notre malade, puisqu'il y avait un mouvement fébrile très marqué.

On n'observait pas non plus d'ecchymose, il n'y en avait pas trace appréciable à la vue. Quoi qu'on en ait dit, c'est la règle dans les lésions de ce genre : il est exceptionnel que l'hémarthrose du genou s'accompagne d'ecchymose superficielle, et surtout cela est tout à fait rare lorsque l'épanchement sanguin est provoqué par une entorse. Il y a là une opposition intéressante à établir avec ce qui se passe au coude, au cou-de-pied, où l'entorse s'accompagne de gonflement péri-articulaire avec œdème et infiltration, d'ecchymose : l'épanchement intra-articulaire est alors relégué au second plan, tandis qu'au genou il constitue pour ainsi dire toute la maladie, et donne à la lésion articulaire une physionomie tout à fait à part. Dans les cas rares où existe une ecchymose, c'est qu'il y a eu choc produisant à la fois un épanchement intra-articulaire et un épanchement sous-cutané. Cette ecchymose apparaît alors au bout de quelques jours, mais cela ne prouve pas qu'elle soit due à la transsudation du sang à travers la séreuse. Amodru [1], pourtant, nie le passage du sang à travers les séreuses articulaires en général, mais l'admet pour la bourse séreuse sous-tricipitale, revêtue non plus d'un épithélium stratifié mais d'un endothélium simple. Le fait avait déjà été discuté à la Société de chirurgie le 15 mai 1878, à propos du rapport de M. Lannelongue sur un travail de M. Paul Berger, intitulé : « De l'épanchement articulaire du genou consécutif aux fractures du fémur. » On tend à admettre aujourd'hui que les séreuses intactes ne laissent point transsuder les épanchements sanguins.

La palpation a montré que cette tuméfaction était rénitente, et, en l'exerçant avec soin aux limites du cul-de-sac sous-trici-

1. Amodru. — « De la transsudation des liquides à travers les membranes séreuses ». *Thèse de doctorat*, Paris, 1879, n° 34.

pital, en passant l'index, avec une pression légère, sur la région interne, là où le liquide était accumulé en couche plus mince, j'ai pu, en plusieurs points, percevoir la crépitation caractéristique de l'écrasement d'un caillot sanguin. Cette crépitation, signalée par J. Cloquet, n'a jamais été retrouvée par Segond ni par Terrillon. Delbet[1] non plus ne l'a jamais constatée. « Il est probable, dit-il, que, dans la plupart des cas où on a senti une crépitation sanguine en explorant un genou atteint d'hémarthrose, on a eu affaire à une crépitation toute superficielle, produite par le sang coagulé dans le tissu cellulaire sous-cutané — qu'il y ait eu simple contusion avec épanchement sanguin superficiel, ou qu'il y ait eu secondairement pénétration de sang dans le tissu cellulaire après rupture de la synoviale articulaire. » Mais l'ecchymose est très rare dans l'hémarthrose du genou; il n'y a donc pas d'épanchement sanguin dans le tissu cellulaire sous-cutané; en outre, ce n'est pas seulement une fois que j'ai pu constater la crépitation neigeuse dans l'hémarthrose du genou sans ecchymose. Quelques jours plus tard, je l'ai constatée à nouveau chez le malade qui fait le sujet de cette observation. Dans deux autres de mes observations d'hémarthrose chez l'enfant, je la trouve encore notée.

Cette constatation de la crépitation neigeuse démontre que l'épanchement intra-articulaire est constitué par du sang. Elle est intéressante, — et vous verrez dans un instant pourquoi, — mais elle ne sert pas à grand'chose pour établir le diagnostic, fort heureusement d'ailleurs, car il faut bien avouer que les cas où vous pourrez la produire sont relativement rares.

Les renseignements fournis nous ont éclairés sur la rapidité de formation de l'épanchement, l'examen nous a révélé l'abondance du liquide; rapidité de formation et abondance du liquide, ce sont là les deux symptômes caractéristiques de l'épanchement sanguin intra-articulaire.

Le diagnostic étant ainsi posé, nous avons pour le compléter cherché l'existence de points douloureux au niveau des insertions

1. PIERRE DELBET. — « De l'hémarthrose et de son traitement par la ponction ». *Bull. méd.*, 1894, 28 février, p. 193.

ligamenteuses et des extrémités osseuses. Thévenot[1] a décrit dans
l'entorse du genou des points douloureux au **niveau des attaches**
ligamenteuses. Il a insisté sur l'existence de deux points douloureux situés de chaque côté de la jointure, au niveau même de
l'interligne articulaire, et sur la fréquence extrême d'un point
douloureux maximum au niveau de l'insertion inférieure du ligament latéral interne. Segond a fait, avec plus de précision, des
constatations analogues. Pour rechercher ces points douloureux,
vous m'avez vu exercer sur les insertions ligamenteuses, sur les
contours osseux, des pressions localisées et méthodiques, en sur-
veillant bien le facies de l'enfant, pour surprendre la moindre
manifestation de douleur. Je n'ai absolument rien trouvé, mais
retenez qu'il s'agissait d'une piqûre d'aiguille et non d'une
entorse.

II

Ce cas semblait par conséquent se présenter avec tous les signes
classiques, et sa détermination eût été facile sans un symptôme
anormal que je vous ai annoncé dès le début : la fièvre. Si vous

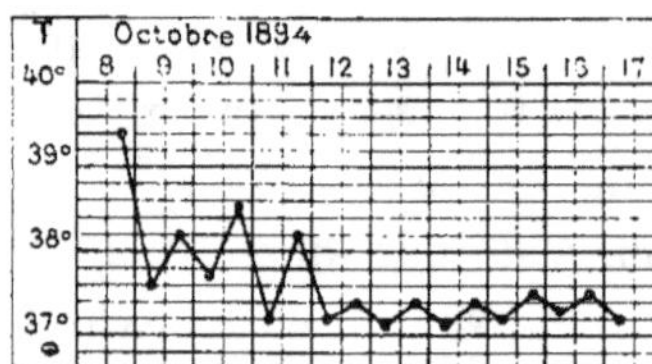

FIG. 1. — Garçon de 5 ans, au 2e jour
d'une hémarthrose par piqûre d'aiguille.

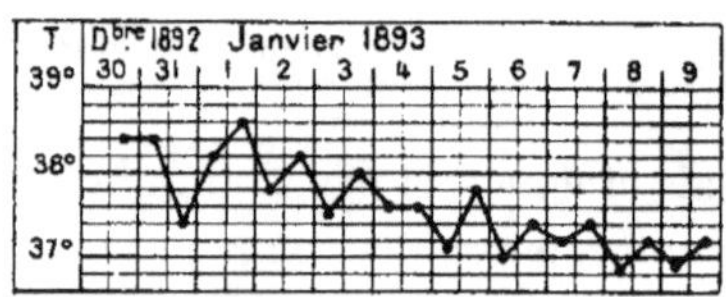

FIG. 2. — Garçon de 14 ans, au lendemain d'une hémarthrose par chute
sur le genou.

examinez la courbe thermique, vous voyez que, dans les quatre
premiers jours, la température s'est toujours maintenue au-dessus
de la normale. A son entrée à l'hôpital, le malade avait 39°4; le
lendemain matin, la température tombe à 37°4, mais pour remonter

1. THÉVENOT. — « De la ponction dans les épanchements traumatiques articulaires ». *Thèse de doctorat*, Paris, 1866, n° 194.

le soir à 38°2; le jour suivant, 10 octobre, elle est à 38°5, le 11 à 38°2. Le 12 dans la matinée, le thermomètre descend à 37°2, et la température oscille les jours suivants entre 37°2 et 37°4. L'hyperthermie a par conséquent duré quatre jours, et le premier jour surtout elle a été très marquée, puisqu'elle atteignait 39°4 (tracé 1). Au point de vue de la conduite à tenir, ce cas aurait pu me faire hésiter, si je ne m'étais déjà trouvé en présence de plusieurs cas semblables.

La première fois, c'était chez un garçon de quatorze ans qui fut admis d'urgence à la salle Denonvilliers, le 30 décembre 1892, après une chute dans laquelle il affirmait que le genou avait porté directement sur le sol, sans aucune distorsion articulaire. Le lendemain matin, je trouvai le genou distendu par un épanchement abondant; il n'y avait pas de choc rotulien, mais le cul-de-sac sous-tricipital fluctuait. La veille au soir, la température avait été de 38°4, et lors de mon examen elle était restée à ce chiffre; je me demandai donc s'il y avait bien une entorse du genou avec hémarthrose, ou si je ne me trouvais pas en présence d'une arthrite aiguë, suppurée peut-être, et symptomatique d'une ostéomyélite relativement bénigne. En me fondant sur les caractères de la douleur et du gonflement, sur l'état général, je conclus, malgré la fièvre, à l'existence d'une simple hémarthrose, et je soumis la jointure à la compression ouatée, tout en me tenant prêt à pratiquer l'arthrotomie si j'en voyais poindre l'indication. Le soir, la température tombait à 37°4, mais pour remonter le lendemain à 38°2 et 38°6; pendant les deux jours suivants elle oscilla de 37°6 à 38°2, puis elle baissa peu à peu, et enfin, à partir du 8 janvier, ne dépassa plus 37°2 (tracé 2).

Je possède un certain nombre d'observations où l'évolution a été à peu près semblable. A l'examen, on constate tous les signes d'une hémarthrose, mais la température, souvent élevée, fait hésiter le diagnostic. Tantôt le mouvement fébrile est très léger, les premiers jours on note un peu de fièvre, 37°6, 37°8, et bientôt la température revient à la normale. Dans des cas plus accusés, la température dépasse 38°; le soir de l'entrée, le malade a 38°2, 38°4; le lendemain, la température se maintient à peu près

au même niveau, puis descend à 37° le troisième ou quatrième
jour. Enfin, dans un troisième degré, l'hyperthermie est beaucoup
plus marquée, la fièvre dépasse 39°; c'est le cas de notre petit

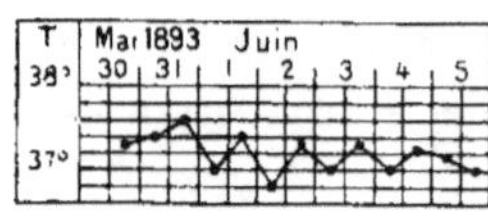

Fig. 3. — Garçon de 10 ans, au
1er jour d'une hémarthrose du
genou à peu près apyrétique.

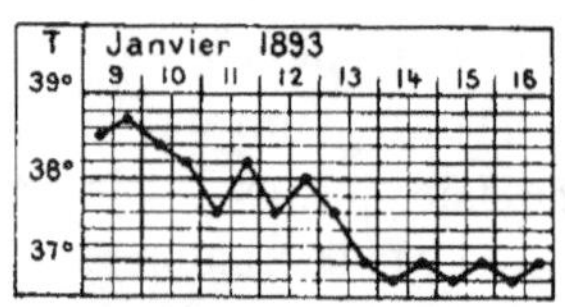

Fig. 4. — Garçon de 5 ans, au
9e jour d'une hémarthrose par
chute sur le genou.

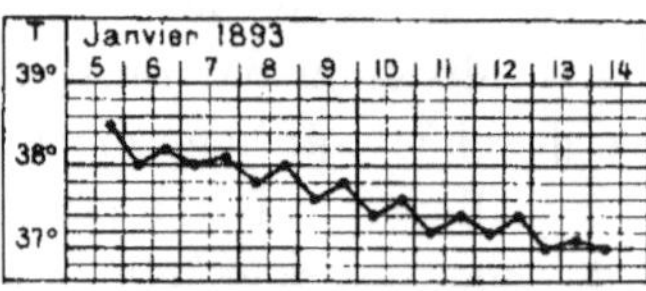

Fig. 5. — Garçon de 13 ans, au
1er jour d'une contusion du cou-
de-pied.

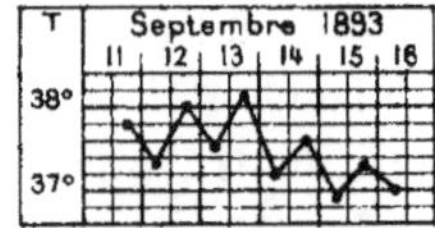

Fig. 6. — Garçon de 3 ans, au
1er jour d'une contusion de
l'épaule.

malade. Cette hyperthermie, inconstante d'ailleurs, n'est point
spéciale à la contusion du genou; je l'ai notée dans la contusion
du cou-de-pied, de l'épaule (tracés 3 à 6).

Lorsqu'elle existe, on peut au premier abord être hésitant dans
un sens ou dans l'autre, entre une ostéomyélite aiguë et une
lésion traumatique, contusion ostéo-articulaire, entorse ou fracture. C'est en pratiquant un examen méthodique, en analysant
avec soin les signes fournis par la lésion locale, et surtout en
tenant compte de l'état général, que l'on arrive à éviter l'erreur.

Dans l'hémarthrose, la région tout entière est douloureuse à la
pression, avec quelques points spécialement sensibles, où l'os est
arraché; dans l'ostéomyélite, la douleur siège surtout au niveau de
la ligne diaphyso-épiphysaire. Dans l'hémarthrose, l'épanchement
est tellement abondant que le choc rotulien existe rarement; il
n'y a pas cet empâtement spécial avec allure phlegmoneuse, et
cet œdème des plans superficiels si important pour le diagnostic
des suppurations. L'état général est bon, le facies ne rappelle en

rien celui des états infectieux. Enfin, il y aurait encore les commémoratifs pour mettre sur la voie du diagnostic, l'hémarthrose survenant rapidement et à la suite d'un choc. Dans certains cas, cependant, l'ostéomyélite elle aussi se déclare à la suite d'une chute. Je sais bien que les malades ont l'habitude de toujours faire remonter à un coup l'origine de leur affection, et qu'il ne faut pas trop tenir compte de leur renseignement. Mais je possède plusieurs observations d'ostéomyélite dans lesquelles l'affection a nettement débuté à la suite d'une violence, le traumatisme servant alors à la fois à faire éclater la lésion et à la localiser.

Dans le cas spécial de notre petit malade, il est un commémoratif qui aurait plutôt servi à égarer le diagnostic : je veux parler de la piqûre d'aiguille, qui aurait pu faire songer à une arthrite purulente. L'absence d'œdème et de modification de la peau, la conservation d'un assez bon état général, m'ont fait repousser cette idée.

Le diagnostic d'épanchement intra-articulaire établi, il faut aller plus loin, et déterminer si l'on se trouve en présence d'une hydarthrose pure, ou bien d'un épanchement sanguin, ou encore d'un épanchement hydro-hématique. C'est alors à l'abondance de l'épanchement et surtout à la rapidité plus ou moins grande de sa production qu'il faut demander les éléments du diagnostic.

L'épanchement est-il survenu brusquement, dans les premières heures qui ont suivi l'accident? on se trouve en présence d'une hémarthrose. S'il a mis plusieurs jours à se développer, on peut le considérer comme hydro-hématique. Enfin, s'il ne se montre que tardivement, alors qu'il s'est développé déjà un certain degré d'arthrite traumatique, le plus probable est qu'on se trouve en présence d'un liquide purement séreux.

Pour que le diagnostic d'hémarthrose soit complet, il faut encore préciser les lésions qui ont produit l'épanchement, et surtout déterminer l'état des ligaments en recherchant l'existence des mouvements anormaux, l'état des os par les points douloureux à la pression localisée. Ces recherches sont le plus souvent moins nettes chez l'enfant que chez l'adulte.

J'ai insisté un peu sur les phénomènes fébriles de l'hémarthrose

— comparables à ceux que l'on observe quelquefois au début des fractures et pendant la résorption de certains épanchements sanguins aseptiques — parce qu'à ma connaissance on ne les a pas jusqu'à présent assez mis en relief dans la description clinique des contusions articulaires. Car, si je vous parle aujourd'hui du genou, je vous répète que j'ai observé des hyperthermies semblables par des contusions du cou-de-pied, de l'épaule, du coude. Vous concevez sans peine que leur connaissance ne soit pas indifférente puisque, en présence d'une contusion articulaire avec fièvre, vous pourriez être tentés de diagnostiquer une arthrite nécessitant une arthrotomie.

III

Le malheur ne serait pas bien grand, me direz-vous, si l'intervention était aseptique, car après évacuation du sang on obtiendrait facilement la réunion immédiate, et la guérison n'en serait nullement compromise[1] : peut-être même en serait-elle hâtée.

L'incision franche, suivie de suture totale, a en effet été conseillée comme traitement de choix de l'hémarthrose chez l'adulte ; pour ma part, je ne l'ai jamais pratiquée chez l'adulte, et chez l'enfant je ne crois pas, en principe, qu'il faille y songer. Chez lui, d'après les faits assez nombreux que j'ai observés, je m'en tiens à la simple compression ouatée, et n'ai pas à m'en plaindre. La guérison a toujours été rapide et complète chez tous les enfants que j'ai eus à soigner ; elle a été obtenue en trois semaines à un mois et sans raideur articulaire consécutive. L'atrophie musculaire m'a paru dans tous ces cas disparaître beaucoup plus rapidement et surtout beaucoup plus complètement que chez l'adulte après quelques jours de massage : résorption rapide et guérison complète, voilà ce qu'on observe chez l'enfant.

Aussi, j'insiste sur ce point : chez l'enfant je vous conseille de traiter les hémarthroses tout simplement par la compression et

---

1. Voyez, dans la leçon suivante, les cas où. le diagnostic entre l'hémarthrose et l'arthrite étant douteux. l'arthrotomie peut se trouver indiquée et donne de bons résultats.

l'immobilisation, et non point de recourir à la ponction évacuatrice.

Que la ponction du genou, lorsqu'elle est aseptique, soit d'une innocuité parfaite, il n'est plus permis aujourd'hui d'en douter, et Delbet a mille fois raison lorsqu'il demande qu'on renonce enfin à objecter les désastres qu'elle a pu causer autrefois : le cas de Dubrueil méritait en 1872 d'être pris en considération ; aujourd'hui on ne doit plus en tenir compte.

Que, par surcroît, la ponction du genou puisse être fort avantageuse pour un malade atteint d'hémarthrose, la chose est, elle aussi, certaine. Lorsque, par exemple, les souffrances dues à la distension articulaire sont vives, elles cessent comme par enchantement après l'évacuation de la jointure.

Mais ce qui serait surtout intéressant, ce serait d'étudier ce que devient, après ce traitement, le muscle triceps fémoral. Après les entorses du genou avec hémarthrose, il est de notion courante que le muscle triceps fémoral est presque toujours frappé d'une atrophie remarquablement intense et rapide. C'est là un des cas les plus nets de ces amyotrophies d'origine articulaire que l'on tend de plus en plus à attribuer à un réflexe médullaire ayant son point de départ dans la jointure malade, et il faut être bien averti que cette complication peut être, pour l'avenir, l'origine d'une infirmité réelle. Ainsi, j'ai été consulté en mars 1893 par un homme d'une quarantaine d'années qui s'était fait, en septembre 1892, c'est-à-dire six mois auparavant, en tombant de cheval, une contusion intense du membre inférieur droit avec hémarthrose du genou, et qui était encore rendu impotent par une raideur articulaire du genou avec craquements dans la jointure, et par une atrophie considérable du triceps.

Ce malade aurait-il obtenu un meilleur résultat fonctionnel si on avait primitivement ponctionné la jointure? La chose est possible, mais je dois ajouter que, parmi les arguments développés par les partisans de la ponction immédiate, on insiste surtout sur la non-coagulation du sang épanché dans la jointure : or, le fait, malgré qu'on en ait dit, me paraît douteux.

Pour prouver la non-coagulation du sang, on s'est appuyé sur des faits de deux ordres, les uns cliniques, les autres expérimentaux.

Depuis les expériences de Trousseau et Leblanc jusqu'à nos jours, en passant par Penzold, Riedel, etc., on trouve pas mal de contradictions. Les uns ont conclu à la non-coagulation du sang ; d'autres, comme A. Poncet (de Lyon), sont arrivés à un résultat absolument opposé. Les expériences de Poncet sont intéressantes. Il a fait chez des lapins des injections de sang dans l'articulation du genou. En faisant varier la quantité de sang injecté, en sacrifiant les animaux tantôt quelques heures, tantôt plusieurs jours après l'expérience, il est arrivé à des résultats identiques. Le sang se coagule, et les caillots, toujours très petits, ont des lieux d'élection en rapport avec la disposition même de la séreuse articulaire. Celle-ci forme, en certains points, de véritables poches où le sang va naturellement se collecter, et les caillots se rencontrent toujours dans le fond du cul-de-sac sus-rotulien ou plus souvent encore dans les culs-de-sac rétro-condyliens.

Comme preuves cliniques de la coagulation, je vous rappellerai la constatation possible de la crépitation sanguine que j'ai, pour ma part, observée plusieurs fois chez l'enfant, et aussi ce fait que, dans les fractures de la rotule, on peut trouver des caillots non seulement au voisinage des fragments, mais aussi, quoi qu'on en ait dit, dans l'intérieur de l'articulation. Dans trois cas de suture de la rotule, où j'ai des notes complètes, rédigées sans idée préconçue, immédiatement après l'opération, je trouve chaque fois indiquée la présence de caillots remplissant la cavité, et qu'on a été obligé d'évacuer.

Pour faire admettre, dans l'hémarthrose de l'adulte, la ponction comme traitement de choix, il faudrait pouvoir prouver, et cela d'une façon irréfutable, que le sang reste liquide dans l'intérieur de la cavité synoviale, et que la guérison obtenue est complète, avec peu ou pas de persistance d'atrophie du triceps fémoral. Mais si nous envisageons seulement la pathologie infantile, la question devient beaucoup plus simple, puisque les avantages mis en avant par les partisans de la ponction, c'est-à-dire la rapidité de la résorption et l'intégrité des mouvements, s'obtiennent chez l'enfant par la simple immobilisation avec compression ouatée.

TROISIÈME LEÇON

ARTHRITES AIGUES TRAUMATIQUES DU GENOU

I. — Arthrite bénigne à staphylocoques consécutive à une piqûre d'aiguille dans le genou. Hésitation du diagnostic avec l'hémarthrose, puis avec la tumeur blanche à début fébrile. Résolution lente.

II. — Une hémo-hydarthrose stérile, mais fébrile, peut être la conséquence d'une piqûre du genou par aiguille; ou bien, inversement, le trauma peut n'être pas relaté dans les commémoratifs. Difficultés de diagnostic dans ces cas, et lorsqu'une arthrite à staphylocoques est consécutive à une contusion sans plaie, ou inversement lorsqu'une arthrite aseptique est due à une contusion avec plaie non pénétrante. Indication de l'arthrotomie dans les cas douteux.

III. — La résection et même la synovectomie immédiates ne paraissent pas le traitement de choix pour les arthrites suppurées du genou chez l'adulte, qu'elles soient ou non traumatiques. Chez l'enfant, moins encore. Il faut recourir à l'arthrotomie par deux incisions latérales, longues et très postérieures.

I

Vous avez pu voir pendant plusieurs mois, dans notre salle Valleix, où elle est restée du 14 février au 19 juin de cette année, une fillette dont j'ai fait prendre des nouvelles il y a quelques jours, avant de vous dire exactement de quoi a souffert son genou.

Au premier abord, le jour de l'entrée, le diagnostic paraissait sans doute fort simple. L'enfant était tout à fait bien portante, lorsqu'elle aurait été, vers midi, piquée au genou droit par une aiguille. Le soir même le genou était enflé, et depuis, la douleur et la fièvre s'étaient installées. Si bien qu'au bout de deux ou trois jours on se décida à amener l'enfant à l'hôpital.

Lorsque je la vis à la consultation, le genou était globuleux, distendu, demi-fléchi. A l'inspection, aucun changement de coloration de la peau ; à la palpation, fluctuation évidente du cul-de-sac tricipital. Le moindre mouvement, la pression arrachaient des cris à l'enfant. Il y avait manifestement une arthrite aiguë du genou, et on devait attribuer la lésion à une infection de la synoviale par la piqûre d'aiguille, d'autant plus que la pression localisée était surtout douloureuse en un point sur la partie antérieure de la tubérosité tibiale externe, et que là on voyait à la peau un point brunâtre, marquant, disait l'enfant, la trace de la piqûre.

L'état général était bon, la langue humide et rose. D'autre part, il y avait intérêt à examiner aux rayons X, pour savoir si la pointe de l'aiguille brisée ne devait pas être extraite. Je remis donc l'intervention au lendemain.

Or, le lendemain, sous l'influence de la compression, le genou étant immobilisé dans la rectitude, les souffrances spontanées s'étaient nettement amendées. En outre, l'exploration aux rayons X avait été négative. Certes, l'épanchement persistait, les mouvements et la pression restaient douloureux, la température était montée la veille à 39°. Mais comme il n'y avait aucun signe inquiétant, local ou général, je me demandai s'il ne s'agissait

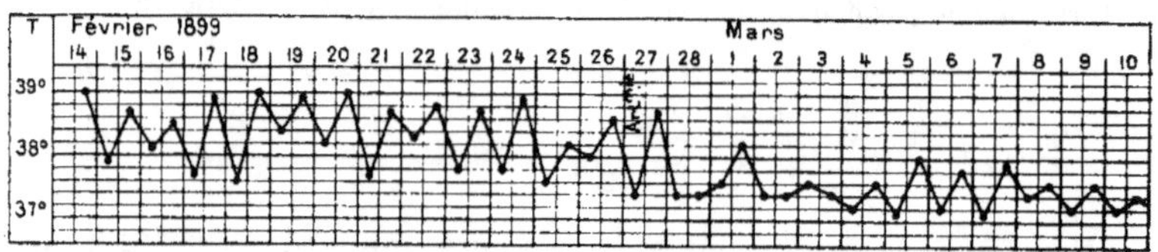

Fig. 7. — Fille de 6 ans. Arthrite suppurée bénigne du genou, à staphylocoques par piqûre d'aiguille. Arthrotomie. Résolution traînante.

point d'une contusion avec hémarthrose fébrile, comme cela est fréquent chez l'enfant, et je mis la malade en observation.

Pendant les jours suivants, le liquide augmenta un peu, les mouvements étant toujours très douloureux. La température vespérale oscilla entre 38°5 et 39°, celle du matin étant entre 37°5 et 38°5. Puis la langue commença à devenir blanche ; l'état général

me parut fléchir. Et le 27 février je pratiquai l'arthrotomie, par
deux incisions latérales entre lesquelles je mis dans le cul-de-sac
tricipital un drain transversal. Je donnai ainsi issue à un liquide
séro-purulent, dans lequel M. Tollemer, chef de laboratoire à l'hôpital Trousseau, trouva le staphylocoque. Il était donc évident que,
par une piqûre insignifiante, dont on voyait à peine la trace cicatrisée, il y avait eu infection peu grave de la synoviale.

Pendant quatre jours, la température dépassa encore 38° le soir ;
pendant sept jours, elle oscilla entre 37° et 37°5, puis elle tomba
définitivement. D'autre part, très vite la suppuration était devenue
à peu près nulle ; bientôt le drain avait été coupé en son milieu.
puis raccourci, puis retiré, et dans les premiers jours d'avril la
cicatrisation était obtenue (tracé 7).

A part l'hésitation initiale du diagnostic entre l'hémarthrose
et l'épanchement séro-purulent, l'histoire de cette enfant n'offre
rien de particulier. Mais l'évolution après cicatrisation amena
encore quelques doutes dans mon esprit sur la nature exacte du
mal.

En effet, déjà à plusieurs reprises j'ai drainé chez l'enfant des
arthrites suppurées du genou, et j'ai vu, une fois les plaies fermées,
le membre reprendre avec rapidité ses fonctions. Or, chez la
malade actuelle, la jambe resta raide, le genou un peu empâté et
légèrement fléchi, sans trace de liquide d'ailleurs. Au bout de
quinze jours environ, je tentai donc de rendre au genou sa souplesse à l'aide du massage, si efficace en général contre les raideurs de ce genre, et je fus surpris de constater que cela réveilla
la douleur, que la flexion du genou augmenta, que la malade
boita de plus en plus.

Je me demandai alors si je n'avais pas été en présence d'une tumeur
blanche à début brusque et fébrile, avec épanchement douloureux
et abondant. Déjà une fois, dans une circonstance analogue, j'avais
pratiqué d'urgence l'arthrotomie, et l'évolution fut ensuite celle
d'une arthrite fongueuse ; il est vrai que l'examen bactériologique
avait alors démontré la stérilité du liquide évacué. De même, dans
un cas que j'ai observé en ville, avec mon ami Méry, et où une
ponction exploratrice nous donna un liquide louche, mais stérile.

Ma crainte allait donc mal avec le staphylocoque trouvé par Tollemer; mais n'y avait-il pas eu, soit à la salle d'opérations, soit au laboratoire, un défaut d'antisepsie?

Ce problème clinique me parut insoluble immédiatement, mais il n'y avait heureusement aucun doute sur la thérapeutique à instituer : il fallait redresser le genou et l'immobiliser dans la rectitude. Comme il y avait flexion simple et récente, sans trace de subluxation du tibia en arrière, j'eus recours au redressement lent, par l'extension continue; en quelques jours, la jambe fut droite. Je prolongeai l'extension pendant un mois environ, au bout duquel l'état me parut assez satisfaisant pour que je pusse appliquer à la fin de mai un appareil plâtré laissant le pied libre et permettant la marche.

C'est avec cet appareil que, le 19 juin 1900, l'enfant fut envoyée à la campagne en convalescence. Elle ne souffrait aucunement du genou; nulle part même la pression ne provoquait de douleur, soit sur les os, soit sur la synoviale. Mais il y avait encore un peu d'épaississement des parties molles rendant le genou globuleux, et, dès lors, quoique cette amélioration rapide fût contraire à l'hypothèse de tumeur blanche, je réservai encore mon diagnostic, et, par conséquent, mon pronostic.

Le 29 août, je retirai l'appareil : le genou était raide, mais sec et droit. Restait à savoir s'il n'y avait eu aucune rechute et si la raideur avait ou non persisté.

Voilà pourquoi, avant de me prononcer, j'ai attendu quelques mois, et j'ai envoyé un de mes élèves examiner l'enfant, le 9 décembre; à cette date, les mouvements étaient normaux, l'indolence était parfaite; il semblait seulement persister une légère hyperostose du condyle interne du fémur.

II

Dans l'histoire clinique que je viens de relater, je ne reviendrai pas sur le soupçon d'arthrite tuberculeuse que j'eus pendant quelques jours. Il me suffit, pour le moment, d'avoir signalé ces tumeurs blanches à début aigu et fébrile. Mais je crois devoir ajouter quelques mots sur les arthrites traumatiques aiguës non infectieuses mais fébriles, et sur les hésitations possibles du chirurgien quand il se demande s'il faut ou non inciser l'articulation après un coup reçu sur le genou. J'ai montré, en effet, il y a quelques années, et cette leçon a paru dans les colonnes de la *Presse médicale*, que chez l'enfant l'hémarthrose du genou s'accompagnait souvent d'une hyperthermie capable d'induire le clinicien en erreur, et je désire insister aujourd'hui sur ce point de thérapeutique.

Je mets à part, bien entendu, les arthrites suppurées consécutives à une large plaie, évidemment pénétrante, et je ne parlerai que des arthrites, infectieuses ou non, consécutives soit à une simple contusion, soit à une piqûre extérieurement insignifiante.

Au premier abord, le commémoratif d'une piqûre, même toute petite, mais probablement pénétrante, est un argument de premier ordre; et l'on se demandera peut-être la raison de mes tergiversations dans un cas où ce commémoratif existait.

La raison, je la trouve dans une observation qu'a publiée l'an dernier mon élève Martirené, dans sa thèse.

Une fillette de cinq ans et demi fut apportée à l'hôpital Trousseau le 19 décembre 1896, huit jours après s'être, dans une chute, enfoncé une aiguille dans le genou droit. L'aiguille fut retirée entière par la mère, qui remarqua une goutte de sang sur le côté externe du genou. Après quoi, l'enfant continua à marcher sans souffrir, puis elle dormit bien; mais le lendemain matin le genou était rouge et gonflé, la marche était douloureuse. Puis elle devint impossible, la fièvre s'alluma, l'appétit disparut. Et si, lors de l'arrivée à l'hôpital, la tuméfaction semblait avoir tendance à diminuer, la douleur était la même, et empêchait le sommeil, ce qu'elle n'avait pas fait pendant les premiers jours.

La température était à 38°, et localement je trouvai un genou globuleux, douloureux à la pression et au moindre mouvement, demi-fléchi, plus chaud que celui du côté opposé, entouré d'un léger réseau de circulation veineuse exagérée, contenant un épanchement évident avec choc rotulien.

L'état général étant bon, rien ne pressait; mais le surlendemain, comme la piqûre d'aiguille me paraissait bien démontrée,
et comme les symptô-
mes persistaient, je fis
l'arthrotomie : il sortit
une grande quantité
d'un liquide louche et
sanguinolent, avec un
gros caillot fibrineux
moulé dans le cul-de-

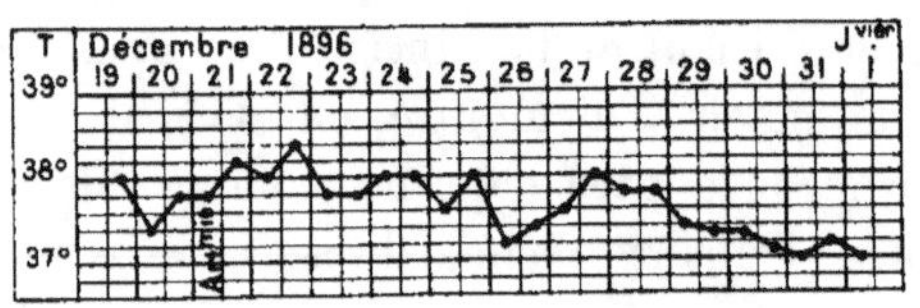

Fig. 8. — Fille de 5 ans 1/2. Hémarthrose aseptique
du genou après piqûre d'aiguille.

sac tricipital. Je n'ai aucun regret de mon intervention, quoique
je la croie généralement inutile chez l'enfant dans ces conditions :
en fait, le 24 janvier, après avoir été massée, la fillette quittait
l'hôpital sans raideur articulaire; mais M. Netter avait constaté la
stérilité du liquide et du caillot, et je sais aujourd'hui que j'ai
incisé une hémarthrose avec réaction inflammatoire locale et
générale (tracé 8).

Voilà pour prouver que le commémoratif de la piqûre d'aiguille
peut être sujet à caution. Et voici maintenant pour opposer les
unes aux autres des arthrites septiques ou aseptiques consécutives
à une contusion sans plaie.

Je connais bien, je le répète, les hyperthermies consécutives
aux contusions articulaires, et la plupart du temps je ne recours
pas inutilement à l'arthrotomie. Ainsi, en janvier dernier, dans un
cas douteux, où il y avait à la fois, à la suite d'un coup, une plaie
infectée du cuir chevelu et un épanchement douloureux du
genou, je fis faire par mon interne une simple ponction, qui
évacua un liquide louche, séro-fibrineux, où M. Tollemer ne
trouva pas de microbes.

Ce qui rendait le cas assez difficile, le premier jour, c'est qu'il
n'y avait aucun commémoratif de trauma : le garçon, âgé de cinq
ans, m'avait été envoyé pour une adénite rétro-auriculaire non
suppurée qui avait débuté la veille et qu'on avait prise pour une
mastoïdite: et c'est en l'examinant que je trouvai à la région
pariétale gauche une petite plaie suppurante. Tout ce que les
parents racontaient, c'est que huit jours auparavant l'enfant était

rentré de classe boitant, se plaignant du genou, qui avait gonflé deux jours après. La plaie du cuir chevelu étant la marque évidente d'un trauma, c'est à celui-ci que j'attribuai également l'arthrite du genou. En deux jours, des pansements humides eurent raison de la lymphangite mastoïdienne, mais la fièvre persista, à 38°, avec douleurs vives et épanchement du genou; et la preuve que ce liquide était bien la cause de la fièvre, quoiqu'il fût stérile, c'est qu'après ponction la défervescence et l'indolence furent définitives. Quinze jours après, le 7 février, l'enfant quittait l'hôpital complètement guéri, et sans raideur articulaire (tracé 9).

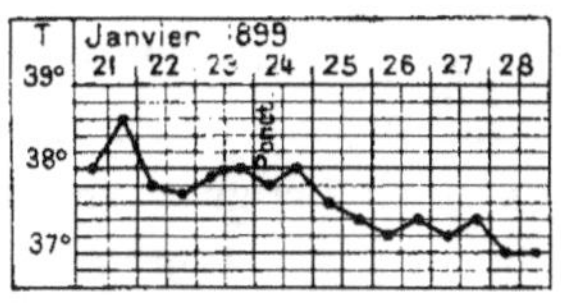

Fig. 9. — Garçon de 5 ans. Arthrite traumatique aseptique du genou.

Chez ce malade, j'ai donc porté le diagnostic exact. Mais je retrouve dans mes notes l'histoire de deux enfants qui, en 1894, entrèrent à peu près ensemble à l'hôpital, et dont les observations peuvent être opposées l'une à l'autre pour montrer la possibilité d'un doute, cas auquel, d'ailleurs, l'incision franche est absolument indiquée.

Le 15 mars 1894, on m'apporta un garçon de douze ans qui, huit jours auparavant, en courant, était tombé sur le rebord d'un trottoir; après un peu de repos sur un banc, il avait pu rentrer chez lui en marchant lentement. Le lendemain, son père le conduisit chez un rebouteux : le soir même il était pris de fièvre, et devait se mettre au lit. Quand je l'examinai, je trouvai tous les signes d'une arthrite aiguë du genou, avec gros épanchement, rougeur vive et température à 39°5.

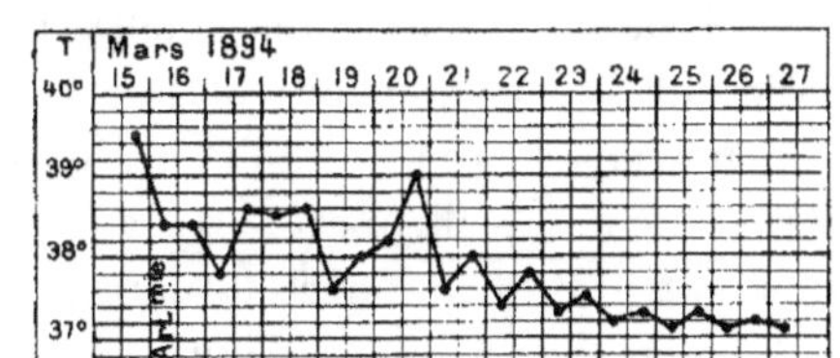

Fig. 10. — Garçon de 12 ans. Arthrite suppurée du genou à staphylocoques, consécutive à une chute sans plaie.

Aussi fis-je l'arthrotomie le lendemain matin, et dans le pus Achard trouva le staphylococcus pyogenes aureus. Y a-t-il donc eu, comme on l'observe plus souvent chez le nourrisson, un petit point d'ostéomyélite avec retentissement articulaire? Le fait est possible.

quoique non démontré. En faveur de cette hypothèse, je note dans l'observation que, du 17 mars au soir jusqu'au 21, la température remonta entre 38° et 38°5, tandis qu'il y avait une douleur vive à la pression, sans empâtement, il est vrai, sur la région dia-épiphysaire inférieure du cubitus droit. Cela se termina par réso-lution, le genou se cicatrisa vite, et le sujet quitta l'hôpital le 7 mai, complètement guéri, après mobilisation brusque de la raideur articulaire. En avril 1898, Martirené l'a revu en bon état (tracé 10).

Ostéomyélite ou non, il y a sûrement eu arthrite infectieuse du genou. Et malgré la netteté du commémoratif traumatique, l'état local et la réaction générale étaient tels que j'opérai tout de suite. Il n'y avait pourtant pas de plaie.

Ce sujet était encore à l'hôpital lorsqu'on m'en amena un autre, âgé de dix ans, qui, le 20 avril, avait fait une chute où le genou fléchi avait porté sur un morceau de fer, d'où une plaie que je constatai le 24 avril, en même temps que tous les signes d'une arthrite aiguë du genou ; la température était à 38°. La plaie était-elle ou non pénétrante? Dans le doute, j'incisai, et le liquide louche que j'évacuai fut trouvé stérile par Achard.

Ce qui précède suffit à prouver, je crois, que la fièvre des hémarthroses ou hydro-hémarthroses traumatiques n'est pas tou-jours facile à distinguer de celle des arthrites septiques ; que, d'autre part, une de ces arthrites septiques peut se déclarer à la suite d'un coup, sans plaie pénétrante. D'où cette conclusion pra-tique que si, en règle générale, l'arthrotomie et même la ponction sont inutiles à la cure rapide et complète de l'hémarthrose chez l'enfant, comme elle n'est sûrement pas nuisible si elle est asepti-quement pratiquée, on ne tardera pas à y recourir pour peu que le diagnostic devienne ambigu.

Jusqu'à présent, je n'ai parlé que d'arthrotomie et non point de résection, ni même de synovectomie. Je crois, en effet, que pour la grande majorité des arthrites suppurées du genou, chez l'enfant tout au moins, la guérison survient après la simple incision.

III

Dans un article inspiré par mon cher ami Poncet (de Lyon),
X. Delore[1] vient de soutenir que, pour les arthrites suppurées
consécutives aux plaies pénétrantes du genou, la résection précoce
est l'opération de choix. L'arthrotomie, affirme-t-il, est d'ordinaire
inefficace, car « elle ne remplit pas toutes les conditions d'un drainage articulaire parfait, quelles que soient les lignes d'incision et
le siège des contre-ouvertures; l'interligne du genou reste serré,
les os et les cartilages sont toujours en contact ». Et, dernière-
ment, M. Delore observait dans le service de Poncet trois malades
qui, malgré l'arthrotomie, succombèrent à une arthrite infectieuse
par plaie pénétrante du genou.

A Lyon déjà, Albertin, par la thèse de Tallet (1896), avait conseillé la synovectomie : elle a, d'après Delore, l'avantage d'exiger
de larges incisions, mais elle n'assure pas plus que l'arthrotomie
le drainage interosseux. Aussi, pour écarter les os, laisser passer
les drains non aplatis entre eux, laver à fond et drainer à sec, il
faudrait réséquer les extrémités osseuses.

Je ne sais pas si, même chez l'adulte, cette opinion n'est pas
excessive : j'ai quelques souvenirs d'arthrotomie heureuse à cet
âge pour arthrite suppurée du genou. Mais Delore parle, en outre,
des enfants chez lesquels « la résection, pratiquée au couteau
ostéotome, sera beaucoup moins étendue et ménagera toujours
les cartilages de conjugaison. A cet âge, du reste, la cavité articulaire a des dimensions réduites. Des drains d'un calibre plus
mince réalisent alors un drainage efficace ; il n'est donc pas nécessaire de pratiquer une grande brèche interosseuse pour les
insinuer ».

Je vais plus loin, et je crois que chez l'enfant il est presque toujours inutile de pratiquer une brèche osseuse quelconque. Les ob-

1. X. DELORE. — *Gaz. des hôp.*, Paris, 1899, p. 1189.

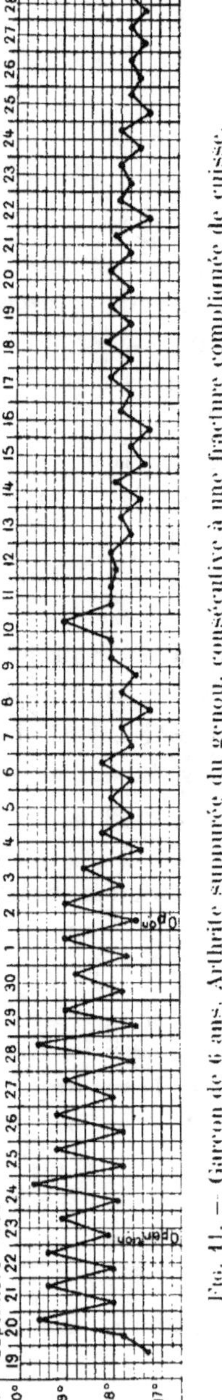

Fig. 11. — Garçon de 6 ans. Arthrite suppurée du genou, consécutive à une fracture compliquée de cuisse. Échec de l'arthrotomie insuffisante. Succès de l'arthrotomie large.

servations qui précèdent prouvent bien qu'au moindre symptôme d'infection articulaire « quelle qu'en soit la bénignité apparente », « la résection *précoce, primitive* » n'est pas « le seul procédé qui puisse conjurer le sacrifice du membre, et trop souvent la mort de l'individu ». Et si jusqu'à présent je n'ai parlé que de cas à infection relativement bénigne, c'est parce que ceux-là seuls devaient m'occuper pour le point de diagnostic que j'avais principalement en vue. Mais croyez-bien que j'ai vu et opéré chez l'enfant des arthrites suppurées graves du genou, arthrites traumatiques ou non. Pour les traumatiques, par exemple, je me souviens d'un enfant qui me fut apporté, en 1897, pour une fracture compliquée déjà infectée de l'extrémité inférieure du fémur avec déchirure du cul-de-sac sous-tricipital. La suppuration envahit l'article, et un de mes internes pratiqua, par une incision trop courte et trop antérieure, une arthrotomie insuffisante. Tout alla de mal en pis, et en présence des accidents de septicémie je songeai à amputer la cuisse ; mais je ne voulus pas m'y résoudre avant d'avoir largement drainé par deux incisions latérales et très postérieures. Bien m'en prit, car cet enfant, à partir de ce jour, a été bien, et a guéri avec son membre (tracé 11). Et je me souviens d'un autre chez lequel une arthrite suppurée fort grave, nettement déclarée lors de l'entrée à l'hôpital, avait eu pour cause une pointe de tisonnier enfoncée dans le genou par une mère quelque peu brutale ; ce n'était pas, cette fois, une insigni-

liante piqûre d'aiguille, et une arthrite d'infection douteuse ;
l'enfant a guéri tout de même, avec une jointure normale.

Ce que je viens de dire s'applique également aux arthrites suppurées non traumatiques, car il est évident qu'au point de vue du
drainage l'origine de l'infection n'a rien à voir dans l'affaire. Or,
assez souvent — j'y ai fait plus haut une brève allusion — on observe
chez l'enfant, en bas âge surtout, et principalement dans le genou,
des arthrites suppurées de cause inconnue, probablement liées à
un petit point d'ostéomyélite, et s'accompagnant d'un état général
grave.

Pour ces cas je ne dirai pas, comme je l'affirme pour les arthrites
suppurées traumatiques que j'ai soignées chez l'enfant, qu'aucun
de mes malades n'est mort. Mais, après simple arthrotomie, la
guérison est la règle ; la mortalité est à coup sûr moindre que
pour l'ostéomyélite des enfants en bas âge ; j'ajouterai que, à
plusieurs reprises, sur des enfants de tout âge, j'ai observé des
arthrites suppurées du genou consécutives à des ostéomyélites
évidentes, soit du fémur en bas, soit du tibia en haut. Jamais je
n'ai fait la résection, et chez les sujets qui ont succombé j'ai l'impression qu'il faut faire intervenir l'infection osseuse primitive,
soit en raison d'une acuité immédiate excessive, soit en raison
de foyers multiples ; en somme, le pronostic est alors celui de l'ostéomyélite, et non pas celui de l'arthrite suppurée du genou.

L'importance est grande, de ne pas réséquer le genou de l'enfant. Ici, je le sais, on pourra respecter les cartilages conjugaux :
malgré cela on n'éviterait probablement pas toujours ces raccour-
cissements, ces déviations secondaires qui font que dans la tumeur
blanche du genou la résection, même intra-épiphysaire, donne, à
longue échéance, un résultat fonctionnel déplorable. Mais supposez que cette crainte soit chimérique : restera l'inévitable ankylose. Or, si je mets à part les ostéomyélites, où il faut compter
avec l'action mécanique des hyperostoses, mes opérés d'arthrotomie
pour arthrite suppurée du genou, ont presque tous guéri sans
aucune raideur ; aucun d'eux n'a subi par la suite une ankylose
complète. Le retour complet des mouvements est ici encore bien
plus fréquent que chez l'adulte.

Ma conclusion pratique est donc que je vous conseille formellement de traiter par l'arthrotomie, et non point par la résection, les arthrites suppurées du genou chez l'enfant, quelle que soit leur origine. Mais n'ayez jamais recours à l'incision très antérieure, quelquefois recommandée, qui longe le bord de la rotule. Il faut que, de chaque côté, à la partie postérieure des faces latérales du genou, vous traciez une longue incision qui atteigne en haut la limite du cul-de-sac sous-tricipital, qui en bas dépasse l'interligne articulaire. Puis sous la rotule vous mettez un gros, très gros drain transversal ; rarement vous aurez à faire, dans un clapier, une contre-ouverture.

Cela vide peut-être incomplètement l'articulation ; mais en pratique cela m'a toujours suffi chez l'enfant, sans même que j'aie eu besoin de recourir aux lavages.

QUATRIÈME LEÇON

DE LA FIÈVRE DANS LES FRACTURES FERMÉES[1]

I. — La fièvre est fréquente pendant les premiers jours après une fracture simple ; elle est en général légère, avec température inférieure à 38°, mais peut monter à 39°. Sa fréquence relative dans les fractures de cuisse, dans les fractures avec gros épanchement sanguin. L'état général reste bon.

II. — Difficultés de diagnostic pouvant résulter de cette hyperthermie. Confusion possible d'une fracture avec une ostéomyélite consécutive à un trauma. Importance de l'examen de l'état général, de la langue, du faciès.

III. — Conditions générales où l'on peut observer la fièvre aseptique ; fractures fermées, contusions, hémarthroses, épanchements sanguins du thorax et de l'abdomen, gangrène aseptique. Ce n'est pas un degré léger de fièvre septicémique, ni une fièvre d'origine viscérale, ni une fièvre « épitraumatique », c'est-à-dire réveillée par le traumatisme. Hypothèse peu probable rapportant la fièvre à l'exagération des phénomènes nutritifs par formation du cal. Hypothèse peu probable l'attribuant à des phénomènes nerveux réflexes. C'est probablement une fièvre de résorption : résorption du sang, d'éléments anatomiques dont la vitalité est abolie par le trauma. Propriétés pyrétogènes des extraits d'organes. Hypothèse d'une substance pyrétogène due à une sécrétion morbide des éléments anatomiques contus.

I

Si l'on recherche systématiquement l'état de la température chez les enfants amenés à l'hôpital pour des fractures simples, fermées, on s'aperçoit qu'un certain nombre de ces fractures s'accompagnent d'hyperthermie. C'est à dessein que nous disons qu'il faut rechercher systématiquement la température, car, d'or-

---

[1]. Conférence rédigée par M. Lacour, interne des hôpitaux.

dinaire, rien dans l'état général du sujet ne fait penser à un état fébrile : le thermomètre seul peut révéler la fièvre.

Sur les nombreuses observations que je possède de fractures simples avec courbes thermiques, il est difficile de dire exactement, à une près, combien il y en a de fébriles et combien d'apyrétiques, car il existe des cas qui se trouvent, si l'on peut s'exprimer ainsi, sur la limite. Il est donc nécessaire, pour faire le partage des cas avec fièvre et des cas sans fièvre, de partir d'une définition un peu conventionnelle, et nous regarderons comme apyrétiques les fractures où le thermomètre n'a pas dépassé 37°5. Il est, en effet, admis que la température rectale d'un individu sain oscille entre 36°5 et 37°5.

Nous ne rangerons pas davantage dans les cas fébriles ceux où le thermomètre ne s'élève au-dessus de la normale que plusieurs jours après la production de la fracture. Dans ces conditions, l'élévation thermique est manifestement sans relations avec la fracture, ou, du moins, on n'est pas autorisé à l'attribuer à la fracture. Je vous mets sous les yeux une courbe (fracture fermée de la cuisse chez un enfant de deux ans et demi) où la température reste normale jusqu'au dix-septième jour après le traumatisme; puis, durant trois jours, s'élève à 38° et 39° pour redescendre ensuite à 37°. La fièvre n'a évidemment ici qu'une relation chronologique avec la fracture, et trouve son explication dans une de ces infections, gutturales ou autres, si fréquentes chez l'enfant.

Il est également impossible de regarder comme fébriles les cas où la température dépasse de quelques dixièmes 37°5 uniquement le soir de l'accident, puis tombe au-dessous de 37°5.

Il est à remarquer toutefois que c'est là le degré le plus léger de l'hyperthermie dont je vais vous parler, et que l'on peut considérer comme fébrile la température qui dépasse 37°5 pendant plusieurs jours de suite après l'accident.

En partant de cette définition, je trouve parmi mes observations 32 cas de fractures simples accompagnées de fièvre. Si vous examinez ces courbes, vous verrez qu'on peut, au point de vue du degré de la fièvre, distinguer deux catégories de courbes : celles où la fièvre ne dépasse pas 38°, ce sont de beaucoup les plus nombreuses ; celles où la fièvre oscille entre 38° et 39°. Des températures plus élevées sont très rares, car deux fois seulement nous avons vu le thermomètre dépasser 39° de quelques dixièmes, et cela d'une façon tout à fait passagère. Dans l'un des cas (fracture du fémur gauche chez une fillette de dix-neuf mois), la température était de 39°5 le jour de l'entrée ; puis descendit au-dessous de

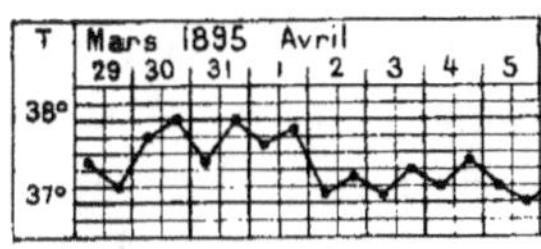

Fig. 12. — Garçon de 9 ans. Fracture de la cuisse droite. Fièvre légère et de courte durée.

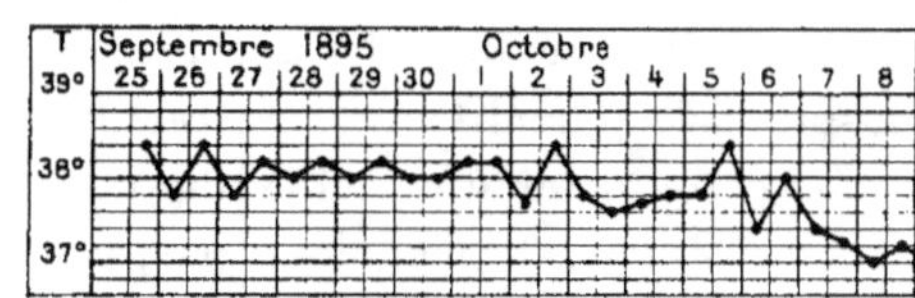

Fig. 13. — Fille de 3 ans 1/2. Fracture de cuisse. Fièvre notable et persistante.

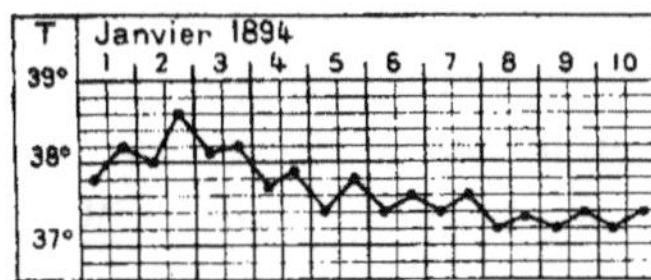

Fig. 14. — Garçon de 8 ans. Décollement épiphysaire de l'extrémité inférieure du fémur, avec hémarthrose du genou.

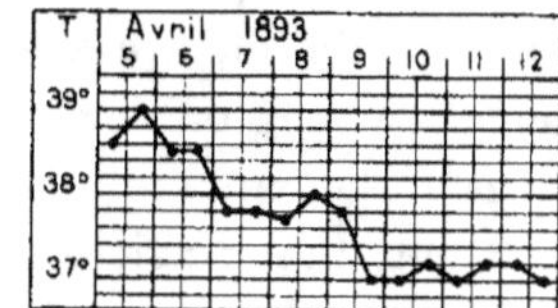

Fig. 15. — Fille de 2 ans. Fracture de cuisse.

39°. Dans l'autre cas (fracture du fémur gauche au tiers moyen chez une fillette de vingt-huit mois), la température, après être restée à 38° pendant quatre jours, s'éleva une seule fois à 39°5 pour redescendre aussitôt. La forme de lysis, la durée sont des plus variables.

Sur les 32 cas de fractures fébriles, il en est 22 où la température ne dépasse pas 38°, et 10 où le thermomètre oscille entre 38° et 39°, y compris les deux cas où, passagèrement, nous avons constaté 39°5. Ces chiffres montrent que, dans les deux tiers des cas fébriles, la fièvre est très modérée.

Examinons les conditions étiologiques et les caractères cliniques de la fièvre des fractures fermées chez l'enfant ; nous verrons ensuite les difficultés qui en résultent parfois pour le diagnostic.

L'*âge* du petit blessé ne semble pas jouer grand rôle. Nous avons vu des fractures fébriles chez des enfants de un an, comme chez des enfants de douze ans. Cependant, les hyperthermies intenses concernent plutôt des enfants jeunes.

Le *siège* de la fracture a une influence bien plus considérable. Ainsi, pour les fractures de cuisse, les fébriles sont plus nombreuses que les apyrétiques. Pour les fractures de jambe et les fractures du membre supérieur, la proportion est inverse.

Mais il importe de noter que les fractures de cuisse sont *toutes* hospitalisées, tandis que les fractures de jambe ne le sont *que presque toutes* et que celles du membre supérieur ne le sont *presque jamais*. Je n'ai donc pas, pour ces dernières, des documents assez nombreux pour me permettre d'établir une proportion.

Une cause prédisposante est l'existence d'un *gonflement* considérable, d'une *ecchymose*. Du dépouillement de mes observations, il résulte que si pour une fracture du membre supérieur il y a de la fièvre, cette fracture s'accompagne de gonflement avec épanchement de sang ou de sérosité dans les tissus, et c'est un argument pour soutenir, comme nous chercherons à le faire voir dans un instant, qu'il s'agit d'une fièvre aseptique par résorption de l'épanchement sanguin.

Telles sont les conditions qui jouent un rôle dans la production de la fièvre ; cette fièvre a-t-elle à son tour une influence sur la marche de la fracture, la consolidation plus ou moins rapide, le volume du cal ? Sans pouvoir l'affirmer d'une façon absolue, nous ne croyons pas que les fractures fébriles présentent quelque chose de spécial, au point de vue de la rapidité de la guérison ou du volume du cal.

Les *caractères cliniques de la fièvre* des fractures simples méritent d'être étudiés avec soin. Le *degré* de la fièvre nous est déjà connu : presque toujours elle est modérée. Comme *type*, c'est une fièvre continue avec faible rémission matinale. Dans quelques cas, d'ailleurs fort rares, on observe de grandes oscillations.

L'élévation thermique *débute* le plus souvent immédiatement ou au moins dans les premiers jours après l'accident. La température peut rester normale le soir, même le lendemain du traumatisme, puis le thermomètre commence à monter. Dans tous les cas observés par nous, dès le troisième jour la fièvre existait.

Une particularité symptomatique qu'il importe de mettre en évidence, c'est que l'état général du blessé fébricitant est excellent. On n'observe pas, dans l'espèce, ce qu'on est convenu d'appeler le « cortège habituel » de la fièvre. La peau et la langue restent humides ; l'appétit est conservé ; pas de malaise général, pas de frissons. Même dans les cas où la fièvre est élevée, où elle se maintient pendant plusieurs jours au voisinage de 39°, le malade n'a pas du tout la mine d'un individu infecté. C'est là un fait qui a une grande importance diagnostique et pronostique, et sur lequel j'aurai l'occasion de revenir tout à l'heure.

Tous ces caractères sont bien résumés dans les lignes suivantes, empruntées à Gangolphe : « Absence de porte d'entrée, apparition le plus souvent de suite après l'accident, absence de frisson, faible élévation habituelle et souvent courte durée de la fièvre, enfin défaut de retentissement sur l'état général. »

II

L'existence de la fièvre dans les fractures fermées peut entraîner certaines difficultés pour le diagnostic. Supposons le cas d'un enfant qui se plaint d'une douleur vive en un point quelconque du squelette. Sa température est de 38°5. On ne constate pas de signes nets de fracture, mais un peu de gonflement ou d'empâtement au niveau du point douloureux. La peau est intacte. On peut hésiter entre deux diagnostics : fracture fermée fébrile, ou ostéomyélite. Comment trancher la question ? Par les commémoratifs, c'est souvent impossible. On sait, en effet, que les malades (les parents du petit malade, car nous parlons en ce moment des enfants) ont tendance à rapporter à une violence antérieure toutes les maladies qui leur arrivent. D'autre part, le traumatisme peut être une cause d'appel d'ostéomyélite au point lésé. Par contre, il peut arriver, pour une fracture, que le commémoratif du trauma fasse défaut, et chez deux malades dont je vais vous résumer l'histoire cela rend le diagnostic délicat.

Dans les cas de ce genre, l'état général du malade a une importance considérable pour le diagnostic. Si l'on constate les symptômes accompagnant l'hyperthermie des maladies infectieuses : frissons, pâleur de la face, langue sèche ou saburrale, etc., on penchera pour l'ostéomyélite. Si, au contraire, le petit malade, bien qu'ayant de la fièvre, conserve un état général bon, si sa fièvre revêt les caractères sur lesquels nous avons insisté plus haut, on pensera à une fracture fermée fébrile. Plusieurs fois, en l'absence de signes locaux nets, l'état général du sujet nous a permis de nous prononcer pour ou contre l'ostéomyélite, et d'instituer un traitement en conséquence.

Une première erreur peut être commise, viens-je de vous dire : prendre une ostéomyélite pour une fracture. En fait, l'erreur sera bien rarement excusable, et parmi les très nombreuses ostéomyélites que j'ai observées à la période aiguë, une seule fois le doute était permis : chez un enfant atteint d'une ostéomyélite subaiguë de l'extrémité inférieure du tibia. Vous savez, en effet, que pour ces fractures, il est assez fréquent, chez l'enfant, que vous ne trouviez ni mobilité anormale, ni crépitation, et que la douleur à la pression sur une étroite ligne transversale soit le seul signe net, avec l'impotence du membre. Mais vous ne vous tromperez pas si vous précisez avec soin l'intensité de la violence, les symptômes qui décèlent une infection générale, la vivacité des souffrances spontanées et provoquées, le siège exactement juxta-épiphysaire du maximum de la douleur à la pression, les allures inflammatoires du gonflement. C'est ainsi que, chez l'enfant dont je viens de vous parler, je suis arrivé au diagnostic exact, alors que certains élèves fort instruits du service tenaient plutôt pour la fracture.

Je n'insisterai pas davantage, car un clinicien quelque peu attentif se trompera rarement dans ce sens. C'est la faute inverse contre laquelle je désire surtout vous mettre en garde, non pas que vous soyez destinés à la commettre souvent, car les conditions où elle est possible sont rares ; mais lorsque ces conditions existent, elles peuvent devenir fort embarrassantes, et vous ne tirerez l'affaire au clair qu'à l'aide d'une analyse minutieuse.

Ainsi, le 22 juillet 1893, on me présenta à la consultation de l'hôpital Trousseau une fillette de deux ans. Elle était apportée 'par sa sœur, âgée d'une dizaine d'années, aux soins de laquelle elle était confiée, mais qui ne pouvait ou ne voulait donner aucun renseignement exact sur le mode de début de l'accident. « On m'accuse, disait-elle, d'avoir laissé tomber ma petite sœur hier en la promenant, ce qui est faux ; elle se plaignait depuis le matin lorsqu'on la bougeait ; de toute la journée, elle n'a pris aucune nourriture, et pendant la nuit la fièvre l'a empêchée de dormir. »

A l'examen local, je constatai un gonflement considérable occupant toute la circonférence du membre inférieur gauche sur les deux tiers supérieurs de la hauteur de ce membre. Ce gonflement était dur, sans œdème où l'on pût imprimer un godet, sans fluctuation, sans rougeur à la peau. L'enfant poussait des cris dès qu'on palpait la racine de la cuisse.

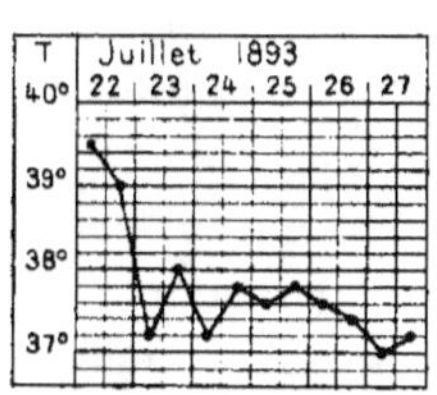

Fig. 16. — Fille de 19 mois. Fracture de l'extrémité supérieure du fémur.

Mon premier mouvement fut de penser à une fracture de l'extrémité supérieure du fémur, et cela en grande partie à cause de l'insistance même que mettait la petite gardienne à se disculper par avance de toute chute dont elle pût être responsable. Mais en examinant le membre, je fus frappé de la chaleur de la peau, et le thermomètre immédiatement placé dans le rectum marqua 39°5.

Ce symptôme me fit modifier mon diagnostic, d'autant mieux que par aucun mouvement je n'avais pu provoquer de crépitation, et je conclus à la grande probabilité d'une ostéomyélite aiguë. Je restai cependant jusqu'à un certain point dans le doute, en raison des caractères du gonflement et aussi parce que l'enfant, malgré la fièvre, avait conservé la mine fraîche, n'avait pas la langue saburrale. C'est pour cela que, contrairement à mes habitudes, je n'ai pas opéré cette enfant séance tenante — comme cela *doit* être fait pour une ostéomyélite aiguë — et que je me suis borné à la recevoir à l'hôpital. Bien m'en a pris, comme vous allez voir.

Le soir, la température avait un peu baissé, n'était plus qu'à 38°8, l'enfant avait pris quelques aliments et n'avait pas crié. Le lendemain matin, l'ostéomyélite devenait de moins en moins probable, car la température était à 37°2. Le gonflement avait diminué, en dedans surtout, et cette fois, pendant un moment de rotation, je perçus une crépitation dans le tiers supérieur du fémur. La question était donc jugée : l'enfant fut soumise à l'extension continue, et guérit vite et bien (tracé 16).

Dans ce cas, j'ai été mis en méfiance par certains caractères locaux, par le gonflement dur, non œdémateux, que recouvrait une peau normale, ni rouge, ni pâle, sans veines dilatées : et le symptôme qui m'avait trompé, l'hyperthermie considérable, fut assez passager pour ne pas rester réellement embarrassant. Ce fut l'inverse dans une fracture de l'extrémité inférieure de l'humérus dont j'ai à vous entretenir maintenant.

Cette fois encore l'enfant, une fille de trois ans et demi, fut amenée l'après-midi à l'hôpital par une personne qui donna des renseignements insuffisants : elle aurait été prise il y a cinq jours de fièvre et de douleurs dans le bras gauche; deux jours plus tard, le coude avait gonflé. A l'examen local, l'interne de la salle constata qu'il existait en effet un gonflement notable, que la pression était très douloureuse au niveau de l'interligne et que les mouvements du coude éveillaient des souffrances. Comme avec cela la température était à 39°. il soupçonna une ostéomyélite, mais dans l'ensemble du tableau clinique il trouvait quelques discordances; il remit, contre l'usage. l'intervention au lendemain.

C'est alors que je vis l'enfant, dont la température était encore à 38°4, mais l'examen local leva mes doutes. La peau n'était pas

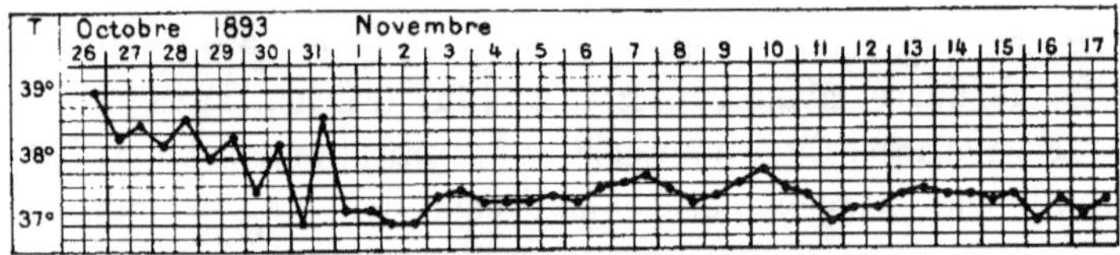

Fig. 17. — Fille de 3 ans 1/2. Fracture de l'extrémité inférieure de l'humérus. Hyperthermie ayant simulé l'ostéomyélite.

rouge et sous le gonflement, non phlegmoneux, des parties molles, je trouvai un gonflement osseux limité à la région interne de la palette humérale. En cette région, la pression localisée était assez douloureuse. Je conclus donc à une fracture de l'épitrochlée avec hémarthrose, et l'événement me donna raison : nous apprîmes deux jours plus tard que les accidents avaient eu manifestement pour origine une chute sur le coude.

Ainsi, même au cinquième jour d'une fracture sous-cutanée, la température peut encore être à 39°, et il est à remarquer que, chez la dernière malade dont je viens de vous entretenir, la fièvre dura six jours de plus, oscillant de 38 à 38°6. Au total, donc, cette enfant, pour une fracture du coude, eut onze jours d'une fièvre notable, que rien autre ne peut expliquer. En attribuant, au contraire, l'hyperthermie à la fracture, nous sommes en présence d'un fait qui entre en série avec les précédents et n'en diffère que par le degré.

Cette fièvre des fractures fermées, d'ailleurs, ne doit pas nous surprendre outre mesure, car elle rentre dans l'histoire, qui commence à devenir assez claire, des fièvres aseptiques.

III

L'observation clinique, en effet, a démontré qu'une hyperthermie, de fréquence, de durée et d'intensité variables, peut survenir à la suite de lésions traumatiques où le degré le plus léger d'infection microbienne ne saurait être incriminé.

Toutes les lésions traumatiques aseptiques peuvent donner lieu à de l'élévation thermique : les *fractures fermées*, aussi bien chez l'adulte [1] que chez l'enfant; les *contusions*, où les tissus sous-dermiques sont lésés dans leur vitalité alors que la peau ne présente aucune effraction capable de livrer passage à un germe quelconque; les *traumatismes articulaires* avec production d'hydarthrose ou d'hémarthrose [2], sans que la cavité synoviale soit

---

1. FAMECHON. — « Contribution à l'étude de la courbe thermique de quelques fièvres traumatiques ». *Thèse de doct.*, Paris, 1876, n° 29. — DEMISCH. *Dissert. inaug.*, Zurich, 1885.

2. A. BROCA. — « L'hémarthrose du genou chez l'enfant ». *La Presse médicale*, 1894, p. 397. Voy. dans ce volume les leçons II et III.

ouverte et envahie par des germes venus du dehors. La fièvre
observée dans ces conditions revêt des caractères spéciaux, qui la
séparent nettement de la fièvre traumatique ordinaire ou septique, caractères résumés par Gangolphe et Josserand [1], dans une
phrase que j'ai reproduite tout à l'heure.

À côté des hémarthroses, je mentionnerai les épanchements
sanguins dans les séreuses viscérales : je rappellerai que j'ai
publié un cas d'hémothorax stérile où la température monta à
39°, et il est de clinique courante que l'hyperthermie est un signe
de début de l'hémorragie intra-péritonéale [2].

L'on peut rapprocher de cela la fièvre de certains hématomes
du tissu conjonctif, et la courbe ci-jointe est celle d'une contusion de la fesse chez un hé-
mophile (tracé 18).

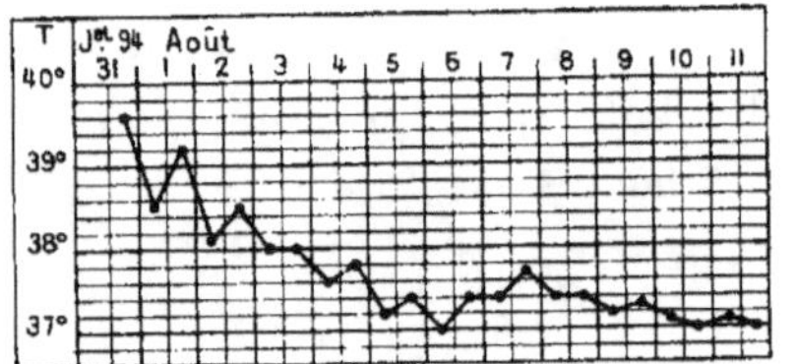

Fig. 18. — Hématome de la fesse par contusion chez un garçon hémophile de 14 ans.

D'autre part, les plaies
opératoires faites suivant
toutes les règles de l'asepsie
et de l'antisepsie actuelles,
la section sous-cutanée d'un
vaisseau amenant un gros
épanchement, la gangrène
aseptique des membres consécutive à des contusions ou à des
oblitérations vasculaires [3] peuvent produire une fièvre dont les
caractères sont analogues à ceux que nous avons signalés plus
haut, de sorte qu'il est impossible d'en chercher la cause dans une
infection microbienne même atténuée.

Si l'existence clinique de la fièvre dans les lésions traumatiques aseptiques est bien établie, et acceptée par tous les auteurs,
la pathogénie de cette fièvre n'est pas complètement élucidée, et
l'accord est loin d'être fait sur le mécanisme qui la produit. Nous

1. Gangolphe et Josserand. — « De la fièvre dans les fractures simples ». Rev.
de Chir., 1891, p. 445.

2. A. Broca. — « Plaie du thorax par arme à feu ». Gaz. hebd. de Méd. et Chir.
1891, p. 564.

3. Gangolphe. — Soc. des sc. méd. de Lyon, 1890. février; Lyon médical, 1890,
t. LXIII. p. 383. — Mouisset. Ibid., t. LXV, p. 226. — Montalti. « Ét. sur la fièvre
aseptique consécutive à l'oblit. vascul. » Thèse de doct., Lyon, 1890-1891, n° 588.

allons donc résumer successivement les hypothèses mises en avant pour expliquer la pathogénie de l'élévation thermique à la suite des traumatismes aseptiques, puis nous essayerons de voir quelle est, parmi ces théories, celle qui satisfait le mieux l'esprit, explique le mieux les faits établis par la clinique, et repose sur les preuves expérimentales les plus sérieuses.

Rejetons tout d'abord l'explication donnée par O. Weber, Bergmann, Verneuil, pour lesquels cette fièvre n'est qu'un degré atténué de fièvre septicémique. Une telle explication, qui peut à la rigueur se soutenir quand il s'agit de fièvre post-opératoire, n'est pas capable d'expliquer la fièvre des fractures simples, de l'hémarthrose, de la gangrène aseptique. En effet, dans l'hyperthermie qui survient dans ces conditions, deux arguments plaident contre l'hypothèse de Weber, Bergmann, Verneuil : d'abord l'absence de porte d'entrée, et ensuite le contraste remarquable qui existe entre les caractères de la fièvre aseptique et de la fièvre par septicémie. A la fièvre septique appartiennent tous les signes généraux de l'infection, la prostration des forces, le trouble des fonctions digestives, la langue sèche ou tout au moins saburrale, l'état général grave. Ces caractères sont tout juste l'opposé de ceux qu'on reconnaît à la fièvre qui nous occupe: à tel point que si les recherches thermométriques n'avaient pas révélé la fièvre, les patients eussent souvent été considérés comme absolument apyrétiques, tant est grande l'opposition qui existe entre l'élévation de la température et l'état général du malade.

On ne peut davantage invoquer une infection d'ordre interne, où les microbes pénétreraient dans l'économie par un organe tel que le tube digestif, par exemple. Dans les cas où une infection de ce genre est devenue possible, elle donne lieu à une fièvre à caractères septicémiques, et entraîne parfois au siège de la fracture des phénomènes inflammatoires qui souvent aboutissent à la suppuration et peuvent entraîner la mort. De tels cas existent, mais ils sont très rares[1] et l'on ne saurait assimiler ces exceptions aux cas si nombreux de fièvre aseptique. Rappelons que dans les fractures

---

1. BÉRAUD. — « Suppurations dans les fractures fermées». *Thèse de doct.*, Paris, 1886-87, nᵒ 182.

fermées chez l'enfant, nous avons constaté la fièvre 32 fois sur
64 cas. D'ailleurs, cette hypothèse d'une infection d'ordre interne
n'est qu'une variante de la précédente; elle répond à l'un des
arguments que nous avions opposés précédemment, savoir
l'absence de porte d'entrée périphérique; mais l'autre preuve, les
caractères si nets de la fièvre, subsiste tout entière.

Maunoury [1], dans une thèse inspirée par Verneuil, pour expliquer l'hyperthermie des traumatismes exempts d'infection, a incriminé le rappel d'une affection fébrile antérieure. Il s'agit donc,
dans la pensée de l'auteur, d'une fièvre *épitraumatique*, qui peut
encore reconnaître comme cause une pyrexie accidentelle évoluant
à l'occasion du traumatisme. De tels faits peuvent exister; on sait
notamment qu'une récidive de fièvre palustre éclate quelquefois
à l'occasion du traumatisme [2]; mais ces faits sont certainement
très rares, car la majorité des auteurs mentionnent, dans leurs
observations de fièvre aseptique, qu'ils ont soigneusement cherché toutes les causes susceptibles d'expliquer l'hyperthermie, mais
n'ont pu en trouver aucune en dehors du traumatisme.

Les trois hypothèses que nous venons d'examiner et de rejeter
cherchent la cause de la fièvre dans une infection d'ordre interne,
d'ordre externe, ou dans une maladie accidentelle n'ayant avec
le traumatisme qu'une relation chronologique.

Si l'une de ces hypothèses était la vraie, le nom de fièvre aseptique serait un non-sens, et il faudrait dire fièvre septique atténuée
ou modifiée. Mais la dénomination de fièvre aseptique doit être
conservée, comme nous espérons le montrer par l'examen des
théories suivantes, qui ont cherché ailleurs que dans une infection
la cause de l'élévation de température.

Famechon et Demisch, s'occupant exclusivement de la fièvre
dans les fractures fermées, ont soutenu que la température s'élève
par la simple exagération des phénomènes nutritifs, et par suite
de l'accroissement du travail physiologique nécessité par la formation du cal. Cette théorie repose sur certains détails d'observa-

1. Maunoury. — « Étude clinique sur la fièvre primitive des blessés ». *Thèse
de doct.*, Paris. 1877, n° 110.
2. Verneuil. — « Traumatismes et complications ». Paris, 1886, t. IV, p. 277.

tion clinique. Demisch a cru constater, par exemple, que dans les cas fébriles la durée est moindre et la consolidation plus rapide que dans les cas apyrétiques. Bien que cette explication soit séduisante, nous ne pouvons nous y rallier, et cela pour plusieurs raisons. Tout d'abord les auteurs qui ont porté leur attention sur cette question après Demisch n'ont pas confirmé ses conclusions. Ainsi, D. Mollière [1] n'a trouvé aucune concordance entre l'état fébrile et la rapidité de la consolidation. Nous-même, en ce qui concerne les enfants, n'avons pu constater aucune relation entre l'existence de la fièvre aseptique d'une part, et d'autre part la rapidité de la guérison et le volume du cal. Ensuite, cette explication, qui s'applique aux fractures, n'est plus aussi bien de mise quand il s'agit de lésions d'un autre genre, par exemple d'épanchements intra-articulaires séreux ou hémorragiques, ou encore de gangrène par oblitération vasculaire. Enfin, elle ne repose sur aucune preuve expérimentale, car la fièvre qu'on provoque chez les animaux par des fractures multiples peut aussi bien, sinon mieux, être expliquée par une interprétation différente. Un dernier argument qu'on peut opposer à la théorie de Famechon et Demisch est le suivant : si l'hyperthermie était bien due à l'accroissement du travail physiologique nécessité par la formation du cal, elle devrait durer jusqu'à la consolidation de la fracture, jusqu'à la cessation de l'accroissement du cal. Or, il n'en est rien. Tous les observateurs sont d'accord pour dire que la fièvre aseptique ne dure que quelques jours au début du traumatisme ; exceptionnels sont les cas où elle se prolonge, par exemple, dans les cas de fracture, jusqu'à la consolidation complète.

Dans un autre ordre d'idées, on a voulu faire de la fièvre dont nous parlons un acte réflexe, un phénomène réactionnel, ayant un mécanisme uniquement nerveux [2]. La lésion des terminaisons nerveuses au niveau du point malade serait le point de départ d'un réflexe dont l'aboutissant serait l'élévation thermique. Cette théorie repose sur la fameuse expérience de Claude Bernard. Si

---

1. D. MOLLIÈRE. — *Clinique chirurgicale*, p. 343.
2. BOWLBY. — « A note on the cause of pyrexia in cases of simple fracture ». *Saint Bartolomew Hosp. Rep.*, Londres, 1884, t. XX, p. 241.

l'on enfonce un clou dans le sabot d'un cheval, la fièvre s'allume. Si l'on a coupé au préalable les nerfs centripètes qui partent du point lésé, la fièvre ne se développe pas. « Malheureusement, nous dit Bouchard [1], l'expérience est inexacte. Si le clou, en rendant possible une infection, provoque une lésion locale, la fièvre se produit, même si les nerfs sont sectionnés. Si l'on empêche l'infection locale, le clou ne provoque pas la fièvre, même quand les nerfs ne sont pas sectionnés. » L'expérimentation n'est donc pas favorable à la nature réflexe de la fièvre aseptique; l'observation clinique ne l'est pas davantage. Par exemple, les névralgies faciales, les crises fulgurantes du tabes restent apyrétiques ; et en somme rien n'est moins prouvé que l'influence de l'excitation des nerfs périphériques sur l'élévation de la température.

Reste une dernière théorie, qui voit dans la fièvre traumatique aseptique une fièvre de résorption. Quelle est la substance résorbée qui élève la température : le fibrin-ferment de Schmidt, ou les éléments anatomiques mortifiés et devenus corps étrangers? Ou encore les substances pyrétogènes sont-elles, comme le veulent Gangolphe et Courmont, le produit d'une sécrétion spéciale, morbide, pathologiquement déviée, des éléments anatomiques, dont la vitalité est troublée par le traumatisme? Disons-le tout de suite, ces explications, qui paraissent si différentes, ne sont pas exclusives l'une de l'autre. Toutes reposent sur des expériences bien faites et peuvent se concilier.

Le fibrin-ferment, découvert par Schmidt, aurait la propriété de faire coaguler le sang. Il ne se trouve jamais à l'état de liberté dans le courant sanguin, mais se forme, quand le sang est stagnant ou extravasé, aux dépens des globules blancs.

Edelberg [2] et Kœhler [3], reprenant les expériences de Schmidt, établissent que l'injection du fibrin-ferment, outre des thromboses et des embolies, amène une élévation de température.

---

1. BOUCHARD. — « Les doctrines de la fièvre ». *Sem. méd.*, 1893. p. 177.

2. EDELBERG. — « Klin. und exper. Untersuchungen über das Wundfieber bei den antiseptischen Behandlung ». *Deutsche Zeitschrift für Chir.*, Leipzig, 1879, Band XIII. p. 62.

3. KŒHLER. — *Diss. inaug.*, Dorpat, 1877.

Riedel [1] remarqua que les fractures fébriles s'accompagnaient de l'apparition dans les urines de cylindres et souvent d'albumine, ce qui n'existait pas dans les fractures non fébriles. Il produisit, par des fractures multiples, des troubles urinaires analogues chez un lapin, et put constater une accumulation de substance pigmentaire brune dans les canalicules urinaires du rein. L'injection de fibrin-ferment dans les veines ayant amené les mêmes lésions rénales, il en conclut que la fièvre des fractures simples est imputable au fibrin-ferment.

Pour Volkmann [2] la fièvre traumatique aseptique s'explique par la résorption des détritus des éléments anatomiques, dont la vitalité a été abolie ou compromise par le trauma. Des recherches faites par des expérimentateurs nombreux montrent le bien fondé de l'hypothèse de Volkmann. Ainsi Roger [3] a constaté le pouvoir thermogène des extraits de muscles, qu'on obtienne ces extraits à chaud ou à froid, au moyen de l'eau ou de l'alcool. Ainsi encore, les produits de destruction de globules sanguins injectés dans le sang provoquent de la fièvre. Non seulement les parties solides, mais aussi le sérum sanguin est thermogène : Hayem [4], en injectant la sérosité sanguine qui filtre à travers les parois des vaisseaux, le liquide de l'hydrocèle par exemple, a réussi à élever la température. D'une façon générale tous les extraits d'organes ont des propriétés pyrétogènes (Straus, Roux [5], Bouchard, Charrin [6], Roger [7], Rouquès [8]).

---

1. RIEDEL. — « Ueber das Verhalten des Urins nach Knochenbrüchen ». *Deutsche Zeitschrift für Chir.*, Leipzig, 1878, Band X, p. 539.

2. VOLKMANN et GENZMER. — « Ueber septisches und aseptisches Wundfieber ». *Sammlung klinischer Vortræge*, 1877, n° 121.

3. ROGER. — *Soc. de biol.*, Paris, 1893, p. 631.

4. HAYEM. — « Leçons sur les modifications du sang », 1882.

5. ROUX et CHAMBERLAND. — « Sur l'immunité contre le charbon conférée par des substances chimiques ». *Annales de l'Institut Pasteur*, Paris, 1888, p. 405, voy. p. 409-410 : « Hyperthermie par injection d'extrait de rate ».

6. CHARRIN et RUFFER. — « Mécanisme de la fièvre dans la maladie pyocyanique ». *Comptes rendus de la Société de biologie*, Paris, 1889, 26 janvier, p. 63 : Hyperthermie par injection de bouillon pur, stérilisé.

7. ROGER. — *Soc. de biol.*, Paris, 1891, p. 727.

8. ROUQUÈS. — « Substances thermogènes extraites des tissus animaux sains ». Paris, *Thèse de doct.*, Paris, 1893-1894, n° 23.

On voit donc que l'hypothèse autrefois émise par Volkmann se trouve confirmée aujourd'hui par les expériences d'auteurs nombreux. Toutefois cette théorie, qui attribue la fièvre traumatique aseptique à la résorption des détritus des éléments anatomiques mortifiés, ne saurait convenir à tous les cas. Bien que la fièvre soit d'autant plus forte, dans les fractures par exemple, que l'épanchement est plus abondant (observations de Bruns, Gründler, Gangolphe) ; bien que nous-même, chez les enfants, ayons constaté qu'une des causes prédisposantes les plus importantes était l'existence d'un gonflement, d'une ecchymose, d'un épanchement, néanmoins un certain nombre d'arguments empêchent de généraliser cette théorie à l'universalité des cas, et de nier toute autre cause d'élévation thermique dans les lésions traumatiques aseptiques. Contre elle plaident, d'une part, les observations de Maunoury : contusions violentes où le nombre des éléments détruits est considérable, et où l'on n'a pas noté d'élévation de température. D'autre part, la marche particulière de la fièvre, observée par Gangolphe dans quelques cas de gangrène aseptique, cadre mal avec cette opinion si on doit l'admettre dans toute sa rigueur, car on note la diminution progressive de la fièvre à mesure que le nombre des cellules mortifiées augmente, et sa disparition presque totale lorsque la momification du membre gangrené est achevée. Se basant sur ces faits cliniques, Gangolphe a conçu une explication nouvelle de la fièvre aseptique, et son hypothèse a trouvé dans les expériences de Courmont une base expérimentale.

Il nous reste donc à exposer l'idée nouvelle apportée dans la discussion par ces deux auteurs ; nous allons le faire d'après la thèse de Montalti (Lyon, 1891), qui relate à la fois les observations cliniques de Gangolphe, inspirateur de la thèse, et les expériences de Courmont.

Il s'agit toujours d'une fièvre de résorption, mais la substance pyrétogène est sécrétée par les éléments anatomiques ; elle est non plus le résultat de la composition chimique de ces éléments, mais le produit d'une sécrétion morbide, déviée à la suite du trauma.

Gangolphe a vu dans deux cas de gangrène aseptique, consécutifs le premier à une contusion, le second à une embolie, des

hyperthermies persistant plusieurs jours et pouvant aller jusqu'à
40°. Cette température ne pouvait s'expliquer ni par une inflammation viscérale, ni par une maladie concomitante, ni par une
infection quelconque d'ordre externe ou interne. Le malade qui
fait le sujet de la seconde observation, ayant subi l'amputation de
son membre nécrosé, Courmont a fait macérer dans l'eau le
membre amputé, puis a injecté dans les veines de divers animaux
(lapin, chien) le produit de la macération filtrée avec l'appareil à
pression de d'Arsonval : il a ainsi réussi à produire de la fièvre
chez les lapins et les chiens.

Cette expérience prouvait simplement que le membre gangrené
renfermait des substances pyrétogènes ; restait à démontrer que
ces substances étaient non pas un produit de décomposition, mais
un produit de sécrétion. Cette démonstration, Courmont a essayé
de la faire en instituant une série d'autres expériences. Chez de
jeunes béliers, il a ligaturé en masse le cordon et ses enveloppes,
en ayant soin de disposer la ligature de telle sorte qu'à un moment
donné on pût la relâcher. Nous ne pouvons donner le détail de
ces expériences, et nous nous bornerons à reproduire les conclusions de Courmont :

Le fait de poser une ligature sur les deux cordons testiculaires,
et de transformer par conséquent la région des bourses en une
masse vouée à la nécrobiose, n'élève pas sensiblement la température centrale du bélier en expérience. Cela se comprend parfaitement dans l'hypothèse qui attribue l'élévation de la température
à la résorption des produits solubles fabriqués au niveau de la
région nécrobiosée. La circulation de retour ne pouvant se faire, la
résorption est impossible. La légère élévation de température que
l'on constate cependant, est due à la résorption des produits formés
au niveau même du point ligaturé, qui seuls peuvent passer dans
la circulation générale, les bourses de l'animal se trouvant dans le
même état, au point de vue de la résorption, que le membre
humain gangrené lorsque le sillon est bien formé.

Si l'on enlève la ligature en ayant soin de ne pas attendre trop
longtemps, il y a une hyperthermie considérable qui provient
sans doute de la résorption des produits sécrétés et entraînés par

la circulation des petits îlots où cette fonction s'est rétablie. La résorption de ces territoires étant faite, la température redescend à la normale.

Ces conclusions, rapprochées des observations cliniques de Gangolphe, permettent d'exposer ainsi la théorie : « Dans les gangrènes aseptiques, les éléments cellulaires sont déviés de leur fonctionnement physiologique par les troubles de nutrition ; sous cette influence, ils sécrètent des produits solubles, des alcaloïdes qui, passant dans le courant circulatoire, vont activer les centres calorifiques. Nous voyons ainsi pourquoi, dans nos observations, la température se maintient tant que les cellules sont encore capables d'un travail pathologique. Mais à mesure que la mortification s'accentue, la quantité de matière sécrétée diminue, et la température baisse progressivement ; enfin, quand le membre est momifié, il n'y a plus de cellules vivantes, et la fièvre disparaît totalement. » (Montalti).

De ce rapide examen de théories diverses on peut conclure que :

La fièvre aseptique est une fièvre de résorption ; les substances résorbées sont des produits de décomposition des éléments anatomiques mortifiés, ou des produits de sécrétion de ces mêmes éléments anatomiques, déviés dans leurs actes physiologiques. A la fièvre septique causée par l'absorption des toxines microbiennes, il faut opposer la fièvre aseptique causée par l'absorption de toxines organiques (ptomaïnes, leucomaïnes). L'observation clinique et l'expérimentation semblent avoir établi ce point de pathologie générale.

SCHÉMA GÉNÉRAL DES FRACTURES DE L'EXTRÉMITÉ INFÉRIEURE

DE L'HUMÉRUS

Les neuf leçons suivantes sont consacrées aux lésions traumatiques du coude, si fréquentes et si importantes chez l'enfant. De ces lésions, les fractures de l'extrémité inférieure de l'humérus sont les plus intéressantes et les plus complexes, et, pour rendre leur étude plus facile, je crois utile de reproduire, d'après Kocher, un schéma qui représente leurs principales variétés. Ce dessin est emprunté à l'excellente

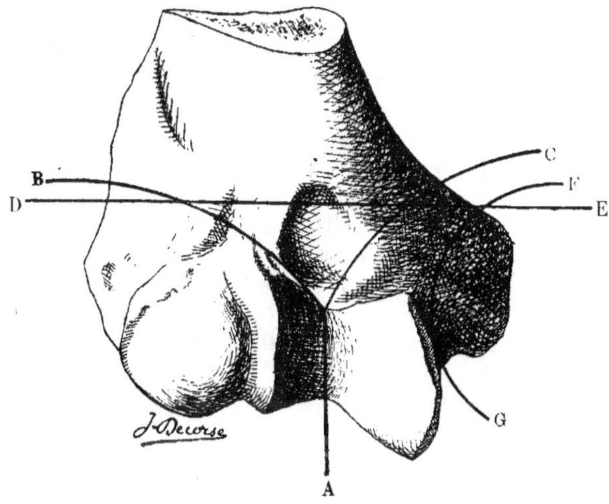

Figure 19. — Les principales variétés de fractures de l'extrémité inférieure de l'humérus. Schéma d'après Kocher.

D, E, fracture supra-condylienne ; A. B. fracture du condyle externe ; A, C, fracture du condyle interne ; F, G, fracture de l'épitrochlée ; A, B, C, fracture en Y, d'où dérivent les fractures en T ou en V.

thèse de mon élève Albert Mouchet. Il en est de même pour les autres figures — abstraction faite des planches hors texte — qui illustrent les sept leçons suivantes : elles représentent les radiographies d'enfants que, avec l'aide de Mouchet, j'ai soignés à l'hôpital Trousseau, en 1897. Je remercie mon élève et ami de son obligeance à me les prêter.

En se reportant à cette figure, le lecteur aura nettement sous les yeux le siège du trait de fracture dans :

1° *La fracture supra-condylienne*, trait transversal rompant la diaphyse au-dessus des deux éminences latérales, épitrochlée et épicondyle. (Leçons V et VI.) Fig. 19, DE ;

2° *La fracture du condyle externe*, trait oblique qui part au-dessus de l'épicondyle et se termine dans la gorge de la trochlée dont la lèvre externe fait partie du fragment condylien. (Leçon VII.) Fig. 19, AB ;

3° *La fracture du condyle interne*, symétrique de la précédente, dont je n'ai pas d'exemple personnel. Fig. 19, AC ;

4° *La fracture en V ou en Y*, réunion des deux précédentes. Fig. 19, BAC ;

5° *La fracture de l'épitrochlée*. (Leçon VIII.) Fig. 19, FG.

Je me borne à signaler en quelques mots, incidemment, certaines variétés trop exceptionnelles pour être intéressantes : la fracture de l'épicondyle (p. 137), la fracture dia-condylienne (p. 86), le décalottement du condyle radial de l'humérus (p. 187).

Sur ces divers sujets, les principaux ouvrages à consulter sont, outre les traités généraux de Malgaigne, Gurlt, Hamilton :

Coulon. *Traité clinique et pratique des fractures chez les enfants*, Paris, 1861. — Bardenheuer. Die Verletzungen der oberen Extremitäten, *Deut. chir.* de Billroth et Lücke, 1886, livr. 63 a, I, p. 664. — Une *très importante* monographie est due à Kocher. Die Frakturen am unteren Humerusende, *Mitth. aus Kliniken und med. Instituten der Schweiz*, 1896, 3ᵉ série, livre 2. — A. Mouchet, *Fractures de l'extrémité inférieure de l'humérus*, thèse de doct., Paris, 1898-99, n° 87.

FRACTURES SUPRA-CONDYLIENNES

FRACTURE INCOMPLÈTE PAR EXTENSION

CUBITUS VARUS IMMÉDIAT

I. — Diagnostic d'une fracture supra-condylienne sans déplacement; différences
avec l'entorse, avec la contusion simple. Radiographie démontrant une fracture incomplète de la face antérieure. Mécanisme des fractures « par extension », avec déplacement du fragment inférieur en arrière, et des fractures
« par flexion », avec déplacement en avant.

II. — Diagnostic entre une fracture supra-condylienne et une luxation en arrière.

III. — Fracture supra-condylienne consolidée ressemblant à une ancienne fracture du condyle externe; rectification par la radiographie. Le cubitus valgus
physiologique; les attitudes pathologiques en valgus et en varus; les déviations ostéogéniques progressives et les cals vicieux.

IV. — Possibilité, dans le cas actuel, d'un décollement épiphysaire. Les conditions anatomiques de ce décollement.

V. — Indications, d'après le déplacement, du traitement par le massage immédiat, ou par une courte immobilisation avec réduction.

C'est par acquit de conscience qu'avec leur radiographie j'ai fait
aujourd'hui monter à l'amphithéâtre les deux malades dont je
désire vous parler. Tous deux sont atteints de fractures supra-condyliennes de l'extrémité inférieure de l'humérus; mais aujourd'hui
ils sont guéris, et l'intérêt consistera plutôt, pour vous, à examiner
la radiographie qui, dans l'espèce, vous conduira à faire une sorte
d'étude anatomo-pathologique sur le vivant.

I

La chose est surtout exacte pour le premier malade, venu le 7 juillet 1901 à notre consultation, le lendemain d'une chute sur le coude ; et vous vous souvenez peut-être de l'état où il était quand il nous fut présenté. Au premier abord, il semblait ne s'être fait qu'une contusion du coude, car s'il y avait un gonflement important, avec impotence fonctionnelle relative, celle-ci n'était pas absolue. La souffrance était modérée ; en essayant de communiquer à l'avant-bras étendu des mouvements de latéralité, on n'éveillait pas de douleur, pas plus qu'à la pression sur l'épicondyle et l'épitrochlée, et j'éliminai l'idée d'entorse ; en palpant, on ne sentait aucune saillie anormale pouvant faire penser à une fracture ou à une luxation.

Mais, pour une contusion, le gonflement était bien gros ; et d'autre part, en examinant de plus près, j'ai trouvé une douleur très vive à la pression sur une ligne transversale, à la face antérieure de l'humérus, juste au-dessus des saillies latérales. Aucune mobilité, aucune crépitation, aucune différence de niveau ; néanmoins, j'admis une fracture supra-condylienne sans déplacement, car cela seul pouvait m'expliquer cette douleur exquise, tout à fait limitée sur un trajet linéaire. C'est un principe général pour le diagnostic des fractures dites en rave, c'est-à-dire des fractures transversales sans déplacement, mais on n'a pas souvent, malheureusement, l'occasion de l'appliquer à l'extrémité inférieure de l'humérus. Dans la thèse de Mouchet, par exemple, il n'y a que cinq observations étiquetées : fractures supra-condyliennes sans déplacement ; et encore l'étiquette est-elle un peu trompeuse, car, en parcourant le texte et en examinant les radiographies, on voit que mieux vaudrait avoir écrit : fractures à petit déplacement. A la fracture fraîche on sentait, en effet, quelque chose, et, après consolidation, la palpation révélait une légère saillie, limitant un peu la flexion. Or, dans le cas actuel, il n'y avait rien, pas même de mobilité

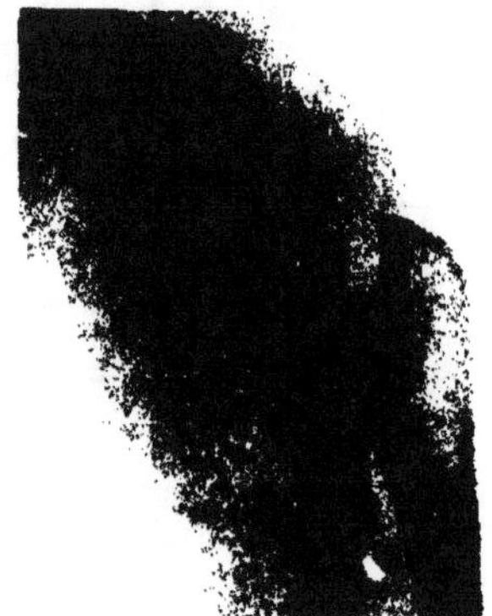 

Profil. Face.
Fracture supra-condylienne incomplète par extension.
Garçon de 5 ans.

 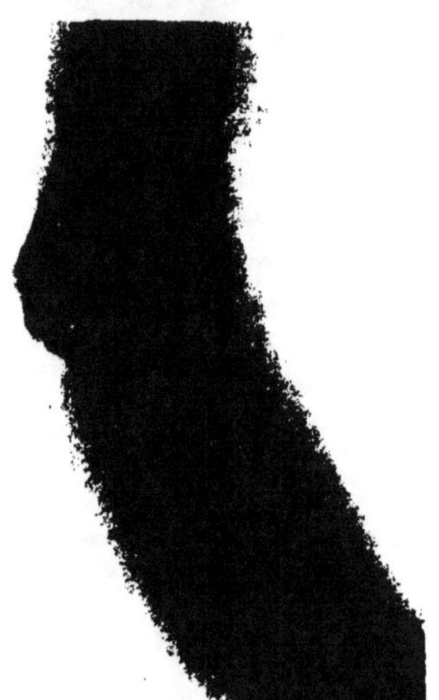

Profil. Face.
Décollement épiphysaire (?) supra-condylien.
Fille de 3 ans et demi.

Masson & Cie, Éditeurs

Phototypie Berthaud, Paris

anormale et de crépitation; le seul symptôme était, outre le gonflement, la douleur spéciale à la pression.

Quelle que fût notre conclusion diagnostique, cela ne changeait d'ailleurs rien au traitement : il fallait tout de suite masser et mobiliser le coude, car si cette thérapeutique est, d'après moi, mauvaise pour les fractures avec déplacement, elle est la seule bonne pour les fractures juxta-articulaires sans déplacement, de même que pour les contusions ou les entorses. Aussi bien puis-je vous présenter aujourd'hui, 31 juillet, un enfant guéri, auquel il reste à peine de raideur, sans que j'aie rien à vous signaler dans ce qui s'est passé chez lui depuis trois semaines : comme les peuples, les malades heureux n'ont pas d'histoire.

C'est bien juste si, en palpant le pli du coude, vous sentez dans la profondeur une inégalité sur la face antérieure de l'humérus. Et cependant la radiographie vous fait voir une fracture très nette ; je ne vous la montre pas pour le vain plaisir d'en tirer devant vous la confirmation d'un diagnostic délicat et exact, mais parce qu'elle me paraît instructive, parce qu'elle va me permettre de vous expliquer, pour ainsi dire pièces en mains, quelques points relatifs à l'anatomie pathologique et au mécanisme des fractures supra-condyliennes. (Voy. planche I.)

D'abord, elle démontre, sans discussion possible, l'existence de ces fractures incomplètes, car si, sur la radiographie prise de face, vous apercevez un trait transversal, plus large en dedans, mais très visible en dehors, sur le profil vous constatez que ce trait bâille en avant, et que de là, très oblique en haut et en arrière, il se dirige vers la face postérieure de l'humérus, mais ne l'atteint qu'en dedans et la respecte en dehors de la fossette olécranienne. De toutes les radiographies de fractures du coude que j'ai examinées, c'est la seule où la lésion soit de cette nature. Certainement, on en verrait davantage si de parti pris on radiographiait, même sans aucun soupçon de fracture, tous les coudes contus, et en cela on arriverait aux mêmes constatations que pour les autres jointures, autour desquelles bien des arrachements légers, bien des fissures partielles, naguère perdues dans les contusions et les entorses, nous ont été révélés par les rayons X. Ici, en tout cas, la lésion est rare, car j'ai coutume de faire radiographier, au coude, tous les cas douteux.

En regardant ce trait oblique, vous avez l'impression que quelque chose, l'humérus étant fixé, a tiré en arrière l'extrémité de cet os, a fracturé et fait bâiller la face antérieure et a cessé d'agir avant que l'écartement ait eu le temps d'arriver à la face postérieure : vous avez l'impression d'une fracture par arrachement due à l'action du ligament antérieur dans l'hyperextension du coude; vous ne pouvez supposer, quoique la chute ait eu lieu sur le coude, qu'une violence ait porté sur l'humérus d'arrière en avant. Ces données étiologiques et pathogéniques commandent l'étude du déplacement, et celui-ci, à son tour, domine la thérapeutique. Permettez-moi donc de m'y arrêter quelques minutes.

Un enfant se fracture le coude dans deux ordres de chutes : il tombe sur la main, ou bien sur le coude fléchi; quand il tombe sur la paume de la main, l'avant-bras est tantôt étendu et tantôt fléchi.

Dans la chute sur la paume de la main, avant-bras étendu, le mécanisme n'est ni contesté, ni contestable : le ligament antérieur est violemment tendu par l'hyperextension, en même temps que l'extrémité articulaire vient faire effort contre lui d'arrière en avant; s'il se rompt, une luxation se produit; s'il est plus résistant que l'os, c'est une fracture par arrachement, portant sur la diaphyse, au-dessus de ses insertions. Chez l'enfant, la luxation est assez rare, la fracture est fréquente. Expérimentalement, on réalise à volonté cette fracture oblique en haut et en arrière, en imprimant une forte hyperextension sur le bras solidement fixé, à l'avant-bras en supination : c'est ce que Kocher appelle la *fracture par extension,* celle où on observe le classique déplacement du fragment inférieur en haut et en arrière, avec saillie en avant de la pointe diaphysaire. Ce déplacement est obligatoire, car, en raison du sens du biseau, la diaphyse glisse en avant sous l'influence du poids du corps, qui appuie sur elle de haut en bas (fig. 20).

Mais quand on interroge les sujets atteints de fracture du coude, on apprend que la grande majorité sont tombés non pas sur la paume de la main, mais sur le coude fléchi, et, dans ces conditions, Pingaud a soutenu que le mécanisme ne différait guère du précédent : appuyé fortement sur le sol, le crochet cubital est immobilisé, et l'humérus s'incline sur lui en dedans ou en dehors, en sorte que le ligament latéral opposé au sens d'inclinaison se tend, et produit l'arrachement, la ressemblance

Fig. 20. — Radiographie d'une fracture « par extension » de l'extrémité inférieure de l'humérus. Enfant de 5 ans, tombé sur la face postérieure du coude droit fléchi. On voit l'obliquité du trait en bas et en avant, commandant le déplacement du fragment inférieur en haut et en arrière. En examinant cette figure et en la comparant à la suivante, on se rend compte qu'avec cette obliquité un fort déplacement ne peut être corrigé que par l'immobilisation du membre en flexion, tandis que c'est l'inverse pour la fracture par flexion. (Voyez cette discussion, leçon VI, p. 91.) Ce type est *de beaucoup* le plus fréquent. (Cf. Fig. 21. fracture par flexion.)

étant grande avec le mécanisme des fractures sus-malléolaires.

Cela est contesté par Dehais pour trois motifs : la trop grande faiblesse des ligaments latéraux ; la fréquence, d'après douze pièces du laboratoire de Poirier, d'un trait de fracture tombant dans la gorge de la trochlée ; le siège possible d'une des extrémités du trait au-dessous de l'insertion ligamenteuse. Il faudrait donc admettre non pas un arrachement, mais la transmission directe par le coin sigmoïdien du choc agissant sur l'olécrane.

Les arguments donnés par Dehais sont de médiocre portée, car une seule fois j'ai observé la fracture en T, avec trait tombant dans la gorge de la trochlée; car le passage du trait transversal au-dessous d'*une* des saillies latérales à insertion ligamenteuse ne nous empêche nullement d'admettre l'action arrachante du ligament inséré sur *l'autre* saillie latérale. La pénétration intra-articulaire des traits de fracture par arrachement, forcément extra-capsulaires là où elles ont commencé, est très fréquente pour toutes les fractures juxta-articulaires.

Je continue donc à croire que la fracture supra-condylienne classique, à déplacement du fragment inférieur en arrière, est une fracture par arrachement, même quand, la chute ayant eu lieu sur le coude, on serait tenté de croire à une violence directe. Le choc direct sur l'extrémité inférieure de l'humérus, agissant à la fois de bas en haut et d'arrière en avant, produit d'ailleurs une fracture qui n'est pas la supra-condylienne classique.

Dans des expériences cadavériques, Kocher a produit, en effet, par choc sur l'olécrane dans la flexion, une *fracture par flexion*, oblique en bas et en arrière, où le trauma agit en exagérant la courbure normale, concave en avant, de l'humérus en bas, où le déplacement du fragment inférieur tend à se faire en avant, puisqu'il est commandé par le sens de l'impulsion initiale et par l'obliquité du biseau (voy. fig. 21).

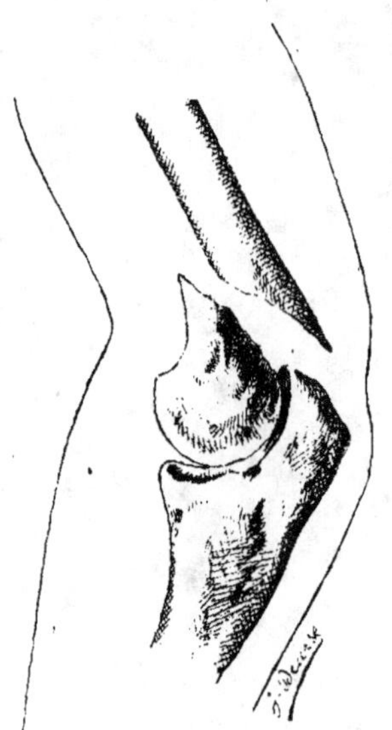

Fig. 21. — Schéma de la fracture par flexion.

Tous nous avons vu ce déplacement : donc il existe. Mais il est tout à fait impossible, malgré Gurlt, de le considérer comme le plus fréquent. Ce qui est certain — je ne parle que pour l'enfant, — c'est que, depuis l'emploi de la radiographie, que l'enfant soit tombé sur la main ou sur le coude, je n'ai vu qu'une seule fois le type fracture par flexion de Kocher, avec trait oblique en bas et en avant, avec fragment inférieur remonté en avant.

Pour élucider ces questions, l'expérimentation a un grave défaut : la contraction musculaire n'y entre pas en jeu pour fixer temporairement les leviers osseux. Dans les faits cliniques, le mécanisme ne peut guère être précisé. Mais les faits anatomiques de fracture incomplète sont importants, en ce qu'ils nous montrent avec évidence par quelle face d'un os a commencé une fracture, dans quel sens tendra à se produire l'écartement qui l'achève, puis le déplacement, qui en est le dernier terme. C'est pour cela, quoique l'existence d'un trait de fracture n'ait presque en rien troublé la marche de la contusion, que je vous ai présenté ce malade ; et avec lui, pour lui faire suite, j'ai convoqué devant vous une fillette atteinte, au contraire, d'une fracture consolidée en attitude vicieuse de cubitus varus

II

Cette enfant, âgée de trois ans et demi, est tombée, probablement sur le coude, le 4 mai dernier, et elle a été soignée tout de suite par un médecin que je ne vous nommerai pas, parce qu'il semble avoir commis une erreur de diagnostic, mais que je sais très instruit et très consciencieux. Il a diagnostiqué une luxation, l'a réduite, et a soumis la blessée aux massages. Mais lorsque le gonflement a été résorbé, il a vu qu'il persistait une certaine gêne et surtout une grande déformation, en sorte qu'il m'a adressé l'enfant, pour me demander mon avis sur l'opportunité d'une intervention chirurgicale. Avant de vous faire connaître ma réponse, laissez-moi vous dire deux mots sur l'erreur de diagnostic au moment de l'accident.

La confusion entre la fracture supra-condylienne avec déplacement en arrière et la luxation est quotidienne, et, si la plupart du temps elle est facile à éviter, il n'en est pas toujours ainsi. L'attitude générale du coude — flexion à 120°, demi-pronation, main soutenue par celle du côté sain — est la même quel que soit le trauma ; et il faut avouer qu'au premier abord la ressem-

blance avec une luxation est grande Car, dans ce coude uniformément gonflé, on voit que l'épaisseur est accrue, que l'olécrane

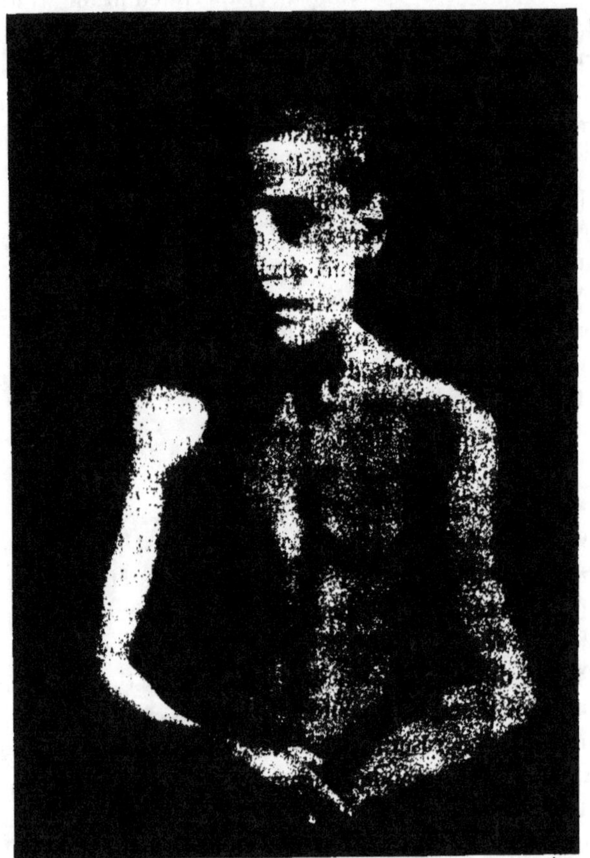

Fig. 22. — Fracture supra-condylienne par extension avec déplacement classique.

fait en arrière une saillie au-dessus de laquelle est une dépression, tandis qu'en avant bombe le fragment supérieur; avec cela,
il y a plus ou moins de déjettement latéral en varus ou en valgus,
selon que le fragment inférieur, déplacé en arrière, a remonté
davantage en dedans ou en dehors. Tout cela est, dans l'ensemble,
pareil à ce qu'on voit dans la luxation (voy. fig. 22).

Certaines nuances, dans les cas simples, sont bien vite appré-
ciées : la saillie antérieure, douloureuse à la pression localisée, est
située non pas au-dessous mais au-dessus du pli du coude ; elle est
moins large, naturellement, que la palette humérale entière. Mais
qu'y voulez-vous voir quand le gonflement est gros, avec hématome
profond, et hémarthrose? Si vous palpez avec soin et adresse, il
faudra que l'infiltration soit considérable, pour que vous ne sentiez
pas, au lieu des surfaces arrondies et lisses de l'extrémité articulaire, la pointe plus ou moins inégale de la diaphyse fracturée.
En arrière, vous vous repérerez par l'étude des rapports entre
l'olécrane, l'épitrochlée, l'épicondyle. Marquez d'un point à l'encre
le sommet de chacune de ces saillies; à l'état normal elles sont :
dans l'extension, sur une ligne horizontale; dans la flexion à angle
droit, aux trois sommets d'un triangle, l'olécrane au-dessous des
saillies latérales. Dans la fracture, l'olécrane remonte en arrière
en même temps que les saillies latérales, qui tiennent au fragment
inférieur; dans la luxation, l'olécrane remonte, même en flexion,
au-dessus de la ligne épicondylo-épitrochléenne.

Dans un gonflement moyen, on s'y retrouve, avec ces jalons.
Or, souvent le gonflement est non pas gros, mais énorme. Vous
vous en tirerez toutefois encore, en général : si au siège présumé
des saillies vous déprimez peu à peu l'œdème avec le doigt, en
godet, avec de la douceur, de la patience, vous arrivez, sans
faire souffrir le sujet, à rendre nettes les éminences osseuses
auparavant noyées. Enfin, dans les cas difficiles, n'hésitez pas à
donner du chloroforme pour rechercher la mobilité anormale et la
crépitation; ce n'est pas indispensable pour ces manœuvres, mais
elles sont douloureuses, et comme, en tout cas, il faudra anes-
thésier l'enfant pour réduire la fracture et appareiller, je crois
tout à fait inutile de lui faire mal pour rien. Je ne recherche donc
jamais mobilité et crépitation, quand je ne les sens pas au cours
des simples et petits mouvements communiqués, sans avoir
endormi le sujet.

Mais une fois l'anesthésie obtenue, recherchez toujours avec
soin ces deux signes, qui sont pathognomoniques, et que vous
trouverez toujours s'il y a fracture complète. C'est faute de cet

examen que souvent une fracture supra-condylienne est prise
pour une luxation; le médecin croit avoir réduit la luxation, il
applique un appareil léger, et le lendemain le déplacement s'est
reproduit. Cela encore est un avertissement : une luxation du
coude, sans fracture, ne se reproduit pas dans un simple appareil
ouaté à angle droit; soyez certains que cette reproduction à peu
près immédiate, que cette contention impossible sont des signes
sinon de fracture seulement, au moins de luxation compliquée
de fracture.

Malgré toutes ces recommandations, et d'autant plus que l'enfant est plus jeune, il vous arrivera quelquefois, quoique rarement, de rester embarrassés : appelez alors à votre aide la radiographie, en prenant les clichés dans deux directions, d'avant en
arrière et de dehors en dedans. Car, surtout pour certains décollements épiphysaires, exceptionnels, les signes précédents peuvent
être fort obscurs; peut-être était-ce ici le cas, et j'y reviendrai tout
à l'heure, quand j'étudierai l'épreuve radiographique, mais en ce
moment je m'en tiens, pour les considérations diagnostiques, à
celles que m'a inspirées, un peu théoriquement, l'erreur commise
au début : et j'arrive à l'examen actuel de la région, car sans la
radiographie nous aurions posé un diagnostic rétrospectif erroné
sur la nature de la fracture[1].

III

Vous voyez aujourd'hui un coude dégonflé, partout indolent à
la pression, dans lequel certainement rien n'est luxé; car les trois
saillies postérieures sont en ligne, car le crochet cubital et la

1. Sur les fractures supra-condyliennes, consultez : PINGAUD, art. *Coude* du
Dict. encycl. des Sc. méd., Paris 1878. — DEHAIS, Th. de doct., Paris, 1894-95,
n° 140. — SPILLMANN, *Bull. de la Soc. de chir.*, Paris, 1875, p. 771. — GUEDENEY,
*Du trait. des fract. du coude chez l'enfant par l'immobilisation en extension et en
flexion alternatives avec supination.* Th. de doct., Lyon, 1892-93, n° 802. — HUT-
CHINSON, *Brit. med. journ.*, London, 3 nov. 1894, t. II, p. 975. — ALLIS, *The journ.
of the Am. med. Ass.*, Chicago, 1894, t. II, p. 53.

cupule radiale ne sont nulle part déshabités, accessibles à la palpation ; mais avant la radiographie j'avais diagnostiqué une fracture du condyle externe, en raison de deux signes ici très accentués : il existe, en dehors, une très forte saillie osseuse, que j'ai prise pour le condyle déplacé et consolidé en position vicieuse ; le coude est en attitude très prononcée de cubitus varus. Quant aux mouvements, la flexion est limitée à l'angle droit ; extension, pronation, supination sont bonnes.

Or, pour vous le dire tout de suite, il s'agit d'une fracture supracondylienne transversale, dans laquelle le fragment inférieur a basculé non seulement en arrière, mais en dedans, en sorte que la diaphyse pointe en avant et en dehors, et c'est cette saillie diaphysaire, très accentuée, que j'avais prise pour le condyle externe [1]. Car lorsque le condyle externe est fracturé, il se déplace d'habitude en dehors, quelquefois en avant aussi, et dans ce dernier cas il limite la flexion. J'y ai cru encore plus en raison du cubitus varus concomitant, et c'est un point sur lequel quelques explications sont nécessaires ; elles seront brèves, car vous les avez entendues, quoique sous une autre forme, le jour où je vous ai parlé des lésions nerveuses tardives consécutives aux fractures du condyle externe. Cette étude est aujourd'hui facile grâce à Rieffel et à Mouchet [2].

Quand on regarde de face le membre supérieur pendant le long du corps en extension et supination, on se rend compte que l'avant-bras n'est pas sur le prolongement rectiligne du bras, mais qu'il

---

1. Le diagnostic rétrospectif de la variété exacte d'une fracture de l'extrémité inférieure de l'humérus après consolidation était souvent à peu près impossible avant l'emploi de la radiographie. L'emploi des rayons X permet de le préciser dans certains cas (voy. une observation, pp. 170 et 172, fracture ancienne du condyle externe ressemblant à une fracture du condyle interne), mais non dans tous (voy. pp. 75 et 120, une observation de fracture du condyle externe avec gros cal sous-périostique en ayant imposé, jusque sur l'épreuve radiographique, fig. 52 et 53, pp. 120 et 121, pour une fracture supra-condylienne).

2. Sur le *cubitus varus* et *valgus*, outre le chapitre correspondant de la thèse de Mouchet, consultez Rieffel, *Revue d'orthopédie*, 1er juillet, 1er sept., 1er nov. 1897, p. 243, 327 et 405. Sur les cals vicieux et « en crosse de fusil », voy. Stimson, *The med. News*, 3 oct. 1891, p. 385. Ce qui a trait à ces déviations se trouve dans les leçons suivantes, aux p. 122 et 161.

fait avec lui un angle obtus ouvert en dehors, évalué par Malgaigne
à 165 degrés, par Rieffel de 159 à 178 degrés, par Mouchet à 170 degrés en moyenne. Il y a donc un *cubitus valgus physiologique*,
qui d'après Rieffel serait un peu plus fermé chez la femme, d'après
Mauclaire serait un peu plus prononcé à droite ; mais Mouchet ne

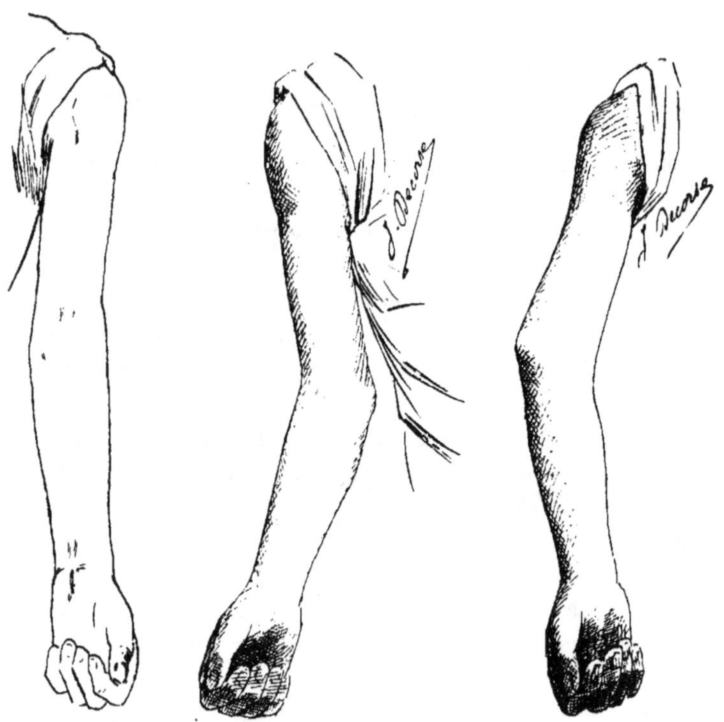

Fig. 23. — Cubitus valgus physiologique.

Fig. 24. — Cubitus valgus pathologique.

Fig. 25. — Cubitus varus.

croit guère à ces variations régulières. Autour de la moyenne, les
écarts sont grands, et parfois même, quel que soit le sexe, l'angle
peut être nul ; le membre supérieur est alors dans la rectitude.
Étant données ces variations, il ne nous sert de rien, pour savoir
s'il y a ou non état pathologique, de comparer l'angle d'un sujet à
celui de la moyenne ; mais en pratique on peut dire qu'à l'état

normal l'angle, sur le même sujet, est égal des deux côtés : vous aurez donc tous les éléments de mesure voulus en comparant le côté sain au côté malade. Quant à la déviation en dedans, en *cubitus varus*, elle indique toujours un état pathologique (fig. 23, 24 et 25).

Cette attitude physiologique est due à l'inégalité de hauteur des deux lèvres de la trochlée humérale et à la disposition de cette trochlée en pas de vis très allongé, ce dernier fait nous expliquant pourquoi, — comme d'ailleurs, au membre inférieur, le genu valgum, — l'angle disparaît dans la flexion, attitude dans laquelle l'avant-bras s'applique directement sur le bras. Dans l'extension, l'interligne articulaire est plus élevé en dehors, c'est-à-dire dans la partie qui dépend du point d'ossification condylien (condyle et lèvre externe de la trochlée) ; il est oblique en bas et en dedans.

Lorsqu'une fracture intéresse, en partie ou en totalité, le cartilage conjugal, il est fréquent qu'il en résulte une modification, en général une diminution, dans la puissance ossifiante du cartilage auquel est dû l'accroissement de l'os en longueur. De là la possibilité d'un allongement inégal, discordant, de l'épiphyse en dehors ou en dedans ; et peu à peu, à échéance lointaine, le coude se dévie en valgus exagéré ou en varus, au contraire, à mesure que le squelette se développe.

Tel est le *cubitus valgus ou varus ostéogénique* vrai, contre lequel nous sommes incapables de lutter, car il ne dépend en rien de la position où se sont consolidés les fragments. Ses caractères fondamentaux sont d'être *secondaire* et *progressif*.

Dans cette forme, le cubitus varus est presque toujours le résultat de la perturbation apportée dans l'ossification par une fracture du condyle externe ; sachez toutefois que Kocher, que Mouchet et moi l'avons constaté après des fractures supra-condyliennes. Mais je ne veux pas vous parler davantage de ce cubitus varus ostéogénique, car ce n'est pas de lui qu'il est question chez notre malade.

Une semblable déviation en varus exigerait, en effet, des mois et même des années ; de plus la mère, qui est très intelligente, nous affirme qu'aussitôt après la réduction de la prétendue luxation, l'incurvation en dedans existait ; et depuis plus de deux mois que je surveille cette enfant, la coudure n'a pas changé. Il s'agit donc d'un *cubitus varus immédiat et immuable*, c'est-à-dire d'un *cal vicieux*[1]. Et cela aussi devait diriger notre pensée vers la fracture du condyle externe; car si ce mode de consolidation en crosse de fusil, comme disent les Américains, est toujours rare, il semble l'être moins dans la fracture du condyle externe. Le mécanisme de cette fracture vous rend compte de ce fait, car l'arrachement du coude y intervient, et toujours il y a, au moment même de l'accident, redressement du cubitus valgus physiologique.

1. Dans son mémoire cité plus haut, Rieffel tend à admettre que le cubitus varus traumatique est toujours épiphysaire. La radiographie ci-jointe prouve que, par exception, il peut être diaphysaire. Elle provient d'un garçon de 4 ans 1/2, vu à l'hôpital Trousseau deux ans et demi après une fracture de l'humérus à l'union du tiers moyen et du tiers inférieur. La diaphyse s'est consolidée avec une très forte incurvation à concavité interne, d'où 160° de cubitus varus au lieu qu'à gauche il y a un cubitus valgus physiologique de 170°. Le rachitisme n'est sûrement pas en cause, car à gauche l'humérus est parfaitement droit : la radiographie publiée par Mouchet (fig. 8, p. 40) dans sa Thèse, en fait foi. Sur le reste du squelette, d'ailleurs, l'enfant ne présentait pas le moindre stigmate de rachitisme. Une sensible lésion, à

Fig. 26. — Cubitus varus diaphysaire.

un degré prononcé, serait évidemment justiciable de l'ostéotomie diaphysaire.

Je m'arrête, car nous aurons sans doute bientôt à examiner ensemble une fracture du condyle externe : je voulais seulement vous exposer les motifs pour lesquels, dans le cas particulier, cette fracture nous en a imposé, jusqu'à l'examen radiographique, pour une fracture du condyle externe. Et j'ajouterai que parfois, après consolidation, l'erreur inverse est possible, lorsqu'une fracture du condyle externe s'est accompagnée d'un décollement périostique important sur la face antérieure de l'humérus : là se constitue un cal saillant, qui peut même être plus gros en dehors qu'en dedans, et je me souviens d'un homme chez lequel, observant une semblable production osseuse qui limitait la flexion, je fus tout surpris de mettre au jour, avec la curette, une extrémité humérale saine en dedans, traversée en dehors par un trait, oblique en bas et en dedans, de fracture du condyle externe[1].

Dans ce dernier cas, l'extrémité inférieure de l'humérus était tout entière recouverte d'un cal déjà imperméable aux rayons X, d'où résulte que la radiographie prise de face nous fit voir une masse estompée, sans aucune solution de continuité; sur la vue prise de profil, cette même masse était saillante en avant, tout comme un cal de supra-condylienne. Les rayons Röntgen furent donc incapables de rectifier notre erreur de diagnostic : ils nous y ancrèrent, au contraire. Tandis que chez notre malade il suffit de jeter les yeux sur la photographie pour reconnaître tout de suite une fracture supra-condylienne. Le fragment inférieur a basculé non seulement en arrière, mais encore de dehors en dedans. En avant et en dehors vous voyez descendre la diaphyse, foncée, en arrière de laquelle est une bande osseuse plus claire, qui unit sa face postérieure au bord correspondant du fragment inférieur : c'est le cal, probablement par ossification de la lame périostique postérieure, décollée et non complètement déchirée.

J'ai estimé utile de vous signaler ces difficultés possibles dans le diagnostic rétrospectif d'une fracture du coude consolidée. Mais, cela dit, regardez de plus près le cliché, et vous allez y apercevoir quelques détails que je crois intéressants.

1. Voy. Leçon VII, p. 120 et 121, fig. 52 et 53.

IV

De face ou de profil, l'extrémité foncée de la diaphyse humérale est mousse, large, régulière (Voir Pl. I); elle a la forme et l'apparence d'une extrémité osseuse dont s'est décollée une épiphyse, sans les sinuosités, les pointes d'une fracture proprement dite ; et d'autre part, sur l'épreuve prise de face, la face supérieure du fragment inférieur paraît concave, limitée par un bord lisse, dans la partie qui dépasse en dedans la diaphyse et est ainsi devenue accessible à nos regards. Aussi, avec réserves toutefois, j'émets devant vous l'opinion qu'il s'agit, en partie au moins, d'un décollement épiphysaire de l'extrémité humérale : avec réserves, car la question est délicate à juger, et Farabeuf a prouvé, il y a quelques années, qu'on a souvent « l'occasion d'entendre et de lire » « des énormités anatomiques et chirurgicales sur le décollement traumatique de l'épiphyse humérale inférieure ».

Souvent, en effet — et dans bien des livres on donne, je ne sais comment, des figures à l'appui, — on a prétendu que l'épiphyse, formée par les quatre saillies osseuses du condyle, de la trochlée, de l'épicondyle et de l'épitrochlée « comprend cette partie de l'humérus que les anatomistes décrivent sous le nom d'extrémité inférieure de l'humérus »; et on a dit que la ligne conjugale « passait immédiatement au-dessus de l'épicondyle et de l'épitrochlée, comprenant une petite portion de la cavité olécranienne ». C'est précisément, dans son ensemble, le trait de la fracture supra-condylienne, que certains auteurs ont dès lors considérée comme un décollement épiphysaire : or c'est une grosse erreur.

Non point parce que, avec passage plus ou moins étendu dans la ligne dia-épiphysaire, il y a eu en partie fracture, arrachement de l'os, discussion qu'on retrouve à propos de toutes les épiphyses quand on étudie le décollement pur et ses relations avec les fractures concomitantes de la diaphyse. Il n'y a là que des contestations de détail, tandis qu'ici on a attribué au décollement beaucoup de faits qui n'ont rien à voir avec lui, beaucoup de fractures pures qui n'empiètent pas sur la soudure conjugale. Il y a déjà longtemps que Smith et Giraldès ont montré où était la vérité, ont distingué les fractures supra-condyliennes du décollement sous-condylien, au-dessous des éminences latérales. « Cette distinction, affirme Farabeuf, va contre l'enseignement de Dupuytren, Vidal et Malgaigne. C'est pour cela sans doute qu'elle a encore besoin d'être appuyée. » Aussi vais-je analyser le mémoire anatomique de Farabeuf, et vous montrer quelles déductions pathologiques on en doit tirer.

L'extrémité inférieure de l'humérus est tout entière cartilagineuse au moment de la naissance ; puis la diaphyse s'avance vers elle en s'élargissant ; elle « encadre la cavité olécranienne et fournit une âme osseuse et diaphysaire à la trochlée cartilagineuse ». Donc, la diaphyse, de bonne heure, « pénètre la trochlée » ; mais elle ne pénètre pas dans le condyle, « cette partie épiphysaire n'est point envahie, consolidée par un prolongement de la diaphyse ».

Dans le cours de la deuxième année apparaît un point osseux dans le condyle : « il forme bientôt une masse hémisphérique, dirigeant en bas et en avant, vers la cupule radiale, sa surface convexe ; en haut et en arrière, vers l'extrémité diaphysaire, sa surface plane et légèrement excavée » ; dans le sens transversal, il s'amincit de dehors en dedans et envahit la lèvre externe de la trochlée. Dans la gorge de la trochlée il se soude, de douze à quatorze ans, au point osseux de la lèvre externe de la trochlée ; mais au niveau de cette trochlée, presque toute la masse osseuse est diaphysaire, avec seulement un mince revêtement épiphysaire. D'où une ligne *intra-articulaire* oblique en bas et en dedans, dont, en outre, l'épitrochlée reste tout à fait indépendante ; car de très bonne heure le point épitrochléen, apparu de quatre à six ans, est séparé de la trochlée par la diaphyse, qui s'avance entre les deux comme un coin. Sur un sujet ayant dépassé trois à quatre ans, on peut donc obtenir un décollement intra-articulaire du condyle, quelquefois accompagné de la mince lèvre interne de la trochlée, ou bien un décollement extra-articulaire de l'épitrochlée ; mais le décollement en masse, ressemblant à la fracture supra-condylienne, est devenu tout à fait impossible. On peut vérifier pas à pas cette description sur les figures suivantes, empruntées à Farabeuf.

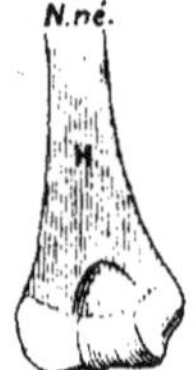

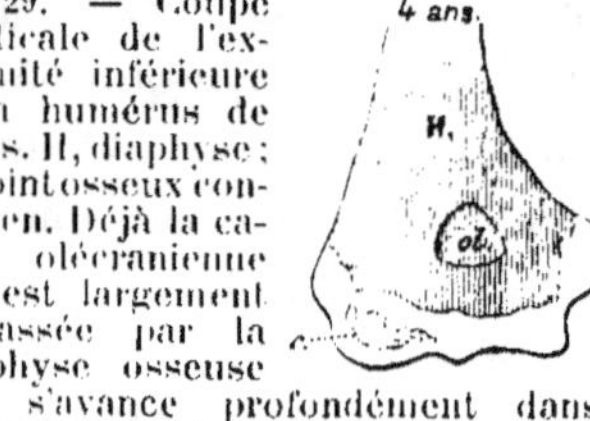

Fig. 28. — Humérus de nouveau-né. L'extrémité inférieure est formée d'un seul bloc cartilagineux dont le décollement total paraît facile. Sur le bout diaphysaire aplati on distingue la cavité olécranienne et les deux piliers latéraux qui l'encadrent et vont envahir la trochlée.

Fig. 29. — Coupe verticale de l'extrémité inférieure d'un humérus de 4 ans. H, diaphyse; c. point osseux condylien. Déjà la cavité olécranienne ol. est largement dépassée par la diaphyse osseuse qui s'avance profondément dans l'épaisseur de la trochlée.

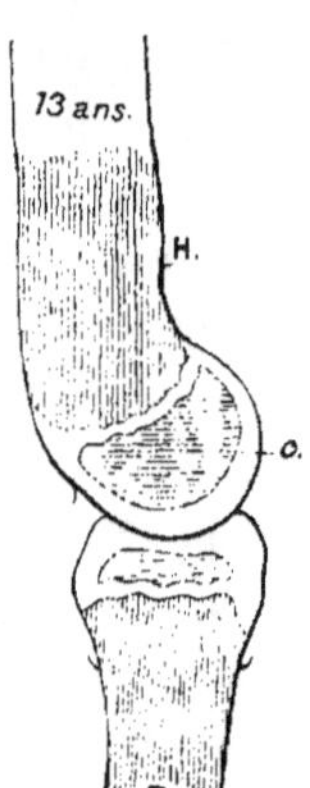

Fig. 30. — Coupe verticale antéro-postérieure de l'articulation huméro-radiale à 13 ans. H. diaphyse humérale; c, point osseux condylien volumineux; R, radius: sa diaphyse surmontée du point épiphysaire céphalique.

Fig. 31. — Coupe verticale antéro-postérieure de l'articulation huméro-cubitale au milieu de la gorge de la trochlée, 13 ans. On voit la diaphyse H descendre et former seule à cet âge la masse osseuse de cette région de la poulie.

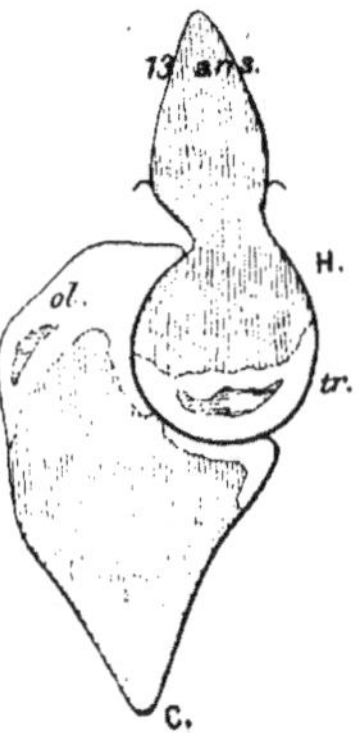

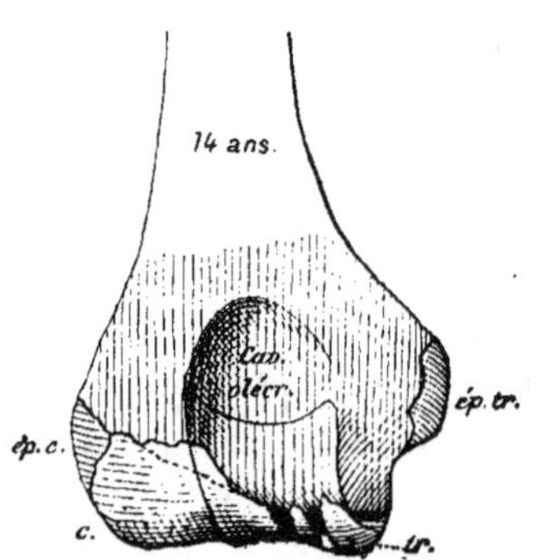

Fig. 32. — Coupe verticale antéro-postérieure de l'articulation huméro cubitale, près du bord interne de la trochlée et de l'olécrane. H. diaphyse humérale pénétrant dans la trochlée: tr. point osseux, trochléen; C, diaphyse cubitale: ol. épiphyse olécranienne.

Fig. 33. — Face postérieure de l'extrémité inférieure d'un humérus gauche de 14 ans. ep. tr, point spécial à l'épitrochlée; ep. c, point de l'épicondyle en voie de soudure avec c, l'énorme point condylien qui s'avance lui-même à la rencontre de tr, le point de la lèvre interne de la trochlée. On voit que la partie principale de la masse trochléenne est formée par la diaphyse.

Or, notre malade d'aujourd'hui est une fillette de trois ans

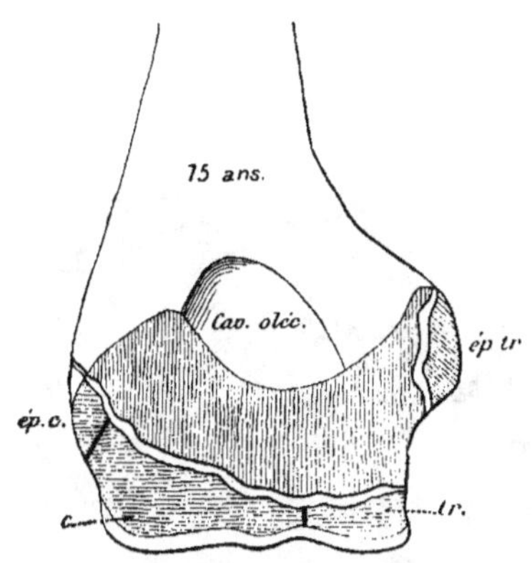

Fig. 34. — Coupe transversale oblique de l'extrémité inférieure d'un humérus gauche de 15 ans. L'épiphyse inférieure est parfaitement constituée, par l'union des trois points épicondylien *ép. c.*, condylien *c* et trochléen *tr*. La ligne interdiaphysoépiphysaire est fortement oblique en bas et en dedans. Le point osseux épitrochléen *ép. tr.* est tout à fait isolé.

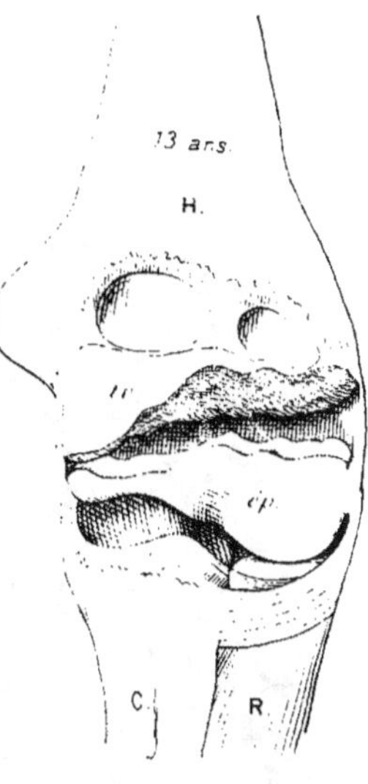

Fig. 35. — Décollement de l'épiphyse humérale inférieure : 13 ans. Expérience cadavérique : choc rétro-huméral, l'avant-bras étant fléchi et la main appuyée sur une table. C, cubitus ; R, radius ; H, humérus ; *tr*, trochlée humérale en grande partie intacte ; *ép*, épiphyse décollée. Le petit noyau osseux de la lèvre interne de la trochlée, non encore soudé au condyle osseux, est resté adhérent à la diaphyse. (Cf. p. 86, fr. dia-condylienne.)

et demi : elle est donc à l'âge où le décollement complet supracondylien est possible ; et précisément, sur la partie interne, orientée en avant, du fragment inférieur, l'aspect est bien celui d'une niche dont se serait délogé le cap diaphysaire qui commençait à s'insinuer entre la trochlée et l'épitrochlée.

Ce décollement serait à la fois sus-condylien, complet et pur, comme celui qu'ont obtenu expérimentalement Curtillet et Mouchet par extension ou adduction forcées de l'avant-bras en supination

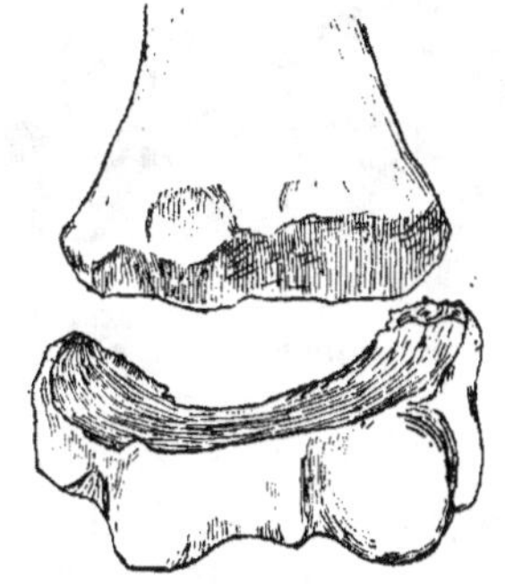

Fig. 36. — Décollement épiphysaire en bloc tel qu'on l'obtient expérimentalement sur l'enfant en bas âge. (Figure de Mouchet.)

chez les sujets au-dessous de quatre ans. Mais sur le vivant, ce décollement en masse de l'épiphyse humérale inférieure est exceptionnel, même chez les enfants très jeunes : sur dix fractures de cette région chez des enfants au-dessous de quatre ans, Mouchet ne trouve que deux cas où, ayant diagnostiqué une fracture

Fig. 37. — Coude gauche sain d'un garçon de 2 ans 1/2. Coude sain du garçon de la fig. 38.

Fig. 38. — Décollement épiphysaire avec arrachement osseux partiel. Coude droit du garçon de la fig. 37.

supra-condylienne chez des enfants de dix-huit mois à deux ans et demi (fig. 38 et 39), nous ayons vu par la radiographie une extrémité diaphysaire à limite lisse et nette, donnant l'impression d'un décollement et non d'une fracture. Peut-être trouverait-on, dans ce qu'il a catégorisé comme fractures, une observation encore, sur une fillette de deux ans et demi, où il y a peut-être décollement, mais c'est tout ce que je trouve de décollements en masse, certains ou possibles, parmi tous les malades que j'ai observés depuis l'emploi de la radiographie (fig. 37, 38 et 39).

Encore aucun de ces cas ne concerne-t-il un décollement pur, sans aucune fracture concomitante ; il y avait en même temps un petit arrachement de la diaphyse en dedans, et dans les deux cas le fragment inférieur était, comme chez notre malade actuelle, dévié en arrière et en dedans. Cela confirme l'opinion de Richet, de Hamilton, et ce dernier auteur décrit, d'après Reeve, une pièce de

Fig. 39. — Décollement épiphysaire avec arrachement osseux partiel. Fille de 18 mois.

Sur les trois radiographies, on se rend d'abord très bien compte de la transparence de toutes ces parties, encore à peu près complètement cartilagineuses à cet âge. L'aspect est, sauf les petits arrachements partiels, identique à celui d'une luxation. La clinique seule, en permettant de palper le fragment inférieur, de sentir la molle crépitation caractéristique, permet d'interpréter ces clichés. Mais, par contre, c'est précisément cette transparence qui nous permet de conclure que, le fragment inférieur étant cartilagineux, il s'agit d'un décollement épiphysaire.

décollement avec arrachement de la diaphyse. Mais, au point de vue où nous nous plaçons, ces arrachements partiels n'ont pas grande importance ; pas plus ici qu'à l'extrémité inférieure du fémur, à l'extrémité inférieure du radius, à l'extrémité supérieure de l'humérus, ils ne doivent nous empêcher d'admettre le décollement épiphysaire vrai, et vous avez compris, j'espère, que l'argumentation si probante de Farabeuf ne vise nullement ce petit débat accessoire.

A la fin de son mémoire, Farabeuf fait remarquer que, parmi

toutes les fractures de l'extrémité inférieure de l'humérus, le décollement total est celui qui ressemble le plus à une luxation : « Le fragment diaphysaire, l'humérus, projeté en avant, emporte avec lui ses éminences latérales, épitrochlée intacte et épicondyle, dont la partie inférieure seule a pu rester avec le condyle. Donc, la largeur du bout inférieur de l'humérus reste, du côté lésé, absolument égale à celle du côté sain, et les saillies latérales ont perdu leurs rapports avec l'olécrane. Il en est ainsi dans la luxation commune du coude. Il n'en est pas ainsi dans la fracture sus-condylienne, c'est-à-dire sus-tubérositaire ordinaire. La palpation de la région olécranienne d'un coude luxé révèle la cupule radiale au dehors et au-dessous, loin du sommet olécranien. Au contraire, dans le décollement épiphysaire vrai ou fracture sous-tubérositaire, le doigt sent le fragment condylien, en place également en dehors de l'olécrane, mais à une faible distance du sommet de cette apophyse. »

Signes assez précaires sur le coude très petit et très gonflé d'un enfant très jeune qui vient de subir un trauma : et c'est pour cela que l'erreur sera souvent commise, comme elle l'a été dans le cas actuel par un de nos confrères très distingués. La faute n'a pas consisté à se tromper, mais à ne pas voir que la réduction ne se maintenait pas, que par conséquent il y avait non pas une luxation à réduire, puis à masser pour ainsi dire sans appareillage, mais bien une fracture à immobiliser pendant quelques jours pour obtenir une contention et une réduction définitives, aussi bonnes que possible. Depuis quelques années, cette manière de voir a d'ailleurs trouvé des contradicteurs, et l'on a préconisé le massage immédiat sans appareil de contention : qu'il y ait eu ou non erreur de diagnostic, vous avez devant vous le résultat de cette pratique.

IV

Ce résultat vous prouve, en effet, qu'il faut bien distinguer, dans le pronostic éloigné de ces fractures, entre la forme et la fonction ; car ici la forme est mauvaise, et la fonction est assez bonne[1]. L'extension, la pronation, la supination sont redevenues normales ; mais la flexion ne va qu'à l'angle droit, et cela est médiocre, vu qu'elle est limitée par un arrêt osseux, et non par une raideur articulaire justiciable du massage. Quel est donc cet arrêt osseux ?

On entend affirmer quelquefois que, dans la fracture supra-condylienne, la gêne ultérieure des mouvements tient uniquement à la raideur due à l'immobilisation prolongée, ou, pour la flexion, à l'exubérance du cal en avant de la fracture : massage et mobilisation sont souverains pour parer aux raideurs et même pour faire résorber le cal tant qu'il est récent.

Rien n'est plus exact pour ces deux facteurs : chez l'enfant surtout, nous sommes habitués à voir ces cals énormes, qui fondent peu à peu. La radiographie ne nous permet pas de nous en rendre compte, car l'os nouveau qui les constitue est perméable aux rayons X, et il se résorbe avant d'avoir eu le temps de s'organiser au point de devenir opaque ; tout au plus a-t-il donné sur le cliché une vague teinte grise, estompée[2].

Mais ces deux facteurs, auxquels il est si facile de remédier, ne sont pas les seuls. Chez notre malade, à travers les parties molles souples et minces, nous ne sentons aucune saillie de cal exubérant ; la déformation tient certainement à la diaphyse qui proémine en avant et en dehors ; et sur la radiographie les contours osseux ont une netteté incompatible avec l'existence d'un cal encore translucide. Le mouvement le plus menacé, pour l'avenir, par une fracture supra-condylienne, est la flexion : dans ce mouvement, l'apophyse coronoïde, au lieu d'entrer dans une fosse coronoïdienne qui lui donne du jeu, vient buter contre une masse

---

1. Outre les travaux cités p. 70, consultez : LARTET, *Fract. de l'extr. inf. de l'hum. chez les enfants*, Th. de doct., Paris, 1888-89, n° 228 . — POWERS, *med. Rec.*, New-York, 1896, t. I, p. 615. — DULLES, *Bost. med. a.·Surg. journ.*, 1894, t. II, p. 208 ; SMITH, *ibid.*, p. 386 et 1895, t. II, juillet à décembre.

2. Pour cette transparence du cal à la flexion et la difficulté qui en résulte pour apprécier par la radiographie l'indication opératoire autre que celle qui résulte de la saillie diaphysaire non réduite, voy. la leçon suivante, p. 99, texte et radiographie. Voy. aussi p. 159 la radiographie d'un enfant que j'ai opéré au quinzième jour et chez lequel j'ai dû, malgré l'apparence donnée par la figure, diviser à la rugine un cal déjà solide. Pour les erreurs dues, au contraire, aux cals exubérants et déjà devenus opaques, voy. les fig. 52 et 53, p. 120 et 121.

osseuse. Or, l'examen clinique et la radiographie prouvent que cet
obstacle est dû à la saillie diaphysaire qui pointe en avant. Et ceux
qui douteraient des examens clinique et radiographique, n'ont
qu'à opérer ces malades, ce qui est quelquefois indiqué pour res-
taurer la flexion : ils auront à enlever un peu de cal à la curette,

Fig. 40. — Radiogra-
phie d'une fille de
9 ans 1/2, vue à l'hô-
pital Trousseau un
mois après une frac-
ture supra-condylien-
ne du coude gauche,
mal soignée à la cam-
pagne. La saillie dia-
physaire est telle que
les mouvements sont
limités à 20° d'excur-
sion, entre 120 et 140°.
Après abrasion du
bec diaphysaire anté-
rieur, la flexion a pu
être portée à 65°. Sur
ces abrasions et leurs
indications, voy. le-
çon VI, p. 96 ; leçons
IX et X sur les com-
plications nerveuses
des fractures de l'ex-
trémité inférieure de
l'humérus. — Sur ces
fractures vicieuse-
ment consolidées et
opérées, voy. TUFFIER,
*Bull. de la Soc. de
chir.*, Paris, 1893, p.
324. — QUÉNU, *ibid.*,
p. 327. — VEAU, *Arch.
de méd. des enfants*,
Paris, 1898, p. 220. —
BIRCHER, *Arch. f. klin.
Chir.*, 1887, t. XXXIV,
p. 410.

puis il leur faudra abattre au ciseau la pointe dure et compacte
de la diaphyse, et alors seulement ils pourront fléchir complètement le bras du malade endormi. A plusieurs reprises je m'en suis
rendu compte, sur des malades que j'ai dû opérer en raison de
troubles dans le domaine des nerfs médian ou radial soulevés et
irrités par cette pointe. C'est là assurément un danger des fractures
mal réduites, ainsi que je vous l'ai dit dans une de mes précédentes leçons. Aussi, tout en accordant que nos devanciers ont

aggravé nombre de raideurs par abus d'immobilisation, je reste partisan, pour les fractures du coude *avec déplacement*, de la réduction sous l'anesthésie, et de l'immobilisation en flexion, pendant dix à quinze jours, dans une gouttière plâtrée.

Je viens de faire allusion à des cas de fracture supra-condylienne mal consolidées pour lesquelles était indiquée une intervention chirurgicale : la résection de la saillie diaphysaire antérieure [1]. Est-ce ici le cas ? Je ne le pense pas. La fillette a des mouvements très suffisants ; déjà la flexion va à l'angle droit, et j'estime qu'elle gagnera encore un peu. Le cubitus varus est disgracieux, mais il ne met pas entrave au fonctionnement de la jointure : il en est toujours ainsi pour les déviations en valgus ou varus.

Peut-être est-il inquiétant pour l'avenir des nerfs voisins, et en particulier Zuckerkandl [2], Collinet [3], Drouard [4] ont montré qu'il prédispose à la luxation du nerf cubital, luxation en général suivie de névrite. Mais cette luxation, comme le resserrement de la gouttière épitrochléo-olécranienne par cubitus valgus, me paraît être surtout à craindre dans les cas de déviation ostéogénique, progressive [5], tandis qu'ici la difformité est primitive, par défaut de réduction ; et si, comme je le pense, il y a eu décollement épiphysaire en masse, l'arrêt de développement en longueur capable d en résulter sera égal sur toute la largeur de l'épiphyse. Il ne me paraît donc pas probable que la difformité soit destinée à s'aggraver peu à peu, sous l'influence des phénomènes normaux de l'ossification. En ce moment, il n'y a aucun accident nerveux, et je n'en prévois pas à longue échéance ; si l'on en voyait survenir, dès leur début on serait à temps pour opérer.

Les troubles fonctionnels ne sont donc pas de nature à indiquer une intervention opératoire ; reste la question esthétique, et

---

1. Sur ces interventions voyez un mémoire, avec radiographies, de S. LLOYD, An X Ray Study of the causes of disability following fractures involving the elbow joint. *New York medical Journal*, 15 juin 1901, t. LXIII, p. 1017.

2. ZUCKERKANDL. — *Wien. med. Jahrb.*,1880, p. 135.

3. COLLINET. — *Ball. de la Soc. anat.*, 15 mai 1896, p. 362.

4. DROUARD.. — *Luxation et subluxation du nerf cubital.* Th. de doct., Paris, 1895-1893, n° 367.

5. Voy. la leçon X.

l'on est en droit de se demander si on ne pourrait pas remédier au cubitus varus par une ostéotomie cunéiforme sus-condylienne externe. Je n'ai pas été de cet avis, parce qu'il n'est pas sûr du tout, étant donnée la forte bascule du fragment inférieur, qu'une ostéotomie corrigerait beaucoup les choses, quoique leur origine soit extra-articulaire. Et si je crois fermement qu'une réduction bien faite, une contention de courte durée, mais exacte, eussent fourni un meilleur résultat fonctionnel, il faut reconnaître qu'au total, si la difformité est notable, les mouvements ne sont pas mauvais [1].

1. *Fracture diacondylienne.* — Chez les très jeunes enfants, à la suite d'une chute sur la main, et surtout sur le coude fléchi à angle aigu, on observe une fracture exceptionnelle, intra-capsulaire, dont le trait traverse les condyles au-dessous des éminences latérales ; ce trait est en général oblique en dedans et en dehors, et souvent taillé en biseau oblique en bas et en avant. Cette fracture peut être accompagnée de fissures des éminences latérales, et surtout de l'épicondyle. Kocher conclut de ses expériences que cette *fracture diacondylienne* est une *fracture par compression* qu'on produit en soumettant l'extrémité inférieure de l'humérus à une forte pression dans le sens de l'axe longitudinal de l'os ; dans l'hyperextension du coude, Kocher admet que le ligament antérieur peut produire cette compression.

Cette fracture est intra-articulaire et sans déplacement. Elle ressemble donc de très près à une contusion simple dont on la distinguera par les signes suivants : 1° une vive douleur quand, par pression de bas en haut, on appuie l'olécrane contre la trochlée ; 2° l'humérus étant bien fixé, en le prenant par les saillies latérales, on peut imprimer à l'avant-bras des mouvements anormaux, dans le sens transversal surtout ; 3° pendant ces mouvements, on sent quelquefois de la crépitation ; 4° l'impotence fonctionnelle est plus accentuée. Souvent la radiographie sera indispensable pour trancher la question.

Comme il n'y a pas de déplacement, au cas échéant je traiterais cette fracture par le massage immédiat. Jusqu'à présent, je ne l'ai pas observée.

Cette fracture n'est-elle pas un décollement épiphysaire ? (*Cf.* fig. 35, p. 79.)

FRACTURES SUPRA-CONDYLIENNES

FRACTURES PAR EXTENSION, RÉCENTE ET MAL CONSOLIDÉE.

FRACTURE PAR FLEXION.

I. — Fracture supra-condylienne « par extension » récente. Diagnostic avec la luxation compliquée de fracture de l'apophyse coronoïde.

II. — Nécessité d'immobiliser en flexion pour maintenir la réduction. L'immobilisation en extension est moins efficace. Possibilité d'une réduction parfaite.

III. — Fracture immobilisée en raison d'accidents phlegmoneux graves provoqués par un rebouteur. Consolidation avec butoir formé par la diaphyse saillante en avant, et limitant la flexion. Indication d'une intervention opératoire pour abraser cette saillie.

IV. — Fracture « par flexion », avec déplacement du fragment inférieur en avant.

Pendant nos conférences du dernier semestre, une série de lésions traumatiques du coude m'a permis de vous faire connaître à peu près tout ce qui est important dans l'étude de cette question. L'histoire des fractures supra-condyliennes récentes avait cependant besoin d'être complétée : je puis le faire aujourd'hui en examinant avec vous une malade à laquelle va être appliqué le premier appareil, et en vous montrant, avec leurs radiographies, trois autres enfants qui, blessés pendant les vacances, sont maintenant à peu près guéris, ce qui vous permettra d'apprécier les résultats.

I

Notre première malade est une fillette de quatre ans, qui, le 7 octobre dernier, à l'école, tomba sur le coude, et fut dans la soirée conduite à l'hôpital. Après les délais nécessaires pour obtenir l'épreuve radiographique, l'enfant nous est présentée de nouveau aujourd'hui 12 octobre, et elle vous offre, avec évidence, les signes de la fracture supra-condylienne classique.

Le cas n'est pas, je le reconnais, de ceux où, par simple inspection, le diagnostic saute aux yeux à distance. Car sur le membre, tout à fait impotent et soutenu, en demi-flexion avec pronation, par la main du côté opposé, vous ne voyez pas cette saillie caractéristique du coude en arrière, avec coup de hache au-dessus d'elle, à la face postérieure du bras. Toute déformation extérieure profonde se perd dans un gonflement considérable, occupant également toute la circonférence du membre, commençant en haut à la région deltoïdienne et descendant jusqu'au milieu de l'avant-bras. Toute la région est fortement ecchymosée, ce qui tient à ce que nous sommes déjà au cinquième jour, et surtout une bande violette, foncée, large d'un travers de doigt, existe au-dessus du pli du coude, très profond : cette profondeur anormale est l'indice d'un déplacement en arrière, que ne nous révèle pas l'aspect de la face postérieure du membre, et vous voyez que ce cas n'est pas de ceux où, à première vue, on croit à une luxation, quand on ne sait pas que chez l'enfant la fracture est incomparablement plus fréquente.

L'existence d'une fracture et même sa variété sont ici faciles à déterminer, car par la palpation on sent le fragment supérieur qui pointe en avant, tandis qu'en arrière, porteur des éminences latérales en rapports normaux avec l'olécrane, le fragment inférieur est saillant, mobile avec crépitation, facile à réduire par pression directe et traction sur l'avant-bras, mais se déplaçant de nouveau dès qu'on lui rend la liberté.

Ces signes nous conduisent tout droit au diagnostic : fracture supra-condylienne classique, avec déplacement du fragment infé-

rieur en arrière. Mais quand l'enfant fut amenée pour la première
fois à l'hôpital, sitôt après l'accident, au milieu de la journée, si
mon interne Cottu, habitué à ces fractures, porta d'emblée le diagnostic exact, un de ses collègues, paraît-il, voulait conclure à la
luxation, en raison de ce déplacement si facile à corriger : il
oubliait la facilité de reproduction et la crépitation. Sur ce point,
je vous renvoie à une de mes dernières leçons du semestre précédent[1]; mais je veux vous mettre en garde contre une erreur à
laquelle vous expose une lésion rare : la luxation en arrière avec
fracture de l'apophyse coronoïde. Vous trouverez un bel exemple
de cette confusion, dans une observation que P. Berger a communiquée à Mouchet.

Un enfant de treize ans tomba sur le coude le 7 novembre 1896,
et, malgré le gonflement énorme, M. Berger arriva à sentir, sous
le chloroforme, une saillie en arrière des deux os de l'avant-bras :
la réduction se fit avec crépitation, et le déplacement avait tendance à la reproduction immédiate. Une fracture supra-condylienne
fut donc diagnostiquée, et traitée par l'immobilisation à angle droit.
Or quand, au sortir de l'appareil, le membre dégonflé put être
examiné de plus près, on constata que les os saillant en arrière
semblaient bien être les extrémités du cubitus et du radius, sans
fragment huméral au-dessus d'elles; que si, en dedans, l'extrémité
inférieure de l'humérus présentait un épaississement profond, la
saillie antérieure avait les caractères des surfaces articulaires, que
le membre, enfin, n'était pas raccourci à la mensuration entre
l'acromion et l'épicondyle. Or, la radiographie démontra une luxation en arrière avec fracture du coroné, ce qui explique et la crépitation, et la reproduction facile du déplacement.

Le diagnostic peut donc s'établir par la mensuration entre l'acromion et l'épicondyle, par les rapports entre l'olécrane et les éminences latérales, par la forme des saillies osseuses : tous signes, il
est vrai, assez difficiles à déterminer exactement au milieu du gonflement immédiat quand il est considérable, mais que surtout on
ne recherche pas toujours avec assez de soin, parce que l'on ne

1. Voy. p. 68.

songe pas à la très rare luxation avec fracture du coroné. En tout cas, l'erreur ne sera jamais de longue durée, car notre devoir est aujourd'hui de vérifier par la radiographie le diagnostic, toujours un peu sujet à caution, des lésions traumatiques du coude.

Ce n'est guère, de même, que par la radiographie que vous différencierez avec certitude la fracture supra-condylienne de la fracture du condyle externe à gros fragment et à grand déplacement : alors, en effet, les signes qui, dans les cas habituels, sont caractéristiques, deviennent beaucoup moins nets.

Quant à la rare fracture en T ou en V, vous la reconnaîtrez à l'élargissement du coude dans le sens latéral, par écartement des deux condyles loin de l'axe de l'humérus, à la crépitation provoquée en refoulant vers cet axe les deux fragments, mobilisés l'un sur l'autre d'avant en arrière, que vous prenez de chaque main entre le pouce et l'index. Cela encore sera souvent obscur dans un gonflement considérable, et la radiographie sera indispensable à un diagnostic précis.

Dans le cas actuel, les signes étaient assez nets pour ne guère prêter à l'erreur, et la radiographie a confirmé de tous points notre diagnostic. Cela étant, il me reste à vous exposer quelle est la thérapeutique convenable ; étude qui comporte la discussion des deux points suivants :

Étant donnée une fracture supra-condylienne « par extension », avec déplacement en arrière :

1° Faut-il immobiliser ? 2° Dans quelle attitude faut-il immobiliser ?

Je vous ai déjà expliqué pourquoi il ne faut pas traiter indifféremment toutes les fractures du coude par la mobilisation et le massage immédiats [1], et, dans le cas actuel, le déplacement considérable que je vous ai fait voir vous prouve qu'il est nécessaire de recourir, après réduction, à l'immobilisation. Je n'ai donc plus, pour compléter vos connaissances, qu'à vous apprendre quel appareil me paraît le meilleur et dans quelle attitude doit être immobilisé le coude.

1. Voy. p. 82.

II

On a imaginé, surtout depuis quelques années, des appareils à traction continue dont je ne conteste ni l'ingéniosité ni l'efficacité. Mais ils exigent l'hospitalisation avec, au moins, quinze jours d'immobilisation au lit, pour des enfants chez lesquels on a des résultats aussi bons avec un appareil leur permettant de se promener comme si de rien n'était.

Pour immobiliser le coude, rien ne vaut une gouttière plâtrée postérieure, laissant libre le tiers antérieur du membre, et, la plupart du temps, vous vous trouverez bien de l'appliquer immédiatement, malgré l'existence du gonflement. Dans le cas actuel, je n'ai pas agi ainsi, mais exclusivement à cause des retards qui nous sont imposés par le système ridicule adopté pour la radiographie dans nos hôpitaux : nous sommes obligés d'expédier nos malades dans certains laboratoires centraux dont le chef ne peut, avec la meilleure volonté du monde, nous envoyer l'épreuve qu'au bout de plusieurs jours. Et puisque je ne pouvais appareiller immédiatement, j'ai préféré attendre que le gonflement fût en voie de diminution.

La gouttière prend le bras jusqu'à l'aisselle, l'avant-bras jusqu'au poignet ; mais elle laisse libres les mouvements du poignet et des doigts : précaution qui, pour éviter la raideur, est tout à fait importante chez l'adulte, mais n'est pas négligeable chez l'enfant. Mais dans quelle position doit être mis le coude immobilisé ? La flexion et l'extension ont, toutes deux, leurs partisans.

Jusqu'à ces dernières années, alors qu'après immobilisation trop prolongée on devait envisager la possibilité de l'ankylose du coude, on préconisait presque toujours la flexion pour un motif spécial : un coude ankylosé à angle droit permet au sujet une utilisation très convenable du membre supérieur ; l'ankylose rectiligne est incompatible avec un fonctionnement adapté aux usages habituels de la vie. On raconte, sans doute, l'histoire d'un cocher de diligence qu'une ankylose à angle droit gênait beaucoup pour son métier, et qui, un jour, fut brutalement mise en ligne droite par la traction de chevaux emballés : à partir de ce moment, l'homme se trouva bien plus à son aise. Mais c'est une exception qui confirme la règle, dirais-je si j'osais employer un vieux cliché.

Cet argument n'a plus sa raison d'être depuis que nous savons masser à temps, après douze jours, quinze jours au plus d'appareillage. Le seul motif de raideur persistante est la mauvaise réduction des fragments, et, dès lors, dans notre choix de position, nous devons être guidés exclusivement par la recherche de ce qui favorise le mieux la réduction et la contention. Or, il m'a toujours semblé que dans la fracture supra-condylienne à déplacement du fragment inférieur en arrière, la flexion était à ce point de vue préférable, malgré l'assertion de Berthomier et de son maître Laroyenne.

Dans sa thèse d'abord, en 1875, puis en 1888, devant le Congrès français de chirurgie, Berthomier a objecté à la flexion qu'elle se passe, non dans l'interligne, mais dans le trait de fracture, qu'elle a tendance à faire basculer en avant ; en outre, il trouve à l'extension le grand avantage de maintenir les fragments à l'aide du périoste antérieur conservé et tendu de façon à former attelle. Arguments valables sans doute pour la fracture par flexion, mais allant à l'encontre du but pour la fracture par extension[1] ; car, dans celle-ci, c'est bien certainement le périoste antérieur qui est rompu le premier ; et pour coapter les surfaces osseuses après réduction, il faut évidemment tirer d'arrière en avant et faire basculer de haut en bas le fragment inférieur, qui, en raison de la direction du biseau, se déplace d'avant en arrière, avec bascule de bas en haut.

Vous jugerez évidemment la question dans ce sens si vous vous rappelez le mécanisme de la fracture, car vous savez que si, dans une fracture quelconque, la contraction musculaire peut aggraver ou entretenir un déplacement, l'agent vulnérant causal et la direction du trait sont les vrais facteurs à considérer. Dans la fracture par extension, la face humérale antérieure se brise la première, le

---

1. Voy. Leçon V, p. 65 et 66, les fig. 20 et 21, et leurs légendes.

trait est oblique en haut et en arrière, et, quand la rupture est achevée, le mouvement d'hyperextension, qui se passe en effet, comme le veut Berthomier, dans le foyer de fracture, a pour résultat l'ascension du fragment inférieur en arrière, et sa bascule, telle que sa face antérieure tend à devenir inférieure. Vous réduiriez certes bien par traction dans l'extension, avec refoulement direct, d'avant en arrière, et c'est ce que l'on réalise dans le traitement par extension continue, car alors on supprime définitivement toute action musculaire. Mais, dans l'appareil plâtré, cette suppression n'est pas absolue; de plus, le membre, en dégonflant, prend vite un peu de jeu, et l'obliquité du biseau permet alors d'autant mieux une récidive du déplacement que l'extension, après avoir épuisé son action sur l'interligne articulaire, fait bâiller en avant l'espace interfragmentaire. Dans la flexion, c'est juste l'inverse, et c'est d'ailleurs une loi générale que vous devez, quand vous immobilisez un membre pour une fracture, le mettre de préférence dans l'attitude opposée à celle où s'est produite la fracture.

Aussi retrouverons-nous l'immobilisation en extension à propos de la fracture par flexion; mais pour le cas *de beaucoup* le plus fréquent, celui où le déplacement du fragment inférieur se fait en arrière, la théorie nous conduit à préconiser l'immobilisation en flexion.

Mais la théorie doit toujours céder le pas à la clinique, et c'est pour cela que la véritable preuve me paraît fournie par l'étude comparative de deux séries de 8 cas chacune, traitées dans mon service par Mouchet dans les deux positions : ces 16 fractures ont été prises au hasard de l'arrivée; le diagnostic et le déplacement ont été déterminés par la radiographie; les deux séries sont donc comparables. Or, voici les résultats :

Traitement par l'extension : 2 résultats excellents; 4 satisfaisants (flexion à 70° et 80°); 2 mauvais (flexion ne dépassant pas l'angle droit). Il y a eu, comme complications, un cal en varus, une névrite radiale passagère, une névrite rebelle du nerf médian et cubital.

Traitement par la flexion : 4 résultats excellents; 3 satisfaisants; 1 mauvais. Comme complications, j'ai noté une paralysie radiale passagère et un cubitus varus tardif, ostéogénique. Cela m'a suffi pour arrêter la comparaison : j'ai conclu que l'immobilisation en flexion sauvegardait mieux la mobilité ultérieure du coude, et c'est pourquoi je vous conseille de recourir de parti pris à cette position.

Il y a même des fractures à grand déplacement postérieur dont la contention exige la flexion du coude à angle aigu, pendant les premiers jours au moins. Quelquefois enfin, quand la réduction paraît bonne et solide, il peut être utile de changer la position au bout d'une huitaine et d'appliquer, pour huit jours environ, un deuxième appareil dans l'extension : c'est d'ailleurs exceptionnel. Dans le cas actuel, où le déplacement est net, mais pas énorme, il sera, je crois, tout à fait inutile d'employer cette méthode; l'immobilisation à angle droit sera parfaitement suffisante, nous pouvons en être à peu près certains.

Je ne prétends pas, loin de là, que vous réussirez toujours à maintenir une coaptation complète, à rétablir dans le coude des mouvements d'une amplitude absolument normale. Mais je vous affirme, d'abord, que l'immobilisation telle que je viens de la conseiller n'est pas génératrice d'ankylose; je vous affirme, ensuite, qu'elle peut procurer une réduction parfaite : pour que vous vous rendiez compte de l'excellence possible du résultat après ce traitement, j'ai fait venir devant vous aujourd'hui une fillette de quatre ans qui pendant les vacances a été atteinte d'une fracture supra-condylienne à déplacement assez grand.

L'accident eut lieu le 28 août 1901 : du haut d'un tas de pierres l'enfant tomba sur le côté gauche, qui devint tout noir; nous ne pouvons préciser davantage le mécanisme. Je passe sur les signes immédiats, qui furent tout à fait classiques, et je vous montre seulement les radiographies, sur lesquelles apparaît avec une netteté extrême le déplacement du fragment inférieur en arrière et en dehors. Ce déplacement était grand, mais pas énorme, car vous voyez que les deux fragments avaient gardé un peu de contact en arrière, et vous vous rendez compte, j'espère, combien la flexion du coude devait être favorable pour permettre de refouler le coude en avant et d'assurer la coaptation.

C'est au neuvième jour seulement, toujours grâce aux absurdes retards exigés par la radiographie, que fut opérée la réduction, sous le chloroforme, suivie de l'application d'une gouttière plâtrée. Or, aujourd'hui, au bout de six semaines, la mobilité du coude est normale, c'est à peine si, sur la radiographie prise de face, il apparaît un petit bec diaphysaire saillant en dedans ; sur l'épreuve de profil, vous voyez que la réduction de la saillie antérieure est *parfaite;* à la palpation, vous ne trouvez aucune différence entre les deux humérus. Il y a donc accord complet entre l'excellence du résultat esthétique et celle du résultat fonctionnel.

III

Ne vous engagez jamais à restituer aussi bien au coude et sa forme et sa fonction, même quand vous aurez soigné l'enfant dès le début et quand vous l'aurez appareillé de votre mieux. Même alors peut persister une saillie plus ou moins prononcée de la diaphyse en avant; à plus forte raison, est-ce à craindre sur un enfant mal soigné, et sur une fillette traitée depuis plusieurs semaines dans notre salle Ambroise-Paré vous allez constater les inconvénients de cet état. Nous ne sommes d'ailleurs pour rien dans ce résultat défectueux, plus favorable encore que je ne l'espérais pendant les premiers jours; car l'enfant a failli payer de la vie la stupidité d'une amie de sa grand'mère.

Dernier débris d'une famille où la tuberculose a tué le père et la mère par phtisie, deux autres enfants par méningite, cette fille de dix ans et demi paraît cependant assez solide, et jamais elle n'a été, jusqu'à présent, sérieusement malade. Le 17 juillet, sa grand'mère étant absente, elle tomba dans l'escalier et, séance tenante, fut conduite à l'hôpital par une de ses camarades : l'interne de garde appliqua un appareil ouaté compressif pour maintenir le membre et recommanda de revenir le lendemain.

Quand l'enfant arriva à son domicile, la grand'mère n'était pas encore rentrée, mais une dame pleine de sollicitude ne cacha pas son mépris pour la façon dont les médecins arrangent les fractures, et de son propre chef elle conduisit la blessée chez un serrurier qui, à l'occasion, s'occupe de chirurgie. Tout ce que nous avons pu apprendre sur ce qui s'est alors passé, c'est que déjà avec le gon-flement habituel s'étaient soulevés quelques phlyctènes : le serru-rier, après des manœuvres de réduction, les perça avec ses ciseaux sales, fit prendre au membre un bain dans de l'eau de fleurs de sureau, et termina par un enveloppement ouaté.

Le tout, sans doute, n'avait pas été bien aseptique, et quand l'enfant nous fut amenée de nouveau, le 20 juillet au soir, elle était gravement infectée. C'est la première fois que je vois les phlyctènes, bien plus rares ici que pour les fractures de jambe, causer en cette région une complication quelconque : mais cette fois, ce fut sérieux. Main, avant-bras et bras étaient rouges et gonflés, avec des traînées de lymphangite aboutissant aux gan-glions axillaires engorgés ; ce gonflement était dur, phlegmoneux, douloureux à la pression ; la température était à 39 degrés, avec inappétence, pâleur, langue saburrale.

Le lendemain matin, deux incisions furent faites au bras, une en dedans, l'autre en dehors ; par la seconde, sous le biceps, fut ouverte une collection purulente. Partout le tissu conjonctif était infiltré. Un gros hématome fut ouvert au coude. Après drainage, le membre fut enveloppé d'un pansement humide. Sous le chlo-roforme furent constatés les signes nets d'une fracture supra-condylienne.

Matin et soir furent administrés de grands bains antiseptiques. Mais pendant longtemps encore l'infection resta grave. Le 26 juillet, il fallut de nouveau inciser largement le bras en arrière, et pen-dant un mois la température oscilla entre 37°5 et 39 degrés, montant parfois jusqu'à 39°5. Mais, heureusement, la suppura-tion ne gagna pas le foyer de fracture, et à partir du 20 août la tem-pérature tomba au-dessous de 38 degrés : à partir de ce moment, je conseillai à mon interne Audard, auquel avaient été confiés ces soins si assidus, d'appliquer un pansement sec.

La convalescence, à dater de ce jour, fut rapide ; depuis le 15 septembre la température est normale, et aujourd'hui la cica-trisation est complète au niveau des quatre incisions.

Par aucun de ces points il n'est sorti d'os nécrosé ; à la palpa-pation, le cal n'est pas anormalement gros, mais le résultat fonc-tionnel est mauvais ; car l'extension ne dépasse pas 120 degrés et la flexion n'atteint pas 90 degrés ; elle est arrêtée par une résistance osseuse, par le choc contre un obstacle, et la radiographie vous fait voir, en effet, — ce que sans elle vous deviez diagnostiquer, — une forte saillie diaphysaire en avant. Cette saillie fait butoir et limite la flexion de manière immuable. Par le massage, au besoin après une ou plusieurs séances de mobilisation sous le chloro-forme, on peut espérer que l'amplitude de l'extension augmentera ; mais il est certain qu'on ne peut rien gagner dans le sens de la flexion tant que persistera cette saillie, et ce fait vient à l'appui de ce que je vous ai dit sur les inconvénients sérieux des mauvaises réductions, sur la nécessité d'immobiliser les fractures à déplace-ment avant de les soumettre au massage ; car je vous fais avec soin remarquer que vous n'avez pas sous les yeux un cal de fracture compliquée, suivie d'ostéite, de nécrose, d'hyperostose ; les acci-dents — dont la gravité fut grande — ont été bornés aux parties molles : vous avez un cal de fracture non réduite et particulière-ment mal immobilisée en raison de circonstances dont aucun médecin ne peut être rendu responsable ; vous avez des muscles atrophiés et un coude raide parce que vous n'avez pas pu entre-prendre le massage en temps voulu ; mais cela n'a rien à voir avec le butoir osseux qui arrête la flexion.

Aussi l'indication thérapeutique paraît-elle être d'attendre encore un peu, pour être bien sûrs que l'inflammation soit éteinte, puis d'aller abraser la saillie de la diaphyse en avant. J'ai déjà fait cette opération, soit seulement pour améliorer la flexion, soit pour faire cesser des accidents de névrite. Elle est aisée à mener à bien par une incision latérale, externe ou interne, selon le côté vers lequel l'os pointe davantage, et l'on fait sauter cette pointe au ciseau et au maillet.

L'ablation osseuse doit être large, surtout dans le jeune âge, car la tendance est grande, en cette région, à la formation d'un cal exubérant, fort capable à son tour d'apporter à la flexion un obstacle mécanique. Ne vous arrêtez qu'après avoir obtenu la flexion complète sur le sujet endormi, et après avoir suturé et pansé la plaie, fixez le membre dans la flexion à angle aigu. Quelquefois même, on se trouvera bien de renouveler le pansement sous le chloroforme, et à deux ou trois reprises de changer la flexion en extension, et réciproquement, car chez l'enfant l'indocilité du sujet qui veut fuir la douleur compromet souvent le résultat du massage.

Dans le cas particulier, j'attends avant d'opérer, parce qu'il y a eu dans le membre des phénomènes inflammatoires graves, et parce que, l'accident ayant déjà trois mois de date, je ne puis espérer disjoindre le cal encore mou et réduire les fragments au lieu de les abraser[1]. En dehors de ces circonstances spéciales, mieux vaut opérer vite, quand vous êtes certains qu'un arrêt osseux limite la flexion, et surtout, comme cela m'est arrivé une fois, quand avec cela débutent de bonne heure quelques troubles du côté du nerf médian. Vous devez avoir ces éventualités présentes à l'esprit, car, même sur un sujet soigné à temps et par un médecin habile, la réduction ne se maintient pas toujours; et c'est ici, pour vous faire prendre une décision raisonnée, que la radiographie vous rendra les plus grands services. Sur le coude vu de profil, en effet, elle vous permettra de déterminer avec précision si la saillie anormale que vous révèle la palpation est constituée par la diaphyse opaque, irrégulière, pointue, ou par le cal un peu transparent, marqué par un contour vaguement estompé. Distinction importante, car la

---

1. L'opération a été pratiquée le 11 novembre 1901, après radiographie montrant un déplacement du fragment inférieur en arrière et en dedans. Après incision interne, j'ai abattu la pointe saillante, puis, pour pouvoir fléchir, j'ai dû réséquer la trochlée humérale. Le membre a été immobilisé en flexion à angle aigu, huit jours après en extension, huit jours plus tard en flexion. La réunion immédiate a été obtenue. L'enfant est en ce moment massée.

Les cas où l'on est conduit à opérer exclusivement parce que la saillie diaphysaire gêne la flexion sont fort rares, et la plupart des interventions sanglantes pour fracture supra-condylienne ancienne sont justifiées par les lésions nerveuses dues au déplacement osseux. Je renvoie, pour ce point spécial, à la leçon X de ce volume, consacrée aux complications nerveuses précoces des fractures de l'extrémité inférieure de l'humérus. En dehors de cette complication, il ne faut opérer que les cas à limitation grave de la flexion, parce qu'après opération un des facteurs principaux du succès est le massage régulier de la jointure, et comme les massages sont douloureux, les enfants ne s'y soumettent que difficilement.

pointe diaphysaire doit être réséquée, tandis que les cals exubérants ne doivent pas être attaqués de bonne heure, chez l'enfant
surtout, pour deux motifs : d'abord, ils sont susceptibles de résorption ; en outre, quand on les évide alors qu'ils sont encore mous,
ils se reproduisent facilement.

Fig. 41. — Radiographie d'un garçon de 9 ans, chez lequel une fracture datant de 2 mois et soignée par un rebouteux s'accompagne d'une limitation de l'extension à 120°, de la flexion à 90°. A voir l'image, on constate une réduction parfaite, sans obstacle à la flexion dû à une saillie de la diaphyse en avant. Un gros cal friable, entamé facilement par la curette, existait et dut être excisé. Il put être diagnostiqué cliniquement, mais était transparent aux rayons X. Voy. pour ces transparences du cal la note p. 83. Voy. aussi p. 159 la fig. 60. La fig. 61, p. 159, montre l'aspect de la saillie diaphysaire opaque. Il est donc impossible de s'en fier à la seule radiographie, au moins pendant les premières semaines, pour reconnaître le volume du cal.

Cela étant dit sur la nécessité évidente d'opérer chez la fille
dont je viens de vous parler, retenez cependant que l'obstacle
à la flexion peut s'atténuer à mesure que l'enfant avance en âge,
la saillie diaphysaire s'éloignant de l'articulation à mesure que
l'os s'allonge par ossification du cartilage conjugal. Il y a une
migration vers la diaphyse semblable à celle qu'on observe pour
les exostoses ostéogéniques (Voy. leçon XIV). Mais on ne doit
tenir compte de ce fait que pour les cas légers.

IV

Pour terminer, je vais vous montrer un enfant porteur de la rare
« fracture par flexion », aujourd'hui consolidée (pl. II).

Ce garçon, âgé de sept ans, était, le 6 septembre, assis sur une
balustrade, à 1 mètre environ·du sol, lorsque, poussé par un autre
camarade, il tomba en arrière : le coude gauche porta directement
sur le sol, et il y a eu tendance toute particulière au refoulement
en avant, car, dans la chute, la main gauche avait saisi un poteau
de la balustrade, et est ainsi restée plus haute que le coude fléchi.

Les signes immédiats furent ceux d'une fracture supra-condylienne : gonflement volumineux et diffus, impotence fonctionnelle,
mobilité anormale et crépitation constatées au cours des mouvements communiqués. J'eus tout de suite l'impression d'une fracture à faible déplacement, car il n'y avait pas la saillie postérieure
simulant la luxation. La flexion et l'extension communiquées
allaient de 60° à 130°; la supination et la pronation étaient normales. C'est par la radiographie seulement que je reconnus le
déplacement en avant, car, au milieu du gonflement immédiat, on
ne pouvait guère songer à porter le diagnostic par la palpation des
fragments, en constatant que la saillie postérieure, pointue, continuait la diaphyse.

Le déplacement étant notable, la fracture a été traitée, après
réduction sous le chloroforme, par l'immobilisation à angle droit
suivie de massage au bout de quinze jours. Dans un autre cas, que
j'ai observé en janvier dernier sur un garçon de treize ans, le
déplacement était presque nul, les fragments étaient engrenés, en
sorte que le membre fut soutenu par une écharpe et massé; en trois
semaines, la lésion était guérie, avec un cal à peine sensible, et
certainement, sans la radiographie, la variété exacte de fracture
eût été méconnue.

Chez notre malade actuel, le résultat anatomique et fonctionnel
est presque aussi bon, et je suis certain que bientôt il sera aussi
bon, c'est-à-dire que le sujet ne conservera, dans le fonctionnement

Face, montrant le déplacement en dehors.

Profil, montrant le déplacement en avant.

Fracture supra-condylienne par flexion.
Garçon de 7 ans.

Masson & Cie, Éditeurs

du coude, aucune trace de l'accident. Il a cependant été traité par
l'application brève d'un appareil plâtré en flexion à angle droit, et
il y a là une contradiction avec ce que je viens de vous dire sur les
indications de la flexion et de l'extènsion dans le traitement des
fractures de l'extrémité inférieure de l'humérus. Vous avez parfaitement raison, mais je n'ai agi de la sorte que parce que le déplacement était médiocrement accentué; il m'a semblé qu'à ce degré
il serait facile à maintenir, qu'à cela suffirait la flexion : or, pour la
commodité du blessé et de sa famille, l'appareillage en extension
est fort désagréable ; ce membre raide qui pend le long du corps
est fort gênant. Aussi, pour les cas peu graves, je crois qu'on
peut recourir à l'appareillage à angle droit, et le malade actuel
justifie cette opinion. Cela me permet de conclure que bien
exceptionnelles seront les indications de l'appareillage en extension, car la fracture à déplacement antérieur est rare, puisque
deux fois seulement je l'ai observée sur 138 fractures humérales
inférieures dont j'ai la radiographie, puisque, d'après les cas
publiés, il semble que ce déplacement, quand il existe, soit rarement considérable.

FRACTURE ET DÉCOLLEMENT ÉPIPHYSAIRE
DU CONDYLE RADIAL DE L'HUMÉRUS

I. — Analyse d'une observation. Nature de l'accident. Gonflement du coude sans saillie en arrière. Conservation des mouvements communiqués. Douleur provoquée par l'abduction.

II. — Relations de la fracture et du décollement épiphysaire partiel. Déplacement dans la fracture ; il se fait en dehors et en bas, rarement en avant ; rotation possible à 180 degrés ; mobilité anormale et crépitation. Déplacement et diagnostic du décollement épiphysaire.

III. — Mécanisme de la fracture et du décollement. La fracture est due à l'association d'un arrachement par le ligament externe et de l'action directe du coin sigmoïdien. Le décollement est dû à un choc direct.

IV. — Traitement : massage immédiat quand il n'y a pas de déplacement ; dans le cas inverse, immobiliser d'abord en flexion. Cals vicieux ; indications opératoires.

V. — Les déviations ostéogéniques en valgus et en varus.

Avec les fractures transversales supra-condyliennes dont je vous ai parlé il y a huit jours à propos de deux malades, les fractures du condyle externe sont les plus fréquentes à l'extrémité inférieure de l'humérus : les deux variétés que je viens de nommer sont à peu près à égalité dans la thèse de Mouchet. Cependant, depuis ce moment, les supra-condyliennes ont augmenté davantage, puisqu'elles sont devenues, dans ma statistique, 60 contre 47. Après ces deux variétés, arrive l'arrachement de l'épitrochlée, dont je vous ai entretenus il n'y a pas longtemps. Aujourd'hui, pour clore la série annuelle de ces leçons, je peux vous présenter une fillette de huit ans atteinte de fracture du condyle externe, et, à l'aide de radiographies obtenues sur deux autres malades, que vous avez eus sous les yeux ces temps derniers, je désire vous expliquer ce qui est relatif aux fractures et aux décollements épiphysaires du condyle externe. Je vous aurai, en peu de leçons, parlé bien souvent des lésions traumatiques du coude, et l'ennui naîtra peut-être de cette uniformité : mais l'avantage est grand de voir défiler à court intervalle toutes les lésions que vous rencontrerez en pratique courante, de façon à n'avoir pas encore perdu le souvenir des malades auxquels vous devez comparer ceux que vous observez en ce moment.

I

Hier mardi 5 août 1901, l'enfant que je vous présente — fille de huit ans, je vous le répète — rentrait chez elle à midi, lorsqu'un chien lui passa entre les jambes : elle tomba sur le coude droit, et fut ramenée à domicile par un passant. La douleur était modérée, mais l'impotence fonctionnelle complète ; en sorte qu'on conduisit la blessée à l'hôpital où, d'urgence, elle fut admise dans mon service, et ce matin, quoique le gonflement soit assez notable pour gêner un peu la palpation, vous pouvez trouver sans peine les signes caractéristiques vous permettant de diagnostiquer une fracture du condyle externe sans attendre l'épreuve radiographique — que je vous montrerai dès que je l'aurai, — mais dont je vais vous apprendre à vous passer aujourd'hui.

Vous n'avez rien à tirer de l'inspection, pour le diagnostic différentiel. L'attitude, le gonflement occupant toute la circonférence du coude, n'ont rien de spécial à la fracture du condyle en particulier. Déjà cependant — et ce signe deviendra plus net dans quatre ou cinq jours — l'ecchymose commence à se colorer au côté externe de la région, ce qui doit attirer votre attention vers le condyle correspondant. Tout ce que vous pouvez conclure, en regardant simplement la région, c'est qu'il n'y a pas en arrière une forte saillie anormale révélant soit une luxation, soit une fracture supra-condylienne à grand déplacement.

Après avoir vu l'aspect extérieur, votre deuxième soin doit être d'étudier les mouvements communiqués à la jointure; car de mouvements spontanés il ne saurait être question, à cause de la douleur. Or, ils sont relativement bien conservés : la flexion atteint sans peine l'angle droit, l'extension est presque normale ; la pronation est plus compromise, et en somme c'est la supination qui est le plus gênée. C'est la règle dans les fractures du condyle externe, sauf lorsque le fragment condylien se déplace en avant, venant ainsi former un butoir qui limite beaucoup la flexion ; et vous allez voir dans un instant que ce n'est pas ici le cas.

Les mouvements normaux étant explorés, vous avez à rechercher s'il n'existe pas de mouvements anormaux, c'est-à-dire des mouvements de latéralité. Pour ce faire, le membre supérieur étant pendant et en supination, vous imprimez à la main de petits mouvements dans le plan frontal. En cas de luxation en arrière, les mouvements sont très faciles, très amples, peu douloureux; vous les provoquez souvent même sans fixer le bras. En cas de fracture ou d'arrachement ligamenteux bien limité, ils sont d'ordinaire beaucoup moins amples, et surtout ils ne se produisent guère que dans un sens, du côté opposé à la lésion qui donne du jeu à l'articulation. C'est précisément ce qui a lieu ici : le bras étant fixé, et l'avant-bras étant étendu en supination, vous lui communiquez une adduction anormale; dans vos essais d'abduction, l'avant-bras n'obéit pas à votre sollicitation, mais vous éveillez de la douleur.

Cela signifie que quelque chose est anormalement relâché au côté externe du coude, puisque l'adduction est impossible; cela indique en même temps que la pression, exercée de bas en haut sur l'interligne articulaire dans vos tentatives d'abduction, fait appuyer bien probablement l'une sur l'autre les deux surfaces d'un os fracturé. Vous auriez grand tort de porter un diagnostic ferme d'après un semblable symptôme indirect; mais vous voilà conduits à examiner de plus près le condyle externe, sur lequel deux lésions sont possibles : la fracture proprement dite, le décollement épiphysaire. Je passe exprès sous silence — pour en toucher chemin faisant quelques mots — certaines fractures exceptionnelles portant sur l'épicondyle ou sur la partie articulaire du condyle. Le moment est donc venu de vous exposer ce que sont, au point de vue anatomo-pathologique, les fractures et décollements entre lesquels vous allez avoir à choisir un diagnostic, après avoir éliminé la possibilité d'une luxation isolée du radius.

II

On a quelquefois eu tendance à considérer la plupart des fractures de l'extrémité inférieure de l'humérus comme des décollements épiphysaires partiels ou complets ; je me suis déjà expliqué sur les décollements complets à propos de la fracture supracondylienne ; je vous ai fait connaître un arrachement épiphysaire partiel, celui de l'épitrochlée[1]. Arrivons maintenant à la région radiale. Ici encore, vous auriez tort de croire à la fréquence du décollement épiphysaire pur. Quels sont, en effet, les points d'ossification en cette région ? Dans le cours de la deuxième année, il s'en forme un dans le condyle : c'est le premier de tous ceux de l'extrémité humérale. Et ce point a ceci de particulier que de lui dépend la lèvre externe de la trochlée, où déjà il s'est étendu vers l'âge de quatre ans ; vers l'âge de dix-neuf ans il se soude au point qui, depuis onze à douze ans, existe dans la lèvre interne de la trochlée. De là, sur les radiographies prises d'avant en arrière, l'avant-bras en extension, un trait conjugal étroit, horizontal, au-dessous duquel le gros morceau osseux est constitué par la boule du condyle, prolongée en dedans par la mince bandelette trochléenne.

Or, chez l'enfant comme chez l'adulte, le trait de la vulgaire fracture du condyle externe est oblique en bas et en dedans ; il part du bord externe de l'humérus au-dessus de l'épicondyle et il aboutit dans la gorge de la trochlée. Sans doute, il est jusqu'à un certain point dirigé par l'évolution normale de l'ossification, car vous voyez qu'il se souvient des connexions ostéogéniques entre la trochlée et le condyle ; mais vous voyez aussi que, s'il emprunte

1. Voyez leçon VIII.

dans son trajet la ligne conjugale, ce n'est qu'en partie, tout en dedans; il ne lui est même pas parallèle. En tout cas, les radiographies nous montrent toutes, sous le trait de fracture, la ligne conjugale claire, persistante, intacte.

Cela nous a été enseigné depuis bien longtemps par l'expérimentation, l'anatomie pathologique, la clinique. Est-ce donc à

Fig. 42. — Coude sain d'un garçon de 5 ans. Ligne épiphysaire normale du condyle. Cf. p. 110 pour le décollement.

Fig. 43. — Fracture du condyle externe. Garçon de 3 ans 1/2. On voit la ligne conjugale bien séparée du trait de fracture.

dire que le décollement épiphysaire n'existe pas? Certainement non ; mais, contrairement à la fracture vraie, il affecte des allures cliniques telles que la radiographie a été indispensable, ici, à notre instruction. C'est une affaire de déplacement des fragments, et vous allez maintenant comprendre le parallèle symptomatique des deux lésions.

Il y a des fractures du condyle externe avec fort peu, avec presque pas de déplacement. Mais, d'ordinaire, il n'en est pas ainsi et presque toujours le fragment condylien s'écarte de la diaphyse. On a dit qu'il avait coutume de se porter en avant ; d'après ce que j'ai observé, je crois que c'est erroné, car ce déplacement en avant n'existe que 3 fois dans les 39 observations de la thèse de Mouchet. Si l'on doit considérer que le déplacement à peu près constant se fait en dehors et en bas, après s'être ainsi écarté, le fragment bascule plus ou moins en dehors, en arrière ou en avant. Ce fait pouvait être prévu, car le fragment condylien est fixé en bas par le ligament latéral externe, et par les muscles épicondyliens.

Ces quelques explications données, vous allez assez facilement vous rendre compte de l'état anatomique chez notre malade ; le gonflement vous gênera, mais le fragment est gros et assez fortement déplacé, ce qui va simplifier votre besogne.

Exercez d'abord avec la pulpe de votre index des pressions localisées sur la face antérieure du coude. Tout y est endolori, mais, sur une ligne toujours la même, vous éveillez une douleur exquise, bien différente de ce qu'elle est sur les parties voisines ; cette ligne part du bord externe de l'humérus, un peu au-dessus de l'épicondyle — que vous sentez mal, mais dont vous repérez le niveau à l'aide de l'épitrochlée — et aboutit vers le milieu du pli du coude. N'est-ce pas le trajet du classique trait de fracture que je viens de décrire ? Vous sentez mal l'épicondyle, parce que le coude est gonflé, et surtout parce que la saillie osseuse n'est plus à sa place : vous le sentirez plus bas que normalement ; et au-dessous de lui vous saisirez entre le pouce et l'index une éminence osseuse fortement saillante en arrière.

L'unique question est de savoir si cette saillie est un fragment osseux détaché ou la tête radiale luxée. Or, déjà la douleur à la pression le long de la ligne oblique que je viens de mentionner dépose hautement en faveur de la fracture ; et puis, si la masse que vous avez entre les doigts bouge un peu quand vous imprimez à l'avant-bras de petits mouvements de pronation et de supination, cela ne ressemble en rien à la cupule radiale qui roulerait sous vos doigts, tandis que dans la dépression vous logeriez la pulpe de votre index. Enfin et surtout, poussez en haut et en avant le fragment que vous avez saisi, puis imprimez-lui de petits mouvements d'avant en arrière ; mobilité anormale, douleur et crépitation franche mettent hors de doute l'existence d'une fracture. Du moment que pour obtenir la crépitation, c'est-à-dire pour mettre les surfaces en contact, il faut que vous portiez le fragment en haut et en avant, c'est qu'il est déplacé en bas et en arrière.

Chez notre malade, les signes sont assez grossiers pour que je sois à peu près sûr que la radiographie n'aura pas grand'chose à rectifier dans ce que je viens de vous dire. Mais la simplicité n'est pas toujours aussi grande, et avant l'emploi des rayons X on se trompait volontiers entre cette fracture et une supra-condylienne à faible déplacement ; surtout on ignorait un déplacement spécial que vous avez besoin de connaître.

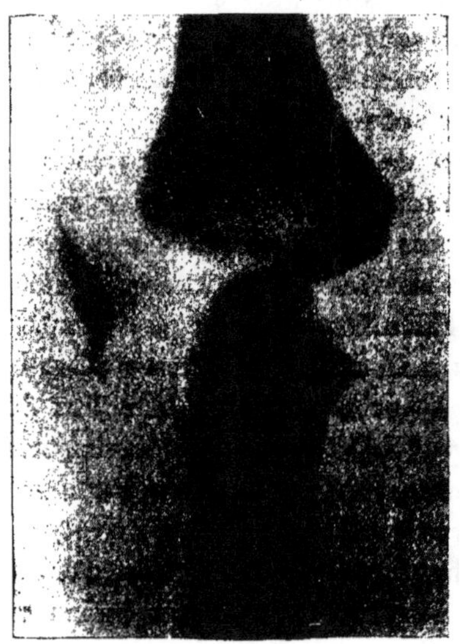

Fig. 44. — Rotation du fragment à 90°.

Tenu par le ligament externe, attiré par les muscles épicondyliens qui s'insèrent à son angle supéro-externe, le fragment condylien n'a pas seulement tendance à se porter en bas et en dehors ; en même temps il bascule de façon que sa tranche supéro-interne, au lieu d'être oblique en bas et en dehors, se rapproche de l'horizontale, et que l'épicondyle regarde en bas, tandis que la face articulaire du condyle regarde en dedans. J'ai observé deux malades chez lesquels cette rotation atteignait 90°, c'est-à-dire où la surface fracturée regardait directement en dehors ; et dans l'important mémoire de **Kocher** vous trouverez un cas de rotation

Décollement léger du condyle, dont la ligne conjugale baille en arrière.
Garçon de 8 ans

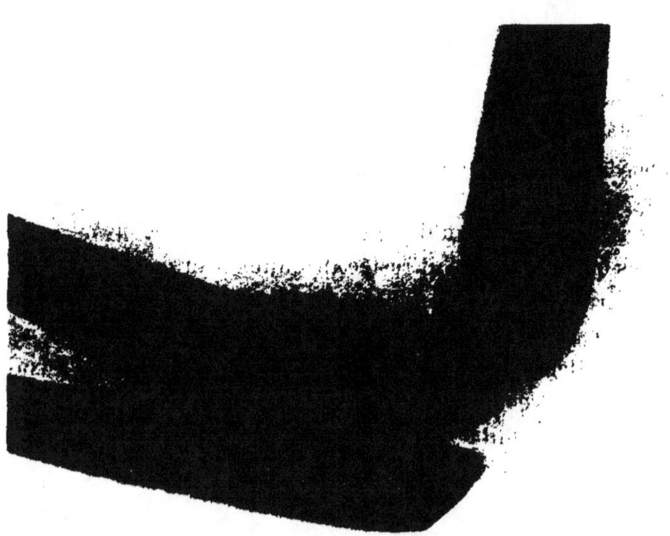

Décollement du condyle, qui a tourné en avant autour de la diaphyse.
Garçon de 11 ans.

Masson & Cⁱᵉ, Éditeurs

à 180°, c'est-à-dire où le cartilage condylien était sous la diaphyse humérale, tandis que la surface fracturée reposait sur la cupule radiale. Même après cessation du gonflement, il nous a fallu la radiographie pour préciser ces rotations.

En outre, bien mieux que la clinique, les rayons X nous ont démontré que, dans les cas habituels, on ne saurait parler de décollement épiphysaire, car sur les clichés nous voyons le trait conjugal, horizontal, intact ou à peu près au-dessous du trait de fracture, oblique en bas et en dedans. Quelquefois, au contraire, la ligne conjugale est seule à avoir souffert, comme cela a eu lieu chez deux enfants dont voici la radiographie (pl. III). Sur la première, qui provient d'un garçon de huit ans, vous voyez nettement que les deux lèvres osseuses de la bande épiphysaire claire ne sont pas parallèles comme à l'état normal, mais qu'elles limitent un espace triangulaire qui bâille en arrière. Un pas de plus, et vous pressentez que, ce léger décollement continuant, le condyle va pouvoir, une fois libéré, se porter en masse en avant; et c'est précisément ce qui est visible sur le second cliché où le condyle, au lieu de prolonger en bas la diaphyse, est fortement incurvé en avant.

Un semblable déplacement est rendu évident par les rayons X, le coude étant radiographié de profil; sur une épreuve de face il échappe, mais il est en somme léger, en tout cas certainement trop peu accentué pour pouvoir être reconnu par la palpation. Et comme il est de règle qu'il y en ait encore moins, vous ne serez pas étonnés que la lésion soit restée inconnue jusqu'à la naissance de la radiographie, tandis que l'on peut aujourd'hui soupçonner son diagnostic. La tendance à l'erreur ne consiste pas alors à confondre le décollement avec une autre fracture ou avec une luxation, mais bien avec une entorse ou une simple contusion. On sera éclairé par la limitation des signes — gonflement et douleur à la pression — au niveau du condyle externe, lequel, en outre, sera un peu proéminent, sans que rien rappelle cependant une saillie de luxation, une tête radiale roulant sous le doigt. Et ce condyle pris entre le pouce et l'index est presque toujours immobile, ou à peu près; quelquefois on pourra lui imprimer de petits mouvements, pendant lesquels on percevra une crépitation obscure et molle. Dans ce dernier cas le diagnostic sera certain, mais l'éventualité est rare. Quand il n'y aura ni mobilité, ni crépitation, vous vous garderez de conclure avec certitude tant que, en comparant la radiographie des deux coudes, vous n'aurez pas vu que la transparence conjugale est plus large d'un côté que de

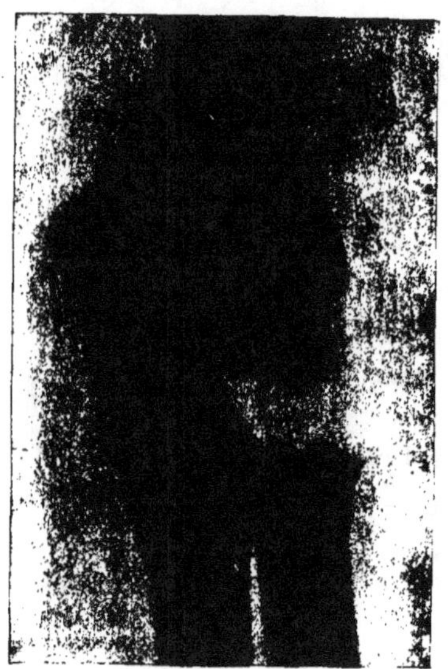 

Fig. 45. — Radiographie de face d'un coude sain. Fille, 6 ans.

Fig. 46. — Radiographie de face du coude blessé de la même fille.

Comparez la largeur des deux lignes conjugales.

l'autre; et ce sera seulement pour satisfaire votre curiosité scientifique, car pour ces décollements sans déplacement, le traitement est identique à celui de la contusion. C'est à peine, en effet, si, pendant les premiers jours, les mouvements, la supination surtout, sont un peu plus restreints d'amplitude que dans la contusion; et dans un cas comme dans l'autre, en quelques séances de massage, on obtient la guérison sans aucune trace, sans raideur, sans déformation, sans atrophie musculaire. La méconnaissance de ce décollement, dans les cas ordinaires, est donc aisée, et, comme elle n'a aucun inconvénient pratique, on conçoit qu'elle doive être fréquente, car on ne radiographie pas de parti pris, sans utilité thérapeutique, toutes les contusions du coude, en y ajoutant, par comparaison, la radiographie du coude sain. Sans doute la lésion est assez rare, puisque Mouchet n'en a réuni que 6 cas dans mon service. Mais il est à peu près certain que pas mal d'autres ont passé inaperçus à la consultation.

III

Dans ce parallèle anatomique et clinique entre la fracture du condyle externe et le décollement épiphysaire, vous avez peut-être été intrigués par un fait : pourquoi, dans la fracture, y a-t-il grande tendance au déplacement, ce déplacement étant rare en avant, tandis que, dans le décollement, cette tendance est à peu près nulle, et que, quand elle existe, le déplacement se fait de préférence en avant? C'est que le mécanisme est différent.

Certes, la plupart du temps, et surtout chez l'enfant, il est bien difficile de donner une précision absolue à nos déductions sur la manière dont a eu lieu un accident : et d'autre part l'expérimentation souffre toujours de cette grave lacune que sur le cadavre toute action musculaire est supprimée. Mais on peut arriver à des notions assez nettes si on compare les enseignements de l'expérimentation à ceux de la clinique.

Les résultats positifs, donc indiscutables, de l'expérimentation, sont que l'on produit à volonté la fracture oblique, au-dessus du condyle, sur un cadavre d'enfant, si, le bras étant solidement fixé dans un étau, on imprime une adduction forcée à l'avant-bras préalablement mis en extension et supination. Cette attitude est tout à fait celle où se produit la fracture quand le sujet tombe sur la paume de la main, l'avant-bras fortement étendu, mais en adduction, le poids du corps étant l'agent vulnérant. Quelles sont alors les conditions mécaniques? La crête sigmoïdienne du cubitus fait effort dans le fond de la gouttière trochléenne, et, en raison de l'adduction, se dirige un peu en haut et en dehors, en même temps que le ligament antéro-externe, inséré à l'épicondyle, se tend. En sorte qu'il paraît y avoir un mélange d'action indirecte, de fracture par arrachement, et de choc directement transmis par le coin sigmoïdien, ce qui explique bien la direction habituelle du trait : le ligament arrache et le coin sigmoïdien détermine la direction de la fracture. On a cherché à prouver que dans une chute sur la paume de la main, l'avant-bras étendu, le condyle huméral venait frapper avec violence contre la cupule radiale. En réalité, quoi qu'en aient dit Destot et Gallois dans un mémoire récent, dans l'extension du coude en supination les radiographies prouvent qu'il y a toujours un large espace clair entre le radius et l'humérus, qui ne sont jamais en contact. Supposez, au contraire, que la chute sur la paume de la main ait lieu le coude fléchi : alors le radius touche le condyle et est très bien placé pour lui transmettre d'avant en arrière le choc direct et fracturant. Mais voilà deux cas où, bien évidemment, rien ne sollicite le condyle à se porter en avant : dans le premier, il sera à la fois tiré et repoussé en bas et en dehors par le ligament qui l'a arraché et par le coin sigmoïdien qui l'a fait sauter; dans le second, il sera refoulé en arrière (voy. fig. 47).

Mais, me direz-vous, le mécanisme habituel est une chute sur le coude, et nous avons alors tout ce qu'il faut pour un déplacement en avant : erreur complète, car, malgré les apparences, la fracture est alors encore indirecte et non directe. Quoi qu'en aient pensé Denucé et Kocher, je crois, avec Malgaigne, avec mon ami Forgue et son élève Reynes, que la plupart du temps le choc porte sur la face postérieure du coude fléchi et tourné non pas en abduction, mais en adduction. La violence est alors transmise par la crête sigmoïdienne du cubitus, car le sujet tombe sur l'olécrane; cette crête est orientée et le ligament antéro-externe est tendu à peu près comme dans la chute sur la paume de la main, membre étendu. Dans la chute sur le coude en abduction, la tension porte sur le ligament latéral interne, et vous vous souvenez peut-être que par ce mécanisme se produit l'arrachement de l'épitrochlée. Par exception, sans doute, un choc pourra atteindre directement, d'arrière en avant, dans une chute sur le coude, la face postérieure du condyle huméral ; mais ce point d'application de la violence est sûrement beaucoup plus rare que l'application sur l'olécrane, et c'est quand il est réalisé que, très probablement, se produit le décollement épiphysaire chez les sujets de deux à quinze ans, c'est-à-dire pendant la période où le point condylien est indépendant ; car, par opposition avec ce que 'vous venez de voir pour la fracture, la lésion ne peut pas être ici indirecte, due à un arrachement ligamenteux : forcément elle est directe, et, à ce point de vue, une opposition doit être établie entre le décollement épiphysaire du condyle huméral et celui de l'épitrochlée.

C'est que, comme je vous l'ai expliqué, l'inextensible ligament latéral interne va de l'épitrochlée au cubitus, et, dans l'abduction exagérée de l'avant-bras, il arrache l'épitrochlée. Mais ici, le ligament latéral externe — ou plutôt, comme le ligament annulaire ne lui fournit en bas qu'un appui insuffisant, la partie externe du ligament antérieur — ne peut, dans l'adduction, arracher que l'épicondyle. Éventualité tout à fait rare, quoi qu'en aient pensé certains auteurs. Quant au condyle, comme son trait conjugal est intra-articulaire, c'est-à-dire situé au-dessous de l'insertion ligamenteuse, il est impossible qu'il obéisse à la traction de ce ligament, qu'il soit arraché par elle : en cela, il suit la règle de toutes les épiphyses intra-articulaires. Car une fracture par arrachement n'est possible que si la solution de continuité est, à son origine au moins, au-dessus du ligament arrachant ; le trait peut ensuite devenir en partie, et même en majeure partie, intra-articulaire, mais jamais il ne sera tout entier intra-articulaire, jamais même il ne le sera dans sa partie initiale. J'ai cherché à vous faire comprendre que le décollement de l'épitrochlée entre en série non pas avec des fractures, mais avec l'entorse par abduction et avec la luxation postéro-externe ; en dehors, il a comme homologue le rare arrachement de l'épicondyle, mais non pas le décollement intra-articulaire du condyle (voy. p. 78 les fig. 28 à 35).

Aussi, prenez les 6 observations détaillées qu'a publiées Mouchet : dans 5 la cause est une chute sur la partie postérieure du coude, et si, dans le sixième, il y a eu chute sur la paume de la main, la lésion principale était une luxation des deux os en arrière. Il est donc fort probable qu'en se déboîtant la cupule radiale a fait effort contre le condyle, et l'a décollé. Et dès lors il devient naturel que, dans une chute sur la partie postérieure du coude, vous puissiez voir que la ligne épiphysaire décollée bâille d'abord en arrière ; que, à un degré de plus, la violence continuant d'agir, le condyle se déplace en avant : il faut, bien entendu, des radiographies prises de profil et non point de face, pour que vous puissiez juger de ces faits, très nets sur les deux images que je vous ai présentées (Planche III). Au contraire, dans une chute sur la paume, avec flexion du coude, le choc radial auquel j'ai fait allusion tout à l'heure produira un décollement qui commencera en avant, et au dernier degré s'accompagnera d'un déplacement en arrière. C'est ce mécanisme sur lequel Farabeuf a insisté expérimentalement (fig. 47).

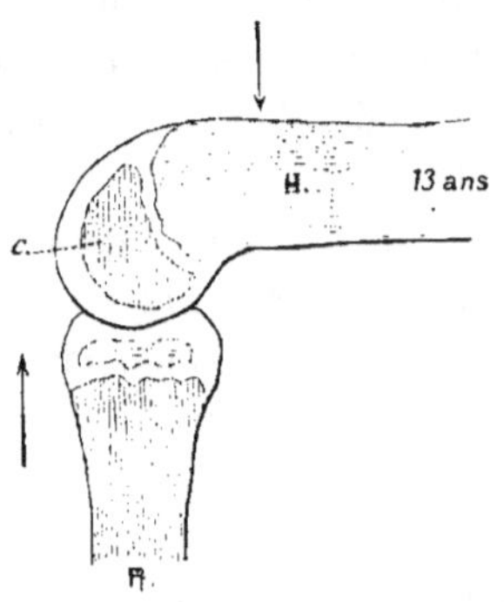

Fig. 47. — Le choc radial dans la chute sur la paume, coude fléchi (Farabeuf).

IV

Aucune complication n'existe chez notre malade. En particulier, j'ai recherché les signes d'une lésion nerveuse : radial, cubital et médian sont normaux. Pour ce cas simple, il ne nous reste donc plus qu'à instituer un traitement et à porter un pronostic sur le résultat fonctionnel.

Je vous répéterai d'abord ce que je vous ai dit pour la fracture supra-condylienne : quand il n'y a pas de déplacement, le meilleur traitement consiste à masser et à mobiliser ; quand, au contraire, il y a déplacement, je vous conseille formellement d'immobiliser d'abord dans un appareil plâtré, après avoir de votre mieux réduit les fragments, sous le chloroforme. En effet, quoi qu'on prétende depuis quelques années, les saillies osseuses mal réduites sont parfaitement capables d'opposer aux mouvements du coude un obstacle mécanique, que malheureusement vous ne pourrez pas toujours supprimer entièrement, mais que vous devrez chercher à réduire au minimum. Pendant longtemps, on a abusé de l'immobilisation, on l'a trop prolongée ; et l'on a vu se terminer par ankylose, par infirmité pénible, des fractures par elles-mêmes peu graves. D'où une réaction qui a dépassé le but, quand on recommande de rétablir tout de suite la fonction sans prendre aucun souci de la forme. Il est certain, en effet, que, pour les fractures du condyle externe, la déviation en dehors du condyle n'a pas de bien grands inconvénients (fig. 48 et 49). Mieux vaut, cependant, que le sujet reste aussi peu difforme que possible, et je crois que, pour avoir de bons résultats esthétiques et fonctionnels, le mieux est de réduire, immobiliser pendant peu de temps, puis masser et mobiliser. Aussi vais-je faire endormir et appareiller

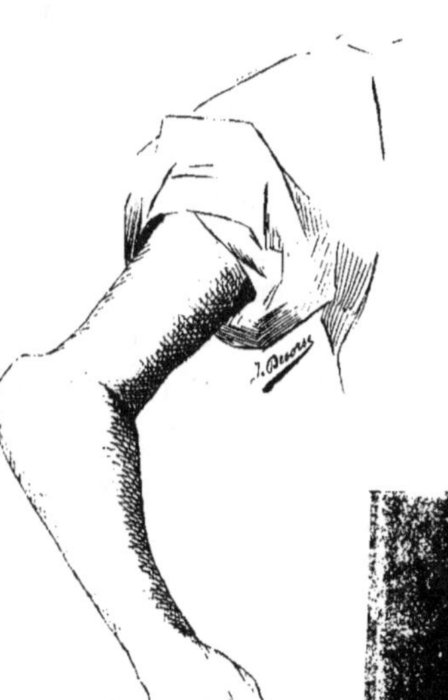

Fig. 48. — Saillie persistante du condyle externe après fracture de ce condyle. Garçon de 6 ans 1/2.

Fig. 49. — Radiographie de cet enfant 15 jours après l'accident.

Le massage et la mobilisation ont été commencés à cette époque, alors que le déplacement n'était pas corrigé, ainsi que le prouve la radiographie : et, quoique l'enfant ne soit venu que très irrégulièrement, nous l'avons revu au bout de 6 mois avec une flexion normale et une extension très bonne : l'avant-bras se met en rectitude, mais non en hyperextension comme du côté sain.

notre fillette : pendant dix à douze jours elle va porter une gouttière plâtrée postérieure, et je puis vous prédire qu'elle ne sera pas ankylosée, pas plus que ne l'ont été mes autres malades.

C'est vous dire que, pour le choix de la position en flexion ou en extension, je ne tiendrai pas compte, comme on le faisait autrefois, de l'ankylose possible : d'où l'indication d'immobiliser en flexion, pour avoir un membre utilisable, au cas où le coude s'ankyloserait. Mais en flexion les muscles et ligaments épicondyliens sont mieux relâchés, ce qui favorise le maintien de la réduction, et c'est à cette position, l'avant-bras étant en supination, que je donne la préférence.

Le déplacement du condyle chez notre malade est assez considérable, mais de loin pas assez pour que je puisse discuter devant vous l'opportunité d'une intervention sanglante. Quelquefois, vous y serez contraints, et vous aurez alors le choix entre la suture et l'ablation du condyle.

Chez l'enfant, la suture de ces fragments petits et en grande partie cartilagineux n'est pas facile; pourtant, elle a été menée à bien par Kocher chez un garçon de sept ans.

D'une manière générale, l'extirpation des fragment est, je crois, la meilleure opération, car le condyle peut être supprimé sans inconvénient fonctionnel, grâce au massage immédiat qu'on peut entreprendre; et j'ai vu entre les mains de Mouchet un excellent résultat de cette pratique chez un jeune homme dont le condyle avait été fracturé — sans plaie — par la roue d'un omnibus (fig. 50).

Mais c'était un garçon de dix-huit ans, chez lequel par conséquent l'ossification condylienne n'avait plus grand'chose à faire : chez l'enfant, il faut être plus sobre de ces résections, car, après suppression du cartilage conjugal condylien, on peut observer une déviation ultérieure du membre en cubitus valgus. Dans sa thèse, Mouchet croit que ce n'est pas un bien gros inconvénient, car le cubitus valgus ne compromet pas la souplesse du coude; mais nous avons appris depuis, que, par cette déviation, le nerf cubital peut subir une atteinte tardive. Donc, chez l'enfant, on ne devra pas opérer trop tôt: il sera toujours temps d'extirper le fragment si, après immobilisation, on voit qu'il cause de la gêne. Mais il ne

suffit pas qu'il soit saillant, et c'est pour cela que j'ai fait venir
aujourd'hui un garçon de huit ans chez lequel persiste une difïor-
mité notable. La fracture, vieille de quinze jours, paraît avoir été
assez mal soignée au début; et sur la radiographie vous constatez

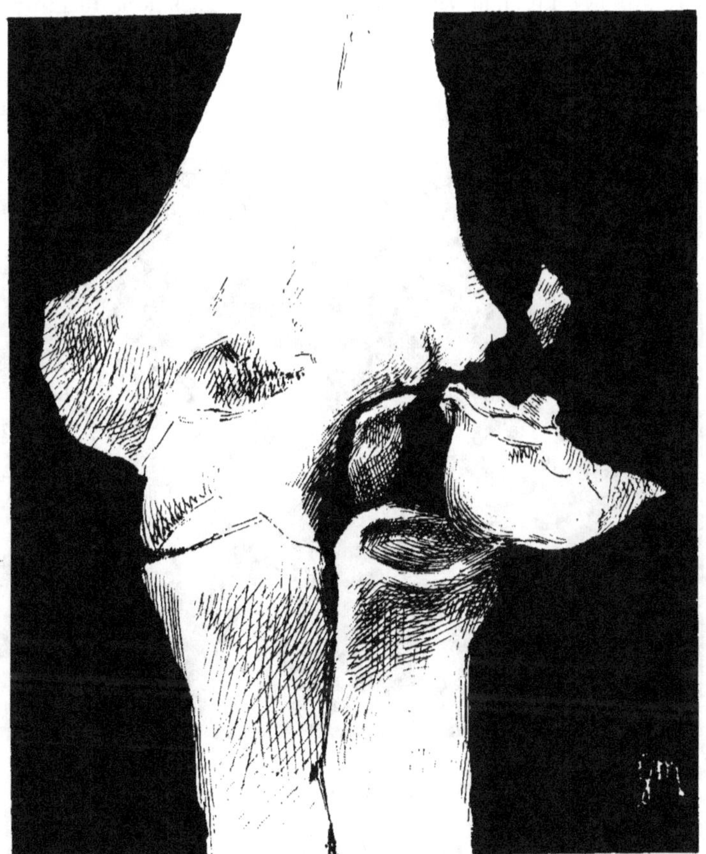

Fig. 50. — Fracture par écrasement, ayant exigé l'extirpation du fragment.
Homme, 18 ans 1/2.

que le fragment condylien est resté tourné en dehors, d'où une
saillie assez disgracieuse, qu'on aurait sans doute pu éviter grâce à
un traitement bien dirigé pendant les premiers jours. Mais le fonctionnement est bon : déjà aujourd'hui les mouvements se sont

d'eux-mêmes à peu près rétablis; dans quelques semaines, grâce au massage, ils seront normaux. Ma conclusion est donc de ne rien faire.

Ce rétablissement, sinon parfait, au moins très suffisant, est d'ailleurs la règle, pourvu qu'on ne commette pas la faute d'immobiliser trop longtemps; et les occasions que j'ai eues d'opérer secondairement n'ont été qu'au nombre de trois.

Dans un cas, il s'agissait d'un garçon de treize ans, chez

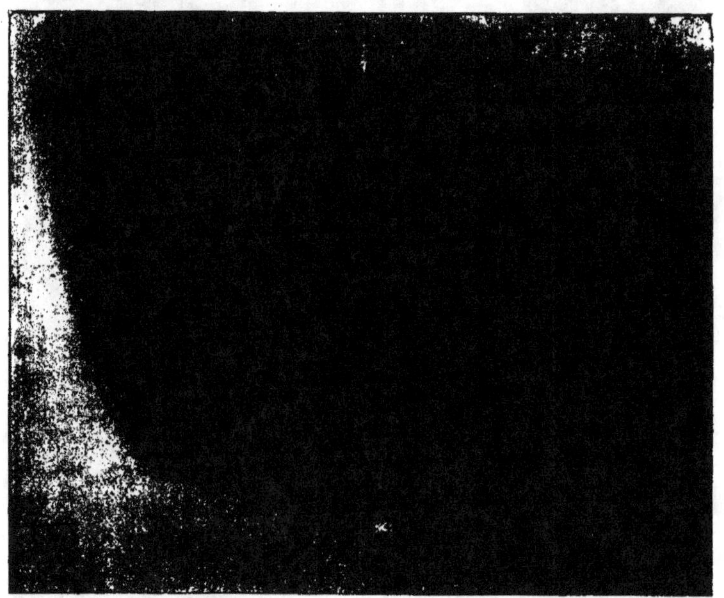

Fig. 51. — Fracture du condyle consolidée avec saillie vicieuse en avant. Résection. Garçon de 13 ans.

lequel s'était produite quatre semaines auparavant, par une chute sur le coude, une fracture du condyle, avec fort déplacement en avant. Sans appareil, sans tentative de réduction, il fut traité par le massage immédiat, et nous le vîmes avec une flexion ne dépassant pas 80°, avec une supination très gênée. La radiographie, puis l'opération, me démontrèrent que le condyle était consolidé et faisait en avant avec la diaphyse un angle de 90°; le 27 juillet 1897, j'ai reproduit d'un coup de ciseau le trait de fracture, j'ai enlevé le condyle, et j'ai obtenu finalement une flexion normale, une supination améliorée, mais encore diminuée, peut-être parce que j'ai fait une ablation d'os un peu parcimonieuse. Quelques semaines plus tard, le 18 septembre 1897, chez un garçon de douze ans dont la fracture avait été méconnue également deux mois et demi auparavant dans un autre hôpital, j'ai enlevé de même le condyle qui, un peu saillant en avant, arrêtait la flexion à 90°, l'extension à 110°, la pronation et la supination étant normales ; deux mois plus tard, la flexion dépassait 80°, l'extension 150°, et les mouvements provoqués pouvaient atteindre 50° et 160°. Mais l'enfant, très pusillanime, n'avait pu être régulièrement massé.

Cette déviation du fragment n'est pas la seule cause possible d'une limitation mécanique des mouvements : vous devez, en outre, tenir compte de l'exubérance possible du cal. Je vous dirai même que, quelle que soit la variété de fracture, cette exubérance est très fréquente chez l'enfant ; mais, heureusement, le travail de résorption a coutume d'être aussi actif que le travail de production, et en quelques semaines le cal, d'abord gros, énorme même, diminue de volume, en même temps que reviennent les mouvements. Ce qui est certain, c'est qu'une fois seulement j'ai dû abraser le cal exubérant, et c'était chez un homme de cinquante-sept ans, dont certaines particularités rendent l'histoire intéressante, car nous fîmes une erreur de diagnostic sur le siège de la fracture. L'accident — une chute sur le coude — datait de six semaines ; au moment de notre examen, la flexion n'allait qu'à 90°, l'extension à 130°, la supination et la pronation étaient limitées, et de là une gêne professionnelle considérable, le malade étant peintre sur porcelaine et ayant surtout besoin d'une bonne flexion.

A la palpation, sous les masses musculaires légèrement atrophiées, nous sentîmes une tuméfaction osseuse portant sur le condyle, et surtout sur la trochlée ; cette saillie, haute de trois travers de doigt, s'étendant du tendon du biceps à l'épitrochlée, formait un butoir contre lequel, dans la flexion, venait s'arrêter la pointe du coroné. Aussi pensâmes-nous, avec Mouchet, à une fracture probablement supra-condylienne, en tout cas trochléenne

avec cal saillant en avant et comblant la cavité coronoïdienne.
Tout ce que nous montra la radiographie, exécutée de profil, fut
une saillie osseuse à contours estompés, collée contre la face
antérieure de l'humérus.

Pour rendre au malade la flexion indispensable à l'exercice de

Fig. 52. — Cal exubérant de fracture ancienne du condyle externe.

sa profession, il fallait abraser le butoir : c'est ce que je fis le
31 juillet, par une incision verticale antéro-interne, car l'obstacle
était en dedans. J'arrivai ainsi sur une masse d'os nouveau, spongieux, sous-périostique, que j'enlevai à la curette ; et ma surprise fut
alors grande d'avoir mis à nu la face antérieure de l'humérus parfaitement normale et lisse en dedans, traversée au contraire en
dehors par le trait caractéristique d'une fracture oblique du condyle,

consolidée. Dans ce cal, dû sans doute à un décollement périostique, était bien la cause de la limitation de la flexion, car aussitôt après son abrasion l'avant-bras put être fléchi à 60°. Au huitième jour, la réunion étant obtenue, M. Mouchet commença les massages, et au quatorzième jour le blessé rentrait à Limoges, avec 65° de flexion et 140° d'extension.

Ce fait vous prouve, une fois de plus, que même après radio-

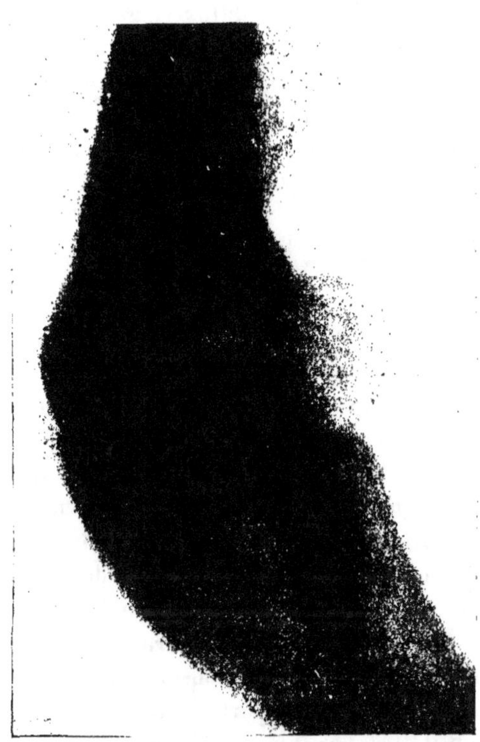

Fig. 53. — Cal exubérant d'une fracture ancienne du condyle externe chez un homme de 57 ans. Radiographie prise de profil; la fig. 52 est la radiographie du même coude, prise de face. Accident ayant six semaines de date. Cal formant une masse estompée cachant toute l'extrémité inférieure de l'humérus et ayant fait croire à une fracture supracondylienne. Abrasion de ce cal qui limitait la flexion, et c'est seulement après cette abrasion que le trait de fracture est devenu visible. Sur les ostéotomies pour fracture du condyle sérieusement consolidée, voy. PIÉCHAUD, *Gaz. hebd. des Sc. méd.*, Bordeaux, 1899, p. 555.

graphie, le diagnostic précis d'une fracture ancienne, noyée dans le cal, peut n'être pas toujours aisé, et vous y trouverez un exemple de la ressemblance possible entre une fracture du condyle externe et une fracture supra-condylienne. Pour ces fractures consolidées, les erreurs ne sont pas rares en clinique, mais il convient de reconnaître que la plupart du temps la radiographie permet de les rectifier; c'est ce qui eut lieu, je vous le rappelle, chez une fille dont la fracture supra-condylienne [1], consolidée en varus, ressemblait à une fracture du condyle externe; et je vous rappelle également que chez un adulte, atteint de compression très tardive du nerf cubital, je crus à la compression du nerf soulevé par le vieux cal d'une fracture du condyle interne, alors que la radiographie, pratiquée quelques années plus tard, a démontré une fracture du condyle externe avec cubitus valgus ultérieur.

Je ne veux pas m'occuper aujourd'hui avec vous des complications nerveuses, immédiates ou éloignées, des fractures du condyle externe. Mais, pour terminer, je vais vous expliquer en quelques mots ce qu'est ce cubitus valgus tardif dont je viens de faire mention.

V

Toutes les fois qu'un cartilage conjugal a été décollé par un trauma, il faut vous méfier, pour l'avenir, qu'il soit troublé dans son action ossifiante; et quelquefois, après décollement complet, vous observerez des défauts fort pénibles d'accroissement en longueur. Mais si le décollement n'a été que partiel, le travail marchant inégalement sur les deux côtés du cartilage, il en résulte une déviation du membre. Or, si je vous ai dit que la vraie fracture du condyle externe n'est pas un décollement épiphysaire, je vous ai cependant fait voir que, en bas et en dedans, vers la lèvre externe de la trochlée, le trait emprunte souvent une partie du trajet conjugal. Après consolidation, cette partie peut devenir stérile, tandis que la partie externe restera fertile : aussi le condyle est-il alors capable, au lieu de grossir régulièrement, de ne plus guère s'allonger, c'est-à-dire s'abaisser, qu'en dehors. En sorte que la ligne de charnière du coude devient oblique en bas et en dedans, c'est-à-dire qu'il prend l'attitude de cubitus varus.

Dans un mémoire fort intéressant qu'il a consacré à ces troubles tardifs de l'ossification épiphysaire, Rieffel ne croit pas que la

1. Voy. leçon V. p. 70.

fracture du condyle externe puisse provoquer une déviation inverse, c'est-à-dire un cubitus valgus, l'avant-bras étant oblique en bas et en dehors, formant avec le bras un angle obtus ouvert en dehors.

L'appréciation est ici délicate, vous ai-je dit dans une leçon précédente[1], car, à l'état normal, l'avant-bras est en valgus léger sur le bras, et dès lors l'état pathologique peut aisément passer inaperçu. D'autant mieux que le degré de valgus normal est très variable d'un sujet à l'autre : l'angle moyen est de 170°, mais avec des chiffres extrêmes de 155° à 180°, c'est-à-dire à la rectitude. Or, pour juger d'un cas individuel, une moyenne n'a aucun intérêt. Heureusement que vous vous tirerez d'affaire par la comparaison du coude blessé et du coude sain, car le valgus normal est, à peu de chose près, égal des deux côtés : et de la sorte j'ai constaté qu'après une fracture du condyle externe peut évoluer un cubitus valgus vrai, progressif, donc ostéogénique. Je viens de vous citer un cas dans lequel, avant radiographie, j'avais cru à une fracture du condyle interne ; dans la thèse de Mouchet vous en trouverez deux autres, un tardif, un constaté à un degré léger, quatre mois après l'accident. Il est probable que dans ces cas, en même temps que se produisait la fracture, le cartilage conjugal a été lésé, peu ou beaucoup, sur toute sa surface et non pas seulement dans son bout trochléen, en sorte que, le condyle tout entier cessant de s'allonger, la lèvre interne de la trochlée s'abaisse de plus en plus par rapport à lui, l'obliquité de l'interligne articulaire en bas et en dedans s'exagère, et avec elle le cubitus valgus.

Ces déviations ostéogéniques en valgus et varus ne troublent en rien les mouvements du coude. Leur danger possible n'est pas là, mais dans la compression qui peut en résulter pour le nerf cubital au niveau de la gouttière olécrano-épitrochléenne. De là certaines indications opératoires à longue échéance, auxquelles vous vous souvenez peut-être que j'ai déjà consacré une leçon[2].

1. Voy. leçon V, page 72.
2. Voy. leçon X, page 161.

HUITIÈME LEÇON

DÉCOLLEMENT ÉPIPHYSAIRE DE L'ÉPITROCHLÉE

FRACTURE DE L'ÉPICONDYLE

I. — Symptomatologie très nette de la lésion. Différences avec la contusion avec l'entorse.

II. — Déplacement habituel en bas et en dedans du fragment attiré par le ligament latéral interne. Mécanisme de l'arrachement osseux: c'est un intermédiaire entre l'entorse par abduction et la luxation.

III. — Association possible de la fracture à la luxation: possibilité d'une interposition du fragment épitrochléen causant l'irréductibilité primitive.

IV. — Lésion concomitante possible du nerf cubital.

V. — Traitement par la mobilisation immédiate. Rareté des indications opératoires.

VI. — Comparaison avec la rare fracture de l'épicondyle.

Parmi les fractures de l'extrémité inférieure de l'humérus chez l'enfant, le décollement épiphysaire de l'épitrochlée mérite d'être étudié avec quelques détails : il est, en effet, assez fréquent, puisque, pendant qu'il faisait sa thèse, M. Mouchet en a recueilli 22 observations dans mon service, et qu'aujourd'hui je peux vous présenter deux enfants qui en sont atteints. Chez tous les deux, nous n'avons vu la lésion que plusieurs jours après l'accident; mais les symptômes étaient encore assez nets pour nous permettre un diagnostic que la radiographie a confirmé de tous points. En examinant devant vous ces deux malades comparativement, j'espère vous faire comprendre certains faits relatifs aux entorses,

aux luxations du coude, aux décollements épiphysaires de l'extrémité inférieure de l'humérus ; c'est dans ces questions de mécanisme que réside le principal intérêt de la lésion, car le diagnostic
est facile à établir.

I

La symptomatologie, en effet, est de celles que l'on pourrait
inventer sans voir un malade ; vous vous en rendrez compte sur
l'enfant que je vous présente, chez lequel, pendant son séjour à
notre salle Dolbeau, vous avez pu suivre l'évolution clinique très
nette de la fracture, chez lequel vous trouverez aujourd'hui, après
guérison, des signes encore évidents.

C'est un garçon de onze ans et demi, entré à l'hôpital il y a un
mois. Rien n'est à relever dans ses antécédents personnels ou
héréditaires. Huit jours auparavant, étant sur un banc, il avait
été poussé par un camarade et avait fait une chute sur le coude :
tout de suite il avait ressenti une vive douleur à la région
interne du coude, d'où une impotence fonctionnelle non pas
absolue, mais notable, dont les parents ne s'inquiétèrent d'abord
pas. La voyant persister, ils se décidèrent à nous amener l'enfant,
et voici ce que nous constatâmes :

Le petit malade se présentait encore dans l'attitude habituelle
des sujets atteints de lésions traumatiques du coude : flexion entre
130 degrés et 140 degrés, main en position intermédiaire à la
pronation et à la supination, et soutenue par la main du côté
opposé. Tout de suite, le regard était attiré sur la région interne
du coude, car à ce niveau le gonflement était bien plus accentué
qu'en dehors, et il s'accompagnait d'une forte ecchymose déjà
parvenue, sur la périphérie, aux teintes jaunes finales, encore
d'un violet noirâtre au centre de la région. On voyait cet aspect
caractéristique précisément parce que le trauma était déjà assez
ancien. Car le gonflement immédiat, dans les lésions traumatiques
du coude, a coutume d'être à la fois intense et assez également
réparti sur toute la circonférence du membre ; il ne se localise

qu'au bout de quelques jours, en même temps qu'apparaît l'ecchymose venue de la profondeur, ecchymose assez tardive comme celle de la plupart des fractures. Et quand, après l'action d'une violence sur le squelette, vous voyez se former une ecchymose intense et tardive, bien différente par conséquent de l'ecchymose immédiate de la contusion directe, vous pouvez être à peu certains que le sang, venu de la profondeur, y a été versé par une fissure osseuse.

L'étude des mouvements communiqués confirmait cette première impression ; la pronation avait son amplitude normale, l'excursion de la flexion et de l'extension était un peu diminuée ; la supination surtout était limitée par la douleur qu'elle provoquait ; et si, le bras étant fixé, l'avant-bras en supination, vous cherchiez à imprimer au coude des mouvements de latéralité, l'adduction était indolore, tandis que l'abduction était pénible en même temps qu'exagérée. Ce signe est fort important, car il révèle soit une déchirure du ligament latéral interne, c'est-à-dire une entorse par abduction du coude, soit un arrachement de l'épitrochlée : et, dans l'espèce, c'est à cette dernière hypothèse que devait vous amener l'ecchymose intense et tardive.

Restait à donner la preuve directe de ce diagnostic indirect. Or, quand on mettait le coude en flexion, une fois l'angle droit dépassé, on sentait que la synoviale, probablement distendue par un peu de liquide — un reste d'hydro-hémarthrose, sans doute — bombait en dedans, faisant saillir un petit corps dur, mobile, gros comme un pois chiche ; et si, le membre remis dans l'extension, on saisissait ce fragment d'avant en arrière entre le pouce et l'index, on lui imprimait facilement des mouvements anormaux, au cours desquels, si on le refoulait en même temps vers la diaphyse, on percevait de la crépitation. Enfin, sur cette ligne crépitante, la pression localisée était douloureuse en avant et en arrière.

J'avais donc raison de vous dire qu'aucune discussion diagnostique ne pourrait être soulevée par ce fait. Pas même pour déterminer s'il s'agissait d'une fracture de la trochlée ou de l'épitrochlée. C'est le seul diagnostic qui puisse, en principe, être délicat lorsque le gonflement est considérable, lorsque l'on peut mal saisir le fragment entre les doigts : mais ici aucun doute n'était possible. Pour les cas ambigus, sachez que la fracture du condyle interne — partant au-dessus de l'épitrochlée pour aboutir dans la gorge de la trochlée — est une lésion rare, puisque je ne l'ai jamais observée : vous ne devrez donc songer à elle, en dehors du secours de la radiographie, que si les signes en sont nets. Ils le sont lorsque existe le déplacement typique du fragment trochléen en haut et en arrière, car alors il entraîne avec lui le crochet sigmoïdien du cubitus, en sorte que l'olécrane remonte, accompagnant l'épitrochlée au-dessus de l'épicondyle, tandis que le radius se luxe, et que le coude se met en cubitus varus. Quand existent les déplacements — plus rares — en avant ou en dedans, on peut saisir le fragment et apprécier son volume, ce qui met à l'abri de l'erreur. Mais, me direz-vous, il y a des cas sans déplacement, aussi bien pour les fractures du condyle interne que pour celles de l'épitrochlée, en sorte que, pour le diagnostic de ces deux fractures, non seulement entre elles, mais encore avec la simple contusion ou avec l'entorse du coude, on en est réduit au siège précis, à l'étendue de la douleur à la pression au niveau de la partie interne de l'humérus, en arrière et surtout en avant. Qu'importe, d'ailleurs, puisque dans ces conditions l'existence d'un trait de fracture sans déplacement ne change rien au traitement, qui devra consister en massage et mobilisation immédiats, sans réduction, sans appareil ; ces traits étaient soupçonnés, mais non reconnus avec certitude, avant l'emploi des rayons X ; depuis, leur existence est facile à démontrer, mais il n'en est résulté aucun progrès thérapeutique.

Chez le second malade que vous pouvez examiner ici, le fragment est un peu moins gros et un peu moins déplacé, en sorte que la lésion, déjà vieille de dix-neuf jours, aurait passé facilement inaperçue si le petit fragment épitrochléen, légèrement abaissé et porté en dehors, n'était encore mobile, et si dans les mouvements on ne sentait encore un peu de crépitation, aujourd'hui fort obscure, mais très aisément appréciable lorsque, au huitième jour de l'accident, l'enfant nous a été amené pour la première fois.

II

Dans les deux cas, le déplacement est le même, au degré près : c'est l'habituel déplacement en bas et en dedans (pl. IV), celui que M. Mouchet a trouvé 16 fois sur 22, les 6 autres cas concernant des fractures sans déplacement. Étant données les connexions du fragment avec les muscles épitrochléens et avec le ligament latéral interne, vous concevez que ces deux hypothèses soient à peu près seules réalisables, et que le déplacement en haut, noté par Fallier, doive être tout à fait exceptionnel.

Lorsque l'arrachement osseux est complet, lorsque autour de lui il y a des déchirures capsulaires notables, le fragment peut se déplacer par en bas jusqu'au point de venir, pendant au bout du ligament latéral interne, tomber sur le bord interne de la coronoïde, frotter entre lui et la partie antérieure de la trochlée. De là, bien évidemment, une gêne considérable du mouvement de flexion et d'extension, ainsi que je l'ai observé il y a quatre ans sur une fillette dont l'accident — une chute sur le coude — remontait à huit jours ; mais il fut inutile, pour restituer ses fonctions à la jointure, d'aller extraire le petit noyau osseux, car les massages et la mobilisation suffirent pour le reporter en haut et surtout un peu en dehors, en sorte que le retour des mouvements fut parfait, sauf une très légère diminution de l'extension. Deux radiographies successives nous ont montré la différence de position du fragment tout de suite et au bout d'un mois.

Le fragment étant abaissé, supposez que l'abduction exagérée de l'avant-bras continue : le cubitus — suivi ou non du radius — va se luxer en arrière et, au lieu de tomber seulement sur le bord interne de la coronoïde, le noyau osseux, fixé au cubitus par le ligament latéral interne au bout duquel il est appendu, va être comme aspiré à l'intérieur de l'articulation déboitée, va se placer dès lors sur la face supérieure de la coronoïde. De là peut-être, comme je l'ai vu il y a quelques années, une cause d'irréductibilité primitive, susceptible de nécessiter l'arthrotomie. Le fait

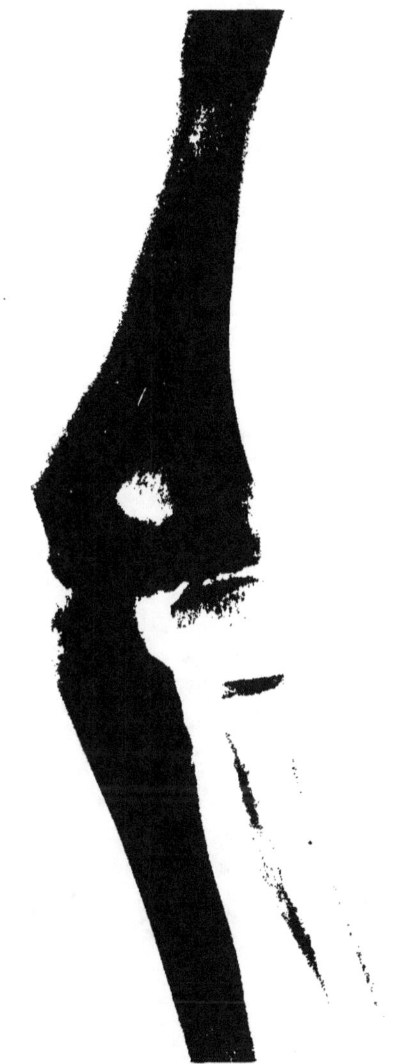

Fracture de l'épitrochlée avec abaissement du fragment porté en même temps
en dehors

Garçon de 11 ans

Masson & Cⁱᵉ, Éditeurs

est rare ; mais devons-nous le considérer comme une simple exception incapable de comporter un enseignement général, ou est-il lié à une disposition anatomique, à un mécanisme qui, légers ou accentués, sont typiques dans la fracture de l'épitrochlée, en sorte que la complication n'est qu'un degré extrême de la lésion habituelle ? De ces deux opinions, la seconde est la bonne : cela ressort des relations entre la fracture de l'épitrochlée, l'entorse et la luxation. L'expérimentation et la clinique nous apprennent, en effet, que la fracture de l'épitrochlée est une fracture par arrachement, qu'elle est, en somme, un intermédiaire entre l'entorse et la luxation.

Lorsque, en 1818, Benjamin Granger décrivit pour la première fois cette fracture, il pensa que la saillie osseuse était arrachée par l'action des muscles qui s'y insèrent. C'est une opinion difficilement compatible avec nos connaissances actuelles sur le mécanisme des fractures par arrachement : le rôle initial, dans ces fractures, appartient, on peut dire toujours, aux ligaments inextensibles, et non aux muscles. Ceux-ci se laissent distendre par les tractions, et, quant à leur contraction active, elle n'est que tout à fait exceptionnellement capable de délabrer leurs points d'attache.

En fait, depuis le mémoire de B. Granger, une seule observation est venue confirmer la possibilité de ce mécanisme : MM. de Saint-Germain et Hirtz ont soigné un enfant de neuf ans qui aurait ressenti une brusque douleur et aurait lâché la barre au moment de s'enlever au trapèze. Exception qui confirme la règle, car on peut dire que, toujours, il s'agit d'une chute soit sur le coude, soit sur la paume de la main, le membre supérieur étant en abduction : des deux petits malades que vous avez sous les yeux, chacun vous offre un exemple de l'un de ces mécanismes. Je vous ai dit tout à l'heure que le premier est tombé sur le coude ; le second est tombé sur le poignet. On a dit que le choc direct sur la partie interne du coude était la cause la plus fréquente chez l'adulte ; que, chez l'enfant, c'était la chute sur la main. D'après ce que j'ai observé sur des sujets au-dessous de quinze ans, je crois que les deux accidents sont à peu près d'égale fréquence.

D'ailleurs, il ne semble pas que dans la chute sur la partie interne du coude il y ait fracture de l'épitrochlée par violence directe ; mais bien que, l'avant-bras étant fléchi et en abduction, le ligament latéral interne, brusquement tendu, arrache la saillie sur laquelle il s'insère. Ce n'est pas un mécanisme facile à réaliser expérimentalement ; toutefois, sur le cadavre, on reproduit aisément la fracture si, le bras étant fixé dans un étau, on imprime un brusque mouvement d'abduction à l'avant-bras d'abord mis en supination ; à la condition, toutefois, que le sujet ne soit ni trop jeune ni trop vieux, qu'il ait huit à treize ans, nous dit M. Mouchet : s'il est plus jeune, on détermine la déchirure du ligament latéral interne ou le décollement épiphysaire de l'olécrane ; s'il est très jeune, au-dessous de trois ans, l'apophyse inférieure de l'humérus subit parfois le rare décollement épiphysaire en masse dont je vous parlerai une autre fois [1] ; s'il est adulte, enfin, on obtient la déchirure des ligaments antérieur et interne et la luxation du coude en arrière.

Ces résultats expérimentaux ne sont pas faits pour nous surprendre, car la fracture de l'épitrochlée est, chez l'enfant, un décollement épiphysaire du point spécial épitrochléen, très bien séparé de la trochlée par un coin de la diaphyse ; et nous savons que la plupart du temps les décollements épiphysaires sont des lésions indirectes et non point directes, par arrachement ligamenteux et non par choc, qu'ils sont à vrai dire les homologues, dans le jeune âge, des entorses et des luxations bien plutôt que des fractures.

III

Si bien que, dans l'espèce, l'association à la luxation n'est pas exceptionnelle. Pour M. Kocher, la fracture de l'épitrochlée est le premier ou le seul signe d'une luxation postéro-externe réduite d'elle-même ou inachevée : et deux fois le professeur de Berne, voulant faire vérifier par les élèves de sa clinique l'abduction exagérée dont sont susceptibles les coudes à épitrochlée arrachée, vit tout

1. Voy. leçon V, page 76.

d'un coup le cubitus se luxer en arrière. Aussi ne fais-je aucune difficulté pour admettre l'histoire qui m'a été racontée pour le petit malade, un garçon de dix ans et demi, dont j'ai à vous parler maintenant : le 4 juillet, il tomba sur le poignet gauche et sur la face postérieure du coude droit ; un médecin appelé dix minutes après diagnostiqua et réduisit une luxation du coude, et la personne qui accompagna l'enfant à notre consultation au bout de quelques jours affirma nettement qu'en effet il s'était formé en arrière du coude une volumineuse saillie qui disparut aussitôt après les manœuvres de réduction, en même temps que les mouvements de pronation, de flexion et d'extension, auparavant impossibles, devenaient possibles, quoique douloureux. Mais, contrairement à la règle en cas de luxation simple, la flexion et l'extension ne furent pas vite et complètement restituées : et c'est parce qu'au bout de quinze jours elles conservaient une limitation anormale que le garçon me fut conduit. J'ai éveillé sur l'épitrochlée la douleur à la pression, j'y ai saisi le fragment mobile et crépitant que je vous ai décrit chez le premier malade ; j'ai demandé à la radiographie la confirmation du diagnostic, et l'on voyait très clairement sur le cliché que l'épitrochlée était portée en bas et en dedans, moins cependant que dans le cas précédent. J'espère vous avoir fait comprendre pourquoi cette fracture, reliquat de l'ancien trauma, me fut un motif pour confirmer et non pour infirmer le diagnostic de luxation porté au moment même de l'accident.

Une fois déjà, même histoire m'a été narrée par le père d'un garçon de huit ans qui, en jouant à saut de mouton, était tombé sur le coude gauche et avait été d'abord dirigé sur l'hôpital Lariboisière, où on avait diagnostiqué une luxation avec fracture et réduit la luxation. Le lendemain, lorsque, pour sa fracture, l'enfant fut amené à l'hôpital Trousseau, je trouvai les signes de l'arrachement épitrochléen : demi-flexion et demi-pronation de l'avant-bras, gonflement avec ecchymose surtout marquée en dedans, gros épanchement sanguin à ce niveau, fragment mobile et crépitant, mobilité latérale externe accentuée. Cet enfant guérit tout à fait bien par le massage.

Deux fois j'ai eu l'occasion de voir par moi-même cette association de la luxation en arrière à la fracture épitrochléenne. Le 3 février 1898, on m'amenait un garçon de dix ans qui, la veille, avait été bousculé par un gamin ; celui-ci l'avait fait tomber et lui avait piétiné le coude gauche. Nous vîmes un coude gonflé, ecchymotique en dedans, avec saillie postéro-externe surmontée d'une encoche, l'avant-bras étant en pronation et fléchi à 140 degrés. Les deux os de l'avant-bras faisaient saillie en arrière, mais avec eux existait certainement un fragment huméral mobile et crépitant, en sorte qu'avec M. Mouchet nous crûmes à une fracture supra-condylienne simulant la luxation ; or, la radiographie nous prouva qu'il y avait luxation complète des deux os en arrière et en dehors, et fracture de l'épitrochlée avec déplacement en bas et en arrière. La luxation fut réduite, puis le massage du coude amena la guérison rapide. Dans mon autre observation, que vous trouverez également détaillée dans la thèse de M. Mouchet, la luxation en arrière et en dehors fut correctement diagnostiquée et réduite séance tenante ; mais aussitôt elle se reproduisit, et on perçut alors une crépitation osseuse. Cette fracture — en raison surtout de la facilité avec laquelle la luxation récidiva — nous parut porter sur le condyle interne de l'humérus ; mais la radiographie nous prouva qu'il s'agissait seulement de l'épitrochlée, très abaissée, jusqu'à descendre contre le côté interne de l'apophyse coronoïde. La luxation fut alors réduite sous le chloroforme, puis, à cause de la reproduction facile, le coude fut pris pendant huit jours dans un appareil plâtré avant d'être soumis au massage ; mais c'est le seul cas dans lequel l'immobilisation préalable soit indiquée, et encore doit-elle être de courte durée.

Le fragment épitrochléen, chez ce malade, était tout contre le bord interne de l'apophyse coronoïde ; il n'eût pas fallu grand'chose pour le faire passer au-dessus de cette apophyse, pour réaliser l'interposition dont je vous parlais tout à l'heure. Chez deux patients que j'ai soumis à l'arthrotomie pour luxation primitivement irréductible du coude — et dont les observations ont été publiées dans la thèse de M. Buthaud — j'ai constaté cette interposition comme cause d'irréductibilité. Je ne veux donc pas aller plus loin sur ce sujet, car ce serait entrer dans une discus-

sion thérapeutique qui n'a rien à voir avec la fracture de l'épitrochlée[1]; j'ai seulement voulu vous faire toucher du doigt les conséquences chirurgicales possibles de ce lien entre la luxation du
coude et la fracture de l'épitrochlée.

L'arrachement que je viens de vous décrire est réalisable à partir
du moment où apparaît le point osseux épitrochléen jusqu'au jour
où il se soude à la diaphyse, c'est-à-dire en moyenne de cinq à
dix-huit ans. Mais, comme pour toutes les soudures épiphysaires,
cette moyenne est susceptible d'écarts importants, car, par
exception, M. Mouchet a trouvé l'épitrochlée soudée chez une
jeune fille de douze ans, tandis que MM. Rambaud et Renault
l'ont vue encore indépendante chez un sujet de vingt-cinq ans.
C'est probablement par ces soudures retardées qu'il faut expliquer
une bonne part des fractures épitrochléennes, rares d'ailleurs,
que l'on observe chez l'adulte: quelques-unes peut-être, lorsque
l'apophyse est fortement saillante, sont dues à l'action directe
d'une violence; d'autres sont de petits arrachements osseux à
l'insertion du ligament, comme il s'en produit si souvent, dans
les entorses du pied, à la pointe de la malléole externe.

En exposant à mesure devant vous quelques histoires de
malades, je crois vous avoir suffisamment montré, d'une part,
les symptômes grâce auxquels le diagnostic est incontestable,
d'autre part, les cas où le diagnostic est obscur jusqu'à ne pouvoir être précisé que par la radiographie. Il me paraît donc inutile
de revenir sur la manière de différencier l'entorse et la fracture
sans déplacement, et sur les conditions où, en cas de luxation
concomitante, on admettra à tort une fracture supra-condylienne,
une fracture du condyle interne.

IV

Après avoir établi le diagnostic différentiel, vous devrez toujours avoir soin de rechercher si rien ne révèle une lésion du nerf
cubital, et vous m'avez vu chez mes malades piquer avec une

1. Voyez la leçon XII.

épingle la peau de l'annulaire et de l'auriculaire ; vous m'avez
entendu leur demander si aucun trouble moteur ou sensitif
— paralysie, gêne, crampes, douleurs irradiées, fourmillements
— n'existait dans le territoire du nerf. Je n'ai rien trouvé de
suspect, et j'ajouterai qu'il en a été ainsi chez tous les patients
que j'ai eus entre les mains, en particulier chez les 22 dont les cas
ont été publiés par M. Mouchet. Mais les observations premières de
B. Granger, celles de Richet, de Denucé, de Brandenburg, de Fallier[1], nous prouvent que, parmi les fractures du coude, celles de
l'épitrochlée se compliquent assez volontiers de la sorte ; B. Granger, avec ses trois cas initiaux, a toutefois été desservi par un hasard
de série. Et vous devrez surveiller attentivement les blessés à ce
point de vue pendant plusieurs semaines, car si la lésion nerveuse
est d'ordinaire immédiate, elle peut être tardive, due à la compression par l'épine osseuse d'un cal exubérant, comme l'a observé
Denucé. Il faut alors, sans contredit, évider le cal à la gouge et
libérer le nerf : c'est ce que fit Brandenburg, au bout de six semaines, chez une jeune fille de dix-neuf ans, et il obtint la guérison complète après un mois d'électrisation. Quant aux paralysies ou parésies immédiates du nerf cubital, elles ne constituent
pas une indication à une intervention chirurgicale libératrice, car,
malgré l'opinion de B. Granger, elles ne sont en général pas dues
à la compression du nerf par le déplacement du fragment[2], mais
à sa contusion directe au moment de l'accident ou à sa compression par l'épanchement sanguin. Recherchez toujours avec soin
les symptômes caractéristiques, avertissez bien les familles de la
possibilité de cette complication, car sans cela on aura tendance,
si la paralysie survient, à incriminer votre traitement, à vous
accuser d'impéritie, et, si cela peut être exact pour certaines paralysies tardives par cal exubérant, au moins mettez-vous à l'abri de
tout soupçon pour les lésions nerveuses immédiates ; montrez bien,
si elles existent, qu'elles sont antérieures à votre intervention.

<hr>

1. Denucé, art. *Coude* du *Dict. de méd. et chir. prat.*, Paris, p. 721. — Richet,
voy. César, *Thèse de doct.*, Paris, 1876, n° 228. — Fallier, *Thèse de doct.*, Paris,
1888-1889, n° 284. — Brandenburg, *Inaug. Diss.*, Greifswald, 1880.
2. Voyez cependant la note, p. 138.

V

Lorsqu'il n'y a pas une luxation concomitante et se reproduisant au moindre mouvement, — je vous renvoie pour ce cas à ce que j'ai dit plus haut, — le traitement doit consister en massages et mobilisation *immédiats*; aucun appareil inamovible ne sera appliqué et, entre les séances, le membre, protégé par un peu de ouate, sera seulement maintenu dans une écharpe. Vite on dira au patient de s'en servir peu à peu et il faut prédire qu'en cinq à six semaines le retour des fonctions sera parfait. Il est fort avancé chez notre enfant dont la fracture a dix-neuf jours de date ; il est à peu près complet chez celui qui en est atteint depuis un mois. Chez ce dernier vous constaterez une particularité utile à connaître : le fragment épitrochléen ne crépite plus, n'est plus douloureux, mais il est toujours un peu mobile. Cette absence de consolidation est rare, mais non point exceptionnelle. Elle se conçoit ; lorsque le déplacement du fragment en bas est considérable d'ordinaire, sous l'influence du massage, l'épitrochlée remonte peu à peu et se consolide, tout en restant, il est vrai, anormalement saillante, mais quelquefois elle ne se soude pas à la diaphyse humérale. Cela n'a d'ailleurs eu aucun inconvénient pour le fonctionnement du coude, chez les quelques malades que j'ai déjà observés.

Le fragment déplacé ne cause une gêne que lorsqu'il tombe, comme je vous l'ai dit, sur le bord interne de l'apophyse coronoïde, entre elle et la trochlée ; si quelquefois les massages peuvent l'en déloger, le résultat n'est pas toujours obtenu à si peu de frais. Peut-être, quand ce déplacement si gênant pour la flexion persiste, est-ce que le traitement a été au début médiocrement dirigé. Mais il pourra vous arriver d'être consultés, sans être initialement responsables, par des malades en cet état. Alors le massage et la mobilisation pourront rendre à la jointure sa souplesse, ou à peu près. M. Paulet a montré à la Société de chirurgie une pièce où ce petit fragment formait « un petit os surnuméraire, recouvert de cartilage d'encroûtement et faisant, en réalité, partie des surfaces articulaires. » Mais dans un cas d'interposition entre la trochlée et l'olécrane, il en résulta une ankylose à angle droit pour laquelle, chez un enfant de onze ans, Sprengel pratiqua la résection du coude. Il est toujours difficile de juger à distance la conduite d'un chirurgien, mais il me paraît probable que la résection du petit fragment aurait pu suffire : elle eût certainement suffi dans les premiers jours après l'accident ; aujourd'hui que vous avez les ressources de la radiographie, vous seriez impardonnables de ne pas traiter tout de suite une semblable interposition.

Lorsqu'on étudie le pronostic d'une fracture du coude, le fait capital est le résultat fonctionnel, mais l'on doit tenir compte aussi du résultat esthétique ; en particulier, lorsque les cartilages épiphysaires sont en jeu, on doit rechercher si, par perturbation de leur pouvoir ossifiant, le coude blessé n'est pas exposé à des déviations secondaires en dedans ou en dehors. Dans l'espèce, la diaphyse entrant comme un coin entre l'épitrochlée et la trochlée, en sorte que très vite l'épitrochlée devient une apophyse, on se demande comment la variété de fracture que nous étudions pourrait être suivie de cubitus valgus ou varus tardif, ostéogénique. Les faits qui lui sont attribués par von Lesser pour le cubitus varus, par Berthomier pour le cubitus valgus, nous paraissent douteux : il est bien possible que, par le trauma, d'autres régions du cartilage épiphysaire proprement dit aient souffert, en particulier vers le condyle externe. Car bien des décollements épiphysaires sans déplacement ou à très faible déplacement étaient pris pour des entorses, pour des contusions, avant l'emploi des rayons de Röntgen.

Même à ce point de vue, donc, le pronostic éloigné de la fracture de l'épitrochlée est d'une bénignité parfaite. J'ai soigné de nombreux malades ainsi atteints : chez tous, par le traitement si simple que je vous ai conseillé, j'ai obtenu le retour complet des fonctions sans lésion du nerf cubital, sans difformité. Il m'est donc impossible d'accorder à M. Kocher que toujours, que la fracture soit récente ou ancienne, il faille extirper le fragment ; il m'est impossible de trouver que Pauly ait bien fait de l'extirper chez un enfant de onze ans, parce qu'il craignait un cal difforme. L'opéra-

tion est bénigne, elle ne nuira en rien au sujet : mais j'affirme
— et les deux malades que je vous présente en font foi — que
presque toujours elle est inutile, qu'elle devra être réservée aux
cas exceptionnels, comme ceux de Denucé, de Brandenburg, où
un cal vicieux comprime *secondairement* le nerf cubital.

VI

Laissez-moi terminer cette leçon, quoique je n'aie pas de
malade correspondant à vous faire examiner, par deux mots de
parallèle entre la fracture de l'épicondyle et celle de l'épitrochlée.
Car la très rare fracture de l'épicondyle est, en dehors, l'homologue de celle de l'épitrochlée, et, comme elle, elle peut être produite soit par choc direct, soit par arrachement dans l'adduction du
coude; comme exemple de lésion directe on peut citer un cas
où Bardenheuer a vu la fracture de l'épicondyle avec plaie, sur
une femme de soixante-huit ans tombée d'un lieu élevé. Pour mon
compte personnel, j'en ai observé deux cas, radiographiés, chez des
enfants de huit et de neuf ans dont l'un était tombé sur le coude
et l'autre sur la paume de la main.

A cet âge, de huit à quinze ou dix-huit ans, le décollement épiphysaire est possible, car le point osseux existe dans l'épicondyle;
et l'on conçoit que certaines soudures retardées jusqu'à vingt ou
vingt-cinq ans rendent ce décollement admissible assez tard. Mais,
faute de connaissances ostéogéniques exactes sur le développement
de l'extrémité inférieure de l'humérus [1], on a émis à propos de ce
décollement et de cette fracture des opinions insoutenables. Ainsi
Coulon n'a recueilli qu'une observation « certaine » de cette fracture de l'épicondyle, et elle concerne un enfant de trois ans et
demi : à cet âge le point osseux de l'épicondyle n'existe jamais.
D'autres auteurs ont nié l'existence de cette fracture, et ont pensé
qu'on avait pris pour elle des fractures du condyle interne. En

1. Voyez les figures de la page 78.

réalité, la radiographie a démontré que la fracture isolée de l'épicondyle existe; par la petitesse du fragment, par l'intégrité de l'articulation, elle est assez facile à différencier de la fracture du condyle externe. Les symptômes sont, en dehors, ceux de la fracture de l'épitrochlée en dedans; et, comme pour cette dernière, vous traiterez par la mobilisation précoce et le massage[1].

1. Je compléterai cette leçon en reproduisant des figures fort intéressantes données par E. PAYR. Ueber Läsion des Nervus ulnaris bei Verletzungen am Ellbogengelenk, *Deut. Zeit. f. Chir.*, Leipzig, 1900, t. LIV, p. 166. Elles ont trait à

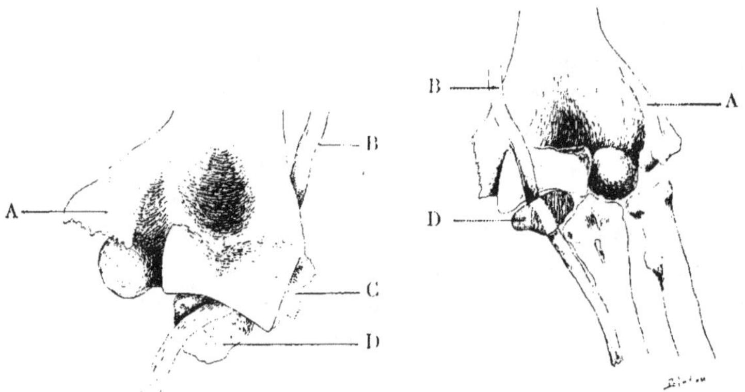

FIG. 54. — Vue d'arrière en avant.   FIG. 55. — Vue d'avant en arrière.

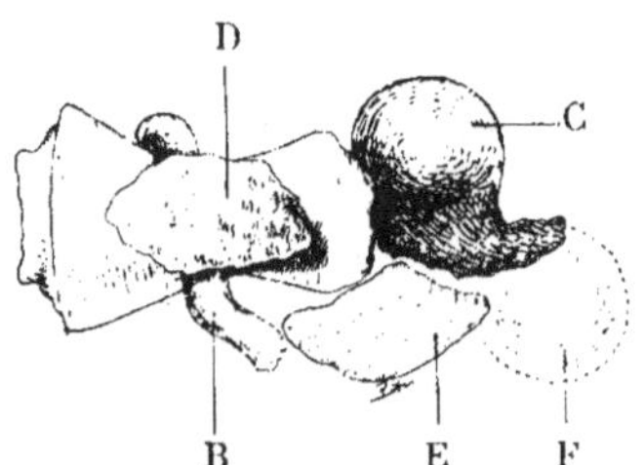

FIG. 56. — Vue de bas en haut.

une luxation incomplète en dehors avec arrachement de l'épitrochlée. Le fragment épitrochléen s'est logé entre la trochlée et la cavité sigmoïde en comprimant le nerf cubital contre le squelette. Il a été extrait et la paralysie a guéri. Sur ces figures on voit en A le trait de la fracture condylienne; en B le nerf cubital, appliqué contre la face antérieure de la trochlée par D, fragment épitrochléen détaché de C. Sur la figure 56, E et F sont les coupes du cubitus et du radius.

COMPLICATIONS NERVEUSES PRÉCOCES
DES FRACTURES DE L'EXTRÉMITÉ INFÉRIEURE
DE L'HUMÉRUS

I. — Observation d'un garçon atteint depuis deux ans d'une paralysie du nerf médian et un peu du radial consécutivement à une fracture supra-condylienne. Incertitude sur le moment exact du début. Indication d'essayer avant d'opérer le traitement par l'électricité.

II. — Causes des paralysies immédiates : contusion directe des nerfs au moment du trauma ; contusion par les fragments osseux déplacés, fait exceptionnel dans les fractures de condyle externe, moins rare dans les supra-condyliennes. Causes des paralysies secondaires : nerfs lésés par les fragments mal réduits, par le cal exubérant.

III. — Paralysie immédiate complète, évidente, indiquant la recherche et la suture du nerf. Facilité de méconnaître les paralysies immédiates incomplètes et de les confondre avec des paralysies secondaires précoces. Guérison possible sans opération chirurgicale ; sa rapidité paraît en rapport avec l'exactitude de la réduction. Indication de l'abrasion du cal ou des fragments saillants. Inconvénients d'une mauvaise réduction de la fracture. Ne pas trop attendre pour opérer. Gravité considérable de certains cas.

Toutes les fois que j'examine devant vous une fracture récente du coude — et, dans un service de chirurgie infantile, l'occasion en est fréquente — je vous signale la nécessité de toujours rechercher, tout de suite et les jours suivants, si rien, dans la motricité et dans la sensibilité, n'indique un trouble fonctionnel des nerfs médian, radial et cubital à l'avant-bras et à la main. Je reconnais que la difficulté de l'examen pendant les premiers jours est grande et que le nombre des résultats positifs n'est pas très élevé, puisque sur 105 cas Mouchet et moi n'avons relevé que 9 observations de lésions nerveuses. Mais c'est déjà une proportion bien supérieure à celle des complications de cet ordre au cours des fractures des autres régions, supérieure même à celle des lésions du nerf radial dans la gouttière de torsion au cours des fractures du corps de l'humérus.

Cette fréquence relative vous paraîtra naturelle si vous vous rappelez les rapports des trois nerfs que je viens de nommer avec la palette inférieure de l'humérus. Et surtout elle doit peser sur les fractures supra-condyliennes, qui traversent et déplacent gravement cette palette dans toute sa largeur ; c'est précisément ce que nous enseigne la clinique, car, sur 38 fractures supra-condyliennes, j'ai compté 8 cas de lésions nerveuses, dont 6 seulement, il est vrai, de quelque gravité. Quant à nos 40 fractures du condyle externe, une seule s'est compliquée de la sorte, et encore est-ce le nerf cubital qui a souffert, fait au premier abord bizarre et dont nous aurons à rechercher la cause. Vous lirez, d'autre part, que, dans les fractures de l'épitrochlée, la paralysie du nerf cubital est spécialement à craindre ; et cette fracture est, en effet, entrée dans l'histoire, en 1818, grâce à B. Granger, avec trois observations de cette nature, mais, sur mes cas personnels, je n'ai rien observé de semblable.

Je n'étudierai aujourd'hui avec vous que ces paralysies précoces, immédiates ou secondaires, oubliant pour le moment les paralysies très tardives, survenant des années après une fracture du condyle externe. Et de ce court préambule résulte qu'il ne sera guère question que des fractures supra-condyliennes : aussi bien est-ce une de ces fractures que nous avons sous les yeux. Scrutons d'abord son histoire clinique ; nous nous demanderons ensuite à quelles conclusions thérapeutiques nous mènent nos connaissances sur le mécanisme habituel et l'évolution de ces lésions[1].

1. Consultez : CLAUS, *Centr. f. Chir.*, Leipzig, 1893, p. 833. — FINOTTI, *Wien. med. Woch.*, 1843, p. 2049. — MONDAN, *Rev. de chir.*, Paris 1884, p. 206. — LE CHAIX, *Thèse de doct.*, Paris, 1898-1899, n° 417. — BIDDER, *Arch. f. klin. Chir.*, Berlin, 1884, t. XXX, p. 799. — BOULARAN, *Thèse de doct.*, Paris, 1883-1884, n° 93. — A. BROCA et MOUCHET, *Rev. de chir.*, Paris, 1899, p. 701.

I

Il y a trois jours, le 15 février 1899, nous a été amené pour la première fois à l'hôpital Trousseau un garçon de sept ans, atteint d'une paralysie grave du nerf médian avec quelque participation du radial droit. Les symptômes caractéristiques nous sautent immédiatement à l'œil : la main est constamment fléchie à angle droit sur le poignet; les doigts ont leurs premières phalanges renversées sur le métacarpien, les deux dernières sont fléchies; le pouce est ramené sur le plan dorsal des métacarpiens; les muscles de l'éminence thénar, et surtout le court abducteur et l'opposant, sont atrophiés; de même ceux de la masse des fléchisseurs à l'avant-bras. Quoique les muscles tributaires du radial paraissent normaux, la main ne peut pas être volontairement placée en extension : elle atteint à peine le prolongement de l'axe de l'avant-bras; elle est tout entière déjetée sur le bord cubital et le sujet est impuissant à la porter de lui-même en abduction; l'extension de la troisième phalange de l'index est impossible.

La paralysie des muscles innervés par le médian est donc évidente, mais les fibres sensitives n'ont pas souffert, car dans tout le territoire du nerf la sensibilité est normale. Il y a cependant un soupçon de troubles trophiques : les ongles du médius et surtout de l'index sont incurvés; l'extrémité de l'index est effilée.

Pourquoi cette paralysie? Les parents nous ont vite renseignés sur ce point : il y a un peu plus de deux ans, le 7 janvier 1897, l'enfant est tombé de sa hauteur sur le coude; et il a sûrement été soigné pour une fracture, puisque, à l'hôpital des Enfants-Malades, M. de Saint-Germain a immobilisé le membre en flexion, jusqu'au 3 février, dans une gouttière plâtrée. Et nous constatons aujourd'hui les signes nets d'une ancienne fracture supra-condylienne, d'ailleurs guérie en de bonnes conditions au point de vue du déplacement osseux et du fonctionnement articulaire. Il y a toutefois une légère saillie de la région épicondylienne, et un certain degré de cubitus varus, à 170° environ, nous prouve que le fragment inférieur est resté porté un peu en dedans : car si, chez quelques sujets, le cubitus valgus normal peut faire défaut, l'attitude en varus est toujours pathologique. Mais le cal n'est pas gros, et la saillie en avant de la pointe diaphysaire, peu prononcée et mousse, ne se traduit que par un peu d'incurvation de l'os ; cliniquement, la chose est sûre, et elle est mise hors de contestation par la radiographie que je vous fais passer. Le fonctionnement du coude est bon, puisque l'extension est normale et que la flexion va à 60° ; c'est, en effet, quand le fragment supérieur fait butoir en avant que la flexion est limitée.

Avant de prendre parti sur l'indication thérapeutique, il serait utile de savoir à quel moment après l'accident a débuté la paralysie : fut-elle immédiate, ou n'a-t-elle commencé qu'au bout de quelques jours ? Sur ce point, nous devons rester dans le doute ; tout ce que la mère peut nous dire, c'est que la main était paralysée lorsque l'appareil fut retiré, un mois environ après la chute. Il n'est pas probable que le nerf ait été complètement sectionné par le fragment supérieur au moment du trauma, car, grâce à l'atrophie musculaire, on le sent au devant de la saillie humérale, formant un cordon continu, renflé un peu en olive, légèrement sensible à la pression sur un trajet de 2 centimètres environ. Quant à dire si, sans avoir été rompu, il a subi une attrition immédiate, ou seulement pendant la formation du cal, il me semble impossible de conclure ; je me crois seulement en droit de penser qu'il n'y a pas lieu de suturer le nerf ; que, d'autre part, il n'est pas englobé dans un cal qui l'enserre, puisque le cordon que je viens de vous signaler glisse dans la profondeur sur la saillie osseuse et puisque, en outre, sur la radiographie n'apparaît aucun cal exubérant.

Donc, pas de rupture du nerf, pas d'enclavement dans un cal, pas de fragment diaphysaire saillant sous le nerf distendu par lui comme une corde de violon sur le chevalet : je n'avais là aucun des signes indiquant formellement l'opération immédiate. J'ai donc résolu d'essayer d'abord ce que pourra donner, entre les mains de mon ami, M. Huet, un traitement électrique bien dirigé, auquel l'enfant n'a pas encore été soumis ; il a seulement été électrisé irrégulièrement à l'hôpital des Enfants-Malades, dès que le premier appareil eut été enlevé. Et si j'ai attendu quelques jours avant de vous entretenir de ce malade, au lieu de vous le présenter tout de suite à la consultation, c'est parce que je voulais vous transmettre, sur l'état électrique des muscles et des nerfs, des renseignements pour lesquels je suis incompétent, sans lesquels, cependant, nous ne pouvons prendre une décision.

M. Huet m'a répondu que dans le domaine du nerf cubital, l'excitabilité électrique est assez bonne en qualité et en quantité, sans aucune modification actuelle de dégénérescence. Dans le domaine du radial, il n'y a pas de modifications qualitatives actuelles de dégénérescence, mais si, dans le long supinateur, l'excitabilité faradique et galvanique est bonne, elle est diminuée un peu dans les radiaux et dans l'extenseur commun, d'une manière plus nette dans les muscles propres du pouce — dans le long abducteur surtout — dans ceux de l'index et du petit doigt. Dans le domaine du nerf médian, l'excitabilité galvanique et faradique des palmaires, du court abducteur et de l'opposant du pouce est conservée, mais assez fortement diminuée; celle des fléchisseurs des doigts est un peu moins diminuée; celle du court fléchisseur du pouce est bonne, mais ce muscle peut recevoir du cubital une partie de son innervation. Actuellement, les modifications qualitatives dans les muscles innervés par le médian sont peu accusées, mais il y a encore peut-être quelques restes de réaction de dégénérescence, caractérisés par un peu de lenteur des contractions, sauf dans le court fléchisseur du pouce, où elles sont assez vives.

De cet examen il résulte que les modifications de l'excitabilité électrique n'existent guère actuellement que du côté du médian, mais qu'il y a quelque chose, un reste sans doute, du côté du radial.

La question qui se pose est de déterminer si nous devons opérer tout de suite ou s'il convient d'essayer d'abord le traitement électrique simple. Par anticipation, je vous ai dit en deux mots que je me ralliais, pour commencer, à cette deuxième solution; pour que vous compreniez les motifs de ma détermination, il faut que

je vous explique quelles sont les causes anatomiques des lésions
nerveuses précoces dans les fractures de l'extrémité inférieure de
l'humérus, et comment elles évoluent en clinique.

II

Quelles que soient les conséquences, sur le squelette, d'une violence portant sur le coude, elle peut par elle-même, et indépen-
damment de tout contact avec un fragment osseux, produire une
contusion directe d'un nerf : et tout le monde sait, même les pro-
fanes, qu'à cela est à peu près seul exposé le nerf cubital, dans la
gouttière épitrochléo-olécranienne. Il n'est personne qui, rencon-
trant un jour du coude un corps dur, n'ait senti la douleur vive
et passagère, les fourmillements dans l'annulaire et l'auriculaire,
prouvant que le nerf cubital a touché. Cette contusion insignifiante n'a pas de suites : plus intense, vraie attrition du nerf, elle
peut provoquer une névrite, mais il est alors constant, ou à peu
près, que le trauma ait été assez vif pour fracturer l'os, ou pour
disloquer la jointure.

C'est principalement pour les lésions du nerf cubital accompagnant les fractures de l'épitrochlée que l'on doit, à mon sens,
invoquer cette contusion directe, de dehors en dedans. Dans le
mémoire auquel j'ai déjà fait allusion, B. Granger a soutenu que
l'injure venait du fragment épitrochléen déplacé, en sorte que les
troubles nerveux, dont il a eu une série anormalement fournie,
seraient liés à la nature même de la fracture, et non au choc extérieur : cette opinion, longtemps reproduite sans discussion, me
paraît erronée, car le fragment osseux ne fait guère que s'abaisser,
et si à cela se combine un autre déplacement, c'est en avant plutôt
qu'en arrière, loin du nerf cubital, par conséquent, et non pas
vers lui. La complication se manifeste dès les premières heures
après l'accident par des fourmillements, des douleurs irradiées,
des crampes, de la parésie, enfin de l'atrophie musculaire. On a
d'ailleurs exagéré sa fréquence, puisque pour ma part je ne l'ai
jamais notée : or, je suis à cet hôpital depuis octobre 1892, et dans

mon service, pendant une période de dix-huit mois, Mouchet a compté 22 fractures de l'épitrochlée vérifiées par la radiographie. Voyez, même à supposer une moyenne moindre, ce que cela fait pour une période de sept ans !

Dans les autres fractures humérales, supra-condyliennes ou du condyle externe, l'étude du mécanisme nous enseigne que, même s'il y a chute sur le coude, la cause vulnérante n'agit pas directement sur l'humérus, mais lui est transmise par l'intermédiaire à la fois de l'olécrane et de ligaments anormalement tendus. Rien ne vient donc, de dehors en dedans, chercher le nerf cubital dans sa gouttière : ici intervient le contact trop brutal des nerfs avec les fragments osseux, et vous concluez tout de suite que le nerf cubital doit être menacé par les déplacements en arrière et en dedans, les nerfs médian et radial par les déplacements en avant.

Aussi trouverez-vous naturel que dans les fractures du condyle externe les lésions nerveuses précoces soient exceptionnelles : le trait est tout à fait loin du nerf médian, et il entame le bord externe de l'humérus fort au-dessous du nerf radial; le fragment se déplace toujours en bas et en dehors, quelquefois en arrière, presque jamais en avant. Il ne rencontre donc rien en route. En fait, sur 40 cas consécutifs observés en dix-huit mois, je n'en ai vu qu'un avec lésion nerveuse : et c'était le nerf cubital qui était en cause.

Le nerf cubital compromis tout de suite par une fracture du condyle externe; mieux encore, par un simple décollement, sans déplacement, de ce condyle? La chose est étrange, et certainement le trait de fracture n'a rien à y voir; le cal pas davantage, car à la palpation on n'en sentait pas, à la radiographie on n'en voyait pas [1]. Et cependant, le 23 août 1897, alors que la chute sur le coude datait du 10 juillet, la griffe cubitale était déjà évidente, avec atrophie et paralysie des muscles correspondants, avec grande diminution de la sensibilité dans le territoire du nerf. Mais si l'humérus était de forme et volume normaux, si les mouvements du coude étaient fort peu limités, il me parut, à la palpation, que la

1. Voy. leçon VIII, pp. 134 et 138.

gouttière du nerf, entre l'olécrane et l'épitrochlée, était plus étroite que du côté opposé; on y sentait rouler le nerf cubital, libre en apparence, mais augmenté de volume, et situé un peu plus en avant que normalement : et je vis, en effet, sur la radiographie, que le cubitus était, de ce côté, plus rejeté en dedans que du côté sain. Dès lors, il me parut probable que ce déplacement en dedans — dont on saisit assez bien le lien avec la lésion du condyle externe, comme je vous le dirai un jour — avait provoqué une contusion du nerf, qui continuait à être gêné dans une gouttière restée définitivement trop étroite. La preuve de cette hypothèse fut vite donnée, car le 1er septembre je mis à nu le nerf, je le libérai d'une gangue fibreuse qui l'enserrait, je lui donnai du jeu en abattant au ciseau la partie interne de la trochlée et de la coronoïde : le soir même, la sensibilité commençait à revenir, et le 15 janvier la guérison était complète, grâce à l'électrisation dont mon ami Huet a bien voulu se charger. Je sais que depuis il n'y a eu aucune récidive de la névrite [1].

Je crois donc être assuré que chez ce malade il ne faut accuser ni un déplacement du fragment, ni une contusion directe par le trauma, mais bien une attrition par l'olécrane non fracturé et repoussé en dedans; en sorte, que jusqu'à un certain point, ce fait est comparable aux paralysies tardives par cubitus valgus progressif, avec rétrécissement de la gouttière du nerf cubital.

Voilà donc ma seule observation personnelle. Dans la littérature, vous en trouverez une où Coulon a constaté, chez un garçon de neuf ans, une paralysie radiale deux jours après une fracture du condyle externe. Il ne faut jamais rien nier, dans notre art, mais pour que ce fût lié à la fracture il faudrait un trait bien éloigné de l'habituel ; d'ailleurs, Coulon avait constaté une luxation concomitante du coude en arrière, et d'autre part la radiographie nous a rendus réservés dans nos assertions diagnostiques, même quand le sujet guérit — ce qui fut le cas — avec une forte saillie du condyle externe.

Donc, les lésions nerveuses immédiates accompagnant les frac-

1. De même en août 1901.

tures du condyle externe sont exceptionnelles ; on peut en voir, par un mécanisme très spécial, au niveau du nerf cubital, ce nerf n'ayant pas été touché par l'os brisé.

La rareté est grande également pour les fractures du condyle interne, exceptionnelles elles-mêmes, et dont je n'ai jamais observé d'exemple ; et je me bornerai à vous dire que Senftleben a vu la paralysie du nerf cubital se produire pendant les essais de réduction, sous l'action des fragments osseux.

Nous arrivons ici à la contusion, à la déchirure d'un nerf par un fragment osseux. C'est par ce mécanisme que se produisent les paralysies qui compliquent les fractures supra-condyliennes ; c'est alors le fragment diaphysaire qui vient menacer les nerfs du côté où il se déplace presque toujours, c'est-à-dire en avant ; l'action de la contusion directe postérieure concomitante ou du fragment inférieur déplacé en arrière est beaucoup moins à craindre, et c'est pour cela que l'entrée en jeu du nerf cubital est rare, tandis que celle des nerfs médian et radial est fréquente.

L'extrémité diaphysaire, plus ou moins dentelée, pointue, coupante, peut produire sur les nerfs situés en avant d'elle, avec ou sans lésion concomitante de l'artère humérale, des délabrements variables : contusion, distension, aplatissement, pénétration d'une esquille, déchirure partielle ou complète. Ainsi, pour le nerf médian, Kocher nous apprend par une brève note, sans détails anatomiques, qu'il a vu une fille de sept ans, atteinte de fracture supra-condylienne avec troubles sensitifs immédiats dans le territoire du médian. D'après Gurlt, Velpeau a trouvé un jour le nerf médian et l'artère aplatis sur le fragment diaphysaire qui sortait à travers la peau. Polaillon a constaté par l'opération, cinq semaines après l'accident, qu'une arête osseuse pénétrait dans le nerf. Quant au nerf radial, Sprengel et Claus, Nicoladoni et Finotti ont vérifié, par une incision immédiate ayant pour but la suture, que sa déchirure complète était possible.

Donc, les nerfs peuvent souffrir très gravement au moment même de l'accident, mais la chose est sûrement fort rare, et en tout cas je ne l'ai jamais observée. Ce qui paraît plus fréquent, c'est un certain degré de mâchure, suivi de névrite plus ou moins intense, où par conséquent les symptômes ne sont manifestes qu'au bout de quelques jours ou de quelques semaines. Fait important à retenir pour qui veut saisir la distinction entre les accidents de cette nature et ceux qui, vraisemblablement secondaires, sont dus à l'offense ultérieure du nerf par un fragment mal réduit, à son soulèvement ou à son enclavement par un cal exubérant.

Quelquefois, le choix entre ces deux derniers mécanismes ne peut être douteux. Comment expliquer autrement que par un cal exubérant une paralysie secondaire du nerf médian à la suite d'une fracture du condyle externe? Il y a sur ce point, par exemple, une observation de Dandridge, et l'on peut être, au premier abord, étonné que le cal aille porter le trouble si loin du premier trait de fracture. Mais, pour la fracture du conde, plus encore que pour les autres, il se forme parfois des cals sous-périostiques énormes, et j'ai souvenir d'un homme assez âgé chez lequel j'ai abrasé un cal antérieur qui limitait la flexion et que je croyais bien dû à une fracture supra-condylienne, avec saillie surtout en dedans[1]. Or, la masse osseuse sous-périostique néoformée recouvrait une palette humérale parfaitement lisse, et en dehors seulement existait une fracture consolidée du condyle externe. Mais, pour le nerf radial, comme dans un cas de Wœlfler, est-ce alors dû à la saillie du cal ou à celle du fragment mal réduit? De même, pour les nerfs radial ou médian, quand il s'agit d'une fracture supra-condylienne; mais ici je vais pouvoir reprendre les faits cliniques, les discussions théoriques, les indications thérapeutiques, en vous rappelant les malades que vous avez pu observer dans mon service depuis quelques mois. Car j'ai vu quatre fois ces lésions secondaires du médian par fracture supra-condylienne, deux fois celles du radial ; deux fois enfin deux nerfs ensemble ont été lésés, médian et radial, médian et cubital, et une fois, chez un de ces malades, le radial a passagèrement été intéressé. Je m'en tiens donc, en ce moment, à l'énumération des causes anatomiques possibles. C'est en discutant les faits cliniques, et pour préciser l'indication opératoire, que le chirurgien a besoin d'attribuer à chacune d'elles son dû.

1. Voyez les radiographies, pages 120 et 121

III

Avant de m'occuper ainsi des paralysies secondaires et de les
mettre jusqu'à un certain point en parallèle avec les névrites consécutives à une contusion immédiate, mais légère ou inaperçue,
laissez-moi vous montrer la conduite à tenir quand il y a des
symptômes nerveux accentués et immédiats ; je ne puis vous renvoyer, ici, à un malade traité sous vos yeux, mais quand vous
serez établis en clientèle, vous pourrez être, du jour au lendemain,
aux prises avec cette difficulté, dont je crois utile, par conséquent,
de vous avertir.

L'étude clinique n'est pas ici très compliquée, lorsque avec la
fracture existe une rupture complète ou une attrition grave ; il en
résulte une paralysie immédiate et totale de la motricité et de la
sensibilité, et quand vous constatez ces symptômes, n'attendez pas
pour agir. Je sais qu'un jour, Bidder, sur un sujet atteint de
fracture en T, a noté une paralysie radiale totale et immédiate, en
sorte qu'il a craint une rupture ; or, ce n'était qu'une contusion,
puisqu'en deux mois la guérison spontanée a été complète. Mais,
d'une manière générale, en pareille occurrence, je ne vous conseille
pas la temporisation, car les essais, forcément aveugles et brutaux,
de réduction sous-cutanée, sont capables d'aggraver une contusion, une déchirure nerveuse. Quelquefois on s'en rend compte à
temps, car, un nerf étant pris entre les fragments, on provoque dans
son territoire des douleurs et des fourmillements par les manœuvres destinées à chercher la mobilité anormale et la crépitation ;
mais cet avertissement n'est pas constant, ou bien il est méconnu,
et par exemple il est arrivé à Senftleben de léser le nerf cubital en
réduisant une fracture du condyle interne. Quant à laisser la
fracture non réduite et à s'en rapporter au temps pour émousser
les pointes et habituer les nerfs, je ne crois pas que ce soit prudent. Le vrai moyen consiste alors à ouvrir le foyer, à réduire la
fracture en suturant les os au besoin, à voir où en est le nerf, et,
s'il est rompu, à le suturer ; c'est ce qu'ont fait avec plein succès

Sprengel et Nicoladoni pour le nerf radial, et, le cas échéant, je vous conseille de les imiter.

Inutile d'examiner longuement le cas spécial de la fracture supra-condylienne avec issue du fragment diaphysaire à travers la peau. Qu'il y ait eu ou non section ou soulèvement du médian et de l'artère au passage, nous avons d'abord à débrider pour réduire l'os, en réséquant la pointe si c'est nécessaire ; si le nerf est rompu, vous le suturerez ; s'il n'est qu'aplati, vous le respecterez, et quoique, au dire de Gurlt, cela semble avoir réussi à Velpeau, vous vous garderez de le couper en travers, en même temps que l'artère satellite.

Lorsque les symptômes immédiats sont nuls, ou assez légers pour être restés inaperçus, le diagnostic précis de la lésion et de sa cause est obscur, et c'est le cas pour l'enfant que je vous présente aujourd'hui. Il est certain que la paralysie existait dès la levée du premier appareil : la mère nous en décrit les symptômes, et d'autre part on a tout de suite eu recours à l'électrisation. Mais n'y avait-il rien dès le premier jour, ou s'agit-il d'une névrite après contusion, ou la réduction n'y est-elle pour rien, ou y a-t-il eu irritation par le cal, un fragment étant en outre déplacé? Nous n'en savons rien et nous devons être avertis qu'avec l'impotence fonctionnelle complète, les douleurs, le gonflement considérable dont les fractures du coude sont coutumières, le diagnostic des lésions nerveuses immédiates est très obscur pendant les premiers jours. Une incapacité absolue à mouvoir le poignet ou les doigts, une anesthésie complète se reconnaissent vite. Mais la parésie de quelques faisceaux musculaires, les simples fourmillements avec un peu de douleur nous échappent facilement tant qu'ils ne se sont pas accentués, en même temps que s'atténuent les symptômes immédiats de•la fracture.

Ils s'aggravent, ai-je dit, car il est bien probable que, le nerf ayant subi plus ou moins de contusion primitive, il vienne assez souvent s'y joindre les jours suivants — d'autant mieux que pour ces fractures la réduction n'est jamais parfaite — un peu de sou-lèvement et d'irritation par le cal, dont vous connaissez, en cette région, la grande tendance à l'exubérance. Mais vous savez aussi que, chez l'enfant surtout, les cals se résorbent vite en très grande partie, et c'est ainsi que je m'explique les cas où les troubles nerveux, précoces, mais non immédiats, cèdent vite à l'électrisation et au massage. J'ai assisté à cette évolution heureuse, après fracture supra-condylienne, une fois pour le nerf médian, deux fois pour le nerf radial.

D'abord, chez une fille de sept ans qui tomba sur le coude droit le 12 septembre 1898 et fut amenée le lendemain à l'hôpital Trousseau, pour une fracture supra-condylienne typique, le fragment inférieur, basculé en arrière, ayant conservé un reste de contact avec la diaphyse. M. Mouchet donna du bromure d'éthyle, réduisit, mit un appareil plâtré dans la flexion à angle aigu. Au dixième jour, lorsque l'appareil fut enlevé, une seconde radiographie nous prouva que la réduction s'était assez mal maintenue, le fragment inférieur étant encore dévié en arrière et en dehors. Nous ne songeâmes pas cependant, la déformation étant trop peu accentuée pour cela, à réduire et à immobiliser de nouveau, et à partir du 26 septembre, nous avons commencé le massage et la mobilisation. Nous eûmes une alerte du côté du nerf médian, car le 1ᵉʳ octobre nous nous aperçûmes que l'enfant ne pouvait fléchir complètement le pouce et l'index droits, et, en palpant le pli du coude on sentait, douloureux à la pression, le nerf médian soulevé par le fragment diaphysaire saillant en avant ; il n'existait aucun trouble de la sensibilité. Cette simple parésie des faisceaux fléchisseurs innervés par le médian ne me parut pas suffisante pour justifier une opération : l'enfant fut donc étroitement surveillée, et, loin de s'aggraver, son état s'améliora vite par le massage et l'électrisation, si bien que le 10 octobre les mouvements des doigts étaient redevenus normaux.

Étant donnés les empiétements du médian et du cubital sur leurs territoires réciproques à l'avant-bras, on conçoit qu'une parésie aussi limitée et aussi transitoire échappe aisément ou que, quand on s'en aperçoit, on n'ose affirmer le diagnostic. Avec le nerf radial — dont le tronc, il est vrai, est bien moins facile à palper — l'absence de toute suppléance possible rend la paralysie plus caractéristique, et c'est précisément ce qui eut lieu chez un garçon de neuf ans qui fut appareillé le 26 août 1897, pour une fracture supra-condylienne datant du 24 août; le 7 septembre, à l'ablation de l'appareil, la réduction étant bonne, mais le cal étant gros, nous trouvâmes une paralysie radiale motrice, sans rien à la sensibilité; et déjà existait, nous dit Huet, un certain degré de réaction de dégénérescence. Le traitement électrique améliora très vite la paralysie, qui était guérie le 18 octobre (fig. 57).

Cette histoire reproduit presque mot pour mot, dans son début, celle d'une fille de huit ans que j'ai soignée quelques jours auparavant : fracture le 15 juillet 1897, appareillée le 16, consolidée le 26 avec saillie du fragment diaphysaire en avant; dans les premiers jours d'août, paralysie motrice radiale complète, avec réaction de dégénérescence assez prononcée. Dès le mois de septembre, l'amélioration était grande. Mais la guérison complète fut plus lente que dans le cas précédent, car ce fut en février seulement que les mouvements revinrent, en mars que les muscles reprirent leur excitabilité faradique, en juin que toute trace de paralysie avait disparu (fig. 58).

Ce qui nous rend compte, je crois, de cette grande différence dans la rapidité de la cure pour deux cas d'abord tout à fait superposables, c'est pour beaucoup la différence dans la réduction, bonne chez un des malades, médiocre chez l'autre. Or, il semble bien que, dans les cas sérieux, la saillie d'un fragment mal réduit soit le facteur principal, bien plus que la néoformation, toujours mousse, d'un cal plus ou moins volumineux. Car si, quelquefois, les pointes osseuses s'atténuent, ce n'est pas constant, ou pas suffisant; et quand la saillie est notable, le nerf, le médian de préférence, est aplati par tout ce qui vient presser d'avant en arrière sur le pli du coude, est distendu dans l'extension de la jointure, est pincé quand, dans la flexion, le coroné vient buter contre la pointe diaphysaire; fait important à bien connaître pour formuler l'indication thérapeutique, pour savoir s'il convient d'opérer ou de s'en tenir au traitement électrique. Car les trois cas que je viens de résumer prouvent que le traitement non chirurgical peut suffire.

L'étude des réactions électriques prend ici une grande importance, car il convient d'agir vite si elle démontre une atteinte

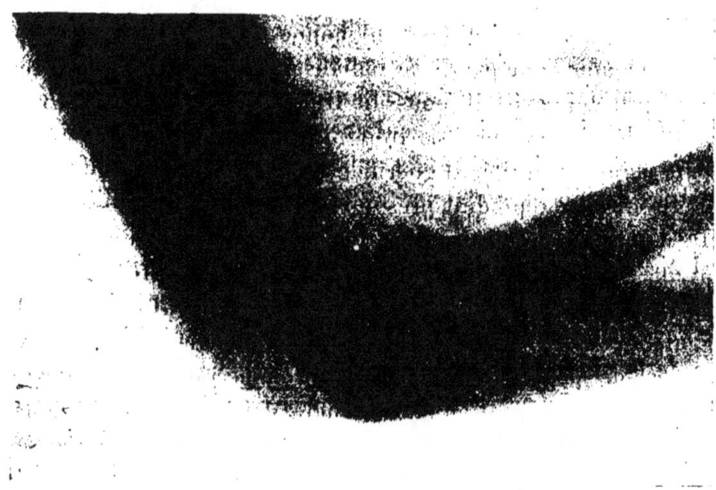

Fig. 57. — Garçon de 9 ans. Fracture supra-condylienne guérie avec bonne réduction. Paralysie radiale vite guérie, sans opération.

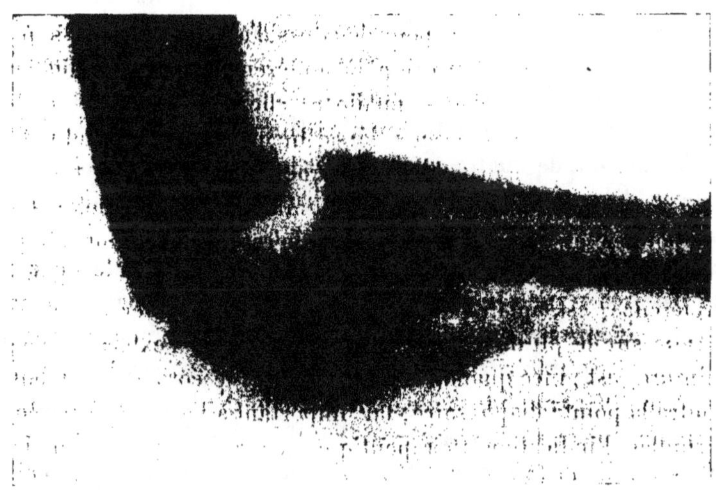

Fig. 58. — Fille de 8 ans. Fracture supra-condylienne consolidée avec forte saillie diaphysaire. Paralysie radiale lentement guérie.

nerveuse grave, avec réaction nette de dégénérescence. Si, au contraire, l'examen électrique ne révèle pas une lésion trop prononcée du nerf, il conviendra d'attendre. Retenez que, dans la réaction partielle de dégénérescence, l'excitabilité des nerfs ne s'éteint pas, elle est seulement plus ou moins affaiblie au courant faradique, comme au courant galvanique. Les muscles conservent leur excitabilité faradique, qui est seulement plus ou moins diminuée, parfois même fort peu, tandis qu'ils présentent les modifications typiques qualitatives et quantitatives de leur excitabilité galvanique.

Il n'est point douteux que le degré plus ou moins accusé de dégénérescence ne puisse fournir des renseignements importants sur l'évolution ultérieure de la paralysie. Il est toutefois une question de la plus haute importance, que l'exploration électrique ne peut trancher du premier coup; c'est celle qui se pose en cas de réaction partielle de dégénérescence, lors de lésions déjà anciennes. S'agit-il d'un état de dégénérescence persistant, assez éloigné du début, ou bien d'un commencement de réparation de la lésion nerveuse? La solution mérite d'être recherchée, et des examens électriques répétés et espacés sont nécessaires pour l'obtenir.

On instituera donc d'abord, dans presque tous les cas, un traitement régulier par le massage et l'électrisation galvanique, de préférence par les courants alternatifs, selon la méthode préconisée à la Salpêtrière par M. Huet. Si l'on n'observe pas d'amélioration au bout de quatre ou cinq mois tout au plus, il ne faut pas différer davantage l'intervention chirurgicale. Il faut aller à la recherche du tronc nerveux, le libérer et le mobiliser. Je pense comme von Zœge Manteuffel, que le massage présente dans ce cas une très grande importance, et qu'il doit être longtemps employé, concurremment avec l'électrisation galvanique, avant le traitement opératoire. J'estime toutefois que ce dernier ne doit pas être différé autant que le dit von Zœge Manteuffel, et la durée de un an à un an et demi assignée à cette thérapeutique, me paraît exagérée. Il ne faut guère compter sur une régénération totale, spontanée, d'un nerf paralysé depuis un an ou un an et demi.

Lorsqu'il s'agit d'une paralysie apparue pendant la formation du cal, la conduite du chirurgien doit s'inspirer à la fois du degré

de la paralysie et de la nature du cal. Je m'explique : même avec
une paralysie peu accentuée, ne présentant que la réaction partielle de dégénérescence, je suis d'avis d'intervenir si la clinique
et la radiographie nous prouvent l'existence d'une réduction défectueuse de la fracture, la présence d'un fragment resté saillant qui
soulève ou comprime le nerf. Mais quelquefois il aura été bon
de commencer par une électrisation soignée, et de parfaire le
résultat par la chirurgie ; quelquefois, au contraire, je pratique
l'opération immédiate. Cela dépend surtout de l'ancienneté et du
degré de l'injure nerveuse.

Ainsi, j'ai vu, le 16 octobre 1897, un garçon de six ans et demi
qui portait depuis juillet 1896 une fracture supra-condylienne
mal réduite, avec saillie de la diaphyse en avant. Quand on comprimait cette saillie, on déterminait, avec une douleur très vive,
des mouvements de flexion du pouce et de l'index ; et, dans les
mouvements volontaires, la flexion ne s'exerçait que sur la première phalange de ces doigts, les deux dernières de l'index, la
seconde du pouce restant en extension. Il n'y avait ni troubles de
la sensibilité, ni troubles trophiques, sauf une sensation de refroidissement du pouce et de l'index. La réaction de dégénérescence
était assez accentuée dans le long fléchisseur propre du pouce, le
faisceau fléchisseur de l'index, les palmaires ; il y en avait des
traces dans les fléchisseurs des trois derniers doigts. Avec dix-
huit mois de date déjà, nous n'en étions plus à quelques jours
près ; d'accord avec M. Huet, le malade fut donc d'abord électrisé
et massé ; nous fûmes encouragés dans cette voie, car au bout de
quinze jours l'amélioration était déjà notable, les dernières phalanges du pouce et de l'index commençaient à se fléchir. Les progrès furent continus, et lorsque l'enfant me fut présenté de nouveau, le 2 février 1898, la névrite était guérie. Mais il persistait
un butoir antérieur gênant beaucoup la flexion du coude ; en outre,
quelques fourmillements douloureux existaient encore à la pression, dans la paume de la main. Je crus donc bon, le 5 février,
d'abraser par incision interne le fragment diaphysaire, pour faire
d'une pierre deux coups : augmenter la flexion, mettre le sujet à
l'abri d'une récidive de névrite. De là une néoformation osseuse

d'abord assez abondante sous le périoste décollé à la rugine, et un peu de réaction du nerf médian soulevé ; mais bientôt tout rentra dans l'ordre.

Si vous voulez la preuve que cette saillie antérieure est bien pour le nerf médian une cause d'irritation permanente pouvant

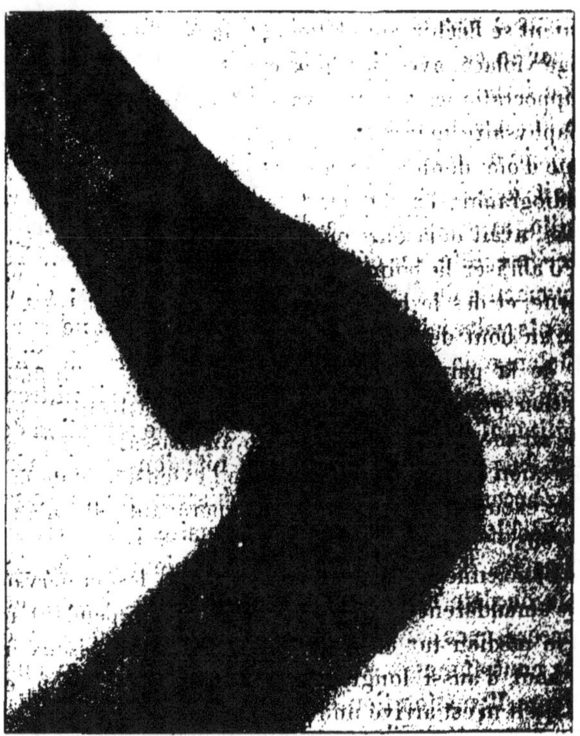

Fig. 59. — Garçon de 13 ans. Névrite légère du nerf médian, soulevé par la pointe diaphysaire.

aboutir à la névrite, vous la trouverez dans l'observation d'un garçon de treize ans et demi, qui fut amené à l'hôpital Trousseau, le 3 avril 1898, pour des accidents remontant à une fracture ayant eu lieu en mai 1897. Dès que fut commencé le massage, au bout d'environ six semaines, l'enfant s'aperçut qu'il fléchissait mal l'index, qu'il ressentait quelques fourmillements dans les premiers doigts. Puis, au début de l'hiver, le sujet, qui n'avait jamais eu d'engelures, en vit apparaître sur la face dorsale des deux premières phalanges de l'index et du médius ; en même temps les ongles devinrent secs, cassants, et tombèrent d'eux-mêmes. A l'examen, à la date du 3 avril 1898, l'avant-bras, l'éminence thénar étaient atrophiés, les deux dernières phalanges de l'index et du médius ne pouvaient se fléchir complètement, la face dorsale de ces doigts était rouge violacé, avec quelques excoriations superficielles, avec ongles hippocratiques ; or, le nerf médian, tendu au devant de la saillie diaphysaire mal réduite au pli du coude, était gros comme une plume d'oie, douloureux à la pression. La saillie, que fit bien voir la radiographie (fig. 59), était nette ; la paralysie, avec troubles trophiques, avait déjà onze mois de date : je priai donc mon élève Mouchet d'abraser la pointe nuisible. Il le fit le 15 avril, par incision interne, et dès le lendemain les troubles trophiques avaient diminué ; au bout de huit jours ils étaient guéris. En août, l'amélioration de la paralysie était considérable, sous l'influence de l'électrisation pratiquée par Huet, et l'on prévoyait la guérison complète, en même temps que, grâce au massage rendu possible par la résection osseuse, l'amplitude de l'extension et de la flexion avait pour excursion de 70° à 140° ; auparavant, elle n'allait que de 90° à 130°.

Malgré l'ancienneté déjà assez grande de la lésion nerveuse, les troubles s'amendèrent vite dans ces deux cas, cependant anciens, dès que le médian fut affranchi de tout contact osseux irritant. Mais au bout d'aussi longtemps n'y comptez pas trop, et c'est pour cela qu'il m'est arrivé une fois d'opérer de très bonne heure, un garçon de cinq ans qui s'était cassé l'humérus le 29 novembre 1897. Cette fracture supra-condylienne fut impossible à bien réduire et surtout à bien maintenir, et lorsque l'appareil plâtré fut retiré, le 11 décembre, le fragment diaphysaire formait au pli du coude une saillie considérable qui limitait la flexion. Aurais-je opéré pour remédier à cette seule difformité ? Probablement pas. Mais en même temps il y avait une gêne dans la flexion du pouce et de l'index ; dans les doigts, des fourmillements étaient ressentis ; aussi, par une incision externe allai-je nettoyer le cal encore mou et remettre bien en place les fragments, d'abord désunis d'un coup de rugine (fig. 60).

J'ai opéré vite, car j'avais en ce moment sous les yeux un résultat déplorable de la temporisation : un garçon de dix ans qui s'était fracturé le coude le 13 juillet 1897 et avait été appareillé par Mouchet le 14. A la radiographie prise dans le plâtre, la réduction parut bonne; mais il fallut enlever la gouttière, pour en remettre une, avec anesthésie, six jours plus tard, à cause d'un gros gonflement, avec phlyctènes. Finalement le fragment diaphysaire se consolida en faisant saillie en avant. Et le 5 août nous nous aperçûmes, en massant l'enfant, qu'il présentait des symptômes paralytiques complexes, à la fois dans le radial, dans le médian et dans le cubital, dans les deux derniers surtout. Par le massage, par l'électrisation, nous sommes venus à bout du nerf radial, mais la paralysie, avec réaction de dégénérescence, est restée immuable dans le domaine du médian et du cubital. Le 18 octobre, j'ai libéré le nerf cubital derrière l'épitrochlée, et, pour mettre le médian à l'aise, j'ai enlevé sur la diaphyse humérale un large coin à base profonde, à sommet vers l'épitrochlée : et de cela le résultat a été nul. La sensibilité peu à peu est revenue, mais les troubles moteurs ne se sont pas modifiés : muscles atrophiés, tendons rétractés, main et doigt immobilisés en flexion, en voilà plus qu'il n'en faut pour faire de ce sujet un infirme définitif (fig. 61).

Et chez ce malade il est bien possible que Mouchet et moi n'ayons pas assez tenu compte des phénomènes précoces. Certes, le cas a dû être dès le début mauvais, car cette altération des trois nerfs à la fois relève probablement d'une contusion initiale intense, à la fois par la force vulnérante et par les fragments disloqués; en outre, je vous ai dit que le gonflement avec phlyctènes a mis obstacle au maintien de la réduction dans le premier appareil. Mais à partir du sixième jour nous avons vu que l'enfant ne remuait pas facilement les doigts et nous n'avons pas attaché à ce symptôme assez d'importance. En outre, quand la paralysie a été nette, à dater du 5 août, je crois que j'ai eu tort de ne pas opérer tout de suite, à la fois pour mettre les os en bonne position et pour bien libérer les nerfs sans leur laisser le temps de s'altérer trop profondément. Car si mieux vaut attendre quand l'exubérance

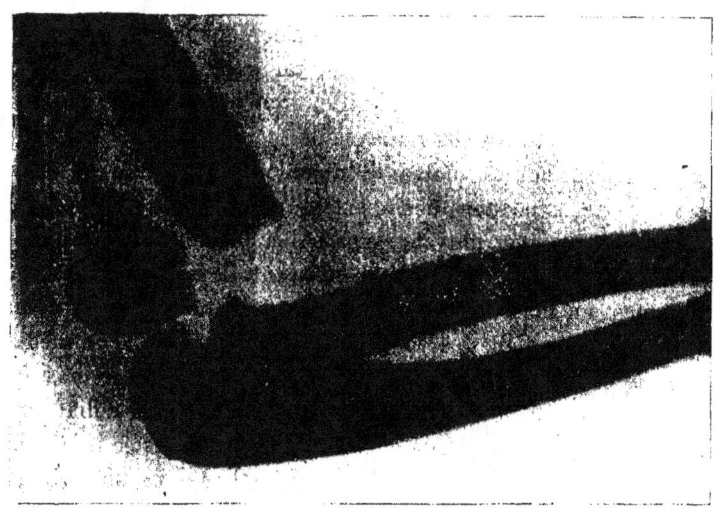

Fig. 60. — Garçon de 5 ans. Radiographie au 13ᵉ jour d'une fracture supra-condylienne. Névrite légère du médian. Réduction sanglante.

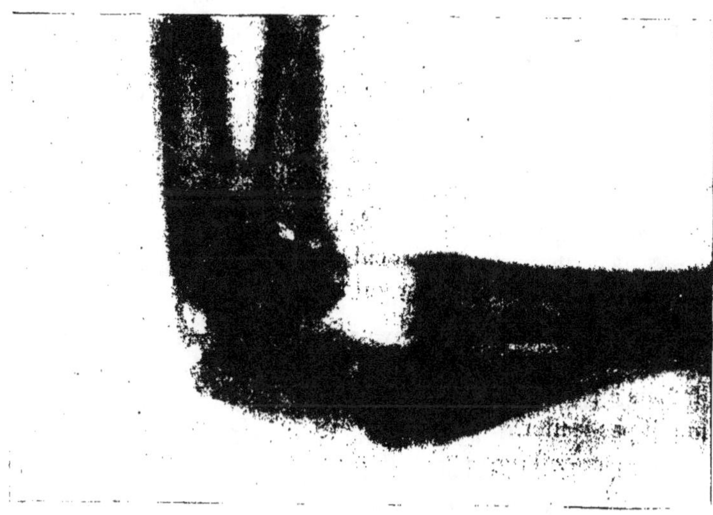

Fig. 61. — Garçon de 10 ans. Fracture supra-condylienne consolidée avec grand déplacement. Névrite rebelle des trois nerfs.

du cal est la cause de la compression, quand cette cause est dans la saillie du fragment diaphysaire il faut intervenir, et le plus vite est le mieux. Sans doute, on est ainsi exposé à opérer quelques malades chez lesquels, sans cela, la névrite eût tout de même été passagère, et tout à l'heure je vous citais un enfant qui a guéri par simple électrisation, quoique la réduction fût médiocre. Mais la guérison complète fut lente ; et quel inconvénient peut avoir l'abrasion rapide de la saillie osseuse? aucun ; elle ne peut que servir pour accroître l'amplitude de la flexion.

C'est pour cela que, depuis, j'ai fait une opération presque immédiate, alors que les fragments étaient à peine unis par un cal encore mou ; et dorénavant ce sera ma conduite.

Vous m'accuserez donc, peut-être, de quelque contradiction, puisqu'en analysant devant vous l'observation du malade actuellement dans nos salles j'ai résolu de temporiser, de faire d'abord électriser les muscles. C'est qu'il s'agit d'un cas ancien, où la fracture, avec paralysie à peu près immédiate, remonte à plus de deux ans. Nous n'en sommes donc pas, comme je l'ai dit, à quelques journées près, et je désire être bien renseigné sur ce que peut donner l'électrisation avant d'opérer, d'autant plus que la palpation, confirmée par la radiographie, ne nous révèle pas une saillie diaphysaire notable. J'opérerai si mon ami Huet se déclare impuissant. Mais je ne compte pas sur grand'chose de bon, et étant donné que la réduction n'est pas défectueuse, je crains de n'avoir pas le bon résultat que j'ai obtenu dans un de mes cas précédents, cas presque aussi ancien, mais où la réaction de dégénérescence n'était que partielle, où l'excision de la pointe humérale saillante ne fut que le complément d'une cure obtenue presque entièrement par électrisation. Je diffère l'intervention parce qu'elle me paraît ne devoir pas aboutir à grand'chose, parce que je crains de constater les signes d'une névrite difficilement réparable, et que d'autre part je ne trouve pas ceux d'un déplacement osseux accentué. Il n'y a à vrai dire aucune contradiction entre cette temporisation et l'opération précoce, au contraire, dès qu'une fracture supra-condylienne mal réduite s'accompagne de troubles nerveux.

COMPLICATIONS NERVEUSES TARDIVES
DES FRACTURES
DE L'EXTRÉMITÉ INFÉRIEURE DE L'HUMÉRUS [1]

I. — Possibilité d'accidents tardifs, semblant spéciaux aux fractures de l'enfant et liés aux déviations ostéogéniques progressives du coude. Observation d'une fille atteinte de névrite du nerf médian trois ans après une fracture du condyle externe.

II. — Le coude est en cubitus varus; il s'agit d'une déviation ostéogénique et non d'un cal vicieux. Depuis un mois, signes de névrite du médian.

III. — Relation entre le cubitus varus progressif et la névrite. Observations analogues de paralysie tardive du nerf cubital après vieille fracture du condyle externe suivie de cubitus valgus.

IV. — Observation d'une névrite cubitale survenue dans ces conditions au bout de vingt-deux ans. Utilité d'une opération osseuse sitôt que les accidents nerveux ont débuté.

Lorsqu'un sujet subit une fracture de l'extrémité inférieure de l'humérus, parmi les ennuis assez nombreux auxquels il est exposé, vous devez tenir grand compte des complications nerveuses. Sans doute, les lésions des nerfs cubital, radial ou médian sont ici relativement rares; mais, quand elles surviennent, elles sont trop souvent d'un pronostic des plus médiocres.

La plupart du temps, comme pour les autres fractures accompa-

1. Conférence rédigée par M. le D⁰ A. Mouchet.

gnées de lésions des troncs nerveux voisins, la complication est immédiate, tout au plus retardée jusqu'à la formation d'un cal vicieux. Je n'ai pas l'intention de vous parler aujourd'hui de ces accidents précoces. Mais quelquefois, alors que primitivement tout s'est bien passé, les nerfs entrent plus tard en jeu, même au bout de plusieurs années, et une malade que nous venons d'observer va me permettre d'attirer votre attention sur ces faits rares, encore assez mal connus, et cependant importants pour le praticien, car une histoire clinique que je vous résumerai vous prouvera que du diagnostic dépend l'efficacité de notre thérapeutique.

Ces accidents tardifs sont, au premier abord, difficiles à comprendre. Nous concevons sans peine qu'au moment du trauma, un ou plusieurs nerfs puissent être blessés, soit par le corps vulnérant lui-même, soit par un fragment osseux déplacé. Nous concevons aussi qu'au bout de quelques semaines un cal exubérant puisse compromettre les fonctions d'un nerf soulevé, anormalement tendu. Mais comment s'expliquent ces paralysies survenant au bout de plusieurs mois, de plusieurs années, alors que les fragments sont solides et émoussés, alors que, depuis longtemps, le cal est immuable? Or, j'ai déjà publié l'histoire d'un malade chez qui la fracture se compliqua de la sorte au bout de vingt-deux ans; la fillette que je vous présente aujourd'hui a subi le trauma il y a trois ans, et, depuis un mois seulement, son nerf médian commence à protester.

Il y a là quelque chose qui paraît assez spécial aux fractures du coude, j'ajouterai aux fractures du coude chez l'enfant. En étudiant de près ces diverses variétés de fractures, vous apprendrez qu'une fois la consolidation effectuée et le cal devenu définitif, tout n'est pas pour cela achevé dans le squelette de la région. Irrégulièrement et partiellement intéressé par le trait de fracture, tantôt irrité en un point, tantôt trop vite soudé dans un autre, le cartilage conjugal de l'extrémité humérale inférieure réagit à sa manière : l'os ne s'allongera pas régulièrement par une série de couches parallèles, perpendiculaires à l'axe longitudinal, mais il pourra, selon le siège exact de la fracture, s'allonger plus sur un des bords que sur l'autre.

D'où une déviation en dedans ou en dehors, c'est-à-dire en *cubitus varus* ou *cubitus valgus*, selon que, par suite de ces irrégularités, l'interligne s'abaisse en dehors ou en dedans [1].

Or, ces troubles de l'ostéogenèse conjugale ont pour caractère essentiel de s'aggraver tant que la croissance du squelette n'est pas terminée, et c'est par eux que vous devez, à mon sens, expliquer les complications nerveuses tardives. Le raisonnement doit nous faire chercher dans le sujet lui-même une modification, puisque ces paralysies se déclarent sans aucune cause extérieure appréciable; et en fait, chez les trois sujets que j'ai observés, il y avait cubitus valgus ou varus, après fracture du condyle externe.

Je m'en tiens à ces quelques mots sur le mécanisme de la déviation osseuse progressive, dont je me borne, pour le moment, à constater l'existence, et j'arrive à l'histoire des complications nerveuses tardives.

I

C'est parce que j'ai soupçonné une de ces complications que j'ai interrogé avec minutie devant vous, le 16 juin dernier, une fillette de quatorze ans qui se présentait à nous pour des douleurs ressenties dans le coude gauche depuis un mois, à la suite d'un effort violent. En effet, il me suffit de regarder le coude pour voir qu'il était difforme, et j'eus vite fait d'apprendre que cette difformité datait d'une fracture soignée, il y a trois ans, dans mon service. Vous trouverez cette observation dans l'excellente thèse de Mouchet.

Je dois vous en rappeler brièvement les détails, parce qu'ils vous aideront à comprendre la pathogénie des troubles fonctionnels nouveaux pour lesquels l'enfant vient me consulter actuellement. Et vous verrez par la suite combien l'histoire de cette malade est intéressante, combien des faits analogues méritent, malgré leur rareté, d'être connus, je ne dis pas du savant, mais du praticien.

La jeune Caroline K..., alors âgée de onze ans, fut amenée, en

1. Pour compléter l'étude de ces déviations, voyez p. 71 et 122.

juin 1897, à l'hôpital Trousseau, pour une ankylose du coude gauche en flexion, à la suite de l'application d'une gouttière plâtrée par un médecin de la ville qui avait diagnostiqué une fracture du coude. Je confiai l'enfant à Mouchet, qui, après un examen attentif, reconnut une *fracture du condyle externe* de l'humérus avec un cal un peu exubérant; il pensa que l'ankylose tenait seulement à une raideur articulaire, suite d'immobilisation trop prolongée, et non à un obstacle osseux imputable au cal. Le diagnostic parut assez net pour que la radiographie immédiate fût jugée inutile, et, sans attendre davantage, l'enfant fut endormie pour avoir le coude soumis à une mobilisation forcée. Le résultat de cette tentative fut excellent : sous l'anesthésie chloroformique, les mouvements recouvrèrent leur intégrité presque absolue.

Les jours suivants, l'enfant fut quotidiennement et régulièrement soumise au massage et à la mobilisation. Au bout de quinze jours, elle quitta le service, après diagnostic vérifié par la radiographie.

Les mouvements étaient alors presque normaux — sauf l'extension encore incomplète — et, notez bien le fait, *sans déformation de la région;* une légère saillie externe de l'extrémité inférieure de l'humérus constituait la seule trace de la fracture récente[1].

Or, — voyez quel intérêt nous avons à revoir nos malades à longue distance, — depuis trois ans, voici que deux faits nouveaux surviennent chez cette enfant, à peu près à un an d'intervalle, tous deux liés à la fracture primitive : d'une part, c'est une *déformation du coude* qui s'est développée progressivement et que Mouchet avait constatée au bout d'un an presque aussi accentuée qu'aujourd'hui; d'autre part, ce sont des *douleurs au niveau du pli du coude* que la malade ressent depuis un mois, et auxquelles elle me demande aujourd'hui d'apporter un remède.

Le moment est venu de vous décrire avec quelques détails ces deux phénomènes : l'un physique, l'autre fonctionnel; je le ferai d'autant plus volontiers que, je vous le répète, je crois pouvoir établir entre eux une relation.

---

1. Obs. 29 de la *Thèse* de Mouchet.

II

La déformation du coude, constatée par Mouchet en octobre 1898,
vous la voyez aujourd'hui. Surtout marquée dans l'extension, elle
disparaît presque complètement dans la flexion : c'est l'attitude
dénommée *cubitus varus*, attitude dans laquelle l'avant-bras forme

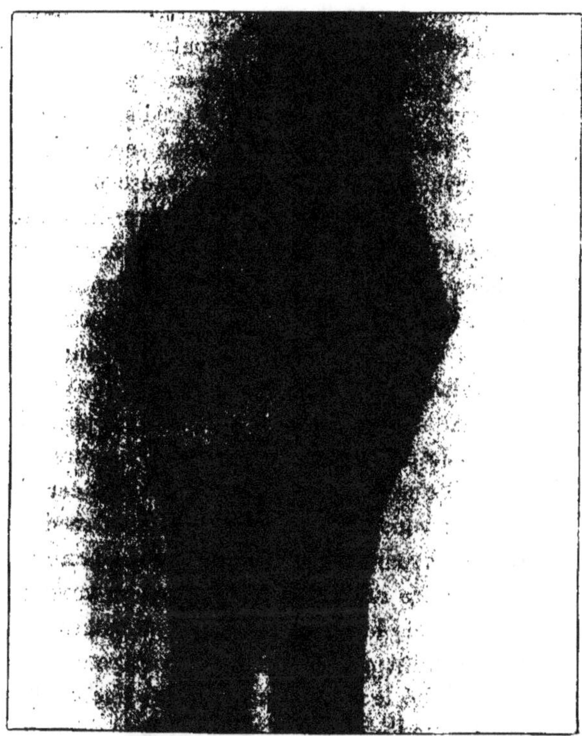

Fig. 62. — Fracture du condyle externe chez une fille de 11 ans. Cubitus varus.

avec le bras un angle ouvert en dedans. A l'état normal il y a
léger *cubitus valgus* (170°), quelquefois rectitude. Mais l'attitude en
varus est toujours anormale, pathologique ; dans le cas particulier,
l'angle est très prononcé. Pourquoi, dans l'espèce, existe cette
déviation ? laissez-moi vous le dire en deux mots.

Dans ces attitudes vicieuses du coude, il faut distinguer deux variétés bien distinctes : des positions dues à la soudure de fragments mal réduits, des inclinaisons par discordance de l'ossification dans les divers points des cartilages épiphysaires. La grande différence entre ces deux variétés est qu'une fois produites, les déviations par cals vicieux sont définitives, tandis que les secondes, ostéogéniques, sont progressives, s'aggravent à mesure que l'os s'accroît en longueur. Les cals vicieux peuvent être tout de suite nuisibles ; quand les organes voisins s'y sont accommodés, on peut considérer l'avenir comme assuré ; et si, en cas de *cubitus varus*, le nerf cubital, devenu corde d'un arc, est prédisposé à la luxation qui provoque une névrite, cette complication secondaire, plus ou moins tardive, survient par l'action d'une cause déterminante et non sous l'influence de la seule déviation. Au contraire, les difformités ostéogéniques étant progressives, vous concevez qu'elles puissent, par elles-mêmes, sans intervention d'un autre facteur, arriver à un degré tel qu'elles menacent les nerfs, alors que, pendant quelques semaines, quelques années même, tout semblait aller à souhait.

Les cals vicieux en *varus* ou en *valgus* sont possibles après toutes les variétés de fracture de l'extrémité inférieure de l'humérus, et même, quoi que Rieffel en ait pensé, après certaines fractures diaphysaires ; vous en trouverez dans la thèse de Mouchet une observation avec radiographie chez un enfant non rachitique[1]. Est-ce le cas chez notre malade? Par l'inspection, vous ne pouvez rien conclure, car, dans la fracture du condyle externe, le cubitus varus, quoique rare, est possible ; vous le comprendrez le jour où je vous aurai expliqué le mécanisme de cette fracture par adduction, où le redressement du valgus physiologique est un symptôme immédiat fréquent ; mais ici nos renseignements sont très précis : au sortir de l'appareil, le coude était droit, et un an plus tard nous avons constaté le varus. Il s'agit donc bien d'un cubitus varus vrai, développé lentement, progressivement, chez une fille à la période de croissance.

1. Voyez figure 26, p. 74.

Vous pouvez constater combien cette attitude du membre exagère la déformation du condyle externe. Celui-ci est deux ou trois fois plus volumineux que du côté sain, mais — j'insiste tout de suite sur ce point — c'est en dehors surtout que la saillie de cet os est apparente ; elle est peu marquée en avant dans le pli du coude, et ne paraît pas se prolonger, comme j'ai vu le fait dans quelques cas, jusqu'au devant de la trochlée.

Une production ostéophytique analogue s'observe sur la tête radiale, qui paraissait indemne au premier examen clinique et radiographique ; peut-être y a-t-il eu une fracture du col du radius en même temps qu'une fracture du condyle huméral ; j'ai vu ces deux fractures simultanées sur quelques malades dont Mouchet a publié l'histoire dans un mémoire tout récent [1].

Mais cette difformité de la tête radiale n'ayant, dans le cas présent, aucune importance, je passe et j'arrive aux troubles fonctionnels pour lesquels la malade vient nous consulter.

Elle nous raconte très clairement qu'il y a un mois, en voulant plier une bâche très lourde qu'elle tenait de la main gauche, elle a ressenti brusquement une douleur violente dans le coude correspondant ; elle lâcha la bâche et ne souffrit plus. Après quoi elle continua son métier de couturière, et, pour ces travaux qui n'exigent aucune force, elle reprit l'usage de son bras comme par le passé. Et vous pouvez constater que cet usage est très satisfaisant. La flexion du coude est complète ; l'extension seule n'atteint pas les limites normales, et, dans cette attitude, vous pouvez imprimer au coude un peu de mouvements de latéralité. Les muscles périarticulaires sont bons ; ils présentent le même volume et la même consistance que du côté sain.

Cependant — et voilà pourquoi la malade est venue me consulter — les douleurs n'ont pas complètement cessé dans la région antérieure du coude. Elles n'ont plus la même acuité qu'il y a un mois, au moment de l'effort violent qui a marqué leur début, mais elles sont à peu près continuelles, plus marquées à la fin de la journée ou après un usage prolongé du coude. Ce sont des élancements,

1. « Les fractures du col du radius ». *Revue de chirurgie*, Paris, 1900, 10 mai, p. 596.

des fourmillements qui occupent surtout la partie médiane et antérieure du coude ; notre fillette ne laisse pas que d'en être importunée, bien que son sommeil et sa santé générale n'en ressentent aucun trouble.

Depuis plusieurs années, j'ai l'attention éveillée du côté des lésions nerveuses qui succèdent, précoces ou tardives, aux fractures, particulièrement à celles de l'extrémité inférieure de l'humérus, que nous observons à tout instant dans cet hôpital ; j'ai publié l'an passé, en collaboration avec Mouchet, un mémoire sur ce sujet[1]. Je devais donc, dans le cas présent, rechercher par une palpation attentive s'il n'y avait point une lésion d'un des trois nerfs qui entourent l'articulation du coude : radial, cubital ou médian. C'est ce dernier que j'examinai en premier lieu, puisque la fillette, en accusant ses douleurs, mettait le doigt sur la partie antérieure et moyenne du pli du coude. Je parvins à sentir en ce point un cordon mobile accolé aux vaisseaux huméraux et au tendon bicipital très saillant ; ce cordon était un peu renflé en olive à un niveau qui répondait à son passage sur la partie antérieure de la trochlée. Les grimaces de notre jeune fille me montrèrent que j'avais mis le doigt sur l'endroit sensible ; et cet endroit ne pouvait être que le nerf médian. La pression un peu prolongée sur ce nerf déterminait des irradiations douloureuses à l'avant-bras jusqu'au voisinage de la main, et je n'aurais pas insisté autant sur cette exploration si je n'avais voulu me rendre compte de l'état des surfaces osseuses sous-jacentes. Or, il me parut que la partie antérieure de la trochlée était plus saillante qu'elle ne devrait être, juste au point où passe le nerf médian. Je reviendrai tout à l'heure sur ce point. A part le gonflement et la douleur bien limités du nerf, je n'ai pas observé de troubles moteurs, sensitifs ou trophiques dans la sphère du médian ; pourtant il existe une sudation plus prononcée à la main gauche. Mon ami, le Dr Huet, a bien voulu, avec sa complaisance habituelle, pratiquer un examen électrique approfondi, et il m'a affirmé qu'il n'avait pas trouvé d'altération notable de l'excitabilité électrique du médian et des muscles qu'il innerve.

1. A. BROCA et A. MOUCHET. — « Complications nerveuses des fractures de l'extrémité inférieure de l'humérus ». *Revue de chirurgie*, Paris, 1899, 10 juin, p. 702.

On n'observe aucune espèce de modification appréciable du nerf radial et du nerf cubital : leur volume est normal : normale aussi leur mobilité sur les plans sous-jacents.

Ainsi nous sommes en présence, chez notre fillette, de *douleurs sur le trajet du nerf médian* au pli du coude. Ces douleurs sont accompagnées d'un *gonflement et d'une irritation de ce nerf au devant de la trochlée*.

Voilà le fait, mais à quelle cause l'attribuer?

III

Est-ce à l'*effort violent* fait par la malade? Nous savons tous que les nerfs peuvent être violemment tendus ou brusquement luxés au voisinage des jointures, à la suite de traumatismes plus ou moins intenses. Mais — outre qu'à la région du coude, on n'a guère vu ces lésions que sur un nerf cubital en situation anormale, congénitale ou non — je ne m'explique pas, dans le cas présent, une tension brusque du nerf médian à la suite d'un effort qui n'a laissé aucune trace. Car l'interrogatoire de la fillette, aussi bien que mon examen clinique, sont formels à cet égard : il n'y a pas eu le moindre gonflement du coude, pas la moindre ecchymose. Aussitôt après la douleur brusque qu'elle a éprouvée, la malade a pu remuer son coude aussi bien qu'avant. J'ajoute que je ne comprendrais pas la tension énergique du nerf médian au devant d'un coude qui ne peut pas être porté dans l'extension complète. Je ne nie point que l'effort musculaire violent accompli par la malade, que l'extension du coude poussée très vraisemblablement au delà des limites habituelles, n'aient été pour quelque chose dans l'apparition des phénomènes actuels : mais je crois que l'effort, que le traumatisme n'a été ici que la cause révélatrice; je ne comprendrais pas, s'il en était autrement, l'apparition aussi rapide d'un gonflement du nerf seul, et dès lors je pense que celui-ci devait être déjà atteint avant le traumatisme.

Mais pourquoi et comment était-il atteint? Tous les détails dans lesquels je suis entré sur l'histoire de la malade et sur les phénomènes qu'elle présente actuellement vous ont sans doute fait prévoir la conclusion à laquelle je veux aboutir maintenant : *il y a une relation entre la déviation en varus de la fracture ancienne et les troubles nerveux actuels.*

Nous pouvons, en effet, suivre ici les étapes successives qu'a parcourues cette ancienne fracture du condyle externe pour aboutir à une irritation du nerf médian; seul, le stade intermédiaire au cubitus varus et à l'irritation nerveuse actuelle nous échappe en partie : y a-t-il une production ostéophytique qui a augmenté avec la croissance du squelette et s'est étendue peu à peu jusque sous le nerf médian? Ou ce nerf est-il seulement plus tendu que normalement sur une trochlée devenue plus saillante par le déplacement progressif des surfaces articulaires lié au cubitus varus et à la laxité des ligaments latéraux? L'opération seule permettrait d'affirmer cette pathogénie, quoique la radiographie, pratiquée dans le laboratoire de M. A. Londe, à la Salpêtrière, tende plutôt à faire croire à une prolifération ostéophytique pré-humérale.

Le *mécanisme par cubitus varus* me paraît en tout cas établi. Et, d'autre part, dans le cas précédent, les accidents se sont suivis d'assez près pour que leur filiation ait été assez claire. Mais vous concevez qu'au premier abord on puisse hésiter à charger de ce méfait une fracture restée indolente pendant dix-huit et même vingt-deux ans, ainsi que j'en ai observé des exemples. Vous trouverez ces faits tout au long dans le mémoire que j'ai publié récemment en collaboration avec Mouchet. Je vais les résumer ici parce que, de leur comparaison avec le précédent, résulteront, malgré les différences du mécanisme, des données générales sur le diagnostic, le pronostic et le traitement.

Il s'agissait, dans nos deux cas, de *paralysies du nerf cubital* apparues dix-huit ans et vingt-deux ans après *une fracture du condyle externe de l'humérus*, survenue dans l'enfance. Les deux sujets avaient un cubitus valgus très prononcé; cette attitude a entraîné peu à peu un rapprochement de l'olécrane contre l'épitro-

---

1. Dans un de ces cas, résumé p. 172, j'ai cru en 1891 à une fracture du condyle interne. En 1899, la radiographie a permis de rectifier le diagnostic.

chlée et, par suite, un effacement de la gouttière du nerf cubital.
De sorte qu'à un moment donné, le nerf a pu être délogé de son
siège habituel et venir constamment se heurter contre l'épitrochlée
dans les divers mouvements du coude. Ainsi, *fracture du condyle
externe, cubitus valgus, effacement de la gouttière épitrochléo-
olécranienne,* telles furent dans nos deux observations les trois
étapes successives conduisant à la paralysie du nerf cubital.

Panas jadis, Sengesse plus récemment[1], avaient publié des
observations de paralysies du nerf cubital, apparues tardivement
après des fractures du coude et qui semblaient relever d'un mécanisme analogue aux nôtres.

Je vous ferai spécialement remarquer que mon ancien opéré,
qu'une jeune fille dont Déjerine a communiqué l'histoire à Mouchet, qu'un malade d'Achard sont porteurs de vieilles fractures
du condyle externe. Cela va très bien avec ce que je vous ai dit
sur le rôle du cubitus valgus ou varus, car, pour les déviations
ostéogéniques, la prépondérance des fractures du condyle externe
est grande. On a parlé de cubitus varus ou valgus par fracture de
l'épitrochlée; les deux observations de Lesser pour le varus, de
Berthomier pour le valgus, sont douteuses, et d'ailleurs on ne comprend guère la lésion si le cartilage de la trochlée n'a pas souffert.
Dans les fractures du condyle interne, ce cartilage peut être
intéressé en partie, et dès lors la déviation secondaire est théoriquement explicable; mais les faits manquent à l'appui de l'hypothèse, et d'ailleurs cette fracture est assez rare pour que je ne l'aie
jamais observée. Après les fractures supra-condyliennes, j'ai
observé un varus ostéogénique chez un garçon de huit ans et demi
qui, vu en position normale deux mois après la fracture, était
huit mois plus tard en varus à 170°. Je n'ai pas d'exemple personnel pour le cubitus valgus : une observation probable de
Vincent (de Lyon) est publiée par Guedeney.

Mais il est certain que ces déviations ostéogéniques se voient
bien plutôt après les fractures du condyle externe. Le varus est
alors la règle, et plusieurs cas, avec radiographie, en sont publiés

1. A. BROCA et A. MOUCHET, — *Loc. cit.*, p. 709 et 710.

par Mouchet, par Rieffel ; mais Rieffel a tort, je crois, de considérer que le valgus n'existe pas dans ces conditions et révèle toujours une difformité de consolidation : dans la thèse de Mouchet est l'observation d'une fille de trois ans chez laquelle le valgus survint au bout de sept mois. Et les deux cas, dont je vous parle aujourd'hui, de paralysie cubitale tardive, s'accompagnaient de cubitus valgus.

IV

Vous voyez qu'une fracture de l'extrémité inférieure de l'humérus peut se compliquer très tardivement d'une paralysie dont le mode de production, variable dans les détails, est toujours imputable à une cause mécanique.

L'histoire d'une de nos paralysies du nerf cubital, celle qui est apparue le plus tardivement, vaut la peine que je vous la conte en quelques mots[1]. M. G... avait eu une fracture du coude droit à l'âge de sept ans. Puis, en 1891, à l'âge de vingt-neuf ans, il vit sa main maigrir progressivement, mais vite, au niveau de l'éminence hypothénar et des espaces interosseux.

Consulté après quelques sommités médicales, je saisis la relation qui pouvait exister entre le traumatisme initial et la paralysie actuelle du cubital, qu'on avait mise sur le compte d'une affection médullaire. Il y avait une attitude prononcée en cubitus valgus ; la gouttière épitrochléo-olécranienne était très rétrécie ; je la creusai et j'eus le plaisir de voir survenir une amélioration très sensible dans les phénomènes paralytiques.

Malheureusement, six ans plus tard, l'abus de l'aviron fit revenir les troubles paralytiques aussi accentués qu'au début ; et un chirurgien suisse eut l'idée, à mon avis peu justifiée, de placer le nerf cubital sous la peau en avant de l'épitrochlée, dans un endroit où il est ainsi très exposé à la tension ou à la contusion. Depuis cette dernière intervention, du reste, le nerf est resté

1. Obs. XI. in *Mémoire* de A. Broca et A. Mouchet, p. 741.

hypertrophié, douloureux à la palpation, et la réaction électrique
a paru à Huet accuser un état de dégénérescence persistant.

Si j'insiste aussi longuement sur ces faits, c'est parce qu'ils
sont bons à connaître, et parce qu'ils ne me paraissent pas toujours rapportés à leur vraie pathogénie, d'où des erreurs de thérapeutique. Il y a quelques jours, le 3 mai 1900, Huet[1] a présenté à
la *Société de neurologie* un menuisier atteint de névrites récentes
du médian et surtout du cubital, et porteur d'une fracture du
coude datant de dix ans. Se fiant aux renseignements de la
radiographie, Huet n'admet point de relation entre la fracture
ancienne et les troubles nerveux récents, et croit plus simple
d'expliquer les névrites par une compression prolongée des
éminences thénar et hypothénar. Je connais trop les erreurs
d'interprétation auxquelles peuvent donner lieu les épreuves
radiographiques pour attribuer à leurs renseignements, même
négatifs, une valeur absolue, et il me paraît bien probable que le
malade de Huet est comparable aux miens.

Question importante, car d'elle dépend une indication opératoire; le traitement de sa prétendue myélite laissait M. G... aller
de mal en pis. Il faut donc que vous sachiez dépister ces complications nerveuses tardives après les fractures de l'extrémité inférieure de l'humérus, parce qu'ici l'indication thérapeutique est
nette et pressante; *il faut opérer sans perdre de temps.*

Dans le cas de notre petite malade actuelle, où il n'existe pas
encore de phénomènes de paralysie, où il n'y a point d'altération
notable de l'excitation électrique, dois-je me montrer aussi radical?
Je crois que oui, et je vais vous expliquer pourquoi.

Sans doute, l'exploration électrique, qui constitue le véritable
élément du pronostic, semble devoir nous rassurer: sans doute,
les phénomènes parétiques sont nuls: mais je vous ai dit qu'il
existait déjà des troubles sudoraux; et n'oubliez pas que nous
sommes tout à fait au début des accidents, que le degré d'irritation du nerf médian ne peut qu'augmenter. Nous sentons par la
palpation le nerf renflé reposant sur une saillie osseuse; ces phé-

---

1. HUET. — *Revue neurologique.* Paris, 1900, n° 9, p. 433.

nomènes cliniques seraient insuffisants pour me pousser à l'intervention si nous étions à la période de formation du cal, mais nous n'en sommes plus là, et je crois que des phénomènes d'irritation nerveuse, même légers, apparaissant aussi tardivement après une fracture sur un nerf soulevé par une saillie osseuse, commandent impérieusement une intervention qui, prévue, sera efficace.

J'aborderai par une incision interne l'extrémité inférieure de l'humérus, et je me rendrai directement compte de la nature de la saillie osseuse qui soulève le nerf médian : j'abraserai très largement cette saillie, et j'espère, dans quelques semaines, vous présenter la fillette considérablement améliorée ; le nerf aura beaucoup diminué de volume, il ne sera presque plus sensible à la pression. Les douleurs spontanées auront probablement disparu, ainsi que les troubles sudoraux. Une fois la plaie réunie, le massage devra être employé quotidiennement ; il constitue un élément thérapeutique dont l'importance ne doit pas être négligée.

*
**

L'opération, pratiquée le 4 juillet 1900, nous a révélé des faits intéressants. Il existait, implanté par un étroit pédicule sur la *lèvre externe de la trochlée, un corps étranger osseux* revêtu, sur sa face antérieure, d'une mince couche cartilagineuse. La figure 63[1] en montre la forme et les dimensions exactes. La face postérieure de ce corps étranger était recouverte d'une mince couche périostique d'où partait au centre un pédicule implanté sur l'humérus ; cette face postérieure, fortement convexe, était comme reçue dans une sorte de cupule creusée dans la lèvre externe de la trochlée (fig. 64). C'était ce corps étranger ostéo-cartilagineux qui soulevait le nerf médian.

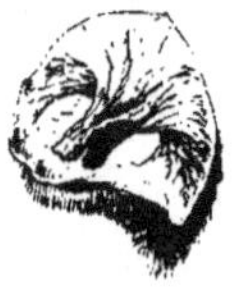

Fig. 63. — Corps étranger détaché par la lèvre externe de la trochlée.

Je ne m'attarderai pas à discuter la nature de ce corps étranger ; sa structure nous prouve à la fois qu'il *a été détaché par le traumatisme*, et qu'il l'a été il y a fort longtemps. Pas de doute,

1. Mes remerciements à mon élève Audion qui a bien voulu me dessiner ces figures.

c'était *lors du premier accident*. Pourquoi ce corps étranger qui n'était point mobile, qui n'avait déterminé depuis trois ans aucun trouble fonctionnel appréciable, a-t-il tout d'un coup causé l'irritation du nerf médian dont s'est plainte notre malade? Je ne puis que vous répéter ce que je disais en commençant. Progressivement, par l'effet du cubitus varus, la saillie osseuse s'est trouvée de plus en plus en rapport avec le nerf médian qu'elle a soulevé; puis brusquement un mouvement violent du coude a dû aggraver les altérations latentes, mais déjà certainement prononcées du nerf médian.

J'ai non seulement enlevé ce corps étranger, mais encore abrasé la lèvre interne un peu saillante de la trochlée.

En janvier 1901, la cicatrice de l'incision est légèrement chéloïdienne, un peu sensible; légère douleur sur l'os au niveau de la région abrasée; le nerf médian est

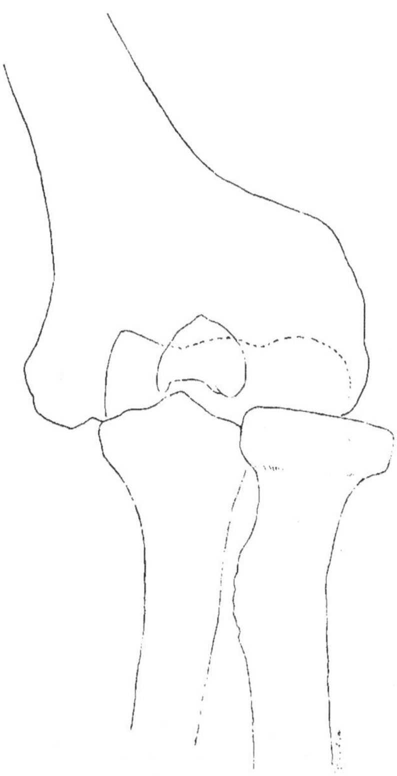

Fig. 64. — Schéma montrant le cubitus varus et la place du corps étranger.

senti bien régulier, bien mobile. M. Huet n'a pas jugé utile d'électriser cette malade, dont nous nous sommes contenté de masser et de mobiliser le coude. L'opération a suffi à enrayer complètement la névrite. dont le seul signe persistant en avril 1901 était un peu d'augmentation de la sudation à la main.

LA FRACTURE DE L'OLÉCRANE
ET LA FRACTURE DU COL DU RADIUS[1]

I. — *Fracture de l'olécrane.* — Symptômes et diagnostic. Siège de la fracture à la base. Mécanisme par choc direct sur le coude fléchi. Traitement par le massage immédiat.

II. — *Fracture du col du radius.* — Sa rareté. Histoire d'un malade. Signes physiques. Gêne de la flexion et surtout de la pronation et de la supination. Cette fracture s'observe presque exclusivement chez le garçon de neuf à douze ans. Ses relations avec le décollement épiphysaire. Bascule habituelle du fragment supérieur en dehors.

III. — Diagnostic avec la luxation et la subluxation ; avec la fracture du condyle ; avec le décalottement du condyle articulaire ; avec la fracture de la tête radiale.

IV. — Traitement par le massage immédiat. Indications de la résection de la tête déplacée.

Les lésions traumatiques du coude sont particulièrement fréquentes et graves chez l'enfant, et à côté des contusions, des entorses, dont on aurait tort de méconnaître la possibilité, une large place doit être faite aux luxations, une plus large encore aux fractures, et celles-ci sont particulièrement importantes pour le praticien, de par les difficultés de leur diagnostic et de leur thérapeutique, d'où résultent des réserves sérieuses pour le pronostic.

Parmi ces fractures, celles qu'on observe de beaucoup le plus

1. Conférence du 12 juin 1901, rédigée par le Dr A. Mouchet.

souvent sont celles de l'extrémité inférieure de l'humérus. Ce qui nous démontre bien qu'elles sont d'observation courante, c'est que dans mon service de l'hôpital Trousseau, de février 1897 à décembre 1898, mon élève, M. A. Mouchet, a pu en étudier les 127 cas qui servent de base à sa si intéressante thèse inaugurale [1].

Mais, pour être les plus banales, et les plus difficiles à traiter, ces fractures ne sont pas les seules que vous ayez besoin de connaître au niveau du coude, et en particulier vous rencontrerez quelquefois des fractures isolées de l'olécrane, du col radial. Elles sont rares, sans doute, puisqu'en parallèle avec nos 127 fractures de l'extrémité inférieure de l'humérus, M. Mouchet n'a pu mettre que 6 fractures de l'olécrane et 11 fractures du col radial. Or, les hasards de la clinique font qu'en ce moment nous avons dans nos salles un exemple de chacune de ces variétés rares de fracture du coude. L'occasion me paraît donc heureuse pour vous en entretenir.

Je ne vous dirai que quelques mots sur la fracture de l'olécrane : elle est, chez l'enfant, non seulement d'une grande rareté relative parmi les lésions traumatiques du coude, mais encore, si on la compare à ce qu'elle est chez l'adulte, d'une réelle rareté absolue. En outre, elle ne présente, en raison de l'âge, que peu de particularités utiles à mettre en relief. Mais j'aurai à insister un peu plus sur la fracture du col radial, car celle-là est une lésion rare, sans doute, mais propre à l'enfance ; et d'un diagnostic précoce et précis dépend, pour une bonne part, le résultat fonctionnel définitif.

I

L'enfant atteint de la fracture de l'olécrane est un garçon de six ans qui, jouant à saut de mouton avec ses petits camarades, manqua son coup au moment de sauter et tomba en avant. Tout de

2. Voyez aussi son travail dans la *Gazette des hôpitaux*, 1899, 11 et 18 mars, pp. 265 et 295 ; son mémoire sur la fracture du col du radius, dans la *Revue de chirurgie*, Paris, 1900, 10 mai, p. 596.

suite il se plaignit du coude droit et se laissa relever par sa mère.
Quand je le vis à la consultation, je constatai les signes suivants :
l'attitude du membre droit était celle des traumatismes du coude ;
l'avant-bras était fléchi presque à angle droit sur le bras, le poignet soutenu par la main opposée. Le coude était tout entier
tuméfié ; le gonflement était régulier, entourant tout le coude et
s'étendant à deux travers de doigt au-dessus et au-dessous, un
peu plus marqué cependant à la face postérieure au niveau de
l'olécrane. Là on constatait une ecchymose de l'étendue d'une
pièce de deux francs. Vous m'avez vu appuyer très légèrement
avec la pulpe du doigt sur cette saillie, et l'enfant s'est plaint. Je
mettais sans doute le doigt sur un trait de fracture ; la chose était
d'autant plus vraisemblable que je ne pressais pas sur les ligaments latéraux ; elle était importante à bien localiser, parce que
l'entorse simple du coude est plus fréquente qu'on ne le croit,
chez les enfants.

Poussant plus loin mon exploration et cherchant à préciser le
siège de la fracture, j'ai senti à la base de l'olécrane, dont la saillie
est encore minime à cet âge, une sorte d'encoche dans laquelle
l'ongle entrait assez aisément. En fléchissant le coude, je n'ai pu
arriver à augmenter l'étendue de cette encoche, mais, en ramenant
le membre dans l'extension, j'ai senti un petit craquement dont
la nature osseuse ne me parut point douteuse ; en saisissant entre
le pouce et l'index le fragment osseux supérieur, je pus lui
imprimer quelques mouvements de latéralité.

J'ajoute que les autres parties du squelette du coude, extrémités
inférieure de l'humérus et supérieure du radius, m'ont paru absolument indemnes.

La fracture est donc limitée à l'olécrane. Les troubles fonctionnels du membre correspondant s'accordent nettement avec l'existence d'une semblable lésion. L'enfant ne peut ni fléchir, ni
étendre volontairement le bras, ou du moins ces mouvements sont
très restreints. En réalité, avec de la patience et de la persuasion,
— qualités nécessaires quand on examine les enfants, — je suis
arrivé à obtenir quelques mouvements volontaires de flexion et,
d'autre part, aucun obstacle mécanique n'empêchait les mouve-

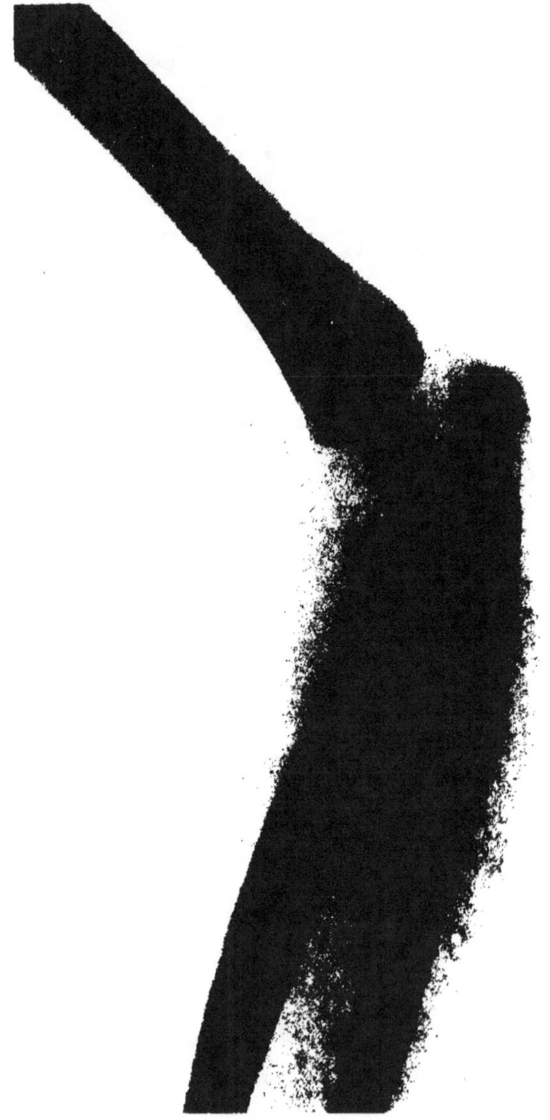

Fracture de l'olécrâne à la base.
Garçon de 6 ans.

Masson & Cie, Éditeurs   Phototypie Berthaud. Paris

ments communiqués. Ce fait nous a prouvé qu'il y avait peu de déplacement du fragment olécranien, et que les ligaments latéraux étaient peu touchés.

Je n'ai pu déterminer dans le coude tout entier de mouvements de latéralité bien notables, et vous savez du reste que, chez l'enfant, ces mouvements peuvent être provoqués normalement dans une certaine étendue. Il n'est point douteux que, lors de mon premier examen, l'articulation ne fût le siège d'un épanchement sanguin, provenant des aréoles spongieuses de l'os fracturé; je ne crois pas que l'hémarthrose ait été considérable, mais elle existait car, sous le gonflement péri-articulaire, qui gênait l'exploration de l'olécrane, on sentait que le fragment supérieur reposait sur quelque chose de mou, de dépressible, qui ne pouvait être qu'un épanchement sanguin intra-articulaire.

Vous le voyez, par tous les signes que je viens de vous énumérer, nous avons affaire à un cas typique de fracture de l'olécrane, et je n'insisterais pas davantage si je ne tenais à revenir sur certains détails. (Pl. V.)

Et d'abord le siège. Chez un enfant âgé de six ans, comme le nôtre, la saillie olécranienne est encore peu développée, et le point épiphysaire commence à peine à apparaître. Vous savez d'ailleurs que ce point ne forme que le sommet de l'olécrane: or, je vous ai dit que le trait de fracture chez notre enfant me paraissait siéger nettement à l'union de l'olécrane et du reste du cubitus, pour tout dire en un mot, à la base de l'olécrane. C'est plus qu'il n'en faut pour éliminer l'hypothèse d'une simple disjonction épiphysaire, et la radiographie pratiquée depuis par M. Infroit, à la Salpêtrière, a confirmé, sur ce point, mon opinion première. Du reste, nous savons, d'après un mémoire de Farabeuf, que dans la plupart des fractures épiphysaires des os du coude, exception faite de l'épitrochlée, le trait siège en pleine diaphyse; la prétendue disjonction épiphysaire n'est presque toujours, dans ces cas, qu'une fracture diaphysaire juxta-épiphysaire. Le fait est presque constant pour les fractures du condyle externe; M. Mouchet l'a trouvé constant pour les fractures du col du radius; mais vous allez voir qu'il y a des exceptions à cette dernière règle.

Pour l'olécrane, dans les rares cas que nous avons vus chez l'enfant, il s'agissait tantôt de fractures transversales au-dessous du cartilage épiphysaire, tantôt de fractures plus ou moins obliques. Dans plusieurs cas, il y avait coexistence de fractures du condyle de l'humérus ou de fractures de l'épitrochlée. Nous n'observons pas pareille association chez notre enfant.

Relativement au mécanisme des fractures de l'olécrane dans le jeune âge, le cas dont je vous parle n'est point fait pour apporter à la question quelque nouvel éclaircissement. M. Mouchet pense, avec d'autres, que les enfants ne se brisent pas l'olécrane au cours de contractions brusques du triceps, comme le font les adultes; le faible développement du système musculaire dans le jeune âge ne permet guère d'invoquer ce mécanisme, et c'est aussi mon avis. J'inclinerais à croire avec Mouchet que le plus souvent la fracture a lieu par choc direct, le coude fléchi frappant le sol par la face postérieure. L'association à une fracture de l'extrémité humérale inférieure nous fait penser que l'olécrane a supporté le choc dans la chute et l'a transmis à la trochlée, mécanisme sur les détails duquel je m'arrêterai une autre fois. Le malheur est que nous ne pouvons obtenir ni des enfants qui tombent, ni des parents qui les ramassent, — encore moins des parents, dirais-je volontiers, — des renseignements précis sur la façon dont la chute de l'enfant est survenue.

D'autre part, l'expérimentation cadavérique ne peut nous éclairer suffisamment: il lui manque un facteur de premier ordre, la contraction musculaire, pour reproduire exactement la réalité.

Peu nous importe, du reste, le mécanisme de cette fracture : c'est une notion qu'il n'est pas indispensable d'obtenir pour appliquer un traitement convenable.

Sur ce chapitre thérapeutique, je serai bref; je me contenterai de formuler cette proposition fondamentale : *une fracture juxta-articulaire sans déplacement*, chez l'enfant comme chez l'adulte, *doit être traitée uniquement par le massage et la mobilisation.*

Dans les cas seulement où le déplacement des fragments est susceptible d'entraver les mouvements de l'articulation, des moyens spéciaux peuvent devenir nécessaires. J'ai fait traiter ce petit malade par des séances quotidiennes de massage et de mobilisation. Pendant quinze jours environ, l'enfant aura le bras entouré d'un léger pansement ouaté, et maintenu à angle droit par une attelle en zinc incorporée dans ce pansement. Au bout de ce temps, le bras sera abandonné à lui-même, et l'enfant sollicité de s'en servir. Nous éviterons ainsi ces raideurs articulaires, ces atrophies musculaires qui faisaient le désespoir de nos ancêtres, et vous pourrez apprécier les heureux résultats d'un traitement bien conduit dès le début.

Jusqu'à présent, dans les fractures de l'olécrane que j'ai observées chez l'enfant, ce traitement simple m'a donné de bons résultats, et je n'ai jamais eu besoin de songer à la suture des fragments. Dans le cas particulier, l'amélioration, en six jours, est déjà considérable : le gonflement péri-articulaire a beaucoup diminué, l'hémarthrose est résorbée, la région est devenue à peu près indolente, et quelques mouvements volontaires reviennent. Le pronostic est donc ici bénin, et il y a un signe qui, dès le début, m'a fait l'envisager ainsi : l'écartement était léger et n'augmentait pas par la flexion du coude. Cela prouvait que l'appareil ligamentaire latéral, les ailerons olécraniens, pour faire une comparaison avec la rotule, n'avait que peu souffert, et c'est là, pour le fonctionnement définitif du membre après fracture de l'olécrane, un fait des plus importants.

II

Le deuxième cas de fracture du coude dont je désire vous parler est plus spécial à la pathologie chirurgicale infantile, car il a trait à une lésion qu'on n'observe guère que chez l'enfant : la fracture isolée du col du radius. Cette fracture est rare, son étude est en général négligée, et par exemple dans le *Traité* de Malgaigne, t. I, p. 600, voici les seules lignes qui la concernent :

« A. Cooper a élevé des doutes sur la réalité des fractures du col du radius. J'ai cru, pour ma part, en avoir observé un certain nombre chez des enfants qu'on avait imprudemment soulevés par le poignet, mais des expériences faites sur le cadavre m'ont démontré qu'il y avait alors subluxation plutôt que fracture. »

Cette dernière assertion, qu'aujourd'hui je vous signale seulement en passant, est, je crois, tout à fait exacte. Mais dans tout cela que devient la fracture du col du radius? Nous en restons aux doutes d'A. Cooper. Or, cette fracture existe, et en voici un exemple.

Le garçon de onze ans que je vous présente était, il y a quatre semaines, le 12 mai 1901, monté sur une chaise, lorsque, levant les bras en l'air, il perdit l'équilibre et tomba sur le coude gauche. Dans quelle attitude? il ne peut le préciser, et je viens de vous dire combien il était difficile, presque impossible, d'avoir sur ce point un renseignement exact.

L'enfant souffrit un peu du coude au moment de la chute ; il vit apparaître quelques heures après un léger gonflement à la partie externe et ce fut tout. Le lendemain, il fut confié aux soins d'une masseuse qui pratiqua sur lui quatre séances de mobilisation espacées par d'assez longs intervalles. Les parents, remarquant la persistance d'une saillie anormale à la partie supéro-externe de l'avant-bras gauche, m'amenèrent cet enfant à la consultation, il y a quelques jours, le 7 juin. Et à ce moment, comme à l'heure actuelle, voici ce que vous pouviez remarquer.

Le bras et l'avant-bras sont plus grêles à gauche qu'à droite ; le biceps et les muscles antéro-externes de l'avant-bras, surtout, sont notablement atrophiés. Le membre est dans une attitude de demi-pronation permanente ; et l'on voit une saillie soulever le muscle long supinateur à sa partie supérieure. Il suffit de mettre le doigt sur cette saillie pour lui trouver une dureté osseuse ; cet os ne peut être que l'extrémité supérieure du radius. D'ailleurs, suivez avec le doigt la tige radiale de bas en haut : la chose est très facile, avec l'amaigrissement des muscles antéro-externes de l'avant-bras ; vous sentirez le radius se redresser anormalement en avant, formant une sorte de dos d'âne au voisinage de l'articulation du coude, puis vous ne sentirez plus rien en avant, mais vous retrouverez l'os en dehors et un peu en arrière. Cherchez à saisir entre le pouce et l'index toute l'extrémité supérieure du radius, et vous

la sentirez considérablement agrandie dans son diamètre antéro-
postérieur. Il semble que la partie toute
supérieure, articulaire, de l'os ait basculé
en dehors tandis que la portion diaphysaire est venue pointer en avant (fig. 65).
La surface de la saillie osseuse externe est
un peu rugueuse. Si je passe à l'examen
de la mobilité du coude, je constate que
les mouvements de flexion et d'extension
sont à peu près normaux ; la flexion est
un peu moins complète que du côté droit,
l'extension est aussi marquée. Seuls, les
mouvements de pronation et de supination
sont très limités : on peut exagérer un peu
la pronation; mais la supination est impossible et douloureuse. On sent qu'elle est
empêchée par un obstacle que l'on ne peut
vaincre, et cet obstacle est évidemment lié
à la fracture de l'extrémité supérieure du
radius, que l'enfant a eue il y a trois semaines. Je signale, pour terminer, les mouvements de latéralité en dehors, un peu exagérés, que présente le coude de ce sujet.

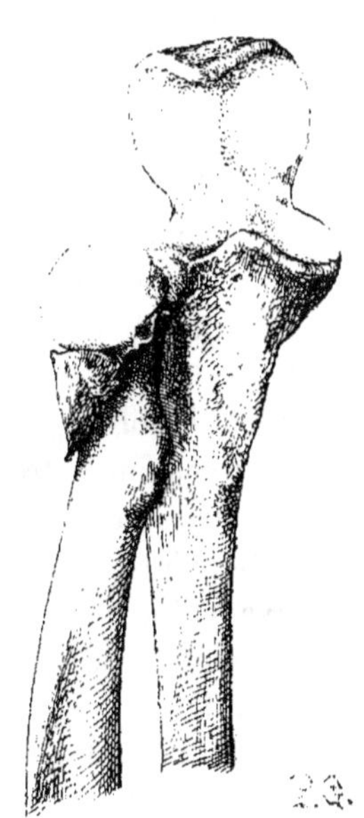

Fig. 65. — Le déplace-
ment dans une fracture du
col du radius. (D'après la
radiographie.)

Il s'agit donc d'une fracture de l'extrémité supérieure du radius
mal consolidée. Cette consolidation est évidente; vous savez, du
reste, de quelle activité ostéogénique est doué le périoste des
enfants, et vous devez prévoir qu'au bout de trois semaines la
fracture de notre jeune sujet ne pourrait présenter d'autre cal
qu'un cal osseux.

Quelle est la variété de cette fracture? Quand nous avons dit :
fracture de l'extrémité supérieure du radius, nous n'avons pas
suffisamment précisé le siège du trait de fracture. Est-ce la tête
radiale, est-ce le col, est-ce la diaphyse au-dessous du col qui est
intéressée? Avant d'avoir la belle radiographie de M. Infroit que
je vous présente actuellement, je vous ai dit qu'il s'agissait très
certainement d'une fracture du col, et j'avais avancé ce fait

parce que la fracture du col est assez fréquente chez l'enfant. Je l'ai observée, pour ma part, assez souvent, et la lecture d'un élégant mémoire de M. Mouchet dans la *Revue de chirurgie* [1], basé sur 11 cas observés dans mon service, a tiré cette fracture du mystérieux oubli dans lequel elle restait ensevelie. C'est d'après le travail de M. Mouchet que je vous décrirai le tableau clinique de cette variété de fracture, trop peu connue ou trop négligée jusqu'ici, et j'espère que pas un de vous, en sortant d'ici, ne manquera de reconnaître et de traiter comme il convient un enfant atteint de fracture du col du radius.

Sachez donc que cette variété de fracture s'observe presque exclusivement entre neuf et douze ans. Passé douze ans, vous la rencontrerez exceptionnellement; au-dessous de neuf ans, c'est la luxation incomplète de la tête du radius en avant que vous aurez souvent l'occasion de traiter. D'autre part, sur nos douze sujets, je compte onze garçons, et l'unique fille portait une fracture incomplète.

Tous les auteurs qui ont écrit sur les fractures, Malgaigne, Hamilton, Hoffa, ont insisté sur la rareté de celle-ci; d'autres, Coulon, Voillemier, ne l'ont pas observée. Dans les onze observations publiées par M. Mouchet, le siège est fixe, constant, au *col même du radius*, par conséquent à *un niveau bien inférieur à celui du cartilage épiphysaire*. Il suffit d'ouvrir l'*Atlas d'ostéologie* de Rambaud et Renault, ou mieux de fendre quelques têtes radiales d'enfants, pour voir que le point épiphysaire de la tête du radius constitue seulement une mince lame osseuse, immédiatement sous-jacente à la cupule radiale. Il n'est donc pas exact de dire, avec Hoffa, que la fracture du col radial est, en règle générale, chez les jeunes sujets, un décollement épiphysaire; et sur les deux pièces que j'ai déjà obtenues par résection, il y avait sûrement fracture du col au-dessous de l'épiphyse.

Autant que j'ai pu en juger par les interventions opératoires que j'ai dû pratiquer chez deux malades, le ligament annulaire

---

1. MOUCHET. — « Les fractures du col du radius », *Revue de chirurgie*, 1900. 10 mai, p. 596.

est le plus souvent intact; c'est le ligament latéral externe qui est plus ou moins rompu, déchiré à son insertion.

Quelquefois fixés sans déplacement par un certain degré de pénétration, les fragments sont presque toujours déplacés : le fragment inférieur, diaphysaire, est attiré en haut et en avant par le muscle biceps; le fragment supérieur, la tête radiale, bascule en dehors. Il peut basculer parfois en avant, grâce sans doute à la rupture du faible ligament antérieur et vient, dans les mouvements de rotation qu'on lui imprime (pronation ou supination), rouler contre le bord antérieur de la petite cavité sigmoïde; c'est là probablement, en l'absence de toute érosion des surfaces articulaires, l'explication du craquement assez rude que nous sentions après consolidation, dans les mouvements de pronation ou de supination, chez un enfant que nous avons dû opérer.

En général les deux fragments restent en contact — même déplacés — sur une petite portion de la surface fracturée : il ne faut pas oublier que, pour l'appréciation de ce déplacement, la radiographie ne viendra en aide à l'examen clinique, si difficile dans cette région, qu'à une condition, c'est que plusieurs épreuves soient prises dans des plans différents; une seule épreuve risquerait fort d'induire en erreur sur la nature et le degré du déplacement.

Dans le cas présent, les deux radiographies de M. Infroit, que je vous présente, prises l'une de face et l'autre de profil, nous prouvent que nous avons affaire au déplacement typique, mais très prononcé; la tête semble avoir basculé complètement en dehors et je ne suis pas certain qu'elle reste en contact avec la surface fracturée du fragment diaphysaire (fig. 65).

Nous ne savons rien de précis sur le mécanisme. J'ai opéré un enfant chez lequel un violent appui de la paume de la main sur un mur avait déterminé la fracture, et Mouchet admet que celle-ci doit succéder souvent à une chute sur la paume de la main, l'avant-bras étant attiré en *supination forcée*. Mais ses recherches expérimentales n'ont pu aboutir, et il croit que la contraction musculaire joue un rôle important dans la genèse de cette fracture.

Je n'insiste pas sur cette pathogénie, non plus que sur la symptomatologie. La *douleur limitée au col du radius, et réveillée par la supination*, tel est le signe capital de cette variété de fracture; la radiographie, si vous pouvez l'avoir à votre disposition, lèvera toute hésitation, mais à la condition expresse que vous l'ayez fait précéder par un examen clinique approfondi, sans quoi elle perd toute sa valeur, lorsqu'il s'agit de cas complexes, d'une interprétation délicate, et il s'en présente fréquemment de semblables.

Vous avez vu que je n'ai parlé ni de crépitation ni de mobilité anormale. C'est que, la première, vous devez presque toujours éviter de la rechercher, en matière de fractures, sous peine d'accroître les dégâts. Quant à la seconde, outre qu'elle peut manquer, elle est en général très difficile à obtenir dans une région protégée par des muscles épais dont l'hématome augmente encore le volume.

III

Lorsque vous êtes en présence d'une lésion traumatique de l'extrémité supérieure du radius, votre première pensée doit être pour une *fracture du col du radius*, si l'enfant *a de neuf à douze ans;* pour une subluxation du radius en bas ou *luxation par élongation*, si l'*enfant a de deux à quatre ans.* Vous savez que cette dernière affection consiste dans une luxation incomplète du radius en bas et en avant, avec pincement du bord libre du ligament annulaire entre le radius et le condyle huméral. Il s'agit d'enfants qu'on a tirés brusquement par le poignet pour prévenir une chute, ou qu'on a soulevés par l'avant-bras pour leur faire franchir un ruisseau, ou monter sur un trottoir. Au moment où arrive l'accident, l'enfant se plaint du coude, laisse pendre son avant-bras inerte le long du corps, en pronation plus ou moins complète, et refuse absolument de se servir de son membre. Examinez-le et vous constaterez que tous les mouvements, sauf celui de supination, sont libres. Imprimez à l'avant-bras une supination brusque avec flexion, vous sentez un claquement, et tout rentre dans l'ordre.

Je suppose donc que vous avez éliminé cette subluxation incomplète du radius : que vous reste-t-il à discuter? La *luxation du radius isolée en avant?* Mais vous savez combien cette lésion est rare, et je vous ai dit, dans une leçon où je vous en présentai un bel exemple[1], combien elle était aisée à diagnostiquer.

Méfiez-vous, si vous êtes appelés à voir l'enfant aussitôt après l'accident, lorsque le membre est très tuméfié, de croire à une fracture de l'extrémité supérieure du radius, alors qu'il s'agit d'une fracture du *condyle huméral*. Le fait est arrivé à Hahn en présence d'une fracture partielle du condyle, de cette fracture que Hahn appelle *fracture de la rotula* et que Mouchet désigne sous le nom plus expressif de *décalottement du condyle articulaire*. L'erreur a été commise par Hahn, et rectifiée par lui. pièces en main, quatre ans plus tard, à l'autopsie d'une femme de soixante-trois ans. Depuis cette observation. toutefois, quelques symptômes assez spéciaux ont été notés. Le membre se présente en extension incomplète avec un peu d'abduction ; on sent donc en dedans une forte saillie de l'épitrochlée, et en dehors, au-dessous du condyle, la tête radiale, anormalement accessible, paraît. au premier abord, être luxée. Mais, si on lui imprime des mouvements de rotation, on la sent tourner à sa place, et en outre, dans l'extension. on trouve en arrière d'elle un petit fragment osseux mobile et crépitant : en flexion, il rentre dans la jointure, plus spacieuse. et disparaît. Les seuls mouvements limités et douloureux sont l'extension et la supination, dans lesquelles la tête radiale presse contre le fragment osseux, et, dans cette exploration des mouvements communiqués, on perçoit un phénomène caractéristique : en raison de la mobilité du fragment qui fait obstacle, on observe des alternatives brusques de limitation et de liberté des mouvements du coude.

Quand cet ensemble symptomatique existera. l'erreur sera impossible. Dans les cas moins nets, la radiographie donnera des renseignements. Mais ne comptez pas sur elle pour vous apporter la lumière complète : le cartilage, étant traversé par les rayons X, n'apparaîtra pas sur votre épreuve, et tout ce que vous pourrez apprendre ainsi, c'est qu'il ne s'agit pas d'une fracture du radius : c'est bien, mais ce n'est pas assez.

---

1. Voy. leçon XIII, p. 200.

Autrement embarrassant est le diagnostic avec une *fracture de la tête radiale*, comme la fracture partielle « Meisselfracture » des Allemands, dans laquelle une tranche de la cupule radiale est détachée de la tête ; Löbker en a cité plusieurs observations ; Gallet en a publié une nouvelle l'an passé dans la *Clinique de Bruxelles*. Mais ce diagnostic n'a guère à se présenter à votre esprit chez les enfants, surtout à l'âge de neuf à douze ans, parce que chez eux la fracture du col du radius est la règle, la fracture de la tête l'exception.

IV

Vous avez reconnu une fracture du col du radius ; ce n'est pas tout, il s'agit de la traiter.

Mouchet a soigné lui-même huit malades atteints de cette lésion, dont plusieurs avec un déplacement notable des fragments, et il a vu tous les enfants recouvrer l'intégrité fonctionnelle du membre. Il a massé et mobilisé quotidiennement ces enfants « sans se préoccuper le moins du monde d'une réduction souvent impossible à faire, toujours impossible à maintenir ». Je vous cite ses propres termes. Il ajoute : « Il est illusoire de vouloir assurer la contention des fragments par un bandage quelconque ; il serait même dangereux de le faire pour le bon fonctionnement de l'articulation. » Je souscris entièrement à cette opinion, et je félicite Mouchet des heureux résultats qu'il a obtenus sur une série de huit malades, mais je suis moins porté que lui à attribuer à une thérapeutique défectueuse les consolidations vicieuses que l'on observe de temps à autre dans les fractures du col du radius. La preuve en est que sur les trois fractures à consolidation vicieuse publiées par Mouchet, il y en a déjà une qui avait été soignée très consciencieusement, dès l'accident, par notre ami Verneuil (de Bruxelles) ; nous manquons d'éléments pour apprécier, en toute connaissance de cause, le traitement suivi dans les deux autres cas, mais il semble que cette proportion de cals vicieux soit faite pour nous inspirer quelque méfiance. Dans le cas que je vous présente ici, je doute évidemment que le massage et la mobilisation aient été aussi judicieusement ou aussi longuement employés qu'il eût fallu, mais le déplacement était sans doute trop considérable pour que le simple massage pût suffire, je ne dis pas à le corriger, mais à permettre un fonctionnement satisfaisant de l'articulation radio-cubitale supérieure. En pareil cas, c'est en effet la pronation ou la supination — surtout celle-ci — qui ont à souffrir de la consolidation vicieuse : notre jeune enfant a sa flexion et son extension normales, mais la perte des rapports de la tête radiale avec la cavité sigmoïde du cubitus supprime les mouvements de pronation ou de supination.

Pour conclure, je vous répète que vous devez rejeter tout appareil immobilisateur, gouttière plâtrée ou attelles ; vous devez traiter ces fractures par le *massage* et la *mobilisation*, c'est le traitement rationnel, le seul capable de sauvegarder les mouvements de l'avant-bras ; mais je le crois voué à l'impuissance dans certains cas de grand déplacement des fragments. Si pareil échec vous arrive, vous ne devez pas recourir à l'immobilisation ou au port d'un bandage plus ou moins compliqué ; vous n'avez qu'une ressource efficace, *la résection de la tête radiale*, et vous ne devez pas hésiter à la pratiquer précocement pour éviter des complications possibles du côté des organes voisins, surtout des nerfs. Vous n'avez rien à gagner à l'attente. Je crois qu'il faut se montrer très sobre d'opérations osseuses dans le traitement des fractures chez les enfants, parce qu'il n'est pas sans inconvénient de supprimer tout ou partie du cartilage épiphysaire qui préside à l'accroissement en longueur des os, mais cet inconvénient devient insignifiant quand il s'agit de l'os le moins important d'un segment de membre à deux os, du radius au membre supérieur, du péroné au membre inférieur.

J'ai déjà pratiqué deux fois cette résection de la tête radiale, Mouchet une fois, et nous avons obtenu d'excellents résultats. Nos malades ont un léger degré de cubitus valgus et c'est tout. Le retour des mouvements de pronation et de supination est parfait. C'est cette opération que je me propose de pratiquer sur le petit malade en question. Après ostéotomie du col, il est probable que je serai obligé de recourir à la résection de la tête, trop déplacée et trop déformée pour pouvoir être remise en place. Après cette résection, je vous ai déjà dit que, chez l'enfant, le cubitus valgus pouvait devenir notable; mais, dans la position où maintenant est la tête, complètement luxée en dehors, avec le large vide qu'elle a laissé entre le fragment supérieur et le condyle huméral, vous concevez qu'en tout cas l'accroissement en longueur par l'épiphyse supérieure soit définitivement annulé et que le cubitus valgus ne puisse

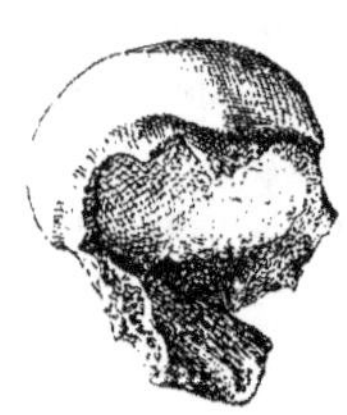

Fig. 66. — Pièce obtenue par résection et montrant qu'il y a en partie décollement épiphysaire.

être évité. Si donc je suis forcé de réséquer, le sujet n'y aura sûrement rien perdu à cet égard, et d'après l'histoire des autres malades que j'ai traités, je crois être certain qu'il y gagnera pour la pronation et la supination.

P.-S. — L'opération a été pratiquée le 14 juin. La tête radiale, placée de champ en dehors, était fixée à l'extrémité supérieure de la diaphyse par une petite colonne osseuse, coudée à angle droit. Sitôt qu'elle a été réséquée, la supination a pu être complète. Le ligament annulaire était rompu. L'examen de la pièce a prouvé qu'il s'agissait ici non pas d'une fracture pure, mais d'un trait constitué sur la moitié interne par un décollement épiphysaire, sur la moitié externe par une fracture.

ARTHROTOMIE

POUR LUXATIONS PRIMITIVEMENT IRRÉDUCTIBLES

DU COUDE EN ARRIÈRE

Lorsqu'on étudie dans leur ensemble les luxations traumatiques récentes, on constate qu'il n'y a, à vrai dire, qu'une seule cause d'irréductibilité immédiate : l'interposition de quelque chose — ligament ou fragment osseux — entre les surfaces articulaires disjointes. Les cas sont assez fréquents, où, malgré des tentatives de réduction, le déplacement osseux persiste : mais la plupart de ces échecs sont dus à une connaissance insuffisante de l'anatomie pathologique, à l'ignorance des moyens par lesquels on triomphe, en s'en servant, de la résistance opposée par la partie respectée de la capsule, formant bande d'arrêt. L'histoire de la luxation de la hanche fourmille, jusqu'au mémoire de Bigelow, de ces malheurs qui sont, au total, de simples maladresses et non point des irréductibilités vraies. Il n'en est plus de même lorsque quelque chose vient se loger entre les extrémités osseuses luxées : alors il devient impossible de tourner la difficulté grâce à des manœuvres indirectes plus ou moins heureuses et raisonnées : de toute nécessité il faut, par l'arthrotomie, aller droit sur l'obstacle et le supprimer. Quand on lit certaines observations d'arthrotomie pour luxation récente, on reste persuadé que l'auteur, mieux instruit en anatomie et physiologie pathologiques, aurait probablement pu réussir sans prendre le bistouri ; mais dans bon nombre, par contre, on acquiert la preuve que l'incision était indispensable, et c'est bien certainement le cas pour l'enfant que je viens d'opérer devant vous.

I

Il y a trois jours, le 22 juillet, on m'a adressé à l'hôpital Trousseau un garçon de onze ans, pour une luxation du coude qu'il s'était faite en tombant d'un cerisier le 17 juillet. A la campagne on avait échoué trois fois de suite, malgré l'emploi du chloroforme, dans les tentatives de réduction, et mon ami M. Okinczyk, de Luzarches, m'envoya l'enfant. En mon absence, les 23 et 24 juillet, mes internes essayèrent encore de réduire, et ne purent y parvenir, en sorte qu'aujourd'hui, constatant une luxation en arrière et fortement en dehors, j'ai pratiqué l'arthrotomie sans nouvelles manœuvres.

Pourquoi n'ai-je pas commencé par essayer encore une fois la réduction non sanglante? Je vous l'ai dit en quelques mots avant d'opérer. Parce que, d'abord, les tissus me paraissaient avoir subi une quantité plus que suffisante d'attrition, si bien qu'il y avait du gonflement dur, de la rougeur diffuse, et qu'en particulier, au niveau de l'épitrochlée, commençait à se former une eschare. Parce que, ensuite, je ne croyais pas, en principe, devoir être plus habile ou plus heureux que mes devanciers. Pour une luxation de l'épaule, de la hanche, du pouce, on peut espérer réussir là où un médecin, même instruit, a échoué, même si le sujet a déjà été anesthésié : un peu d'adresse permet parfois de tourner un obstacle qui, attaqué de front, avait opposé une résistance invincible. Mais au coude, l'anatomie pathologique nous enseigne qu'il n'en saurait être ainsi. Comme je vous le disais tout à l'heure, cet obstacle qu'il faut savoir tourner est toujours dû à la partie restante de la capsule; or, dans la luxation du coude, — les autopsies sont sur ce point d'accord avec l'expérimentation, — la déchirure ligamenteuse est toujours totale, ou à peu près; il n'y a pas de partie restante de la capsule, il n'y a pas de bande d'arrêt. Aussi la réduction a-t-elle coutume d'être ici très facile, souvent même sans qu'il soit besoin de recourir au chloroforme, et, pour réussir là où un autre médecin a échoué, il faut vraiment que cet autre soit d'une ignorance peu commune, ce qui n'est le cas ni pour mon ami Okinczyk, ni pour mes internes. Aussi, soupçonnant une interposition analogue à celle que j'ai constatée l'an dernier et dont je vous parlerai tout à l'heure, j'ai tout de suite pratiqué l'arthrotomie, et vous avez vu que mes prévisions se sont réalisées.

En effet, après être entré dans l'articulation par une incision externe et avoir vérifié l'existence d'une luxation en arrière et en dehors, avec radius déjeté un peu en avant, j'accrochai de l'index gauche le bord interne de l'humérus et je pus faire basculer les os de l'avant-bras. Mais la réduction ainsi obtenue fut pénible et ne se maintint pas; elle fut définitive, au contraire, après que j'eus fendu le ligament annulaire, situé entre le radius et le condyle. Il y avait là une interposition manifeste, et, de plus, je constatai que le ligament latéral interne pendait au bout du cubitus et se terminait par un nodule osseux, l'épitrochlée arrachée. On conçoit que, pendant les manœuvres de réduction, le nodule ait pu tomber dans la grande cavité sigmoïde et empêcher la remise en place du cubitus. Je n'ai pas saisi, cette fois, ce mécanisme sur le fait, mais vous allez voir que je l'ai noté dans un cas pour le ligament latéral externe; et s'il n'y avait rien eu d'anormal du côté du cubitus, il est presque certain qu'on aurait obtenu la réduction isolée de cet os. Mais le radius fût sûrement resté luxé, de par l'interposition du ligament annulaire. C'est un point que je ne signalerai aujourd'hui qu'accessoirement.

Chez le malade que je viens d'opérer devant vous, cette interposition du ligament annulaire était évidente; mais quel était l'obstacle à la réduction du cubitus? D'après l'état de l'épitrochlée arrachée au bout du ligament latéral interne, j'ai émis une hypothèse dont vous allez pouvoir juger, par l'analyse de deux opérations que j'ai pratiquées déjà dans des circonstances analogues.

II

La première a deux ans et demi de date. Elle concerne un garçon de treize ans qui, le 16 décembre, fut blessé au bras droit par un arbre de transmission; et, le 18 décembre, sous un gros épanchement sanguin, je reconnus une luxation du coude en dehors, avec saillie considérable en dedans de l'humérus, sur lequel se moulait la peau à moitié sphacélée. L'avant-bras était à peu près en extension et on pouvait lui imprimer, en dehors surtout, des mouvements de latéralité; la flexion était possible. Quand on essayait la réduction par traction et refoulement en dedans, la main se plaçait en supination; toutes les autres manœuvres furent de même infructueuses; on sentait la tête du radius en dehors et un peu en avant, et, quand l'avant-bras se mettait en supination, il semblait y avoir une amorce de cette bizarre luxation par renversement dans laquelle, au degré extrême, les os de l'avant-bras se placent face postérieure en avant et radius en dedans.

Le 21 décembre, après chloroformisation, je fis une incision sur ce qui était actuellement la ligne médiane postérieure, en dedans des points qui commençaient à se sphacéler. Après avoir traversé un hématome, j'entrai dans la jointure et je vis d'abord que l'épitrochlée arrachée formait un petit fragment senti en bas, en avant et en dedans; l'olécrane, rugueux et dénudé, était bridé par un cordon fibreux, reste de la capsule, qui passait en dedans de lui et que je sectionnai. Je pus alors luxer dans la plaie l'extrémité humérale et y voir un arrachement de l'épicondyle. Tout à fait en dehors et en avant, je sentis la cupule radiale; en dedans d'elle, et lui attenant par un ligament, était le fragment épicondylien. Faisant fléchir le coude, j'accrochai avec l'index le sommet de la coronoïde et j'obtins la réduction, l'incision postérieure devenant dès lors franchement interne.

Ici encore, vous le voyez, une saillie osseuse arrachée pendait au bout du ligament latéral correspondant, en dedans de la cupule radiale, et là sans doute était l'obstacle à cause duquel, dès qu'on voulait réduire par traction et refoulement direct, le radius glissait en avant, en forçant l'avant-bras à se mettre en supination. Mais vous objecterez peut-être que je n'ai pas vu, au cours de l'opération, cette interposition qui, dès lors, reste hypothétique. Je l'ai vue, avec toute la netteté désirable, chez un garçon de onze ans que j'ai opéré il y a un an, le 30 juin 1894.

Cette fois, l'accident n'était pas tout à fait récent quand l'enfant entra à l'hôpital, le 26 juin. Il datait de trois semaines, et avait consisté en une chute sur le coude à la suite de laquelle on s'était borné à appliquer une écharpe. A l'admission, les signes étaient nettement ceux d'une luxation en arrière et en dehors, avec saillie visible sous la peau de l'épitrochlée et du bord interne de la trochlée. Rien de spécial dans les symptômes. L'enfant fut donc endormi, et après avoir fait des tractions et des mouvements communiqués pour rompre les adhérences, j'arrivai à obtenir l'extension et la flexion complètes. J'essayai alors de réduire par flexion latérale, puis, la main faisant levier dans le pli du coude, par pression directe; cela ne donna rien. Par extension, je crus avoir réussi; mais dès que je voulus fléchir l'avant-bras pour l'immobiliser à angle droit, un ressaut se produisit et le cubitus se déboîta. A plusieurs reprises cela se renouvela, et je conclus qu'il s'agissait d'une irréductibilité primitive, par interposition, exigeant l'arthrotomie.

J'opérai donc, le 30 juin, par incision interne, après avoir encore vérifié ce déboîtement brusque dès que je fléchissais l'avant-bras. Je découvris d'abord le ligament latéral interne, encore inséré au cubitus, et terminé, à son extrémité supérieure devenue libre, par le noyau osseux que formait l'épitrochlée arrachée. Cela fait, et l'articulation étant béante, je fis exercer de l'extension et obtins la réduction : dès que je voulus fléchir, j'assistai à une luxation brusque du cubitus en arrière et en dehors. Aussi, pour tout explorer, je fis sortir entièrement par la plaie l'extrémité inférieure de l'humérus : trochlée et condyle étaient sains, mais, de même que l'épitrochlée, l'épicondyle était arraché, et le fragment, gros comme un haricot, était appendu au bout du ligament latéral externe, intact par en bas. Ce fragment retombait sur la cupule radiale dès que je retirais mon doigt, avec lequel je le refoulais très facilement. Je le pris dans la cuiller d'une curette, je le fis basculer et l'amenai au dehors ; immédiatement, et sans que j'aie eu besoin de le réséquer, la réduction se fit, et se maintint.

Dans mes trois observations, outre l'interposition vue une fois du ligament annulaire, vous constatez par conséquent une lésion assez typique : au bout d'un seul ou des deux ligaments latéraux, dont les insertions sont conservées, la saillie humérale correspondante est arrachée et forme un petit noyau osseux qui, au bout d'une cordelette fibreuse, tombe sur la surface correspondante du radius — où je l'ai directement vu — et probablement du cubitus.

Est-ce le seul mode d'interposition qui puisse, dans une luxation du coude, entraîner l'irréductibilité primitive ? Il semble bien que non. M. Picqué a rapporté, devant la Société de chirurgie, il y a quelques semaines, une observation où Civel, de Brest, paraît avoir eu affaire à une interposition du ligament antérieur et du muscle brachial antérieur ; mais la description anatomique manque un peu de clarté. L'an dernier, à la même Société, Nélaton résumait un cas où Walther incriminait l'interposition d'un petit cartilage, haut de 5 à 6 millimètres sur 8 de large, provenant de la pointe fracturée de la coronoïde. Il est vrai que Nélaton a hésité à croire qu'une si petite lamelle ait pu suffire à former obstacle, car elle s'est brisée dès qu'a eu lieu la réduction ; elle n'était donc pas bien résistante. Il se demande donc si la cause de l'irréductibilité n'était pas autre et n'a pas échappé au cours des manœuvres qui ont abouti à la réduction. Pour ma part, je crois qu'un fragment même très petit peut être un obstacle absolu ; et en tout cas, chez le malade de Walther il y avait interposition de quelque chose, car le cubitus pouvait être, par pression directe, refoulé sous la trochlée, mais pour se déboîter de nouveau dès qu'on cessait d'appuyer.

III

Ces luxations, et en particulier les trois que j'ai observées, étaient de celles qu'on ne pouvait songer à abandonner à elles-mêmes, pour demander ultérieurement au massage un retour convenable des fonctions. On sait, sans doute, que chez l'enfant la luxation ancienne du coude en arrière peut permettre le retour de mouvements assez étendus dans une articulation assez solide. Mais, chez mes malades, il y avait, en outre, un fort déjettement en dehors, si bien même que deux fois il s'agissait presque de la vraie luxation en dehors, avec saillie trochléenne suffisante pour menacer, par compression, la vitalité de la peau. Cela est si vrai qu'après réduction le sphacèle cutané eut lieu une fois, et entraîna un peu d'infection à la chute de l'eschare; de là un résultat final qui ne fut pas parfait.

Chez le dernier malade dont je vous ai parlé, les téguments, trois semaines après l'accident, étaient normaux; ils le restèrent après l'opération. L'apyrexie, avant et après l'arthrotomie, fut complète, j'obtins la réunion *per primam* parfaite, et le 26 juillet le malade sortait de l'hôpital, exécutant déjà de petits mouvements qui augmentaient par le massage et la mobilisation. Je ne l'ai pas revu, mais je suis à peu près certain que le coude est vite redevenu normal.

Mais chez mon autre opéré, il y avait déjà de la fièvre avant mon intervention. Du 18 au 22 décembre, la température avait oscillé entre 38° et 39°5. Après l'arthrotomie, elle resta au même niveau jusqu'au 29 décembre; à partir de ce moment, elle resta entre 36°5 et 37°5. Naturellement, j'avais largement drainé. Bien m'en prit, car il y eut un peu de suppuration ayant eu pour point de départ les eschares internes, et lorsque l'enfant quitta l'hôpital, le 16 mars 1893, il portait encore deux fistulettes, suppurant il est vrai très peu. A la fin de juillet, il persistait une fistule, par laquelle le stylet arrivait sur l'os dénudé, en sorte que je dus

évider la trochlée et le cubitus, tous deux atteints d'ostéite raréfiante avec quelques parcelles nécrosées. Le 15 septembre, la
cicatrisation était achevée, l'indolence était parfaite ; la flexion
atteignait l'angle droit, et l'extension n'était pas tout à fait complète.

Chez notre malade d'aujourd'hui il faut nous préparer à quelque
chose d'analogue, et c'est pour cela que j'ai drainé avec soin. En
effet, depuis trois jours que l'enfant est dans nos salles, la température oscille entre 38° et 39°, et dans la région épitrochléenne la
peau présente déjà une eschare entourée de rougeur [1].

IV

La dernière question qui se pose est de déterminer quelle incision convient le mieux pour pratiquer l'arthrotomie. Certains
chirurgiens, en effet, conseillent d'inciser en arrière, en désinsé-
rant le triceps. Je crois que, dans l'espèce, c'est un mauvais procédé, et pour ma part j'ai toujours eu recours, comme aujourd'hui,
à une incision latérale interne ou externe. Car si une fois je vous
ai parlé d'incision postérieure, c'est qu'il s'agissait d'une luxation
très fortement en dehors, et j'ai eu bien soin de vous dire que
j'avais incisé sur ce qui était *actuellement* la ligne médiane postérieure, et le tracé devint, après réduction, franchement interne.
Le procédé réellement postérieur, sur l'olécrane et le triceps, est
mauvais parce qu'il va à l'encontre des règles générales auxquelles
doit obéir le chirurgien qui traite par l'arthrotomie une luxation
ancienne ou récente.

Que ce soit à l'épaule ou à la hanche, les chirurgiens qui opé-
raient pour luxation ont employé pendant longtemps l'incision
de l'arthrotomie ou de la résection classiques : incision antérieure
pour l'épaule, postérieure pour la hanche. Il y a quelques années,

---

1. Du 24 juillet au 4 août, la température est restée la même. Le 4 août, j'ap-
pliquai un pansement humide parce qu'il y avait de la suppuration autour de
l'eschare ; mais le foyer articulaire ne suppura pas. L'enfant a été perdu de vue
trop tôt pour qu'on puisse juger du résultat fonctionnel définitif.

Ch. Nélaton a bien montré que c'était une erreur : c'est vers la cavité qu'il faut aller, pour la déblayer s'il en est encore temps, et on s'arrange justement pour tomber tout droit sur la tête luxée, qui empêche d'y pénétrer à l'aise. Car à l'épaule presque toutes les luxations anciennes sont antéro-internes ; car à la hanche presque toutes sont postérieures. En réalité, il faut adapter le procédé à la variété de luxation en face de laquelle on se trouve, et ouvrir la jointure du côté opposé à la tête luxée, c'est-à-dire aussi directement que possible sur la cavité déshabitée.

Ce principe général, tout à fait indépendant de la question des indications, me paraît aussi valable pour le coude, où, pour bien voir ce qui se passe dans la grande cavité sigmoïde et sous la trochlée, pour bien constater l'obstacle à la réduction et en venir à bout autrement qu'à l'aveuglette, il faut avoir une plaie que ne bouche pas l'olécrane, dans laquelle on puisse sans peine faire sortir toute l'extrémité inférieure de l'humérus. Dans l'observation de Civel, la description anatomique manque de précision, la manière exacte dont le ligament antérieur s'opposait à la réduction ne nous a pas été donnée ; c'est que c'est bien difficile à voir par une incision rétro-olécranienne. Et cependant cette incision, bien vite reconnue insuffisante, avait dû être complétée par des incisions latérales, par la désinsertion partielle des ligaments latéraux. Si, au contraire, on fait l'arthrotomie latérale avec une incision de préférence portée vers la face antérieure du membre, on arrive tout droit vers l'extrémité inférieure de l'humérus, on voit la cavité sigmoïde, la cupule radiale, on y met le doigt et l'on a toute facilité pour lever l'obstacle vite et bien[1].

1. Ces observations ont servi depuis cet entretien à la thèse de BUTHACH, *Recherches sur les causes d'irréductibilité et sur le traitement de quelques luxations du coude primitivement irréductibles.* Th. de doct., Paris. 1896-97, n° 95.

LUXATION ANCIENNE DU RADIUS SEUL EN AVANT

I. — Signes physiques. Aspect du membre, palpation. Refoulement possible de la tête luxée, mais elle se reluxe dès que le doigt cesse d'appuyer. Erreur probable de diagnostic avec une fracture. Possibilité de l'irréductibilité du radius seul dans une luxation des deux os.

II. — Mécanisme de la luxation isolée du radius. Luxation en dehors; luxation en avant.

III. — Fréquence de l'irréductibilité primitive par interposition du ligament annulaire. Indications de l'arthrotomie.

En vous présentant le malade qui va faire le sujet de notre entretien, je commencerai par regretter de n'être pas quelque cent cinquante ans plus âgé, car j'aurais passé à la postérité pour avoir démontré l'existence d'une lésion niée par l'autorité chirurgicale de l'époque : j'ai nommé l'Académie de chirurgie. Sur cet enfant, en effet, vous observez, sans contestation possible, une luxation isolée du radius en avant. Or, si ce déplacement a été admis par les chirurgiens de l'antiquité, peu à peu il était tombé dans l'oubli, et, en fin de compte l'Académie royale de chirurgie niait sa possibilité, si bien qu'un chirurgien d'Etampes, Butet, lui en ayant adressé une observation, elle jugea le cas assez important pour envoyer à ses frais Louis et Sabatier examiner le sujet avant de lire leur rapport. Le fait fut assez concluant pour convaincre la docte compagnie ; Desault cependant persista dans la négation.

Depuis cette séance mémorable, la lésion est démontrée ou plutôt retrouvée, mais elle est restée rare, et malgré cette rareté elle offre assez d'intérêt pratique pour mériter de vous être signalée.

I

Sur notre sujet, un garçon de sept ans, le diagnostic clinique ne saurait souffrir la moindre objection. Lorsque vous regardez dans son ensemble le membre supérieur gauche, pendant en supination le long du corps, vous voyez sur la face antérieure, au niveau du pli du coude, une saillie qui est située juste en dehors du milieu de ce pli, par conséquent en avant et un peu en dedans du condyle huméral. Cette saillie, rendue plus facilement appréciable par l'atrophie musculaire notable du bras et de l'avant-bras, en sorte que les saillies osseuses se dessinent mieux, est à première vue arrondie, mousse, et, sans qu'il soit besoin de recourir à la mensuration comparative des deux radius, l'examen clinique nous permet d'affirmer qu'elle est constituée par l'extrémité supérieure du radius luxée et non fracturée. Palpez, en effet, et vous aller sentir un bord mousse, au-dessus duquel est une surface horizontale, déprimée en une cupule où vous logez la pulpe de l'index : et si vous imprimez au poignet des mouvements de pronation et de supination, vous sentez rouler sous vos doigts cette cupule, en continuité manifeste avec le radius. Cela est de telle évidence qu'il est inutile de faire la contre-épreuve, d'ailleurs positive, qui consiste à enfoncer votre doigt sous le condyle huméral, à la partie postérieure du coude, pour bien vérifier qu'en ce lieu l'absence de la tête radiale se traduit par une dépression anormale. Cela fait, explorez de la vue et du toucher les diverses éminences osseuses du coude : le cubitus est parfaitement en place ; ni lui ni l'humérus ne présentent une saillie de fracture ou de cal.

La saillie est tout à fait irréductible au cours des divers mouvements communiqués au coude ; elle résiste de même à toute pression d'avant en arrière. Toutefois, si, l'avant-bras étant en demi-pronation, vous accrochez en dedans l'extrémité luxée avec votre pouce et si vous la refoulez à la fois en dehors et en arrière, elle disparaît tout entière sous le condyle, tandis que l'avant-bras se met en supination. Mais dès que vous retirez votre pouce, l'os fait de nouveau saillie en avant et en dedans, comme si quelque chose d'élastique le chassait de la position où vous avez réussi à le placer.

Lorsqu'il y a une dizaine de jours, j'ai vu cet enfant à la consultation, j'ai donc diagnostiqué tout de suite une luxation complète du radius seul en avant et un peu en dedans, sans trace de fracture concomitante : et la radiographie que je fais passer sous vos yeux a confirmé en tout point ce diagnostic. Elle rendrait le fait indiscutable, même aux yeux de Desault, si les observations certaines n'étaient aujourd'hui hors de doute. (Pl. VI.)

Pour expliquer la lésion, vieille d'environ huit mois, que nous constatons en ce moment, deux hypothèses sont possibles : ou bien il s'est agi primitivement d'une luxation isolée du radius ; ou bien, au moment de l'accident initial, les deux os ont été luxés et le cubitus seul a été réduit.

Malgré l'intelligence et les souvenirs très nets des parents, il n'y a rien à tirer, pour résoudre cette question, de ce qui a été vu et fait par le chirurgien au moment même de l'accident, le 21 septembre 1900. Après la chute, dont je spécifierai tout à l'heure la nature, il y avait, paraît-il, une forte saillie à la partie postérieure du coude. Sans effort et sans traction, un pharmacien mit sans peine à angle droit le bras qui pendait inerte le long du corps, et conseilla le transport immédiat à l'hôpital Tenon, où les internes prononcèrent les mots de fracture et de luxation, et pratiquèrent une réduction qui fut très douloureuse. Il semble bien qu'on ait finalement conclu à une fracture, car, pendant vingt-quatre jours, on immobilisa le coude à angle droit dans un appareil plâtré qui allait de l'épaule à l'extrémité des doigts : c'est déjà beaucoup pour une fracture du coude, et c'est un traitement tout à fait inusité après réduction d'une luxation.

Au bout de vingt-quatre jours, donc, l'appareil retiré, le résultat fut jugé « parfait » et l'enfant revint pendant quinze

Luxation isolée du radius en avant.
Garçon de 7 ans.

Masson & Cⁱᵉ, Éditeurs

jours à l'hôpital, où il fut massé, et où on communiqua au coude des mouvements de flexion que le père répétait plusieurs fois par jour. En même temps, l'enfant s'exerçait à porter des objets de plus en plus lourds. Tous les mouvements étaient douloureux. et quelquefois la souffrance interrompait le sommeil du sujet.

Le père, à cette date, n'avait pas remarqué de saillie à la région antérieure du coude. Mais comme le membre restait sans force. il se décida à le montrer de nouveau au chirurgien, le 2 novembre. Et le 3 novembre, après chloroformisation et manœuvres que nous ne pouvons préciser, un plâtre semblable au premier fut appliqué, pour être laissé trois semaines en place. Puis, pendant quinze jours, le membre fut enveloppé, sans qu'il semble cependant y avoir eu de phénomènes inflammatoires, dans des pansements humides renouvelés deux fois par semaine. On vit alors au pli du coude une saillie anormale, et on dit aux parents qu'elle disparaîtrait. Mais elle ne fit que s'accentuer. C'est dans ces conditions que mon ami le Dr Barbarin vit l'enfant et me l'adressa, après avoir diagnostiqué une luxation du radius, malgré la rareté du fait.

D'après cette histoire. il est à peu près certain que, avec ou sans luxation concomitante, on a diagnostiqué au début une fracture, et la radiographie nous prouve qu'il n'y a jamais eu de fracture. Voilà pourquoi je vous ai dit en commençant que l'anamnèse ne nous permettait pas d'établir quelle a été la lésion initiale, luxation des deux os ou tout de suite luxation du radius seul. Les deux cas sont, en effet, possibles.

Déjà. en 1884, lorsque j'étais interne à l'hôpital Trousseau, j'ai recueilli une observation, publiée en 1887 à la *Société anatomique*, relative à un enfant de neuf ans qui. le jour même. dans une chute de sa hauteur seulement, s'était fait une luxation complète du coude droit en arrière; le médecin, qui accompagna le malade à l'hôpital, nous a raconté très nettement qu'il avait réduit sans peine le cubitus, mais que la tête radiale n'avait pu être remise en place. Le membre traumatisé était fort infirme. atrophié qu'il était par une paralysie infantile localisée aux membres supérieurs après avoir frappé les quatre membres; mais les parents affirmèrent que, malgré cette faiblesse, les mouvements de la jointure étaient parfaitement souples avant l'accident.

Quand je vis l'enfant, la flexion était à peu près normale, mais l'extension était douloureuse et un peu limitée; la main était dans la pronation à peu près complète, et la supination était impossible. A la palpation, le cubitus fut senti en place, quoique de la crépitation et de la mobilité anormale révélassent une fracture sans déplacement de l'olécrane. Le radius était luxé en arrière et au-dessus du condyle, écarté du cubitus d'environ 1 centimètre. La saillie anormale se voyait très bien sur ce membre atrophié par la paralysie infantile et où le coude n'avait pas gonflé; elle roulait sous le doigt quand on faisait tourner le poignet, et on engageait facilement la pulpe de l'index dans la fossette de la cupule. Et je fus frappé tout de suite par un signe sur lequel j'aurai à revenir bientôt : la pression, un peu douloureuse, exercée sur le radius d'arrière en avant, refoulait très aisément le radius sous le condyle; mais dès qu'on cessait d'appuyer, la tête osseuse faisait saillie de nouveau, poussant le doigt, comme remonte une touche de piano sur laquelle on cesse de peser. Tous les essais de réduction pratiqués avec ou sans chloroforme furent inutiles; et comme, à cette époque de chirurgie septique, l'arthrotomie eût été dangereuse, l'enfant fut rendu à ses parents sans même que la question d'opération eût été soulevée.

Je ne crois pas que mon observation actuelle soit comparable à celle-ci, car il se serait agi primitivement, soit d'une luxation des deux os en avant, soit d'une luxation divergente, cubitus en arrière et radius en avant : lésions certainement possibles, mais trop rares pour que nous soyons en droit d'y conclure avec probabilité, tandis que nos connaissances sur la luxation isolée et primitive du radius cadrent bien avec ce que nous observons ici. Ces connaissances sont en particulier dues, aussi bien au point de vue clinique qu'au point de vue expérimental, aux recherches de Streubel, de Pingaud, de Kölliker fils; permettez-moi de les rappeler à votre souvenir.

II

Complète ou incomplète, selon que la cupule reste ou non partiellement en contact avec le condyle huméral, la luxation du radius peut se produire en avant, en arrière ou en dehors.

De ces luxations, celle en avant est à peu près la seule que nous ayons à considérer aujourd'hui, d'abord parce que c'est elle dont nous avons un exemple sous les yeux; ensuite parce qu'elle est fréquente chez l'enfant; on a même dit, mais en exagérant, qu'elle lui est à peu près réservée; enfin parce que nous possédons sur son mécanisme des données assez précises.

Ce n'est pas à dire que la luxation en dehors, malgré sa rareté, soit dépourvue pour nous de tout attrait. D'après les relevés des auteurs récents, aussi bien que d'après ceux de Malgaigne, elle est presque exclusivement observée dans l'enfance ou sur des adultes jeunes chez lesquels l'accident remonte à l'enfance. Elle a pour le sexe masculin une prédilection marquée : affaire de turbulence, sans doute. Le seul cas que j'aie observé concerne, il est vrai, une fille de neuf ans que j'ai vue à l'hôpital Trousseau en mai 1894, trois mois après une chute sur le coude. Sans aucun essai de réduction, un pharmacien s'était borné à faire mettre en écharpe le bras, dont les mouvements furent très vite possibles sans douleur. La flexion était normale, mais s'accompagnait d'un craquement bien perçu par la main embrassant le coude; l'extension était exagérée, et, pendant qu'elle s'exécutait, la tête radiale, reconnaissable à ses caractères habituels, venait faire saillie en dehors. Dans la flexion, cette tête radiale était réductible facilement par pression directe, avec un léger ressaut produisant le craquement que je viens de signaler.

Le mécanisme de cette luxation en dehors est assez mal précisé. Moraes Barros a réussi à rompre le ligament annulaire et à luxer la tête en dehors par le procédé suivant : l'avant-bras étant étendu et en supination, on cherche à lui imprimer un mouvement d'adduction sur le bras bien fixé, en même temps qu'une pression continue et forte est exercée sur l'éminence thénar. Mais la plupart du temps, en clinique, on n'a pu déterminer exactement, dans la chute, comment les choses se sont passées, et, dans deux cas de W. Wagner, relatifs à des adultes, la cause a été un choc d'arrière en avant sur l'humérus, le coude étant fléchi et en pronation, la main appuyée. Il s'agit de deux mineurs qui, poussant un wagonnet devant eux, ont subi le choc d'un autre wagonnet engagé derrière eux sur les rails.

Sauf le cas que j'ai résumé tout à l'heure et où il paraît y avoir eu d'abord luxation des deux os, avec irréductibilité du radius seul, je n'ai pas observé la luxation isolée du radius en arrière. Je vous dirai seulement que, d'après les faits publiés, l'étiologie clinique est assez mal déterminée, mais que quelques points paraissent établis expérimentalement : par choc direct sur l'avant-bras tenu en extension modérée, on produit en général la fracture du radius, mais quelquefois sa luxation en arrière; de même Streubel, Moraes Barros ont réussi par flexion brusque de l'avant-bras, la main étant en pronation. L'effort porte alors sur la partie postérieure du ligament latéral externe, dont la rupture est indispensable; mais le ligament annulaire peut rester intact.

J'arrive maintenant à la luxation en avant, que j'ai déjà observée chez une fillette pour laquelle les parents ont refusé l'opération. D'après les relevés de Malgaigne, la moitié environ des observations concernent des enfants. Expérimentalement, on ne la produit que très rarement par choc direct, mais on réussit bien, *à condition de choisir des cadavres de femmes ou d'enfants*, par choc violent sur la paume de la main, l'avant-bras étant en extension et de préférence en supination. C'est bien certainement ce qui s'est produit chez notre garçonnet : il tomba à la renverse, brusquement pris aux épaules par un camarade qui se trouvait derrière lui; pour atténuer la chute, — et, en effet, la tête n'arriva pas au sol, — il jeta instinctivement les bras en arrière, et tout le poids du corps porta sur la paume de la main gauche, le membre étant en supination et en extension forcée.

Je vous ai déjà fait remarquer que la tête radiale est luxée en avant et un peu en dedans. C'est toujours la position primitive dans le mécanisme que je viens d'esquisser.

Quelquefois, chez l'enfant, on réussit à produire la luxation par traction combinée à l'extension et à la supination. Vous concevez que, au choc près sur la paume de la main, c'est le même mécanisme que précédemment. Dans les deux cas, la tête radiale vient arc-bouter contre la partie antérieure du ligament annulaire : qu'il se rompe, et elle se luxe.

III

Depuis Hippocrate, par lequel est bien décrite la luxation en avant, on sait que les luxations isolées du radius sont d'un traitement très difficile : la réduction étant possible, la contention est toujours aléatoire ; et la réduction est souvent impossible.

La difficulté de contention se comprend sans peine : lorsque le ligament annulaire est rompu, le moindre mouvement du poignet reluxe la tête radiale qui, à l'état normal, non seulement n'emboîte pas le condyle huméral, mais n'est qu'à peine en contact avec lui. Et même il semble que l'irréductibilité soit encore plus fréquente que l'impossibilité de contention avec réduction vraie, et que certaines réductions en apparence obtenues, mais non maintenues, soient en réalité de fausses réductions ; c'est ce que j'ai observé chez mes quatre malades, dont un portait une luxation récente, où le radius était très aisément refoulé en place par pression directe, mais remontait comme une touche de piano dès que mon doigt cessait d'appuyer. Cette constatation clinique éveille invinciblement l'idée que quelque chose de dépressible, mais d'élastique, est interposé entre les surfaces articulaires et met obstacle absolu à leur coaptation ; que, par conséquent, l'irréductibilité est primitive.

A l'époque où Malgaigne écrivait son important traité, la chirurgie sanglante des articulations était proscrite, en raison de son effrayante mortalité. Aussi ne sommes-nous pas surpris de la pauvreté, du vague des renseignements anatomiques sur la cause de l'irréductibilité : on ne cherchait pas à préciser une lésion contre laquelle on se savait à l'avance impuissant, et d'ailleurs les autopsies de luxation récente étant exceptionnelles, on n'aurait eu que bien rarement l'occasion d'étudier ces dispositions spéciales. Quant aux luxations anciennes, on ne les disséquait pas à ce point de vue rétrospectif, dont l'intérêt pratique était nul.

Actuellement, au contraire, nous avons le devoir, en présence d'une irréductibilité primitive, d'ouvrir l'articulation pour tout remettre en ordre. De là résulte que nous avons dû, pour opérer convenablement, rechercher les causes anatomiques d'irréductibilité vraie; pour chaque jointure, nous les avons étudiées à la fois d'après l'expérimentation et d'après ce que nous trouvons en disséquant les luxations anciennes, et nous avons ajouté à cela les notions, tout particulièrement précieuses, acquises au cours des arthrotomies. Nous avons appris de la sorte que, pour toutes les luxations, l'interposition de quelque chose entre les surfaces articulaires est à peu près la seule cause d'irréductibilité vraie; et pour le cas spécial qui nous occupe, pour les luxations du radius, le ligament annulaire, avec les parties attenantes des ligaments antérieur et externe, est le pivot de la question.

Nous avons vu que la plupart du temps, dans ces luxations, le ligament annulaire se rompt. Mais cela n'est pas obligatoire. Fixé en haut par l'insertion du ligament antérieur ou externe, libre en bas de toute attache osseuse, il peut fort bien, si les ligaments ne sont pas déchirés, être attiré par eux jusqu'à décaloter la tête radiale. Dans ce dernier cas, relativement rare, il se trouve tout entier au-dessus de la cupule et, tout de suite plissé, ne peut absolument pas être de nouveau enfilé par l'extrémité du radius : et celle-ci, quand on appuiera sur elle, pourra facilement le refouler un instant, mais pour être incontinent chassée par lui de nouveau. Il est inutile, pour cela, que l'anneau fibreux soit resté intact : après rupture, les deux languettes encore fixées au cubitus, et maintenues par les restes des ligaments antérieur et latéral, ont tendance à se rabattre sous le condyle, entre lui et la tête qui dès lors ne peut réintégrer son domicile habituel. Dans la très grande majorité des luxations des os du coude, les ligaments latéraux et antérieurs sont complètement rompus, mais le ligament annulaire intact reste en place, ou, privé de ses attaches supérieures, tombe sur le col du radius : alors la réduction des deux os s'effectue sans encombre. Mais que le ligament annulaire soit rompu, ou mieux encore qu'il soit tiré par le ligament externe conservé au-dessus de la tête décalottée, et vous pourrez avoir sous les yeux une luxation des deux os où le cubitus sera facile à réduire, le radius restant irréductible.

Cette interposition a été constatée sur des pièces expérimentales, au cours d'arthrotomies, et quelquefois sur des néarthroses de luxation ancienne. Ainsi mon collègue Lyot a montré à la Société anatomique en 1887 — et c'est à ce propos que j'ai communiqué le fait dont je vous entretenais tout à l'heure — une luxation radiale en arrière où le ligament annulaire adhérait au centre de la cupule.

Je viens d'affirmer, chemin faisant, que, de nos jours, l'arthrotomie est indiquée, sans discussion, pour parer à une irréductibilité vraie de luxation récente. Mais ce n'est pour nous, aujourd'hui, qu'une proposition incidente : chez notre malade la luxation est vieille de huit mois et la question est de savoir si nous devons tenter d'améliorer par une opération le fonctionnement du membre. La réponse dépend donc de l'état actuel de ce fonctionnement.

Or, dans son ensemble, il est satisfaisant : la supination est conservée, la pronation est diminuée d'environ moitié ; l'extension est normale. La flexion a perdu à peu près un quart de son amplitude, et tout de suite on se rend compte que c'est dû au contact de la tête radiale avec la face antérieure de l'humérus au-dessus du condyle. Mais si on analyse les faits de plus près, on constate qu'on peut communiquer à la jointure des mouvements de latéralité, en dehors surtout, que les muscles de l'avant-bras et surtout du bras sont atrophiés, que pour ces motifs le membre est faible, l'articulation mal assurée. Enfin les parents affirment que la saillie osseuse anormale augmente. Comme, d'autre part, l'intervention sanglante n'offre plus aucun danger, je crois qu'il faut l'entreprendre.

En principe, deux opérations sont possibles : réduire la tête, et si l'on n'y peut parvenir, la réséquer. Pour l'une comme pour l'autre convient une incision externe, c'est-à-dire située en dehors et un peu en arrière de l'extrémité luxée en avant et en dedans. C'est un principe général de toutes les interventions pour luxation ancienne ou récente : n'incisez pas sur l'extrémité osseuse saillante, mais sur la région déshabitée, car c'est de ce côté que vous devez agir. S'il existe à la réduction un obstacle susceptible d'être levé, il siège sous le condyle huméral, et si nous incisons sur la tête radiale saillante nous en serons séparés précisément par cette tête ; nous ne pourrons donc le lever qu'après résection de la tête. Dans le cas actuel, il est vrai, l'espoir n'est pas grand d'obtenir la réduction : la lésion est vieille de huit mois ; et si la tête parait peu déformée, elle est probablement le siège d'adhérences ligamenteuses analogues à celles qui furent constatées sur la pièce de Lyot. Il est donc probable que nous aboutirons à réséquer la tête radiale.

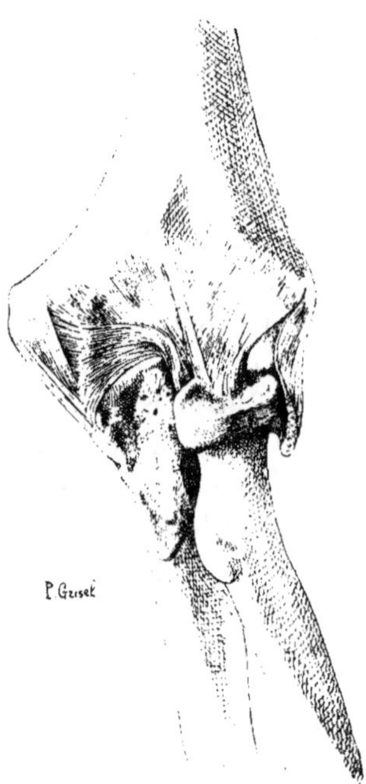

Fig. 67. — On voit le ligament antérieur adhérent à la cupule radiale. Cette figure a été reconstituée à l'aide : 1° de la radiographie ; 2° des constatations faites au cours de l'opération ; 3° de l'examen de la tête réséquée.

Cette résection, portant sur l'épiphyse la moins fertile du radius, ne troublera que peu l'accroissement du membre en longueur. Mais n'est-il pas à craindre que, le cubitus correspondant restant intact, une différence même légère de longueur dans les deux os de l'avant-bras ne fasse naître une déviation en cubitus valgus, l'allongement physiologique du cubitus refoulant en dehors la main, puisque le haut du radius, trop court, n'appuiera plus sous le condyle? Cela est exact : mais il est à remarquer qu'à ce point de vue mécanique la résection n'aggravera pas l'état actuel. En fait, il existe déjà un degré notable de cubitus valgus, et cela se comprend, puisque le radius a perdu contact avec le condyle et que par conséquent il est devenu incapable de résister à la poussée cubitale. Cet argument, juste en général, devient négligeable dans le cas particulier.

Le 17 mai 1901, la résection a été pratiquée. Après incision externe, il a été constaté que le ligament annulaire, rompu en avant, et la partie correspondante du ligament antérieur, adhéraient au centre de la cupule radiale. Après leur libération à la rugine, la tête, dont la cupule était restée bien marquée, put être remise sous le condyle. Mais comme aucun ligament ne la bridait plus en avant, elle n'y présentait pas de stabilité et se reluxait en avant dans le moindre mouvement. Elle a donc été réséquée, et, cela fait, les débris du ligament annulaire ont pu être suturés autour du col radial, assez mince pour être ainsi entouré. Réunion sans drainage. La cicatrisation par première intention a été obtenue. Actuellement, grâce au massage, le résultat fonctionnel est bon.

TRAITEMENT DES EXOSTOSES DE CROISSANCE

I. — Ces exostoses sont bénignes, destinées à devenir stationnaires; leur migration vers la diaphyse; multiplicité et hérédité fréquentes. Les indications opératoires sont d'ordre mécanique. Indication d'exciser une exostose de l'extrémité inférieure du cubitus causant une difformité extérieure. Ulcération possible de l'artère poplitée.

II. — Exostose de l'épine de l'omoplate causant un torticolis par irritation musculaire. Hydarthrose du genou par exostose fémorale. Accrochement de la jambe en flexion par une exostose située sous les tendons de la patte d'oie.

III. — *Exostosis bursata.*

IV. — Exostose sous-unguéale du gros orteil.

Les exostoses ostéogéniques sont des tumeurs très spéciales des os : formées d'un centre osseux qu'entoure une couche de cartilage hyalin, elles s'implantent sur la face fertile des cartilages conjugaux; une fois terminée la croissance du squelette, elles aussi deviennent complètement osseuses, immuables dans leur volume et leur forme. Elles sont remarquables par ce fait que très souvent elles sont multiples et héréditaires, avec défaut d'allongement des os, ce qui éveille en nous l'idée d'un processus pathogénique où le rôle principal revient à un trouble, encore inconnu d'ailleurs, de l'ostéogenèse.

Je n'ai pas l'intention de vous exposer aujourd'hui toute l'histoire de ces productions si curieuses, mais seulement de vous montrer, à propos de quelques malades que nous avons eu récemment sous les yeux, dans quels cas vous aurez à entreprendre un traitement chirurgical.

I

Vous devez savoir, tout d'abord, que vous êtes en présence d'une tumeur essentiellement bénigne, destinée à devenir stationnaire. Aussi le traitement sera-t-il nul tant que l'excroissance osseuse ne deviendra pas, en raison de son volume ou de son siège, soit disgracieuse, soit gênante par compression d'organes voisins.

Ainsi, il y a quelques semaines, vous avez pu voir, à la consultation de l'hôpital Trousseau, une fillette d'une dizaine d'années que sa mère me conduisait à propos d'une petite tumeur occupant à droite l'épine de l'omoplate. Je trouvai en effet, au bord supérieur de cette épine, à la jonction du 1/3 interne et des 2/3 externes, une exostose parfaitement limitée, lisse, grosse comme un pois chiche, assez régulièrement arrondie, tout à fait indolente spontanément et à la pression. Ce ne pouvait être qu'une exostose ostogénique : et la mère ne fut pas surprise quand je lui conseillai de ne rien faire, car elle m'apprit alors qu'un de ses enfants, un garçon plus âgé, avait été atteint de tumeurs semblables, mais multiples, qui n'avaient jamais causé de gêne et auraient même disparu, en partie au moins.

Sur ce dernier point, je reste un peu sceptique, car à mesure que les sujets avancent en âge, les exostoses s'éloignent des extrémités articulaires et se cachent sous les masses musculaires, où on ne les trouve plus que par une palpation attentive, à moins qu'elles ne soient énormes. Pour peu que vous sachiez comment les os s'accroissent en longueur, par apposition de couches successives sur la face fertile des cartilages conjugaux, vous comprendrez que l'implantation de l'exostose finisse par être diaphysaire après avoir été primitivement conjugale ; en sorte qu'elle se trouve séparée de l'épiphyse par toute la distance dont l'os s'est allongé depuis sa naissance.

Ne croyez donc pas sans plus ample informé à la résorption des exostoses de croissance : je ne l'ai, pour ma part, jamais

constatée sur les quelques malades que j'ai pu observer pendan
plusieurs années de suite : mais quand les parents vous parlen
de cette disparition, cela veut dire tout au moins que les tumeurs
de petit volume, sont extérieurement invisibles et ne causen
aucun trouble fonctionnel.

Chez la fillette dont je viens de vous parler, je passai en revue
les autres os : sur aucun je ne trouvai de tumeur. Y a-t-il donc à
l'omoplate une exostose définitivement solitaire, ou verrons-nou
plus tard d'autres saillies osseuses se former? Je n'en puis rie
dire, bien entendu; mais en tout cas actuellement la tumeur es
unique, et l'état du frère vous prouve que vous auriez tort d
vouloir considérer le nombre des exostoses comme capable d
permettre une classification en exostoses solitaires et exostose
multiples. Il y a, en effet, un lien héréditaire évident entre ce
deux variétés, que parfois on a cherché à individualiser jusqu'
un certain point, et les observations analogues à la mienne so
loin d'être rares.

Mais c'est là de la pathogénie et je veux vous entretenir de thé
rapeutique. De ces observations retenez donc seulement que sou
vent, le plus souvent même, aucune opération ne sera indiquée
et arrivons au cas où l'exostose, mal placée, est une cause de di
formité ou de gêne fonctionnelle. Je n'aurai pas en vue ici le
exostoses, probablement de nature analogue, que l'on observe
la face et en particulier dans l'orbite, dans les fosses nasales
les sinus voisins; je me limiterai à l'étude des exostoses d
membres.

Le volume de la tumeur, vous ai-je dit, peut rendre difform
l'épiphyse correspondante; et c'est ce qui est arrivé, par exempl
chez un garçon de dix ans, dont vous trouverez l'observation da
la thèse de mon élève Iribarne[1] (fig. 68).

L'exostose, très volumineuse, occupait l'extrémité inférieure d
cubitus gauche, où elle aurait été précédée par une chute; l
masse faisait saillie à la fois en dedans et en dehors, vers l'espa
interosseux, et s'implantait presque sur tout le pourtour de l'e

1. IRIBARNE. — « Contribution à l'étude des exostoses ostéogéniques. » Thè
de doct., Paris, 1899-1900, n° 238.

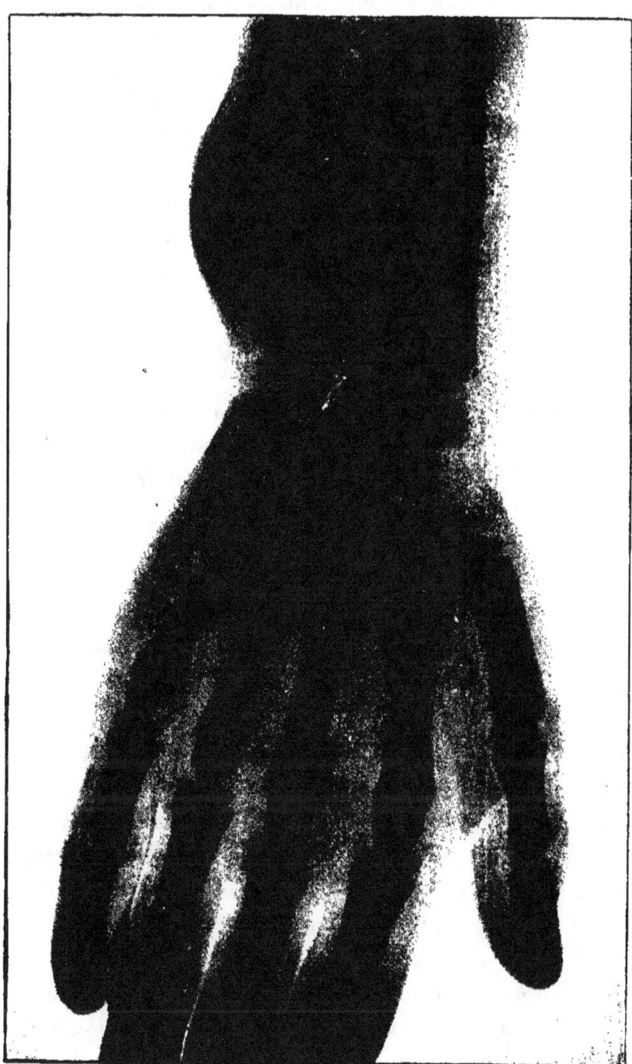

Fig. 68. — Radiographie d'une exostose du cubitus.

A l'inspection simple il en résultait une difformité très notable, qui déjà par elle-même eût été, pour une fille surtout, une indication opératoire suffisante. Mais, de plus, tout contre l'exostose passaient, soulevés par elle, des tendons, nerfs et vaisseaux, dont j'ai cru inutile d'attendre la gêne à peu près inévitable.

Dans quelques observations on note que la gêne fonctionnelle, d'ordre purement mécanique, peut tenir à ce que la masse osseuse anormale forme un butoir qui limite les mouvements de l'articulation voisine. Je n'ai pas soigné de cas de ce genre, pas plus que je n'en ai traité où l'indication opératoire fût fournie par l'altération des nerfs et des vaisseaux au contact de la tumeur; mais je me souviens — et j'ai vu le jeune homme à l'hôpital Bichat — d'un adolescent chez qui Hartmann a guéri par la ligature des deux bouts de la poche un anévrysme diffus dû à la perforation de l'artère poplitée par une aiguille osseuse, probablement ostéogénique, de l'extrémité fémorale inférieure.

II

En dehors des régions péri-articulaires où l'exostose est sous-jacente à des tendons sur lesquels elle exercera une action mécanique, elle paraît être parfois capable d'irriter les muscles au milieu des insertions desquels elle pousse, et c'est ainsi, je crois, qu'il convient d'interpréter le cas d'une fillette qui, avec une exostose haute de 3 à 4 centimètres sur l'épine de l'omoplate, avait manifestement un peu de torticolis avec inclinaison de la tête de ce côté. Il y avait avec cela des troubles nets dans le développement osseux de la région : épaule élevée, omoplate moins longue que l'autre, clavicule plus courte (fig. 69). Et cela, bien entendu, a persisté après l'ablation de la tumeur osseuse, mais le torticolis a disparu : et on ne pouvait l'expliquer par une action mécanique de la tumeur. C'est à cause de cette observation que, malgré la rareté de cette complication des exostoses de l'épine de l'omoplate, je n'ai pas dit, pour la malade qu'il y a quelques semaines j'ai renvoyée sans l'opérer, que la lésion évoluerait sans causer

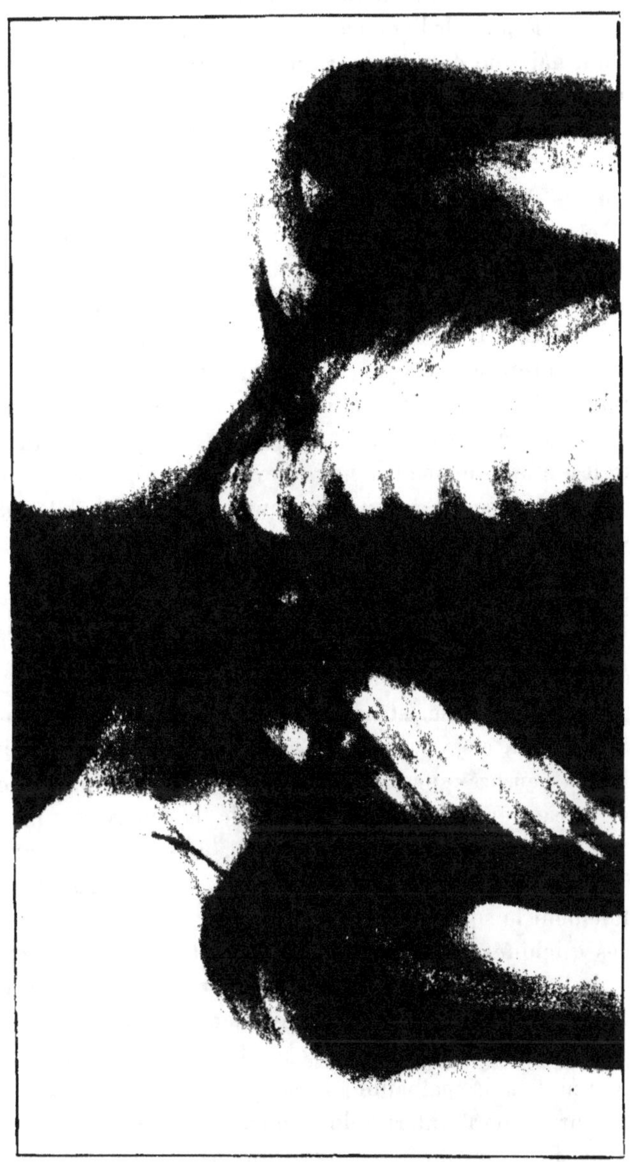

Fig. 69. — Omoplate atrophiée et élevée, avec exostose de l'épine.

jamais de troubles fonctionnels. Mais le fait est rare pour les exostoses de l'épine de l'omoplate, et d'une manière générale pour celles qui naissent des lignes conjugales non articulaires. Il en est autrement autour des jointures, car en ces joints la tumeur affecte des connexions avec des tendons multiples, avec des cavités séreuses, et de là des accidents assez fréquents. J'ai surtout observé ces symptômes pour les exostoses qui sont voisines du genou, et vous les avez observés réunis chez une fille de quatorze ans que j'ai opérée le 29 mars dernier.

C'est le 13 mars que l'enfant me fut présentée à la consultation de l'hôpital Trousseau, parce qu'elle portait au genou droit une assez volumineuse hydarthrose; elle boitait notablement et souffrait. Cela remontait à plusieurs semaines, sans qu'on pût déterminer un début précis. Et ma première impression fut qu'il s'agissait d'une tumeur blanche : car vous savez que presque toujours l'hydarthrose du genou chez l'enfant indique le début d'une ostéo-arthrite tuberculeuse.

Mais, en mettant la main sur la jointure pour chercher le choc rotulien, mon interne Chifoliau me fit remarquer qu'à l'extrémité supérieure du tibia, en dedans, faisait saillie une tumeur lisse, arrondie, dure, en continuité parfaite avec l'os : c'était, de toute évidence, une exostose ostéogénique. Je fis se déshabiller complètement l'enfant, et je passai tous ses os en revue : il y avait des exostoses à peu près sur tous. Dès lors, il était bien probable que l'hydarthrose tenait à une irritation de la synoviale par une tumeur semblable; mais l'articulation, lors de mon premier examen, était trop tendue pour qu'on pût, sous le liquide, palper profondément le squelette.

Après quelques jours de repos à l'hôpital, avec compression ouatée, le liquide s'était, en grande partie, résorbé; je sentis qu'en effet la lèvre externe de la surface rotulienne du fémur était inégale, comme épineuse par places; en dedans, le cul-de-sac tricipital donnait, à la palpation, la sensation de frottement amidonné; sur le bord interne du fémur, à quatre travers de doigt au-dessus de l'interligne, il y avait une petite exostose. Outre la tumeur déjà mentionnée sous l'insertion des tendons de la patte

d'oie, le tibia en portait une autre en arrière, vers le creux poplité ;
enfin, on en trouvait une troisième à la face externe de l'extrémité
supérieure du péroné.

L'autre genou était entouré d'excroissances à peu près symétriques aux précédentes, et, en outre, il contenait un peu de
liquide. Mais cela était insignifiant, et il n'y avait aucun trouble
fonctionnel sérieux, tandis qu'à droite la gêne du membre inférieur était réelle.

C'était en boitant que l'enfant marchait, en traînant la jambe
droite un peu fléchie, avec, en plus, un léger degré de genu
valgum. La fatigue était rapide, et même, avant les quelques
jours de repos à l'hôpital, la souffrance était réelle. Spontanément, la douleur était nulle pendant le repos au lit, durant le
jour ; mais durant la nuit, des douleurs troublant un peu le sommeil s'irradiaient à la jambe et au cou-de-pied, le long du trajet
du nerf saphène interne. Tout cela d'ailleurs cessa par le repos
au lit un peu prolongé.

Les mouvements communiqués à la jointure étaient souples
et normaux. Mais quand on ordonnait à l'enfant couchée d'exercer
des mouvements actifs de flexion et d'extension, on constatait
qu'ils étaient lents, difficiles, qu'ils s'accompagnaient de tiraille-
ments de la jambe : et la malade nous a alors raconté que pendant la marche sa jambe s'arrêtait quelquefois en demi-flexion,
avec sensation d'accrochement ; que parfois il en était de même
lorsqu'elle se levait d'une chaise où elle était assise.

Ce dernier trouble, purement mécanique, paraît lié à l'exostose
de l'extrémité supérieure du tibia, sous l'insertion du tendon de
la patte d'oie. C'est la troisième fois que j'ai l'occasion de l'observer : d'abord j'ai opéré, le 10 janvier 1895, un garçon de
treize ans et demi chez lequel l'accrochement de la jambe en
flexion était suffisant pour provoquer la chute du sujet lorsqu'il
courait ; et chez une fille de quatorze ans, dont l'histoire est
publiée par Iribarne, à chaque mouvement du membre les tendons de la patte d'oie étaient soulevés, pour retomber avec un
mouvement de déclanchement, d'où une fatigue notable, et même
un peu de douleur.

L'explication de ce fait, à propos duquel Chifoliau a rapporté l'an dernier une intéressante observation, est fort simple : dans le mouvement de flexion, les tendons passent en arrière de la saillie osseuse, et, de temps en temps, lorsque la flexion est accentuée, ils y restent accrochés. L'amorce de ce signe se trouve chez ma dernière opérée; son degré le plus accentué est chez le garçon que j'ai traité il y a cinq ans.

Irritation de la synoviale du genou, gêne mécanique du tendon de la patte d'oie, un seul de ces accidents suffirait pour que l'indication opératoire fût indiscutable. J'ai donc, par une incision en dehors de la rotule, abordé, puis abrasé à la gouge et au maillet les mamelons de la lèvre externe de la trochlée fémorale; puis j'ai, par une incision inférieure et interne, fait sauter la masse située sous la patte d'oie, en terminant par l'ablation de la saillie postérieure du condyle tibial interne. Au bout d'une dizaine de jours, je fis commencer le massage, et, lorsque le malade sortit de l'hôpital, le 19 avril, les troubles fonctionnels avaient complètement disparu[1].

III

Je viens de vous signaler un cas où l'irritation a porté sur la synoviale normale du genou. Il en est d'autres où, la jointure restant indemne, il se fait autour de l'exostose une véritable bourse séreuse, dont les connexions exactes avec les synoviales tendineuses ne sont peut-être pas parfaitement déterminées. De là une tuméfaction douloureuse à la pression, dans les mouvements, et même spontanément, car cette « exostosis bursata » peut devenir le siège d'une inflammation, d'un hygroma; dans la cavité séreuse enflammée on a même rencontré des corps étrangers.

J'ai opéré trois exostoses de ce genre, où de la bourse séreuse irritée résultaient des douleurs; et toutes trois avaient le même siège, au-dessus du condyle interne du fémur et sous le vaste

1. L'état se maintient satisfaisant le 15 juin.

interne du quadriceps fémoral. Une disposition anatomique spéciale, une connexion avec une bourse séreuse normale au côté interne du creux poplité, explique-t-elle la chose? C'est possible, mais je l'ignore.

On conçoit que l'hygroma plus ou moins accentué de cette bourse séreuse soit l'origine d'un gonflement douloureux, et que le diagnostic puisse être assez délicat lorsque l'exostose est assez petite. En janvier 1896 on m'a présenté à l'hôpital Trousseau une fille de huit ans et demi dont la mère s'était aperçue, un matin, d'une tuméfaction douloureuse à la face interne du genou droit; ni chute ni coup n'expliquaient la lésion, et je diagnostiquai une tumeur blanche au début. J'admets que la rapidité d'examen inévitable à une consultation aussi chargée que celle de l'hôpital Trousseau ait été pour une bonne part dans l'erreur; mais il est évident qu'à cette époque la saillie osseuse était peu volumineuse.

Je fis donc appliquer un appareil plâtré, qui resta quatre mois en place, et je perdis l'enfant de vue. Elle me fut ramenée le 19 janvier 1899 et j'appris alors que si, à la levée du plâtre, la douleur avait cessé, la tumeur était restée identique; puis, par intermittences, les douleurs reparurent, peu à peu plus intenses, et surtout continues, jusqu'à survenir non seulement pendant la marche, mais même la nuit.

C'est pour cela que l'enfant revint à l'hôpital, et cette fois le diagnostic sautait aux yeux. Au-dessus et en avant du condyle interne du fémur droit existait une tuméfaction diffuse et fluctuante, mais peu tendue, et, en la déprimant, je sentis contre l'os une exostose grosse comme une noisette, située sur le bord interne du fémur, juste au-dessus du condyle interne. Cette exploration au palper était douloureuse et faisait sentir un peu de crépitation neigeuse.

La possibilité d'une bourse séreuse, capable de communiquer soit avec les gaines tendineuses, soit avec la synoviale articulaire, était avant la période antiseptique un des principaux arguments donnés contre le traitement chirurgical des exostoses ostéogéniques en général et de celles qui avoisinaient le genou en particulier. Toucher à un os, même sans ouvrir le canal médullaire.

était toujours grave; inciser le genou correspondait presque à un arrêt de mort. Et de là des tentatives pour fracturer d'abord le pédicule sans fendre la peau et pour extraire plus tard la masse osseuse par la méthode sous-cutanée.

Ces craintes n'ont plus leur raison d'être, et aujourd'hui les indications thérapeutiques sont nettes, quelles que soient les connexions anatomiques de la tumeur, dans les cas où les complications justifient l'intervention. Quant au manuel opératoire, il se résume en peu de mots : inciser sur la tumeur parallèlement à l'axe du membre et l'extraire après avoir fait sauter son pédicule d'un coup de ciseau et de maillet. L'opération est rapide, bénigne et efficace; et peu importe qu'on ouvre une bourse séreuse, une gaine tendineuse ou même le genou. J'en ai toujours obtenu d'excellents résultats fonctionnels.

IV

Jusqu'à présent, j'ai parlé d'accidents provoqués par retentissement sur les parties voisines. Il est tout à fait exceptionnel que la tumeur devienne assez volumineuse pour distendre et ulcérer les téguments qui la recouvrent jusqu'à faire saillie à l'extérieur, comme Bauby en a rapporté, au *Congrès de chirurgie*, un cas concernant l'extrémité supérieure de l'humérus. Mais cet accident devient, au contraire, à peu près constant dans une variété spéciale, l'exostose sous-unguéale des orteils.

On a contesté, je le sais, que cette exostose fût comparable aux exostoses de croissance dont je viens de vous entretenir. On a remarqué, en particulier, qu'elle est plus fréquente chez la fille, et non, comme la précédente, chez le garçon; on a surtout fait observer qu'on ne la trouve pas associée aux exostoses multiples. Je reconnais que sur mes malades l'exostose était, en effet, solitaire; et, d'autre part, chez les sujets atteints d'exostoses multiples, je n'ai jamais rien vu qui soulevât les ongles des doigts et des orteils. Quant à l'objection tirée du sexe, je ne suis pas convaincu qu'elle soit bien valable, car si, aux 14 cas relatés dans la thèse d'Iribarne, j'ajoute 4 cas observés depuis, je trouve :

Exostoses de croissances classiques : 6 garçons et 7 filles.

Exostoses sous-unguéales : 3 garçons et 2 filles.

Il est certain que bien des malades non opérés et observés un jour en passant doivent être mentionnés sur mon registre de consultation. Mais pour ceux dont l'observation a été prise, et qui sont au nombre de 18, on voit que, pour les sous-unguéales aussi bien que pour les autres, le sexe paraît indifférent.

La vraie objection est que, sur la phalange unguéale des doigts et des orteils, le cartilage conjugal est contre l'épiphyse articulaire, tandis que la tumeur se développe à l'extrémité libre. Mais la structure, avec un centre osseux revêtu de cartilage hyalin, est caractéristique de l'exostose de développement, qui devient ici comme ailleurs entièrement osseuse lorsque la croissance du sujet est terminée. Et pour le moment je laisse à d'autres le soin de discuter s'il faut invoquer les phénomènes déviés de l'ostéogenèse normale ou faire entrer en jeu l'évolution d'amas cartilagineux aberrants[1].

Ces tumeurs font vite saillie sous l'ongle et deviennent douloureuses, d'où une gêne considérable de la marche. Presque toujours la tumeur occupe le gros orteil; une fois cependant, le 10 mars dernier, j'en ai opéré une qui, chez un garçon de neuf ans, siégeait au 2ᵉ orteil gauche. La tumeur, blanche et dure, fait saillie sous l'ongle et en avant de lui, de préférence au côté interne de l'orteil; puis à ce niveau l'ongle s'use, s'échancre, et bientôt, sous la pression de la chaussure, le derme sous-unguéal s'ulcère, d'où une petite masse fongueuse, dont trop souvent on méconnaît la nature en croyant à un ongle incarné. Ou bien, sans se préoccuper de ce qu'il peut bien y avoir dessous, on soumet l'ulcération, sans succès, à des cautérisations répétées, mais inefficaces.

En réalité, il suffit de connaître l'existence de la lésion pour la diagnostiquer tout de suite et à coup sûr. Après quoi le traite-

1. Je ferai remarquer que, dans un de mes cas, il s'agissait d'une fillette de trois ans: une pareille jeunesse est exceptionnelle pour l'exostose sous-unguéale du gros orteil.

ment s'impose : arracher l'ongle, et d'un coup de gouge à main abraser la tumeur en creusant la phalange sous son pédicule. Si on laisse, en effet, du cartilage à ce niveau, on est exposé à la récidive.

CAS ANORMAL D'OSTÉOMYÉLITE PROLONGÉE
DE LA DIAPHYSE FÉMORALE

I. — Fistule ossifluente fémorale qui paraît avoir été attribuée à tort à la tuberculose. Intégrité parfaite de la hanche, du rachis. Légère augmentation de volume de la moitié supérieure de la diaphyse. Début à l'âge de dix-huit mois, l'enfant ayant actuellement neuf ans. Probabilité de l'ostéomyélite.

II. — Opération conduisant dans un décollement périostique occupant une très grande hauteur autour de la diaphyse éburnée.

Le malade dont je désire vous parler aujourd'hui est surtout intéressant pour les élèves qui, régulièrement attachés au service, ont pu à la fois l'examiner attentivement pendant les quelques jours qu'il a passés dans nos salles avant l'opération, et ont ensuite pu voir de près l'acte opératoire qui, tout en confirmant notre diagnostic, nous a fait constater certaines lésions dont nous ne soupçonnions pas l'étendue. Il s'agit, pour vous le dire tout de suite, d'une ostéomyélite prolongée, assez anormale à quelques points de vue.

I

L'enfant me fut adressé à l'hôpital Tenon, le 24 mai 1901, comme atteint d'une fistule ossifluente fémorale d'origine tuberculeuse, et l'on sollicitait de moi l'envoi à Berck-sur-Mer.

La simple inspection fit tout de suite naître des doutes dans mon esprit, car la fistule n'avait pas le siège et les caractères habituels de celles qu'engendre la tuberculose osseuse. Elle s'ouvrait à la partie interne de la face antérieure de la cuisse, à peine en dedans de la ligne des vaisseaux fémoraux, à peu près à mi-hauteur de la cuisse. C'est déjà un endroit où les fistules par tuberculose osseuse ne sont pas très souvent diaphysaires. Mais il était bien possible qu'une lésion épiphysaire eût engendré un abcès descendant, ouvert loin au-dessous de son point d'origine; aussi mon premier soin a-t-il été de voir si, avec cette fistule, il n'y avait pas quelque signe de coxalgie. Or l'inspection de l'enfant debout ou en marche, l'exploration des mouvements dans le décubitus dorsal, la recherche de la douleur localisée par pression directe sur la jointure, tout cela était absolument négatif. De même, et par acquit de conscience plutôt, j'examinai le genou, que je trouvai tout à fait sain. Enfin, rien de pelvien, rien de rachidien : cela pour éliminer certaines migrations exceptionnelles, mais possibles, d'abcès froids d'abord intra-abdominaux et descendant parfois très bas le long de la gaine des vaisseaux fémoraux.

Donc, si cette fistule avait une origine osseuse — ce qui ne devait pas, à l'avance, faire l'ombre d'un doute — la diaphyse fémorale seule était en jeu, sans trace de retentissement articulaire, sur la hanche en particulier. La seule inspection de l'enfant debout ou marchant permettait de poser cette conclusion d'une manière ferme, et c'est précisément pour cela qu'immédiatement la tuberculose me sembla peu probable, en raison de sa rareté relative sur les diaphyses. Il fallait certainement tenir compte de certaines lésions fémorales tuberculeuses extra-articulaires, portant sur le haut de la diaphyse et surtout sur le grand trochanter. Mais, outre que, dans ces conditions, l'abcès n'a pas coutume de s'ouvrir en avant et en dedans de la cuisse, à la partie moyenne, mais bien plutôt en haut de la face externe ou antéro-externe, nous devions tout de suite nous souvenir que ces lésions, primitivement extra-articulaires, ont une malheureuse tendance à se propager dans le tissu spongieux du col et à gagner peu ou prou la hanche. Or, l'intégrité de la jointure était parfaite et le premier mot de l'interrogatoire nous apprit que la lésion était ancienne : âgé de neuf ans, ce garçon est atteint de cet abcès depuis l'âge de dix-huit mois.

Les caractères objectifs de la fistule n'étaient pas non plus en rapport avec la nature tuberculeuse du mal. Situé au centre d'une ancienne cicatrice rougeâtre, légèrement déprimée, l'orifice était étroit, à bords durs, non décollés, sans trace de fongosités. Par lui, s'écoulait un peu de pus séreux mal lié. Et l'on ne pouvait songer à un petit trajet étroit, conduisant directement sur une petite lésion osseuse bénigne, car, sans rencontrer d'os dénudé, le stylet y entra en remontant et s'enfonça jusqu'à la garde, pénétrant jusque sous le col fémoral, dans la région trochantérienne. Un pareil abcès tuberculeux, sans rien à la hanche, eût été bien étrange.

Par contre, la palpation démontrait que la partie supérieure de la diaphyse fémorale était altérée. Légèrement douloureuse à la pression, elle était surtout un peu modifiée dans sa forme et son volume, un peu plus grosse que celle du côté opposé et de surface inégale, comme vallonnée. On ne pouvait pas parler d'une hyperostose nette, ayant les caractères classiques de l'hyperostose ostéomyélitique, mais il y en avait certainement une amorce ; or, dans l'ostéite tuberculeuse, on ne rencontre, en général, rien de semblable.

Restait à confirmer par l'interrogatoire cette première impression ; mais ici nous ne trouvâmes rien de caractéristique. Les antécédents héréditaires n'étaient pas à retenir, quoiqu'une sœur de notre malade soit morte à dix mois de méningite ; mais le père, la mère, une autre sœur, ne sont en rien suspects de tuberculose. Quant à l'origine de la lésion actuelle, elle est assez mal précisée, car l'enfant a été mis en nourrice à la campagne, et tout ce que nous avons pu apprendre c'est que, vers l'âge de dix-huit mois, apparut dans le dos, le long de la face postérieure de l'omoplate, une grosseur du volume d'un œuf de pigeon, qui s'ouvrit spontanément, suppura pendant un mois, puis se ferma, laissant une cicatrice adhérente à l'os. Et dès qu'elle fut guérie, on s'aperçut qu'il existait à la partie supérieure de la face postérieure de la cuisse une grosseur qui, elle aussi, s'ouvrit, suppura et se cicatrisa spontanément ; mais ici la fermeture ne fut pas définitive, car bientôt après se forma, puis s'ouvrit, à la face antéro-interne de la cuisse, un peu au-dessus de la partie moyenne, un abcès qui aboutit à la fistule actuelle.

Quelle a été, tout au début, l'acuité du processus ? Cela est impossible à déterminer d'une manière exacte. Il paraît cependant établi que l'infection initiale n'a pas été très intense, mais, sinon torpide, au moins subaiguë. D'ailleurs, même si l'apyrexie avait sûrement été dès le début parfaite, ou à peu près, cela ne voudrait rien dire, car l'ostéomyélite chronique d'emblée existe même chez l'enfant en bas âge. Et par contre, ces deux localisations successives, avec abcès rapidement formés et rapidement ouverts d'eux-mêmes, parlent en faveur d'une ostéomyélite. D'autant mieux que si, chez l'enfant en bas âge, l'ostéomyélite est quelquefois d'une gravité immédiate considérable, quand elle évolue favorablement elle guérit volontiers avec une rapidité à laquelle elle ne nous a pas accoutumés chez les enfants plus âgés — cela dit pour la cicatrisation rapide et définitive de l'omoplate ; — elle guérit aussi sans ces hyperostoses énormes, par os nouveau sous-périosté, qui sont plus tard si fréquentes, — cela dit pour le fémur à peine augmenté de volume quoiqu'il persiste une fistule.

Malgré cette fistule, les accidents locaux ont toujours été insignifiants : peu de fièvre, état général excellent, peu de suppuration, jamais d'élimination de séquestre, pas de douleurs. Aussi la thérapeutique fut-elle à peu près nulle. Il y a quatre ans, cependant, l'enfant fit à l'hôpital des Enfants-Malades un séjour au cours duquel on se contenta de le panser, sans lui faire subir aucune opération ; et on aurait dit aux parents que : « ça se passerait en grandissant ».

Vous connaissez mon scepticisme pour le rôle curateur de « la croissance » ou de « la formation » dans les diverses suppurations osseuses. En fait, depuis quatre ans, l'état local n'a pas changé, et, comme je vous l'ai dit, on est venu me demander d'activer, par le séjour au bord de la mer, cette fameuse action de la croissance. Je viens de vous exposer les motifs pour lesquels, au lieu d'admettre une lésion tuberculeuse, j'ai conclu à une ostéomyélite prolongée ayant débuté chez l'enfant en bas âge. Aussi ai-je conseillé d'attaquer opératoirement l'os malade, car les lésions de l'ostéomyélite prolongée ressortissent à la chirurgie.

II

Dans leur ensemble, je vous rappelle que ces lésions sont les suivantes : le périoste décollé et irrité fabrique de l'os nouveau autour de l'os ancien, nécrosé, vermoulu, raréfié, baignant dans du pus plus ou moins abondant, plus ou moins concret, avec plus ou moins de fongosités. Dans l'espèce, l'examen local m'avait prouvé que l'hyperostose était fort peu accentuée et je m'attendais à trouver, pour expliquer la persistance de la fistule, un séquestre assez superficiel, mais situé assez loin, en haut de la diaphyse probablement, car, comme je viens de vous le dire, le stylet avait filé parallèlement au fémur, jusque sous le col, sans toucher au passage un os dénudé.

Au point de vue purement opératoire, il fallait tenir grand compte du siège de la fistule sur la ligne des vaisseaux fémoraux, à peine en dedans de cette ligne. En principe, étant donnée une ostéomyélite du fémur, quel que soit le siège de la fistule, la meilleure technique est d'aborder l'os par sa face externe, le long de laquelle on peut se donner tout le jour dont on a besoin pour évider une hyperostose, pour extraire un séquestre invaginé. Une fois tout terminé par là, l'ancienne fistule sert à compléter l'intervention et, en particulier, à établir un drainage de part en part.

Mais, dans l'espèce, fallait-il agir ainsi? Je ne l'ai pas pensé, parce que je ne savais pas du tout où j'allais : par la palpation, je ne sentais rien à la face externe du fémur; nulle part je ne retrouvais une hyperostose manifeste, et par la fistule le stylet pénétrait jusque sous le col, le long de la face interne du fémur. Voici donc ce que j'ai fait tout d'abord, en date du 1er juin : pour me mettre à l'abri de toute surprise désagréable du côté des vaisseaux fémoraux, j'ai commencé par inciser comme pour lier l'artère fémorale à la partie moyenne de la cuisse, en ayant bien soin que l'incision restât en dehors de l'orifice fistuleux et du trajet repéré par l'introduction d'un stylet. Je suis arrivé ainsi sur la gaine vasculaire, j'ai senti l'artère battre, et j'ai débridé de bas en haut le trajet fistuleux, sur la sonde cannelée, parallèlement à la gaine vasculaire et en dedans d'elle. Je n'en étais séparé que par une cloison fibreuse, blanche et dure, épaisse de 2-3 millimètres, et je suis remonté ainsi jusque sous la bifurcation du tronc inguinal en fémorale superficielle et fémorale profonde, jusque sous le col du fémur. Jusque-là le trajet était dur, étroit, contenant un peu de pus concret et de bourgeons charnus.

Une fois à cette hauteur, je ne pouvais plus songer à agrandir mon incision en haut : j'étais arrêté par l'angle de jonction des fémorales superficielle et profonde, lesquelles mettaient d'autre part obstacle à tout débridement en dehors ou en dedans. J'introduisis donc la sonde cannelée, pour déterminer les limites de la poche sous-cervicale, et je constatai que, passant au devant du fémur, juste sous le grand trochanter, elle venait, à peu près transversale, faire saillie sous les parties molles de la région externe de la cuisse. Et dans la poche la curette trouva en petite quantité du pus concret, un peu visqueux et comme glaireux, sans fongosités d'aspect tuberculeux.

Comme je vous l'ait dit, la face externe est la vraie face chirurgicale du fémur. D'autre part, je n'avais jusque-là trouvé aucun os dénudé; et en tout cas il convenait d'établir un drainage aussi large que possible, en m'écartant le plus possible des vaisseaux fémoraux. Sur le bec saillant de la sonde cannelée, je tirai donc franchement une incision externe, longitudinale, et je fus ainsi conduit dans un décollement du périoste fémoral par le pus concret que je viens de vous décrire. Le périoste n'était que médiocrement épaissi, et il n'était aucunement ossifié; le pus sousjacent était en très mince couche. Mais il y avait un décollement que je poursuivis de poche en poche sur toute la moitié supérieure de la diaphyse fémorale; et sous le périoste fendu l'os apparut blanc, sec, sans ostéophytes, d'aspect éburné. Sa surface était comme

largement vallonnée, sans rien qui ressemblât à de l'os nouveau
sous-périosté; la dénudation allait en arrière jusqu'à la ligne
âpre, en avant à peu près jusqu'au profil antérieur du fémur.
Cette poche sous-périostique aplatie communiquait en haut avec
le trajet fistuleux qui de là descendait, comme nous l'avons vu,
parallèlement à l'abcès péri-fémoral, dont il était séparé par une
cloison fibreuse contenant les vaisseaux.

De l'œil et du doigt, j'ai exploré avec grand soin la surface fémorale dénudée, blanche et lisse, je n'y trouvai ni pointe ni rugosité
de séquestre, pas davantage un de ces orifices, *grandia foramina*,
comme disait Troja, qui fît communiquer avec l'extérieur une
cavité contenant un séquestre invaginé. Ce dernier fait ne me
surprit point, car nous savons aujourd'hui que, les séquestres
étant dus à la nécrose de l'ancienne diaphyse, les *grandia foramina*
perforent l'os nouveau, sous-périostique. Or, ici, il n'y avait pas
du tout d'os nouveau, et s'il y avait eu un séquestre il eût été
lamellaire, superficiel.

J'eus beau chercher, je n'en trouvai point. Mais peut-être un
abcès, une cavité fongueuse existaient-ils au centre de l'os éburné;
à la gouge et au maillet, j'ouvris donc une tranchée dans la
moitié supérieure de la diaphyse : le canal médullaire y était
remplacé par un tissu rouge, spongieux, d'ostéite raréfiante, avec
quelques grains purulents au milieu des travées. Après l'avoir
évidé, je tamponnai à la gaze aseptique la gouttière osseuse et les
deux plaies des parties molles.

Vous le voyez, nous avons eu une surprise au cours de l'opération, quand nous avons été, de proche en proche, conduits jusque
dans ce décollement sous-périostique de la face externe du fémur.
Nous savions, avant d'inciser, que le point osseux malade était
haut situé, quoique la fistule siégeât à mi-cuisse, car le stylet,
sans rencontrer d'os dénudé, avait pénétré jusque sous le col du
fémur; et cela cadrait bien avec l'ouverture initiale, vite fermée
sans doute, vers la région fessière inférieure. Mais rien ne nous
permettait de soupçonner une poche sous-périostique aussi large
à la face externe du fémur : l'écoulement purulent, toujours très
léger, était hors de proportion avec une dénudation aussi étendue.

Par la palpation, on ne sentait rien d'anormal ; par la pression, on n'avait pas fait couler de pus par la fistule.

Ce qui est certain pour moi, après l'opération, c'est que nous ne sommes pas en présence d'une lésion tuberculeuse, et l'examen direct a confirmé le diagnostic clinique. Nulle part, en effet, nous n'avons vu de fongosités proprement dites dans les parties molles ou dans l'os ; nulle part l'os n'était carié, attaquable à la curette. Partout, au contraire, il était blanc et dur, et son évidement a été laborieux. Ces caractères, joints à ceux du pus glaireux et concret, sans rien de caséeux, sont nettement ceux de l'ostéomyélite.

D'après ce que nous avons vu dans le canal central, où de l'os rouge et spongieux remplaçait la moelle proprement dite, nous ne pouvons admettre une lésion exclusivement sous-périostée, sans participation de la moelle, une périostite suppurée sans ostéomyélite. Mais il est évident, toutefois, que la suppuration était à peu près exclusivement péri-osseuse, avec un foyer sous-périostique de la face externe, et une fusée extra-périostique à la partie interne de la cuisse.

Il résulte de tout cela qu'au point de vue général le pronostic est bon, et ne comporte pas les réserves que nous devons émettre pour les tuberculoses locales. Mais que va devenir la lésion locale? A cet égard, nous devons rester dans le doute. Certes, nous avons des chances sérieuses d'arriver, par l'ouverture large que vous m'avez vu pratiquer, à la cicatrisation définitive des parties molles et de l'os. Mais l'histoire de l'ostéomyélite prolongée fourmille de cas où des opérations successives sont nécessaires pour fermer des fistules rebelles, où même, malgré tous nos efforts, nous ne réussissons pas à tarir la suppuration. Mais c'est un point que je ne fais qu'indiquer aujourd'hui, l'intérêt du malade dont je viens de vous parler m'ayant paru plutôt d'ordre diagnostique; et l'occasion ne me manquera pas, malheureusement, d'attirer votre attention sur le pronostic éloigné de l'ostéomyélite. Je vous dirai seulement que, dans ce cas particulier, les lésions osseuses sont étendues, mais peu profondes, ce qui doit nous donner bon espoir; et en cela notre malade confirme cette règle générale, que l'ostéomyélite des enfants en bas âge, au-dessous de deux ans, expose moins que celle des sujets plus âgés aux lésions osseuses diffuses et profondes, aux conséquences locales si pénibles de l'ostéomyélite prolongée. A cet âge, la mortalité immédiate est élevée, mais le pronostic éloigné est meilleur; je m'en tiens pour aujourd'hui à cette assertion, dont je ne tarderai pas sans doute à vous apporter la preuve.

ÉVOLUTION DENTAIRE ET OSTÉOMYÉLITES
DE LA MACHOIRE INFÉRIEURE

I. — Ostéite aiguë de la mâchoire inférieure avec anesthésie du nerf mentonnier. Dent de six ans en voie d'évolution.

II. — Parallèle avec les accidents d'éruption de la dent de sagesse. Porte d'entrée de l'infection qui explique ces accidents; la compression intra-osseuse ne peut suffire. Des accidents analogues sont rares, mais possibles, pendant l'évolution de n'importe quelle dent.

III. — Nécrose grave par éruption et mauvaise direction de la dent de six ans; par inclusion de la dent de douze ans. Diagnostic dans ce dernier cas avec l'ostéosarcome, avec la tuberculose. Accidents analogues pour les molaires de lait. Parallèle entre l'ostéomyélite de la mâchoire et celle des os longs. Les nécroses exanthématiques.

IV. — Opposition des ostéomyélites de la branche montante à celles du bord alvéolaire; absence d'étiologie dentaire pour les premières. Ankylose osseuse de l'articulation temporo-maxillaire après une ostéomyélite secondaire non suppurée.

La carie dentaire est la porte d'entrée habituelle des infections qui produisent les ostéites et les nécroses des maxillaires; mais elle n'est pas la seule possible, et des suppurations sérieuses peuvent venir compliquer, sans carie préalable, l'évolution des follicules dentaires, pendant la seconde et même pendant la première dentition. C'est, je crois, un accident de cette nature que vous pouvez étudier aujourd'hui, sur le garçon de six ans que je vous présente.

I

Cet enfant est malade depuis cinq jours : le 15 avril 1899 il a commencé à souffrir en mâchant du côté gauche, et la mastication est vite devenue à peu près impossible ; la fièvre s'est allumée, le sommeil a été supprimé par les souffrances, la joue gauche a commencé à enfler.

Aujourd'hui 20 avril, le sujet nous est amené à la consultation de l'hôpital Trousseau, porteur d'un gonflement de la joue gauche, sans rougeur à la peau. Par la palpation extérieure, nous sentons tout de suite que cette tuméfaction, dure et douloureuse, fait corps avec la face externe de la mâchoire inférieure, et comme, en outre, elle gagne peu vers la région sous-maxillaire, nous sommes en droit de diagnostiquer, sans discussion différentielle, une ostéite de la mâchoire inférieure. Diagnostic d'autant plus assuré, sans examen à l'intérieur de la bouche, que nous constatons une anesthésie de la peau au niveau de la moitié gauche du menton et de la lèvre inférieure : en cette région, une piqûre d'épingle n'est pas sentie, tandis qu'à droite elle l'est parfaitement.

Ce signe, sur lequel, en 1896, Vincent a attiré l'attention dans la *Revue suisse d'odontologie*, vous apprend avec certitude que le nerf dentaire inférieur est comprimé dans son canal osseux par le gonflement inflammatoire des tissus, d'où l'anesthésie que vous remarquez dans les parties innervées par le nerf mentonnier, après son émergence hors de l'os. Cela ne peut avoir lieu que si de la gencive, des alvéoles, l'inflammation a gagné le corps même de l'os, et d'après le trajet, les connexions du canal dentaire, vous concevez que la participation de ce canal aux phénomènes d'ostéite doive être surtout fréquente, comme le dit Vincent, au cours des lésions de la face interne de la moitié postérieure du maxillaire inférieur, qu'elle accompagne plus volontiers les phlegmasies ayant pour origine les deux dernières grosses molaires. Mais les lésions de la face externe provoquées par les autres molaires sont, quoique moins souvent, capables d'en faire autant. C'est précisément ce qui a lieu ici : l'ostéite n'atteint guère que la face externe, et elle a pour origine la dent de six ans, c'est-à-dire la première grosse molaire définitive. Mais n'anticipons pas.

Donc, avant d'avoir fait ouvrir la bouche, vous pouvez affirmer le diagnostic : ostéite de la mâchoire inférieure. Comme toujours en pareille occurrence, vous devez admettre comme cause une lésion dentaire ; dans le cas actuel, d'après le siège du gonflement près de l'angle de la mâchoire, une lésion au niveau d'une molaire.

L'examen intra-buccal confirme tout de suite la première partie de notre diagnostic, car, en introduisant l'index dans le vestibule, nous sentons le sillon gingivo-génien effacé en arrière par un empâtement phlegmoneux très douloureux à la pression. Il est même certain qu'il y a là du pus collecté. Mais nous sommes plus embarrassés pour déterminer l'origine de cette inflammation. La cause doit, je vous le répète, être dentaire; mais de ce côté aucune dent n'est cariée ; en outre, autour d'aucune couronne on ne voit sourdre du pus sous la gencive décollée. Faut-il donc renoncer à l'étiologie dentaire? Je ne le crois pas, car nous trouvons ici autre chose qu'une carie : en regard du point culminant du gonflement, à la partie postérieure du vestibule buccal, la dent de six ans est en voie d'évolution. Elle a commencé à poindre il y a environ un mois, et sa sortie n'est pas encore tout à fait achevée. Il y a là, je le sais, quelque chose d'un peu insolite, car les accidents de l'éruption des dents ont coutume de se manifester pendant le travail qui aboutit à l'issue de la couronne. Mais je vous rappellerai qu'une fois apparue celle-ci, la racine continue à s'accroître de bas en haut, pour la pousser au dehors : en sorte que le travail physiologique de l'éruption continue encore pendant assez longtemps, tant que la nouvelle dent n'est pas de niveau avec ses congénères, ce qui est le cas ici.

Ainsi, je trouve comme cause possible à cette ostéite non pas la banale carie dentaire, mais une dent de six ans qui n'a pas encore achevé son évolution ; étude qui a son importance pratique, car s'il existait une dent cariée il faudrait la faire sauter en même temps qu'on inciserait l'abcès osseux, tandis que dans le cas actuel il est bien probable qu'aucune extraction dentaire ne va être nécessaire[1].

La lésion en présence de laquelle nous sommes est donc rare, et cette rareté devrait nous faire hésiter dans notre diagnostic, si nous n'avions un point de comparaison dans ce qui se passe assez souvent pendant l'évolution de la dent de sagesse et si nous ne savions pas, comme j'espère vous le démontrer, qu'à la fréquence près, des accidents analogues peuvent compliquer l'éruption de n'importe quelle dent.

Au premier abord, les accidents de la dent de sagesse, avec leur époque d'apparition vers dix-huit ou vingt ans, ne semblent pas ressembler beaucoup à ceux dont peut être le siège la mâchoire d'un enfant. Mais il est bien évident que, à tous les âges et quelle que soit la dent en formation, les phénomènes de l'éruption doivent, dans leur essence, être toujours les mêmes, et que dans tout cela il ne doit y avoir que des questions de degré. Depuis la naissance jusqu'à l'achèvement de la troisième et dernière molaire définitive, les mâchoires sont en travail de dentition; leur développement, leur accroissement va de pair avec ce travail, et c'est de ce côté que vous devez chercher l'analogie des phénomènes qui se passent dans les os longs au niveau des cartilages conjugaux et servent d'appel à l'infection dans les ostéomyélites de la croissance. Il y a toutefois cette grande différence, qu'ici, dans la plupart des cas, l'infection se fait sur place, et qu'en outre, aux altérations osseuses se joignent des troubles importants du côté des parties molles. Un rapide aperçu des accidents provoqués par l'éruption de la dent de sagesse va nous permettre de mettre en parallèle avec eux ceux que l'on peut observer pendant l'éruption des autres dents. Des accidents nerveux je ne vous parlerai pas; les seuls qui m'intéressent en ce moment sont les accidents muqueux et osseux.

---

1. Au point proéminent du gonflement vestibulaire, c'est-à-dire en arrière de ce vestibule, au niveau de la dent de six ans, mon interne Barbarin a fait, jusqu'à l'os, une incision longitudinale par laquelle s'est écoulé un pus mal lié. La cicatrisation a été rapide sans fistule, et la guérison complète a été vérifiée au mois de juin par mon élève Atcham. Cette fois encore, aucune autre porte d'entrée n'a été constatée.

II

Lorsque la dent de sagesse va sortir, il est tout à fait banal d'observer sur la gencive, à son niveau, les phénomènes de congestion, de rougeur, de douleur et de gonflement légers qui marquent si souvent l'éruption des dents, et qu'on note en particulier aux bords alvéolaires des nourrissons pendant que se fait la première dentition. Mais la plupart du temps, quelquefois avec un peu de névralgie, les choses en restent là, l'infection ne se met pas de la partie. Quand elle s'en met, elle peut laisser la gencive à peu près intacte, mais engendrer, par une lymphangite partie de là, un adéno-phlegmon angulo-maxillaire qui, presque toujours, suppure. Ou bien, au-dessus de la couronne qui pousse, la gencive se décolle, se déchiquète, souvent contuse, broyée par la dent similaire de la mâchoire supérieure ; alors elle suppure, s'ulcère. Quelquefois, ne trouvant pas assez de place au bord alvéolaire, entre la deuxième molaire et la branche montante, la dent se dévie en dehors ou en dedans et va ulcérer soit la joue, soit la langue. Autour d'elle, enfin, l'infection peut gagner les parois alvéolaires, d'où des hyperostoses non suppurées, des ostéites suppurées, des nécroses parfois considérables, étendues surtout vers la branche montante.

Pendant longtemps, lorsque l'on ignorait la signification des lésions infectieuses, on a rapporté tous ces accidents à une seule cause locale : la compression intra-osseuse due à ce que, la partie postérieure du maxillaire inférieure étant insuffisante, le follicule de la troisième molaire ne trouve plus où se bien développer, en sorte qu'il pousse de travers et qu'autour de lui l'os s'irrite, s'enflamme, suppure enfin. Dans cette théorie, il y a une part de vérité : le défaut de place explique les déviations diverses de la dent de sagesse et leurs conséquences mécaniques, il nous rend compte des douleurs par lesquelles s'annonce l'éruption laborieuse. Mais nous savons aujourd'hui qu'autre chose doit être invoqué dès qu'intervient la suppuration. Qu'il s'agisse d'un adéno-phlegmon à distance, d'une ulcération locale, d'une ostéite alvéolaire grave ou bénigne, il nous faut une porte d'entrée et des microbes pyogènes. C'est dans ce sens qu'ont été orientées les recherches pathogéniques modernes, et l'on a trouvé cette porte d'entrée sur la gencive, on a mis en relief surtout le rôle joué par l'*iter dentis* comme voie d'inoculation des germes infectieux [1]. Le manque de place, la compression intra-osseuse qui en résulte, l'irritation physiologique exagérée autour d'un follicule gêné dans son évolution sont des causes prédisposantes qui se rencontrent surtout autour de la dent de sagesse à la mâchoire inférieure, mais qui ne sont pas réservées à cette région, pas plus que ne lui sont réservées les effractions gingivales qui servent de porte d'entrée à la suppuration.

Ces effractions ne peuvent très souvent pas être aperçues par le clinicien : nous voyons une gencive rouge, douloureuse, tendue, mais sans solutions de continuité apparentes. Ce qui nous force à admettre qu'elles existent, c'est la fréquence des adéno-phlegmons sous-maxillaires pendant la période d'éruption : à tout instant nous en observons chez les nourrissons qui « mettent » leurs dents de lait, incisives, molaires ou canines, et la seule porte d'entrée possible est au niveau des gencives, distendues par les couronnes qui vont sortir, excoriées par l'enfant qui, pour calmer l'agacement, la souffrance, mordille tout ce qui lui tombe sous la main. Les adéno-phlegmons sont de même fréquents pendant que poussent les molaires définitives, de six ans, de douze ans. Et à cet égard, il ne semble pas que la dent de sagesse soit plus ennuyeuse que les autres dents; je crois même qu'elle est moins souvent que les dents de lait provocatrice d'adéno-phlegmons.

---

1. Dans un mémoire récent (Congrès international de médecine, 1900, et **Revue de stomatol.**, mai 1900, t. VIII, n° 5, p. 204), P. Ferrier a montré que, sur la gencive distendue par la couronne qui va sortir se craquèlent très souvent des fissures antéro-postérieures qu'on met en évidence avec un peu d'encre, comme faisaient nos devanciers pour étudier sur le vivant les fissures du crâne. Ces fissures sont fréquentes au-dessus des dents de six ans et de douze ans, que la dent correspondante de la mâchoire opposée soit ou non poussée. Elles s'accompagnent très souvent d'un léger degré d'adénite sous-maxillaire et expliquent, d'après Ferrier, la fréquence des adéno-phlegmons pendant la période d'éruption dentaire sans rien d'apparent à la gencive.

Voilà donc trouvée la porte d'entrée au niveau de la gencive. J'ajouterai que le travail d'éruption crée, dans toute la cavité buccale, un état de réceptivité morbide mis en évidence par un fait pathologique auquel je veux seulement faire allusion aujourd'hui : c'est pendant l'éruption de la dent de six ans et de la dent de sagesse que se constitue une lésion très spéciale, la stomatite ulcéro-membraneuse, dont on a bien vu, depuis une vingtaine d'années, le lien avec le travail de dentition, et cette lésion, dont je vous entretiendrai une autre fois, se produit sans contact d'une couronne poussant mal avec la joue ou avec la langue; elle est due à une infection qui se fait, au voisinage de la dent en travail, à la faveur des troubles nutritifs dus à ce travail.

Prédisposition locale par un travail physiologique, porte d'entrée pour un microbe pyogène, c'est tout ce qu'il nous faut pour comprendre la pathogénie des lésions, pour comprendre aussi qu'en principe, si elles peuvent être plus fréquentes pour la dent de sagesse, elles ne doivent pas être son apanage exclusif. C'est, en effet, ce que nous enseigne la clinique, et je viens de vous montrer un enfant chez lequel la dent de six ans doit être rendue responsable d'accidents légers, mais analogues.

Pourquoi la prédisposition est-elle plus grande pour la dent de sagesse? Le développement de la mâchoire vous l'explique assez bien. Je n'ai pas besoin de vous rappeler que les dents de lait sont au nombre de vingt, cinq à chaque mâchoire et de chaque côté : deux incisives, une canine, deux molaires. Elles sont destinées à être remplacées par vingt autres dents — incisives, canines, prémolaires bicuspidées — qui vont, à très peu de longueur près, occuper la même place qu'elles au bord alvéolaire. La partie antérieure de la parabole maxillaire ne change guère de dimensions à mesure que le sujet avance en âge, mais elle est peu à peu poussée en avant à mesure que, d'abord inclus dans la branche montante, les germes des molaires permanentes — dent de six ans, de douze ans, de sagesse — viennent prendre place au bord alvéolaire en arrière de la molaire qui les a précédés. C'est-à-dire que c'est en arrière, entre la dernière molaire et la branche montante, que se fait le développement en longueur du maxillaire inférieur;

entre la dernière molaire et la tubérosité maxillaire pour la mâchoire supérieure. Mais, dans notre race caucasique. le prognathisme, c'est-à-dire la saillie des mâchoires en avant, est bien moindre que dans les races inférieures. Ce visage droit dont nous sommes si fiers ne va pas sans un petit inconvénient; il en résulte que la longueur des arcades alvéolaires se trouve diminuée, et si les singes inférieurs ont large place pour quatre molaires définitives, si chez les singes supérieurs et les hommes inférieurs trois molaires permanentes poussent à leur aise, chez le blanc orthognathe elles vont se trouver à l'étroit. La première, la deuxième se logent presque toujours bien, mais souvent la troisième ne saura où se mettre, sera déviée, retenue, ou ira ulcérer les parties molles voisines.

Aussi, les accidents d'éruption étant rares pour les dents autres que la dent de sagesse, cette rareté est-elle surtout grande pour ceux qui sont dus à la déviation de la couronne. Parmi les dents de remplacement, la canine est à peu près la seule qui pousse hors du rang régulier : quand le bord alvéolaire antérieur est trop court, c'est elle qui pousse de travers, parce qu'elle vient la dernière et prend, par conséquent, la place qui reste. Parmi les dents définitives que rien n'a précédé, la déviation des premières et deuxièmes molaires est exceptionnelle. Elle est possible, cependant, et je l'ai trouvée dans un cas d'accident grave dû à l'éruption vicieuse de la dent de six ans.

III

Le 26 juillet 1896, je reçus à l'hôpital Trousseau un garçon de six ans qui, depuis le 1er juin, était soigné à la consultation externe pour une plaie fistuleuse de la région sous-maxillaire gauche, et les parents racontaient l'histoire suivante : En 1894, tombant sur une charrue, il s'était fait au cou une déchirure profonde qui avait suppuré pendant un an. Elle était cicatrisée depuis six mois lorsque, dans la même région, survint un gonflement énorme, puis un abcès suivi d'une fistule actuellement persistante. L'enfant me fut présenté parce que, depuis le 21 juillet, sans cause connue, des phénomènes inflammatoires s'étaient déclarés autour de la fistule. — sans fièvre il est vrai. et sans douleur, — et vite je reconnus qu'il ne devait y avoir qu'un lien de coïncidence entre l'ancienne plaie et la fistule actuelle, vieille d'environ six mois. car par cette fistule, siégeant à 1 cent. 1/2 en avant de l'angle de la mâchoire, le stylet arrivait directement sur l'os dénudé, et pénétrait contre la face interne du maxillaire, au niveau de la dent de six ans, déviée vers l'intérieur de la bouche. Il y avait, en outre, un diverticule fistuleux qui s'ouvrait à la région sus-hyoïdienne médiane. Aucune dent n'était cariée ; en outre, aucun signe local n'indiquait l'existence d'une fracture du maxillaire au moment de l'accident de 1894. Le seul fait anormal était la déviation en dedans de la dent de six ans, déviation tout à fait comparable à celle qu'on rencontre parfois au niveau de la dent de sagesse.

Comme il y avait déjà une cicatrice sous-maxillaire, j'incisai le long du bord inférieur de la mâchoire et j'enlevai par là de petits séquestres ; la dent de six ans fut extraite et avec elle le germe encore inclus de la dent de douze ans ; je vous expliquerai une autre fois dans quelles conditions l'extraction de germes inclus peut être nécessaire à la guérison complète. La réparation fut lente, et c'est le 17 octobre seulement, soit au bout de trois mois, que l'enfant quitta l'hôpital : la moitié gauche du maxillaire inférieur était un peu hyperostosée, et il restait à la région sous-maxillaire une plaie superficielle en voie de cicatrisation ; mais il n'y avait plus de fistule conduisant sur l'os, et la suppuration intra-buccale était depuis longtemps tarie.

L'évolution vicieuse de la dent de six ans est, dans le cas précédent, la seule cause qu'on puisse raisonnablement incriminer ; mais je n'ai pas assisté au début du mal, en sorte que la discussion est possible, tandis qu'elle ne l'est pas pour une fillette de huit ans chez laquelle j'ai suivi pas à pas la lésion, due à la dent de douze ans, depuis le 15 avril 1896 jusqu'au 28 mai, date où je l'opérai.

Cette enfant, dont les antécédents héréditaires étaient bons, et qui, à part quelques lésions légères (abcès dans la gorge à trois ans, gourme à six ans), avait toujours été bien portante, fut prise, en février 1895. d'un gonflement parotidien et sous-maxillaire gauche qu'on attribua aux oreillons. Bientôt. la région massétérine se tuméfia peu à peu, sans douleur et sans fièvre ; et la mère vint me consulter le 15 avril 1896 parce que, depuis quelques jours, se manifestaient de légères souffrances.

Je constatai alors, sous une peau d'apparence et de consistance normales, un gonflement important de l'angle de la mâchoire, gagnant un peu vers le corps, et davantage vers la branche montante : immédiatement, je prédis comme cause à cette ostéite une carie de la dent de six ans, ce qui est le cas habituel. et je fus très surpris quand, en faisant ouvrir la bouche, je vis cette dent en place, et parfaitement intacte. J'introduisis alors mon index gauche dans le vestibule buccal, et je sentis, entre lui et la main droite palpant la joue, une hyperostose volumineuse des régions que je viens d'indiquer. La branche montante en arrière de la dent de six ans était élargie, et vers le vestibule buccal j'y trouvai un point douloureux à la pression. La face interne du maxillaire n'était pas hyperostosée ; aucune dent n'était cariée.

Pas de carie dentaire, dent de six ans normale, enfant de huit ans chez laquelle le gonflement initial avait débuté plus d'un an auparavant ; j'avoue que je ne songeai pas au diagnostic exact. Je me demandai s'il ne s'agissait pas d'un ostéosarcome à marche lente, ou d'une ostéite tuberculeuse ; avant de prendre un parti opératoire, — car il est dur de se résoudre à une résection de la moitié du maxillaire inférieur, — je me fis ramener l'enfant une fois par semaine, pour surveiller moi-même l'évolution morbide. Pendant six semaines, je ne constatai aucune augmentation de volume, mais le point douloureux sur la branche montante, en arrière de la dent de six ans, me parut peu à peu plus net, et finalement, le 25 mai, je le jugeai dépressible. L'ostéite, probablement tuberculeuse. devenait bien plus admissible que l'ostéosarcome, et je me décidai à intervenir, ayant pour plan opératoire d'explorer l'os par une large incision du sillon gingivo-génien, et tout étant prêt pour réséquer la mâchoire, au cas où je tomberais sur un néoplasme. Retenez cette hésitation possible entre une ostéite et un ostéosarcome, et concluez que, souvent, la conduite sage consistera à ne pas désarticuler d'emblée une mâchoire, mais à pratiquer d'abord une incision exploratrice ; conseil qui s'applique surtout à certaines hyperostoses autour de la dent de sagesse incluse, mais qui, vous allez le voir, est également de mise pour la dent de douze ans.

Rendez-vous fut pris pour le 28 mai ; et lorsque, après anesthésie au chloroforme, j'introduisis l'ouvre-bouche, le diagnostic d'ostéite devint immédiatement évident : dans le vestibule buccal je trouvai du pus, et au point jusqu'alors douloureux à la pression venait de se perforer une fistulette par laquelle le stylet arriva sur l'os dénudé.

Je débridai largement cet orifice et dénudai à la rugine la face externe de la mâchoire. De là, je ramenai un volumineux séquestre, allant de la dent de six ans à la branche montante ; ce séquestre, brisé en deux, portait à sa face interne la marque évidente d'un alvéole, et en dedans de lui, devant la racine de la branche montante, je buttai en effet contre un corps très dur, la couronne de la dent de douze ans, que je luxai vite à la curette. Cela fait, je ramenai en dedans et au-dessous de cette couronne un autre séquestre qui, avec le précédent, complétait l'alvéole. La cavité séquestrale, formée d'os nouveau sous-périostique, fut tamponnée à la gaze iodoformée, et la guérison fut complète au bout d'un mois. Depuis, j'ai revu la fillette à maintes reprises ; la guérison s'est fort bien maintenue et les trois autres dents de douze ans sont sorties sans accident.

Ce qui précède peut s'appliquer aux autres dents, même aux dents de lait, et je puis vous citer quatre cas où il s'agit des petites molaires de lait, un dernier où les incisives sont en cause, mais où intervient un nouveau facteur étiologique, une fièvre éruptive. la variole.

L'éruption dentaire est seule en jeu chez un garçon de deux ans et demi pour lequel je fus consulté le 1ᵉʳ juin 1898, quatre mois après le début d'une tuméfaction de la joue gauche, nous dit le père, alors que du pus était rendu par la bouche depuis un mois. Je vis un enfant craintif, se laissant mal approcher, porteur d'un gonflement énorme et très douloureux à la pression de tout le côté gauche de la mâchoire. En appuyant, je fis sourdre en abondance du pus fétide autour de la deuxième petite molaire, non cariée, ainsi d'ailleurs que les autres dents du bord alvéolaire. Après chloroformisation, j'introduisis une curette dans la cavité purulente, contre la face externe de la 2ᵉ molaire, et j'amenai au dehors un gros séquestre, plusieurs petits et une couronne de prémolaire. La guérison fut rapide ; le 1ᵉʳ mai 1899, mon élève Atcham a pu constater que la cicatrisation était solide, sans fistule, avec seulement un peu d'hyperostose du corps de la mâchoire à gauche. La santé générale était parfaite.

Ces renseignements à longue échéance ont quelque importance, car, si certains auteurs signalent l'ostéite suppurée comme complication possible de l'éruption des dents de lait, d'autres, comme Heydenreich, restent sceptiques, et se demandent si ces lésions ne sont pas plutôt tuberculeuses. L'histoire précédente est tout à fait contraire à cette hypothèse, que je contesterai moins nettement dans ma deuxième observation, quoique je n'y croie pas, pour ma part, d'après l'ensemble des lésions.

Une fillette de dix-huit mois, ayant eu à onze mois la rougeole, suivie d'un abcès de l'aine gauche, commença à l'âge de quinze mois à souffrir d'une grosseur à la joue droite, à pleurer, à ne se nourrir qu'avec peine. Après deux mois de cataplasmes et de pommades, la mère se décida à apporter l'enfant à l'hôpital, où on lui ouvrit un abcès à la région sus-hyoïdienne médiane ; en même temps on lui enleva la première petite molaire droite, parce qu'autour d'elle la pression faisait sourdre du pus. L'incision cutanée se cicatrisa, mais la joue resta volumineuse, avec une tumeur douloureuse à la pression, faisant corps avec la mâchoire, et d'où la pression faisait sortir du pus autour de la 2ᵉ molaire non cariée. Après extraction d'un gros séquestre, qui fut abordé par voie cutanée, l'abcès ayant été ouvert, l'amélioration fut vite considérable, mais la mère en profita pour envoyer l'enfant à la campagne et nous l'avons perdue de vue, en sorte que je ne sais si la guérison totale a été rapide, complète et durable. La coexistence d'un abcès froid au niveau du bord postéro-supérieur de l'os iliaque droit nous force à faire quelques réserves sur la possibilité, ici aussi, d'une lésion tuberculeuse; mais sans cela, vous voyez que cette observation est à peu près calquée sur la précédente.

Une autre fois, j'ai dû enlever un séquestre en connexion avec les couronnes encore incluses de l'incisive latérale et de la première molaire temporaires droites, et le fait est remarquable par le jeune âge du sujet, un garçon de neuf mois et demi, chez lequel la douleur et le gonflement de la joue droite avaient commencé dès l'âge de six semaines. L'état général devint médiocre, l'enfant s'alimentant et dormant mal, jusqu'au jour où un médecin ouvrit dans le sillon gingivo-génien un abcès qui suppura d'abord beaucoup, puis peu. Les douleurs cessèrent, l'état général devint bon, mais la suppuration continua, en sorte que la mère, inquiète, vint à l'hôpital le 14 février 1894. Il existait encore, à cette époque, un gonflement notable, douloureux à la pression, de la joue droite au niveau du corps de la mâchoire inférieure. Aucune dent n'émergeait au bord alvéolaire, mais, à la région correspondant au siège futur des premières molaires, s'ouvrait un orifice fistuleux, au bord duquel le stylet touchait un séquestre; en débridant la fistule à ce niveau, je pus extraire trois séquestres mobiles et la couronne incluse de la première molaire temporaire. Le 7 mars, le gonflement avait beaucoup diminué : un petit séquestre qui pointait dans la fistule fut enlevé. Mais il persista de la suppuration jusqu'au 21 mars, date à laquelle, en curettant la cavité, je fis sortir la couronne encore incluse de l'incisive latérale temporaire; après quoi la cicatrisation fut rapide.

Y a-t-il eu infection simultanée de deux germes, ou un seul fut-il pris d'abord, avec participation secondaire du voisin? Et dans ce dernier cas, laquelle des dents a été le siège initial du mal? Ces deux questions doivent rester sans réponse, quoique le gros du foyer m'ait paru être surtout en rapport avec la molaire. Mais c'est un point d'intérêt accessoire; le fait important est cette nécrose dentaire du bord alvéolaire chez un nourrisson qui non seulement n'avait aucune carie, mais même n'avait jamais eu une dent au dehors; chez lequel, en outre, les troubles de l'éruption dentaire ont été bien précoces, puisqu'à six semaines déjà le mal avait commencé et qu'à cet âge on a coutume de n'observer au bord alvéolaire et à la gencive aucun des phénomènes congestifs et inflammatoires préalables à la dentition. Ce n'est pas un argument suffisant pour nous faire admettre que la porte d'entrée de l'infection n'a pas siégé à la gencive, c'est-à-dire directement sur l'os malade, et que dès lors il y a peut-être eu une infection généralisée d'abord, et localisée autour des follicules dentaires, appelée par des phénomènes physiologiques de l'éruption. En effet, tout à l'heure, je vous ai parlé d'une fille de huit ans chez laquelle, sans aucune infection antérieure appréciable, le follicule de la dent de douze ans s'est entouré de nécrose dès l'âge de sept ans ; les époques fixées à l'éruption dentaire et à ses préparatifs n'ont jamais été que des chiffres moyens, susceptibles d'écarts considérables en plus ou en moins. Et même chez ce nourrisson, le processus le plus simple, donc le plus probable, paraît être l'infection directe du rebord alvéolaire par voie gingivale.

Car si j'ai établi devant vous, il y a un instant, un parallèle entre les follicules dentaires des mâchoires et le bulbe conjugal des os longs, si j'ai par conséquent comparé les ostéites dont je viens de vous entretenir à l'ostéomyélite de la croissance, il y a entre les deux une différence étiologique notable : dans les autres os, l'infection est très rarement directe, presque toujours elle est hématogène ; tandis que dans les mâchoires, vous venez de le voir, elle est presque toujours directe, gingivale, tout comme lorsqu'une carie dentaire lui sert de porte d'entrée ; mais ce n'est pas une différence fondamentale, c'est seulement affaire de fréquence relative entre deux catégories étiologiques. car ici, de temps à autre, l'infection générale semble avoir été la première en date et s'être localisée sur les follicules en voie d'évolution. C'est ainsi peut-être qu'il faut interpréter, en partie au moins, les nécroses exanthématiques décrites par Salter au bord alvéolaire.

Salter appelle ainsi les nécroses des mâchoires survenant après la fièvre typhoïde, la rougeole, la scarlatine, la variole. Or, il est à remarquer que le rôle de l'évolution dentaire est ici démontré, comme le dit Guyon, par le jeune âge presque constant des sujets atteints. Et tandis que Salter localise les phénomènes autour des molaires de lait, Jarre soutient que la lésion, souvent symétrique, doit être attribuée au follicule de la dent de six ans. En tout cas, le rôle des dents est prouvé par ce fait que les nécroses, comme le dit Salter, sont exclusivement alvéolaires, ne prennent pas le bord intérieur de l'os.

Ces nécroses exanthématiques ne sont pas fréquentes. Je n'en ai recueilli qu'un exemple sur un garçon de deux ans, chez lequel les accidents, consécutifs à la variole, avaient un an de date ; à cette époque on avait ouvert, près de la ligne médiane à gauche, un abcès gingival d'où on avait retiré deux dents encore incluses : l'incisive latérale et la canine, sans doute, car lorsque je vis l'enfant le 6 mars 1896, il n'y avait aucune dent entre l'incisive médiane et la première molaire en voie d'éruption. Dans l'espace vide s'ouvrait une fistule suppurante au-dessous de laquelle l'os était épaissi par une hyperostose gagnant vers le menton. J'incisai la gencive, et dans la cavité je trouvai des séquestres ; en les enlevant, je mis à nu les germes de l'incisive latérale et de la canine permanente, que j'enlevai aussi. La guérison fut rapide. Cette observation est la seule sur laquelle j'aie gardé des détails précis. J'ai souvenir d'une jeune fille de vingt et un ans, chez laquelle j'ai évidé, pour ostéite raréfiante avec petits séquestres, l'alvéole de la canine resté fistuleux depuis une scarlatine contractée dans la première enfance, et il est à noter que la dent permanente, détruite sans doute par l'infection première, n'avait jamais fait issue au dehors. Car ces germes définitifs qu'a entourés la suppuration, avec plus ou moins de nécrose, ne sont pas, quoi qu'on en ait dit, destinés à évoluer complètement. Si la dent est encore molle, ils avortent ; si la couronne est constituée, elle entretient une suppuration prolongée jusqu'à ce qu'elle soit éliminée ou extraite avec les séquestres. Il y a là, pour le maxillaire inférieur, un facteur très spécial d'ostéomyélite prolongée du bord alvéolaire, et à plusieurs reprises, par les observations que j'ai résumées dans cet entretien, vous avez appris qu'il a fallu, pour obtenir la guérison, enlever des germes inclus, temporaires ou permanents, voisins de celui qui avait allumé l'incendie. Cela fut particulièrement net pour la nécrose consécutive à la variole. Je n'insiste pas davantage sur ce fait, dont je vous montrerai un autre jour toute l'importance pour les nécroses consécutives à la carie dentaire. Je n'ai en vue, aujourd'hui, que le rôle primordial de l'évolution dentaire dans l'étiologie de l'ostéomyélite du maxillaire inférieur.

Ce rôle est fort important à étudier pour le pathologiste ; il est non moins utile à connaître pour le praticien, car il lui fait comprendre pourquoi le processus nécrosant est presque toujours limité au bord alvéolaire, en sorte que, si on intervient à temps, on peut enlever tout l'os malade exclusivement par une incision du vestibule buccal, sans rien faire du côté de la peau. Cette limitation à la partie dentaire de la mâchoire vous rend compte aussi de la bénignité relative des accidents : les malades dont je vous ai parlé jusqu'ici ont guéri vite et bien, après extraction de séquestres qui s'étaient limités d'eux-mêmes sans trop d'accidents graves locaux ou généraux ; mais ne croyez pas que cette bénignité soit constante, et je puis vous citer un cas de mort.

Il concerne un garçon de quinze mois qui entra à l'hôpital Trousseau le 7 juin 1877, et qui avait commencé à être malade cinq mois auparavant, au moment où les dents commençaient à pousser. Alors, sans grandes douleurs, la joue droite gonfla, puis il se forma un abcès qui, le 3 mai, fut incisé. L'état continuant à s'aggraver, on m'adressa le malade : par la fistule cutanée, située sur le maxillaire inférieur à droite, le stylet arrivait sur l'os dénudé ; le sillon gingivo-labial était effacé ; comme dents, il n'y avait au bord alvéolaire de ce côté que les incisives et la canine, mais pas de molaires. Le 27 mai, comme le foyer se vidait mal, par une incision gingivale j'entrai dans une caverne osseuse grosse comme un œuf de pigeon, contenant des séquestres et la couronne incluse de la première molaire de lait. Mais la cavité n'eut pas tendance à se combler ; le 7 juin, j'ouvris à la région malaire droite un abcès chaud, à pus bien lié, au fond duquel fut évidé l'os malaire dénudé ; puis, à partir du 7 juillet, évolua, à gauche du maxillaire inférieur, une ostéomyélite semblable à celle du côté droit ; l'état général devint de plus en plus mauvais, la diarrhée survint, et l'enfant succomba le 17 juillet.

J'en ai fini avec ce que je voulais vous dire sur les ostéomyélites alvéolaires du maxillaire inférieur provoquées par l'éruption dentaire, en dehors de l'évolution de la dent de sagesse. A la fois comme pathogénie — l'infection étant hématogène — et comme thérapeutique, — l'incision cutanée étant indispensable, — on peut leur opposer les ostéomyélites, beaucoup plus rares, du bord inférieur ou de la branche montante et du condyle, c'est-à-dire de la partie extra-buccale, et non dentaire, du maxillaire.

IV

Cette ostéomyélite peut être un foyer secondaire au cours d'une autre ostéomyélite infectieuse : outre un cas par lequel je terminerai cette leçon, j'en ai observé un exemple chez une fille de treize jours qui succomba après avoir présenté des abcès osseux multiples, dont un au-dessous du maxillaire inférieur dénudé. Dans d'autres cas qui, au point de vue du diagnostic, nous intéressent davantage, la lésion est primitive, et je l'ai observée deux fois au niveau de la branche montante.

La première fois, ce fut le 16 novembre 1893, sur un garçon de quatorze mois qui, environ un mois auparavant, n'avait plus voulu téter ni boire pendant quelques jours et avait crié toutes les fois qu'on lui avait ouvert la bouche. Depuis trois semaines avait débuté, à la partie inférieure de la tempe, une tumeur qui s'était accrue surtout depuis huit jours, et qui, lors de mon examen, occupait toute la moitié gauche de la face, au niveau du maxillaire inférieur et de la région massétéro-parotidienne. La douleur à la pression était très nette, mais il n'y avait ni douleur ni fluctuation. La cause des accidents était-elle dans l'évolution dentaire? C'était possible, car les dents étaient en retard : quatre seulement étaient poussées, — la première étant sortie à neuf mois et demi, — et leur éruption avait été douloureuse. Mais rien n'était anormal dans le vestibule buccal, et on ne pouvait songer à une ostéite alvéolaire. Comme il y avait, au-dessous du gonflement, un petit ganglion parotidien inférieur engorgé, je soupçonnai un adéno-phlegmon parotidien profond, et, comme on ne sentait aucune fluctuation, je fis revenir l'enfant tous les matins à l'hôpital, pour être prêt à opérer à la première indication nette.

Le 19 novembre, je sentis de la fluctuation profonde en avant du masséter : je fis donc une incision verticale, et j'entrai dans un abcès au fond duquel je sentis l'os dénudé, rugueux ; le col du condyle était spontanément fracturé. Après évidement à la curette, pour enlever les parties nécrosées, je passai un drain allant de ma première incision à une contre-ouverture horizontale le long du bord inférieur de la mâchoire. La guérison fut complète le 21 décembre.

Ce qui m'a le plus frappé dans ce cas, c'est la désorganisation profonde de l'os, du condyle en particulier, dont le col était fracturé, alors que les symptômes fonctionnels d'arthrite temporomaxillaire étaient fort légers. Sans doute, un mois auparavant, il y avait eu, pendant quelques jours, une période douloureuse très nette, où les tentatives pour ouvrir la bouche avaient arraché des cris à l'enfant. Mais cela avait cessé, et, depuis trois semaines, l'alimentation se faisait assez bien. Ce souvenir m'a conduit au diagnostic exact dans un autre cas, chez une fille de dix-huit jours, que je vis le 24 mars 1894.

L'étiologie, dans ce cas, est intéressante, car la mère, accouchée le 6 mars, dans une clinique, avait présenté des accidents puerpéraux assez vite guéris, mais incontestables. Elle avait donné le sein pendant le premier jour, puis l'enfant fut confiée à une nourrice, et enfin rendue, le 18 mars, à sa mère qui recommença à l'allaiter. Vous saisissez donc ici le lien entre l'ostéomyélite du nouveau-né et la fièvre puerpérale de la mère. C'est en raison de ce lien que — quel que soit l'os atteint — l'ostéomyélite à streptocoques acquiert chez l'enfant en bas âge une fréquence plus tard insolite : je ne puis que vous renvoyer, sur ce sujet, à l'intéressant mémoire où mon élève et ami Braquehaye a étudié, d'après mes observations, l'ostéomyélite des enfants au-dessous de deux ans. Et, pour vous le dire par anticipation, dans le pus qu'il a bien voulu examiner lorsque j'ai opéré la fillette dont je vous parle en ce moment, M. Ghika a trouvé, en effet, le seul streptocoque.

Le 22 mars, la mère s'aperçut qu'une grosseur soulevait la joue droite; le lendemain elle avait augmenté, et le 24, à la consultation, je trouvai dans la région massétérine droite une tuméfaction arrondie, peu douloureuse, manifestement fluctuante, irréductible. La peau était de coloration normale; un léger gonflement s'étendait de l'angle de la mâchoire à l'arcade zygomatique, empiétait sur la fosse temporale et gagnait les paupières. Il y avait là sûrement du pus, et je fis apporter l'enfant le lendemain matin pour l'opérer.

Je constatai alors un fait nouveau : par le conduit auditif s'écoulait du pus séreux, dont l'écoulement augmentait si on appuyait sur la région massétérine, siège d'une douleur assez vive à la pression. Cette ouverture dans l'oreille, d'un abcès voisin, parotidien, n'est pas très rare chez le nourrisson, même pour un simple adéno-phlegmon parotidien, et elle s'explique par le développement du conduit auditif osseux, à la face inférieure duquel existe pendant plusieurs mois une perforation non ossifiée.

M. Lannelongue vit l'enfant à ce moment et, constatant que l'articulation temporo-maxillaire n'était pas douloureuse à la pression, que par les mouvements communiqués on n'y sentait aucun craquement, qu'elle était fort mobile et que les tétées s'étaient toujours effectuées normalement, il conclut que l'ostéomyélite atteignait non pas le maxillaire inférieur, mais le temporal. De mon côté, je tenais pour l'ostéomyélite de la branche montante, parce que la collection fluctuante aujourd'hui ouverte dans l'oreille, occupait nettement la région massétérine et non point la fosse temporale, comme je l'avais vu dans un cas d'ostéomyélite de l'écaille temporale au-dessus de l'oreille; parce que l'intégrité apparente de la temporo-maxillaire m'avait déjà une fois induit en erreur.

En tout état de cause, d'ailleurs, il fallait opérer : une incision transversale sur la partie moyenne de la branche montante pénétra dans l'abcès : la face externe de la branche montante et le condyle étaient dénudés. J'enlevai donc à la curette de petits séquestres, — déjà spontanément libérés avec une rapidité remarquable, — et je tamponnai à la gaze iodoformée.

Les suites opératoires furent très simples et pendant la première semaine la réparation marcha avec une grande vitesse. Au bout de huit jours il ne restait plus qu'un léger trajet fistuleux et l'enfant, considérée comme guérie, ne fut plus rapportée au pansement par sa mère.

Rapidité de séquestration, rapidité de guérison locale quand les phénomènes septiques généraux ne sont pas vite mortels, ces caractères sont d'une manière générale ceux de l'ostéomyélite des enfants en bas âge. Ici, ils ont été particulièrement accentués, et vous venez de constater que la réparation de l'os, malgré la gravité des lésions, a été complète en un mois chez l'enfant précédent : la différence est grande avec la prolongation de l'ostéite alvéolaire tant qu'on n'a pas enlevé, avec les séquestres, les germes dentaires voisins. Mais ce qui rend sérieuse pour l'avenir l'ostéomyélite de la branche montante, c'est la participation du condyle, et par conséquent de l'articulation temporo-maxillaire. Après guérison opératoire, j'ai perdu de vue mes deux malades, et je le regrette, car il eût été fort important de savoir comment, après séquestration du condyle, la jointure s'est reformée, comment elle fonctionne, si l'ankylose ne s'y est point mise.

Car l'ankylose est une conséquence possible des ostéomyélites de la branche montante et du condyle. J'ai opéré, par exemple, le 9 septembre 1897, une jeune fille de vingt et un ans, atteinte d'ankylose temporo-maxillaire droite, d'où constriction complète et impossibilité d'avaler autre chose que des liquides. On pouvait hésiter, comme cause, entre l'action de rhumatisme — dont la malade, depuis l'âge de huit ans, a eu plusieurs attaques — et celle de l'ostéomyélite, la douleur ayant commencé à la mâchoire peu de temps après une ostéomyélite du fémur, terminée par suppuration. La lésion maxillaire n'a pas suppuré, et l'ankylose s'est établie peu à peu ; mais la branche montante était manifestement hyperostosée, signe caractéristique de l'ostéomyélite. Et nous savons que cette lésion peut fort bien se produire sans suppuration. En tout cas, il fallait rendre du jeu à la mâchoire ankylosée : je fis donc sur l'arcade zygomatique une incision de 4 centimètres; le condyle était complètement soudé à l'arcade zygomatique, et une légère dépression linéaire marquait seule la place de l'ancien interligne. Je réséquai largement le col et le condyle au ciseau et au maillet, et tout de suite je pus mobiliser la mâchoire, l'ouvrir de 30 à 35°. La réunion immédiate fut obtenue, et la malade quitta l'hôpital en cet état.

Mais vous concevez que si une semblable ankylose — dont la gravité fonctionnelle saute aux yeux — peut se produire après une poussée d'ostéomyélite secondaire hyperostosante, non suppurée, il faut s'en méfier bien plus encore après les suppurations ayant envahi la jointure, comme c'était le cas chez les deux enfants en bas âge que j'ai soignés. L'ablation large de l'os nécrosé est sans doute une bonne condition puisque, sous l'influence de la mobilisation constante à laquelle l'articulation est forcément soumise il se reconstitue une néarthrose ; mais je regrette de n'avoir pu suivre ces malades, intéressants à ce point de vue.

Je m'arrête ici, car j'ai voulu m'occuper dans cette leçon des seules ostéomyélites par évolution dentaire sans carie pénétrante causale. Une autre fois je vous parlerai des ostéites par carie pénétrante et je tâcherai de vous faire comprendre comment et pourquoi elles revêtent chez l'enfant une fréquence des allures, une gravité spéciales, en raison précisément des follicules dentaires encore inclus dans la mâchoire. Peu importe, en effet, que l'infection de ces follicules se fasse par la gencive éraillée ou par une carie dentaire voisine, ou après avulsion septique d'une dent : une fois qu'elle est réalisée, ses conséquences sont les mêmes, et c'est pour cela que la banale ostéite par carie dentaire ressemble de très près, chez l'enfant, au tableau que je viens d'esquisser.

DIX-SEPTIÈME LEÇON

NÉCROSES DU MAXILLAIRE INFÉRIEUR
PAR CARIE DENTAIRE

I. — Ostéite aiguë légère par carie de la dent de six ans; diagnostic avec un accident d'éruption de la dent de douze ans. Observation d'un cas où la lésion est plus avancée avec petit séquestre. Indication d'extraire la dent en même temps qu'on ouvre l'abcès.

II. — Prolongation possible de l'ostéite quand l'infection s'est propagée autour de germes encore en évolution. Rapports des séquestres avec ces germes inclus. Nécessité de sacrifier ces germes pour obtenir la cicatrisation.

III. — Cas graves où le séquestre peut interrompre la continuité du maxillaire.

IV. — Les extirpations de séquestres par ostéite d'origine dentaire doivent se faire par voie buccale.

Trop souvent on entend dire dans le monde, et quelquefois les médecins faisant chorus, que chez l'enfant la carie dentaire ne doit pas être prise en très sérieuse considération. On le dit surtout pour les dents de lait, dont la perte n'a pas d'importance puisqu'elles seront remplacées. Or, la carie dentaire pénétrante est la cause habituelle des nécroses qui, plus souvent encore que chez l'adulte, frappent les mâchoires et surtout la mâchoire inférieure. Le hasard ayant réuni dans nos salles plusieurs malades ainsi atteints, je crois devoir en profiter pour vous décrire le mal à ses diverses étapes, pour vous apprendre à l'enrayer, pour vous faire comprendre l'intérêt que vous avez à savoir l'éviter. Je passerai sous silence les vulgaires périostites alvéolo-dentaires et ne vous parlerai que des cas plus avancés, où il y a ostéite du maxillaire inférieur.

I

Vous pourrez étudier un degré léger de la lésion, quoique les symptômes généraux aient été graves, sur un garçon de douz ans, couché depuis hier au numéro 14 de la salle Dolbeau. Cet enfant était malade depuis cinq jours lorsqu'on l'amena à l'hôpital. Dans la nuit du 19 au 20 juin 1901 il s'était plaint de douleurs d'oreille — auxquelles il est sujet sans avoir jamais eu d'otite — plus intenses que de coutume. Vous savez, en effet, que souvent les névralgies dues à la carie dentaire se propagent vers l'oreille. Cette fois, la souffance fut grande, empêcha le patient de dormir et lui arracha, pendant la nuit, des cris qui éveillèrent les voisins. Elle se calma pendant la journée et ne reparut plus avec une semblable acuité, mais toujours elle fut plus marquée la nuit que le jour ; ceux de vous qui ont de mauvaises dents n'ignorent pas qu'en pareille occurrence l'aggravation nocturne est de règle et qu'elle est particulièrement pénible.

Le début a donc été marqué par une douleur d'oreille à droite. Dès le lendemain commença, au niveau du maxillaire inférieur, un léger gonflement qui peu à peu s'accrut, tandis que la fièvre, l'inappétence, indiquaient une infection générale notable. Hier matin, 26 juin, à la consultation, nous vîmes un enfant affaibli, dont le visage pâle exprimait la douleur, et sous le bord inférieur du maxillaire inférieur, en arrière, vers l'angle de la mâchoire, nous constatâmes un gonflement, avec rougeur de la peau. Ce gonflement remontait un peu sur la face externe de l'os, mais il s'étendait surtout vers la région sous-maxillaire, où je sentis un empâtement dur, phlegmoneux. En raison de ce siège plutôt cervical que facial, en majeure partie au-dessous et non au-dessus du maxillaire inférieur, je pensai d'abord à un adéno-phlegmon par carie d'une molaire inférieure. Mais, avant de conclure, il fallait examiner les dents et vérifier l'état du vestibule buccal.

Mon premier soin fut donc d'introduire l'index entre la gencive et la joue ; en comparant les deux côtés, je sentis qu'à droite un gonflement phlegmoneux douloureux effaçait le sillon gingivo-génien. Ce signe, vous le savez, est caractéristique de l'ostéite, et c'est à ce diagnostic que je m'arrêtai : discussion qui a sa petite importance, car, comme vous allez le voir, il était, dès lors, indiqué d'opérer exclusivement par la bouche, au lieu qu'un adéno-phlegmon eût exigé une incision cutanée.

Mon deuxième soin, pour déterminer quelle dent était malade, fut de faire ouvrir la bouche au sujet ; l'ouverture ne fut pas grande, car il existait un certain degré de constriction des mâchoires. C'est là un symptôme à peu près constant des ostéites du maxillaire inférieur, et lui aussi plaide hautement, en cas de doute, en faveur du diagnostic d'ostéite contre celui d'adéno-phlegmon. Il a coutume d'être à son maximum dans les ostéites par éruption vicieuse de la dent de sagesse, mais on peut dire que, même en dehors de ces cas accentués, on le constate presque toujours quand une inflammation osseuse complique une lésion dentaire.

Mais si ce symptôme est quelquefois précieux pour le diagnostic, vous concevez aussi qu'il puisse nous gêner au cours des constatations à faire dans la bouche ; et c'est justement ce qui est arrivé dans le cas présent. Tout de suite, quoique la bouche fût peu béante, me sauta aux yeux une carie pénétrante de la canine de lait ; il ne restait au bord alvéolaire qu'un bout de couronne déchiquetée. Mais tout de suite j'affirmai que cette lésion n'était pour rien dans la complication actuelle ; le siège du gonflement extérieur était beaucoup trop postérieur pour que la canine fût en cause, et à son niveau, dans la bouche, la gencive était saine. l'effacement du vestibule buccal n'existait qu'au niveau des molaires. Au reste, il est bien connu qu'en pareille occurrence c'est presque toujours du côté des molaires qu'il faut chercher la porte d'entrée. Je regardai donc la dent de six ans et ce que j'en pus voir me parut sain ; il n'y avait de trou appréciable ni sur le haut de la couronne, ni sur sa face externe, et le resserrement des mâchoires ne me permit pas une inspection complète.

J'aurais tout de même conclu à sa culpabilité, si, en arrière d'elle, je n'avais vu quelque chose d'anormal : une gencive rouge et mâchurée sur une dent de douze ans dont la couronne commençait à apparaître. Et du côté gauche, cette dent ne se montrait pas encore, mais à son niveau la gencive bombait. La deuxième molaire permanente était donc en travail d'éruption, et il est établi que quelquefois elle peut provoquer, dans ces conditions, des accidents analogues à ceux qu'engendre — avec une fréquence bien plus grande — l'évolution vicieuse de la dent de sagesse. Aussi pensai-je que je pourrais vous parler aujourd'hui d'un de ces cas rares ; vous allez voir qu'il n'en était rien, que tout provenait d'une carie de la dent de six ans. Dans le doute, d'ailleurs, il convenait, avant d'opérer, de procéder à la vérification des dents. Et, en tout cas, quelle que fût la pathogénie exacte des accidents, la conduite thérapeutique était nettement tracée.

D'abord, une intervention opératoire était utile et même urgente : utile, en tout état de cause, pour limiter, de notre mieux, le processus d'ostéite ; urgente, en raison de l'état général, car l'enfant était pâle, faible, avec la langue très blanche et 40°4 de température. Il fallait donc parer au plus vite à l'infection, et je priai mon interne, M. Audard, d'opérer, après mon départ, en lui recommandant d'agir exclusivement par la bouche, car il n'y avait aucun signe de suppuration dans les parties molles cervicales. Il fallait, après chloroformisation, explorer avec soin les dents, enlever celle qui était malade et débrider largement le vestibule buccal, pour être sûr que sous la gencive ne persisterait aucune collection purulente ; et il était bien probable que, de la sorte, on éviterait toute ouverture à la peau.

Le malade endormi, il fut possible de palper avec soin la région sous-maxillaire ; il n'y avait, en effet, pas de fluctuation. Puis, les mâchoires étant bien écartées, M. Audard vit que la dent de six ans présentait en haut et en arrière une carie pénétrante ; dès lors, il fallait conclure, en pratique, à la lésion fréquente et non à la lésion rare, c'est-à-dire ne plus penser, sauf preuve du contraire, à l'éruption vicieuse de la dent de douze ans.

Mais ce changement de diagnostic ne changeait-il pas le mode d'intervention ? Certains chirurgiens soutiennent, en effet, que si une dent atteinte de carie pénétrante provoque une ostéite, il ne faut pas arracher la dent pendant la période aiguë. Cette dent est vouée à l'extraction, mais il conviendrait d'inciser d'abord les partie molles, et de n'enlever la dent qu'après chute des accidents phlegmasiques, car en traumatisant l'alvéole on risquerait de donner un coup de fouet à l'infection osseuse. J'ai toujours cru préférable, à la fois pour profiter de l'anesthésie et pour abréger la cure, de tout faire en une séance, et je n'ai jamais eu à m'en repentir.

Dans le cas actuel, c'était indispensable, car sous la racine de la dent il y avait, au fond de l'alvéole, une quantité notable de pus vert brunâtre, tandis que rien n'était collecté sous la gencive. Cela fait, un large pansement humide fut mis autour de la région sous-maxillaire et des lavages buccaux avec une solution de chloral à 1/10 furent prescrits.

Dès aujourd'hui je peux vous annoncer, presque avec certitude, que la guérison va être rapide, car si, hier soir, la température s'est encore élevée à 40°4, ce matin elle n'est plus qu'à 38°, et cette défervescence, précédée d'une nuit calme, s'accompagne d'un grand bien-être général avec cessation des souffrances locales, et diminution considérable de l'empâtement phlegmoneux des parties molles [1].

Mais que va-t-il se passer, au juste, du côté de l'alvéole? La cicatrisation va-t-elle se faire tout de suite, ou bien y a-t-il là, au fond, un morceau d'os plus ou moins étendu, voué à la nécrose? Nous devons rester sur la réserve, et ne pas promettre que la guérison surviendra sans qu'une nouvelle opération soit utile. Nous pouvons affirmer que chez ce malade, bien surveillé et bien soigné, la peau sera conservée intacte, sans aucune cicatrice ; nous pouvons espérer, mais non point assurer, qu'il n'y aura pas lieu d'aller, par la gencive, à la recherche d'un séquestre, qu'il ne sera pas nécessaire, même, de sacrifier les germes d'une ou plusieurs dents de remplacement ; car les nécroses sont, chez l'enfant, une conséquence fréquente des caries pénétrantes au niveau du maxillaire

---

1. En effet, dès le lendemain, la température est devenue normale et la suppuration alvéolaire s'est vite tarie, en sorte que l'enfant a quitté l'hôpital le 30 juin 1901, et quelques jours après il était guéri.

inférieur, et de plus le séquestre affecte souvent, avec les germes des dents de remplacement, des connexions dont je vous montrerai l'importance.

Chez la deuxième malade que je vous présente, une fille de dix ans, vous allez saisir la seconde étape de la lésion, avec ostéite tendant à se prolonger, à rester fistuleuse, sans que je puisse prévoir avec certitude s'il se formera ou non des séquestres. Il y a un an se caria chez elle la deuxième molaire de lait, à droite, et on ne s'en occupa point, car ce ne fut pas douloureux, et tout alla bien jusqu'à la fin du mois dernier. Alors commencèrent des douleurs, et le lendemain matin l'enfant se réveilla avec une « fluxion » qui céda en partie, mais non complètement ; et voyant que ce gonflement persistait, au bout d'environ huit jours, le 8 juin dernier, le père nous conduisit sa fille.

Les signes étaient très nettement ceux d'une ostéite alvéolaire : gonflement sur le corps de la mâchoire, gagnant vers la branche montante et vers la région sous-maxillaire, avec effacement du vestibule buccal, avec douleur vive à la pression sur le centre de cette tuméfaction. La deuxième molaire temporaire droite était cariée ; la première ne l'était pas, mais était fortement ébranlée. La langue était saburrale, mais humide. Il n'y avait pas de constriction des mâchoires, et l'on pouvait toucher avec l'index la face interne, tuméfiée et douloureuse, du maxillaire inférieur.

Dans ce cas, vous le voyez, il n'y avait pas à soupçonner une infection ganglionnaire, et il n'y avait même pas possibilité de l'hésitation que nous avons eue, au premier coup d'œil, chez le malade précédent. De toute évidence, il s'agissait d'une ostéite. Aussi M. Cottu arracha-t-il les deux molaires malades, la cariée et l'ébranlée ; il n'y avait pas d'abcès hors de l'alvéole.

Mais il y a de cela dix-huit jours, et la guérison n'est pas achevée. Très vite après l'extraction, le gonflement des parties molles a disparu ; vite aussi s'est cicatrisé l'alvéole de la première molaire. Mais du pus a continué à sourdre par celui de la deuxième ; au-dessous de lui la face externe de la mâchoire s'est peu à peu hyperostosée, et, avant-hier, j'ai fait entrer l'enfant dans notre salle Ambroise-Paré.

Le gonflement osseux n'est pas énorme, mais il est très facilement appréciable à la simple inspection : en arrière, il commence à quelques millimètres de l'angle ; en avant, il cesse à environ un travers de doigt de la ligne médiane. Autour de lui l'aspect n'est pas celui de l'œdème, et, si l'on pince, par la région sus-hyoïdienne, le corps du maxillaire entre le pouce et l'index, on sent que la face interne de l'os est saine, mais que la face externe bombe, qu'avec elle fait corps un gonflement dur, osseux, indolent à la pression. C'est un degré léger de ce qu'on a appelé ostéome de la mâchoire : terme vicieux, car il éveille l'idée de néoplasme, tandis que la lésion est inflammatoire, de même cause, de même nature que l'hyperostose habituelle des ostéomyélites prolongées. Et c'est bien, en effet, une lésion d'ostéomyélite prolongée, c'est-à-dire une production osseuse par apposition de couches sous-périostées autour d'une lésion irritative permanente.

Quelle est ici l'épine inflammatoire? Un peu d'ostéite seulement? ou y a-t-il déjà séquestre? En raison du peu de temps écoulé, je ne crois pas encore indiqué d'y aller voir, car, en voulant opérer trop vite, on court la chance de faire trop ou trop peu : si on ne dépasse pas les limites de ce qui est destiné à la séquestration, on est forcé d'intervenir une seconde fois ; si on va trop loin, on risque d'ouvrir, dans la profondeur, des alvéoles de remplacement que le mal eût respectés, et d'augmenter ainsi la perte des dents définitives, à laquelles l'enfant est exposée; et c'est pour vous faire comprendre comment sont compromises certaines dents permanentes que j'ai fait venir devant vous deux autres enfants, avec les séquestres et les dents que j'ai dû leur extraire il y a quelques jours.

II

Voici d'abord une fillette de cinq ans et demi dont la première molaire inférieure droite était cariée depuis environ un an, lorsque se produisit une « fluxion » qui dura une quinzaine de jours, et se termina sans production d'abcès. Puis tout se calma, mais, il y a quinze jours, l'enfant se plaignit que « sa gencive remuait »;

et, en effet, la mère constata qu'elle suivait les mouvements imprimés à la dent cariée.

Cette évolution nous parut au premier abord insolite, si vraiment il n'y a rien eu d'anormal pendant les trois mois écoulés, depuis la fluxion de mars dernier, si vraiment il s'est alors agi d'une fluxion, c'est-à-dire d'une poussée œdémateuse vers la joue, sans suppuration alvéolaire : cette « inflammation blanche de la joue », sans ostéite suppurée, est, en effet, une complication fréquente de la carie dentaire. Mais, ici, il n'est pas probable que la lésion ait été de cette nature, car nous avons trouvé dans le foyer osseux des séquestres qui n'ont pas pu se former en quinze jours, et qui, d'ailleurs, existaient il y a quinze jours ; car, bien certainement, la mobilisation de la gencive et de la dent en a été le résultat. A l'origine de tout cela, il nous faut une poussée inflammatoire, et vous pouvez conclure presque avec certitude que depuis la prétendue « fluxion », du pus sort de l'alvéole, entre la dent et sa sertissure gingivale ; qu'en réalité il y a eu ostéopériostite alvéolaire, comme chez nos deux premiers malades.

En tout cas, quand l'enfant nous fut amenée le 21 juin dernier, il n'y avait aucune modification extérieurement appréciable : ni rougeur, ni gonflement, ni douleur; mais dès qu'on faisait ouvrir la bouche on voyait à droite la gencive externe décollée et comme flottante au niveau de la première molaire inférieure vacillante, et, en dehors du collet, la gencive étant un peu échancrée, on apercevait, sous une couche de pus, la paroi alvéolaire nécrosée et mobile. A ce niveau, et empiétant sur les deux dents voisines — la dent de six ans et la canine — un gonflement limité et assez dur effaçait le sillon gingivo-génien. La dent de six ans tenait bien, mais la canine, quoique non cariée, était fortement ébranlée. La face interne de la gencive était rouge, un peu gonflée, mais pas décollée.

Notre conduite était toute tracée : il fallait arracher à la fois la molaire, cause de tout le mal, et la canine dont on ne pouvait espérer la consolidation ; les séquestres devaient ensuite être extraits. D'après l'état local que je vous ai décrit, l'indication d'opérer par la bouche était formelle, et il était certain que l'opération serait courte et facile; aussi mon interne Cottu, que je chargeai de l'exécution, n'eut-il même pas recours à l'anesthésie pour amener au dehors, avec les deux dents, trois séquestres aplatis que je vous présente : un d'eux est arrondi et possède environ 1 centimètre de diamètre; le second est allongé, large de 3 à 4 millimètres sur 12 millimètres de long; le troisième est tout petit.

S'il s'était agi d'un adulte, nous aurions pu prédire une guérison rapide et complète, sans nouvelle intervention de notre part. Pour un enfant j'ai été, dès le premier jour, plus dubitatif; aujourd'hui je le suis plus encore, et voici pourquoi.

Tant que les dents de lait ne sont pas tombées, leur alvéole reste en rapport étroit avec celui de la dent permanente correspondante. Cela se comprend, car le germe de la seconde provient directement du germe de la première. En sorte que très souvent, lorsque l'alvéole supérieur subit une infection sérieuse, la lésion retentit sur le germe sous-jacent de la future dent permanente; car vous savez que les premiers rudiments de ce germe se forment de très bonne heure, et que même pendant fort longtemps la couronne reste incluse dans la mâchoire, avec ses forme et dimensions définitives, n'attendant que la formation de la racine pour être peu à peu poussée au dehors. Aussi, selon l'époque d'évolution où survient la lésion, selon l'intensité de cette lésion, voyez-vous des altérations plus ou moins graves de la dent ou de ce qui l'entoure. Si la couronne est encore à l'état de germe mou, elle peut se façonner mal et sortir à l'état de dent verruqueuse; déjà formée, elle peut être tout de suite piquée par la carie; un degré de plus, enfin, et la nécrose descend autour d'elle, le séquestre supérieur s'étend jusqu'à son alvéole. Dans le premier cas, la dent est seulement inutile et disgracieuse; dans le second, elle est capable de devenir nuisible à son tour; dans le troisième, elle doit être sacrifiée si l'on veut enlever complètement le séquestre qui se prolonge autour et au-dessous d'elle.

Cela ne veut pas dire, le moins du monde, qu'il faille extirper, de parti pris, la dent de remplacement dans les cas comme celui qui nous occupe : ce n'est indiqué que si, de proche en proche, le séquestre y conduit; sauf cela, il est toujours temps de pratiquer l'extraction si la dent est mal formée, pousse mal ou est cariée. Aussi, chez notre malade, avais-je tout de suite fait des réserves sur l'avenir de la couronne sous-jacente à l'alvéole malade, mais je n'ai pas conseillé son extraction. Or, l'état que vous pouvez déjà constater aujourd'hui vous démontre que sans doute nous ne tarderons pas à y recourir. Car si le dégât osseux paraît limité, si dès le lendemain la suppuration était tarie et la gencive dégonflée, hier nous avons vu apparaître au fond de la plaie la couronne de la première prémolaire, laquelle, vous le savez, prend au bord alvéolaire la-place de la première molaire de lait. Cette éruption est prématurée, car l'enfant n'a que cinq ans et demi, et la première prémolaire ne doit pousser qu'à neuf ou dix ans. Mais elle pointe plus tôt parce que la nécrose a détruit son alvéole en haut et en dehors, et c'est pour cela également que vous la voyez apparaître à la face externe de la gencive et non au bord alvéolaire.

L'inflammation s'est éteinte, il n'y a plus de suppuration autour de la dent en éruption. Je ne pense donc pas que nous ayons à enlever un séquestre caché par la dent en voie d'éruption; mais la dent n'est pas dans le rang, elle est déjà cariée, et dès lors je crois que je ne tarderai pas à l'enlever.

Voilà le premier degré, le plus léger, des accidents provoqués par la dent de remplacement après ostéite par carie pénétrante de la dent de lait. Les lésions sont plus sérieuses, vous ai-je dit, lorsque la nécrose a gagné autour d'elle. Cette propagation n'est pas surprenante, car les alvéoles des dents futures, réduites encore à leur couronne, forment une gouttière, sous-jacente à la gouttière alvéolaire des dents de lait correspondantes et en connexions vasculaires étroites avec elle; les trois molaires qui n'ont pas d'homologue dans la première dentition, se développent en arrière, vers la branche montante, mais chacune d'elles a des rapports intimes avec celle qui la précède.

Lorsque le séquestre intéresse la future gouttière alvéolaire et se prolonge ainsi sous une ou plusieurs couronnes permanentes, le sacrifice de celles-ci est indispensable. On a dit, sans doute, que des dents pouvaient continuer à vivre dans ces conditions, implantées dans un séquestre; mais de cela le praticien ne doit tenir aucun compte. La vitalité de ces dents est plus que précaire, leur solidité est insuffisante, et pour les conserver le sujet doit rester exposé aux conséquences d'une suppuration prolongée, fistuleuse; car il est bien évident que l'extraction du séquestre peut seule y mettre fin et qu'elle est incompatible avec la conservation des dents. Les pièces obtenues sur le troisième malade, qu'en ce moment vous pouvez observer dans nos salles, vous feront bien comprendre les connexions possibles des séquestres avec les germes des dents permanentes.

Ce garçon, âgé de trois ans, est depuis assez longtemps soigné par moi pour un spina ventosa qui a débuté vers l'âge de quatorze mois; mais malgré cette tare tuberculeuse manifeste, les accidents actuels doivent être attribués à une carie dentaire et non à une lésion tuberculeuse du maxillaire.

L'enfant nous fut apporté le 5 juin dans l'état suivant : le menton était rouge, saillant, dur, fort douloureux à la pression; on n'y trouvait pas de fluctuation; le gonflement phlegmoneux se prolongeait un peu vers la région sus-hyoïdienne médiane. Tout de suite s'imposait l'idée de rattacher cela à une ostéite du maxillaire; en effet, en abaissant la lèvre, nous vîmes le sillon gingivo-labial œdématié, surtout à gauche, la gencive tuméfiée, les deux incisives gauches tout à fait ébranlées, du pus sortant en abondance entre elles et la gencive, un peu d'infiltration à la partie tout antérieure du plancher buccal. L'enfant était pâle, avec langue saburrale et fièvre.

En raison de cet aspect inflammatoire aigu, je ne pensai pas à une ostéite tuberculeuse, mais à une ostéite dentaire; et je vis qu'en effet, ce dont la mère ne se doutait pas, la face postérieure de l'incisive latérale gauche était cariée. Les commémoratifs, d'autre part, étaient ceux d'une ostéite aiguë : début des douleurs de dents et du gonflement le 20 mai, soulagement lorsque, huit jours plus tard, un abcès se fut spontanément ouvert dans la bouche, mais gonflement persistant pour lequel je fus consulté.

Comme dans le cas précédent, je priai mon interne Cottu d'extraire les deux incisives gauches, car la centrale, quoique non cariée, était ébranlée au point d'être impossible à conserver, et tout de suite je fis des réserves sur l'efficacité définitive de cette petite opération, car l'ostéite me paraissait bien intense pour qu'il n'y eût pas nécrose, présente ou future, et pour que les germes permanents ne fussent pas compromis. De plus, il fallait certainement inciser la région sous-mentale sur la ligne médiane, car le gonflement phlegmoneux du menton s'y étendait.

De cette opération résulta une amélioration temporaire, mais l'œdème ne tomba pas entièrement, le menton resta rouge et proéminent, la suppuration continua, il y eut de la fièvre vespé-

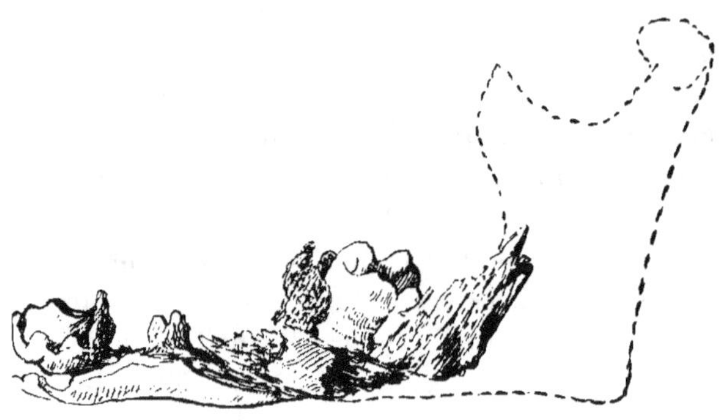

Fig. 70. — Garçon de six ans. — Carie des molaires temporaires.
Séquestre englobant les germes de la dent de six ans et de la 1re prémolaire.

rale entre 38° et 38°5, en sorte que j'admis l'enfant, le 10 juin, à la salle Dolbeau, pour le surveiller de plus près. Là, sous l'influence de pansements humides, l'amélioration fut grande, si bien que le 16 juin la mère reprenait son enfant. Mais deux jours plus tard elle sollicitait de nouveau l'admission, et cette fois je trouvai à la région sous-mentale, en arrière du drain, un abcès nettement collecté.

Je l'ouvris le 19, et tout de suite je vérifiai, par l'incision gingivale ancienne, où en était le maxillaire inférieur : sur la face antérieure de cet os, dont la table postérieure était conservée, je trouvai deux séquestres gros comme des pois chiches, et avec eux je ramenai dans la curette la couronne des deux incisives permanentes. Il est de toute évidence qu'il fallait enlever ces séquestres, et, d'autre part, leur extraction était impossible sans celle des couronnes dentaires qu'ils entouraient.

C'est la première fois qu'à la mâchoire inférieure je trouve des lésions semblables, aussi étendues, au niveau du menton, à la suite d'une carie d'incisive; en cette région, la gravité a coutume d'être beaucoup moindre. Mais ces séquestres étendus, englobant les germes inclus, sont monnaie courante après carie pénétrante des molaires, et vous en trouverez de nombreux exemples dans les thèses de mes élèves Atcham et Delucq, dans un petit

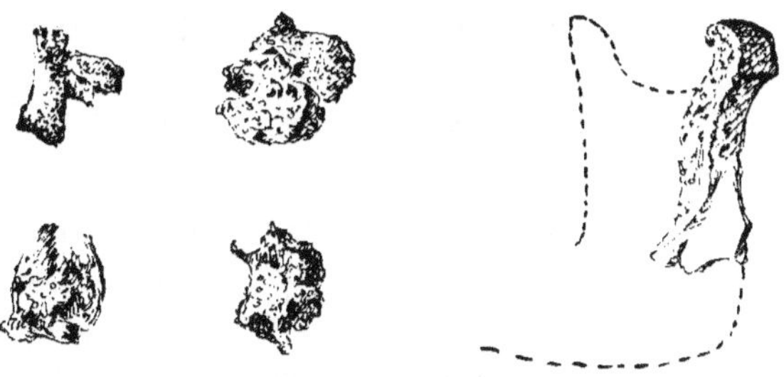

Fig. 71. — Carie de la dent de six ans.
Séquestres alvéolaires de la branche montante et du condyle.

mémoire que j'ai publié, en 1896, dans les *Archives de stomatologie*. Par carie des molaires temporaires, la propagation de la nécrose tend plutôt à se faire en arrière, vers la dent de six ans, que directement vers les futures prémolaires. De même pour les dents de six ans, de douze ans, c'est en arrière, vers la molaire suivante, vers la branche montante de la mâchoire, par conséquent, que se produit le plus volontiers l'extension de la nécrose. De là, quelquefois, des séquestres considérables, des gouttières alvéolaires prenant deux, trois germes permanents (fig. 70); des mortifications gagnant très loin dans la branche montante, et même, à la suite d'une carie de la deuxième molaire temporaire, avec participation du germe de la dent de six ans; j'ai extrait un jour un séquestre mobile, au bout duquel était le condyle de l'articulation temporo-maxillaire (fig 71). Il est à noter que, dans ce dernier cas, c'est seulement pendant les trois derniers jours que, de ce côté, la réaction inflammatoire fut notable, et encore n'y eut-il jamais une grande gêne de l'articulation temporo-maxillaire.

III

Dans tous les cas auxquels je viens de faire allusion, la guérison fut rapide, avec bon résultat fonctionnel, parce que la nécrose avait respecté, au-dessous de la gouttière alvéolaire permanente, le bord inférieur du maxillaire : il tombe plus ou moins de dents, mais la continuité du corps de la mâchoire reste parfaite. C'est la règle, heureusement, car la difformité et la gêne fonctionnelle sont considérables lorsque, par une cause quelconque, la continuité du maxillaire inférieur est interrompue ; nous savons que c'est le point noir du pronostic dans les fractures avec perte de substance de la mâchoire inférieure. En effet, après élimination de la tranche osseuse mortifiée, les **deux** bouts du maxillaire ne viennent que fort mal en contact : attiré par les ptérygoïdiens, le petit bout de la mâchoire bascule en haut et en dedans ; le grand bout tourne autour de la temporo-maxillaire correspondante et vient pointer en dedans, en sorte que les arcades dentaires supérieure et inférieure ne se correspondent plus ; en sorte qu'en outre, au lieu de se passer dans les deux temporo-maxillaires, les mouvements d'élévation et d'abaissement se passent dans une de ces jointures et dans la pseudarthrose, qui, plus ou moins près de l'angle, interrompt du côté opposé la continuité du levier osseux. L'os se régénère mal, et la place occupée par le séquestre se trouve considérablement rétrécie, à la fois par la rétraction des parties périostiques conservées, mais non soutenues, et par l'attraction des deux fragments mobiles vers la bouche. Heureusement qu'une mince travée osseuse suffit pour servir de support et de guide à la néoformation osseuse, et dans les nécroses d'origine dentaire elle est presque toujours conservée.

Une fois cependant, chez une fille de sept ans atteinte de carie

des deux molaires temporaires gauches, la dent de six ans étant
sortie, je vis venir au bout de la pince un gros séquestre mobile,
long de trois centimètres, prenant toute la hauteur de la mâchoire
et contenant, comme des billes de grelot, les couronnes des deux
prémolaires et de la canine permanentes dans leur alvéole. Un
mois après, le foyer suppurait encore et les deux fragments, non
soudés, étaient inclinés vers la cavité buccale : le résultat esthétique et fonctionnel était aussi défectueux qu'après les fractures
par armes à feu, avec perte de substance. Et l'on sait que dans
ces conditions la prothèse de la mâchoire inférieure ne donne
que des résultats bien médiocres, malgré les tentatives récentes
de prothèse immédiate dues surtout à Martin (de Lyon).

C'est la seule fois que j'aie vu la continuité de la mâchoire
inférieure interrompue par un séquestre d'origine dentaire. Mais
un seul cas suffit pour vous prouver que vous devez compter
avec cette possibilité; un autre vous prouve que, chose un peu
moins grave, le condyle articulaire peut être nécrosé; en voilà
assez, avec les nombreux séquestres alvéolaires dont je vous ai
parlé, pour vous démontrer qu'on a tort de trop négliger la carie
dentaire des enfants. Il est difficile, je le sais, de l'obturer assez
vite et assez bien pour l'empêcher de devenir pénétrante, car dans
les dents de lait une vaste cavité pulpaire est entourée d'un ivoire
mince et friable; il est bon, d'autre part, de conserver aussi longtemps que possible au bord alvéolaire une dent qui garde la place
pour sa remplaçante. Mais souvent on a tort de laisser persister
indéfiniment sous ce prétexte des chicots découronnés autour
desquels la pulpe granuleuse forme un polype, des dents per-
forées qui causent de temps à autre une fluxion, une périostite.
Puis un beau jour arrive la poussée nécrosante qui nous sur-
prend dans notre quiétude et mène aux délabrements sérieux,
quelquefois horribles, dont je viens de vous donner des exemples.
Quelquefois même la mort est au bout.

Chez l'adulte, les lésions graves par leur étendue sont sûrement
moins fréquentes relativement aux poussées bénignes d'ostéopériostite, et l'on peut dire que, chez l'enfant, la gravité est comparable à ce que, chez l'adulte, elle est dans les ostéites nécro-

santes provoquées par l'éruption de la dent de sagesse ; car, chez
l'enfant, l'infection des parois alvéolaires autour des dents encore
incluses est, vous venez de le voir, le facteur principal de cette
gravité, et, dès lors, l'analogie que je viens d'admettre s'explique
bien. Par l'évolution de la dent de sagesse, l'adulte a une ostéomyélite d'enfant.

IV

Lorsque la lésion est constituée, il arrivera souvent que, l'enfant ayant été soigné pendant plus ou moins longtemps avec
négligence pour cette « fluxion » d'abord crue insignifiante, vous
soyez appelé à une période où existent déjà une fistule cutanée,
un abcès fluctuant. Alors vous ne pouvez espérer la guérison sans
cicatrice extérieurement visible. Mais tant que les parties molles
ne sont pas ainsi altérées, vous devez les ménager, car il est à peu
près toujours inutile d'inciser par voie cutanée pour extraire les
séquestres d'origine dentaire : pour ma part, je n'en ai jamais eu
besoin, et toujours il m'a suffi de débrider le vestibule buccal
pour amener au dehors les séquestres les plus volumineux, y
compris celui du condyle et celui qui prenait toute la hauteur du
corps maxillaire. Je dirai même que, quand il y a un abcès sous-
cutané nécessaire à ouvrir, cette incision conduit mal sur l'os
nécrosé, qu'il faut, après cela, aborder par voie buccale. Vous
avez vu qu'il en fut ainsi chez l'enfant que j'ai opéré pour nécrose
du menton. C'est naturel, puisque le siège de la lésion est au bord
alvéolaire, au-dessus du canal dentaire, et non au corps de la
mâchoire.

Sans doute, Rose soutient l'opinion inverse. Il faut, assure-t-il,
respecter la gencive ; et l'incision cutanée, le long du bord inférieur de l'os, est la voie d'élection pour extraire les séquestres,
« car la conservation des dents et leur consolidation sont possibles,
même après l'ablation totale de l'os sur lequel elles s'implantent ».
Opinion à mon sens tout à fait erronée, car, en premier lieu,
l'anatomie pathologique m'a enseigné, comme je vous l'ai fait

voir, qu'avec les séquestres de la face interne du bord alvéolaire, il y en a aussi à la face interne, et qu'il faut les aborder par voie alvéolaire; en second lieu, parce que ces dents, conservées après ablation de l'os correspondant, ne fournissent au chirurgien qu'un triomphe éphémère : elles ne tardent pas à s'ébranler, à se dévier, à se carier, et depuis longtemps déjà les observations de Skey, de Maisonneuve nous ont appris qu'il fallait, quelques semaines ou quelques mois plus tard, se résoudre à leur suppression; de même que les dents issues plus tard de follicules encore inclus sont, après nécroses étendues, vouées d'ordinaire au sacrifice, même si elles n'ont pas, avant l'éruption, entretenu une fistule suppurante.

Après extraction des dents cariées, des germes inclus, des os séquestrés, les soins consécutifs sont faciles à donner. Si la cavité, assez vaste et fongueuse, saigne un peu en nappe, on peut, pendant quelques heures, la tamponner à la gaze sèche. On n'a plus, ensuite, qu'à faire faire dans la bouche des lavages antiseptiques fréquents. Dans la bouche, les solutions d'acide phénique et surtout de sublimé ne sont pas recommandables; l'acide borique est d'une puissance douteuse. Le meilleur agent est, je crois, l'hydrate de chloral en solution à 1 p. 100. Il est de saveur astringente assez désagréable, mais que l'on pallie bien par quelques gouttes d'alcool de menthe.

MASTOÏDITE OU FURONCLE DE L'OREILLE

I. — Enfant ayant toutes les apparences extérieures d'une mastoïdite aiguë. Œdème rétro-auriculaire décollant le pavillon. Caractères du furoncle avec lymphangite; adénite pré-auriculaire et sous la pointe de l'apophyse; douleur à la traction sur le pavillon; indolence à la pression sur l'os.

II. — Les erreurs de diagnostic sont fréquentes et semblent expliquer bon nombre de succès attribués à l'incision de Wilde dans le traitement des mastoïdites. Traitement par les instillations de glycérine phéniquée. Son importance pour éviter les récidives.

Je désire surtout mettre sous vos yeux, à côté l'un de l'autre, un enfant aujourd'hui guéri, et sa photographie, prise il y a six jours. De la sorte, vous vous souviendrez bien de l'état local lors de notre premier examen, et vous ne direz pas que j'exagère quand je vous affirme qu'à ce moment la ressemblance objective était extrême avec une mastoïdite aiguë.

I

Cet enfant, garçon de dix ans, me fut présenté le 16 juin, à la consultation de l'hôpital Trousseau, et, à distance, sur le sujet vu de dos, le diagnostic de mastoïdite aiguë semblait évident. Un gonflement rouge, très accentué, effaçait le sillon rétro-auricu-

---

1. Leçon faite à l'hôpital Trousseau, le 2 juillet 1896.

laire et gagnait vers la fosse temporale, au-dessus du pavillon de l'oreille refoulé en avant jusqu'à former un angle droit avec le plan du crâne. C'est même là, vu le siège supérieur de la tuméfaction, l'effacement du sillon rétro-auriculaire, le jeune âge du sujet, le tableau classique de la périostite mastoïdienne.

Or, il s'agissait tout simplement d'un furoncle du conduit auditif externe, avec lymphangite péri-auriculaire et, dans le cas particulier, la démonstration fut immédiatement hors de conteste : un petit furoncle existait à la région massétérine, un peu au-dessus de l'angle de la mâchoire, et, en regardant à l'intérieur du con-

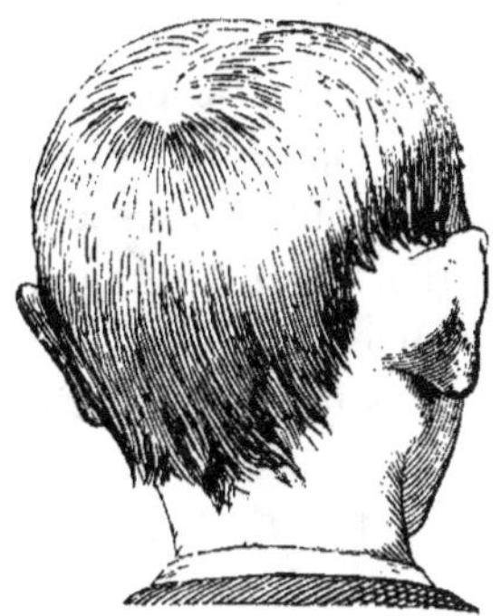

Fig. 72. — Décollement du pavillon de l'oreille par furoncle avec lymphangite simulant une mastoïdite.

duit, on voyait tout de suite, en haut et en arrière, une saillie acuminée, blanche au sommet. Un aveugle, seul, aurait donc pu méconnaître le diagnostic. Mais supposez, ce qui est à peu près constant, qu'il n'y ait pas eu un autre furoncle à la face ; supposez, ce qui est très fréquent, que le furoncle auriculaire ait été caché plus ou moins loin dans la profondeur du conduit, masqué à vos regards par un gonflement empêchant l'introduction du spéculum, et dans ces conditions, celles que vous rencontrerez le plus souvent, le diagnostic va devenir difficile. Si vous êtes bien avertis, cependant, vous éviterez les erreurs, presque toujours sans peine, et, pour vous faire toucher du doigt les signes différentiels ordinaires, j'ai exprès choisi ce malade chez lequel, en dehors même de ces signes, toute confusion serait inexcusable.

D'abord, en interrogeant l'enfant, vous acquérez, sur l'évolution du mal, des renseignements importants; il y a quatre jours seulement, a commencé la douleur d'oreille et, dès le lendemain, se manifestait le gonflement rétro-auriculaire avec décollement du pavillon. L'évolution d'une otite aiguë avec mastoïdite n'a pas coutume d'être aussi rapide.

Cela déjà devait nous mettre sur nos gardes, et nous conduire à un examen local attentif; vous m'avez vu presser du bout de l'index, juste en avant du tragus, en avant et au-dessous de la pointe de l'apophyse, en arrière de l'oreille sur la région tuméfiée. Or, j'ai éveillé de la sorte, et par une pression très légère, une douleur très vive dans deux régions où, à l'inspection, tout paraissait normal : en avant du tragus et en avant de la pointe de l'apophyse sous le lobule; par contre, vous avez pu être surpris qu'en appuyant derrière l'oreille, bien perpendiculairement à l'os, j'aie pu, sans que l'enfant poussât le moindre cri, agir assez énergiquement pour laisser en trois points le godet caractéristique de l'œdème.

Est-ce à dire que la région rétro-auriculaire soit partout insensible? Certes non. En appliquant la pulpe de l'index juste contre le pavillon et en dirigeant la pression en avant, c'est-à-dire vers le conduit, j'ai provoqué de la souffrance, et la douleur fut même exquise quand mon doigt fut en haut, juste en regard du furoncle visible dans le conduit.

Que vous révèle cet examen? Que le squelette, c'est-à-dire l'apophyse, est indolent, mais que les parties molles sont rendues douloureuses par une lymphangite aiguë, partie du conduit auditif, avec adénite des ganglions où se rendent ces lymphatiques enflammées, en avant du tragus et sous le lobule de l'oreille, avec lymphangite réticulaire diffuse en arrière et au-dessus du pavillon. Et si vous voulez mettre en évidence cette sensibilité des parties molles, prenez tout simplement le pavillon et tirez-le en haut et en arrière : immédiatement, avec une traction des plus modérées, l'enfant pousse un cri de douleur.

Souvenez-vous, maintenant, d'une fillette que j'ai opérée devant vous, il y a une huitaine de jours, et chez laquelle un des plus

instruits d'entre vous avait diagnostiqué une lymphangite péri-
auriculaire : je vous ai fait constater l'indolence à la traction sur
le pavillon, à la pression en avant du tragus; il y avait adénite
douloureuse en avant de la pointe de l'apophyse, et de là l'erreur
de votre camarade. Mais la pression bien perpendiculaire à l'os,
derrière l'oreille, était particulièrement pénible à l'enfant. Sans
tergiverser davantage, j'ai conclu à une mastoïdite sans abcès
extérieur, j'ai trépané, et, sous la corticale, en apparence saine,
j'ai trouvé dans l'antre une collection abondante.

La conclusion de cet exposé est que le furoncle de l'oreille,
accompagné de lymphangite, peut provoquer un aspect objectif
identique à celui d'une mastoïdite, mais que, par une analyse
exacte des signes physiques, on arrive vite au diagnostic exact.

II

Pourquoi donc insister de la sorte sur une lésion banale, facile
à reconnaitre? Parce que les erreurs de diagnostic sont fréquentes,
et même il n'est pas rare que des spécialistes renommés en com-
mettent. J'ai guéri en quatre jours, par les instillations de glycérine phéniquée, une fillette à laquelle un de mes collègues avait
parlé de trépaner l'apophyse; de même un garçon atteint en outre
d'otorrhée chronique, qu'un médecin des Hôpitaux m'avait adressé
pour le faire opérer d'urgence; de même encore un jeune enfant,
convalescent de variole, qu'un auriste des plus distingués
m'envoya avec cette mention : « L'apophyse est prise et demande
à être ouverte ».

Chez ce dernier enfant, âgé d'un an, et dont vous trouverez
l'histoire complète dans la thèse où, l'an dernier, mon élève
Faverot a étudié les lymphangites péri-auriculaires, l'histoire
était, il est vrai, assez complexe. L'oreille coulait depuis quelques
semaines, suite de variole; l'écoulement, assez abondant, avait
beaucoup diminué depuis sept jours, et, depuis quatre jours, la
mère avait constaté derrière l'oreille une grosseur vite accrue; au
fond du conduit on voyait une membrane rouge, infiltrée, avec une

petite perforation antérieure et pas trace de furoncle du conduit.

Malgré ces constatations, malgré l'affirmation sans réserves d'un spécialiste fort expérimenté, mon élève Delanglade, qui reçut l'enfant à l'hôpital pendant la journée, conçut des doutes en trouvant derrière l'oreille, avec conservation du sillon rétro-auriculaire, une collection fluctuante reposant sur le tiers inférieur de l'apophyse. Il y a des mastoïdites dont l'abcès a bien ce siège et cette forme; mais, quoi qu'on en prétende parfois, elles sont rares — je n'en ai observé que deux cas, dont un où un spécialiste avait diagnostiqué un adéno-phlegmon, — tandis que c'est l'aspect habituel des adéno-phlegmons; et, d'autre part, chez cet enfant, de nombreuses excoriations — restes de la variole — existaient sur le pavillon, expliquant très suffisamment une infection ganglionnaire aiguë.

D'après cette narration que Delanglade vint me faire, je conclus à l'existence d'un adéno-phlegmon; l'incision de l'abcès ne mit à jour, en effet, aucun os dénudé, et la guérison fut complète en quelques jours.

Ce qui venait dans ce dernier cas compliquer sérieusement la question, c'était l'existence incontestable d'une otite moyenne suppurée. Or, dans ces conditions, les lymphangites péri-auriculaires, sans être fréquentes, ne sont pas exceptionnelles, et cela se conçoit de reste, puisque la peau du conduit peut être infectée par le pus, parti de la caisse, qui la souille sans cesse. Dans la thèse de Faverot vous trouverez, outre la précédente, trois observations de cette nature, et, dans un cas l'histoire parut assez peu claire et les accidents assez sérieux pour que, malgré de formelles réserves sur le diagnostic, j'aie cru devoir trépaner l'apophyse, imbu de ce principe que, dans le doute, on ne doit pas s'abstenir.

Mais alors, m'objecterez-vous, c'était le cas ou jamais de faire l'incision de Wilde, incision d'attente, bornée aux parties molles rétro-auriculaires et destinée à être complétée par la trépanation de l'apophyse si, au bout de vingt-quatre à quarante-huit heures, les accidents ne se sont pas amendés.

J'admets l'objection, et j'y réponds sans hésitation : il n'y a jamais lieu de faire l'incision de Wilde. Je ne veux pas déve-

lopper actuellement devant vous cette proposition, dont le radicalisme fera sans doute bondir quelques auteurs. Je ne l'ai émise
qu'en passant, pour ne pas perdre l'occasion de vous inculquer un
principe que je crois exact, et je reviens à nos lymphangites péri-
auriculaires.

Chez mon malade, périoste, corticale, cellules étaient sains, et,
si le diagnostic exact avait été posé avec netteté au lieu d'être
seulement soupçonné, je suis bien sûr que j'aurais obtenu la cure
sans prendre le bistouri.

Cette lymphangite, en effet, est justiciable des moyens auxquels
cède toute lymphangite. S'il n'y a suppuration ni dans les ganglions, ni dans le tissu conjonctif parcouru par les lymphatiques
infectés, il suffit, dans les cas les plus simples, de désinfecter la
porte d'entrée; dans les cas un peu plus prononcés, d'envelopper
de compresses antiseptiques humides toute la région enflammée.

Pour désinfecter localement le furoncle du conduit, j'ai coutume
de prescrire l'instillation de glycérine phéniquée à 1/40ᵉ chez les
jeunes enfants, à 1/20ᵉ à partir de l'âge de cinq à six ans. Après
avoir bien nettoyé l'oreille, en enlevant le pus avec de petits
tampons portés au bout d'un stylet, il suffit, la tête étant penchée
sur l'épaule du côté sain, de tirer un peu en haut et en avant sur
le pavillon, de façon à bien faire bâiller le conduit dans lequel on
verse alors la glycérine jusqu'à bien affleurer le tragus, et l'on
bouche par un petit tampon d'ouate. Ce pansement est renouvelé
au moins matin et soir. Il a pour effet de calmer remarquablement
les douleurs souvent atroces que provoque le furoncle de l'oreille,
et, en vingt-quatre, quarante-huit heures au plus, les phénomènes inflammatoires sont considérablement atténués. On peut
aussi introduire dans le conduit une petite mèche imbibée de
liqueur de Van Swieten; on maintient la mèche humide en
versant de temps à autre dans la conque quelques gouttes de la
solution.

Il ne m'a jamais semblé utile d'inciser le furoncle : je ne l'ai
fait qu'une fois, sur un jeune homme particulièrement désœuvré
et névropathe, qui ne voulut point me laisser partir avant d'être
instantanément soulagé de ses souffrances. Dans tous les autres

cas — et ils sont nombreux — l'instillation de glycérine phéniquée a suffi: les malades ont guéri en quatre à cinq jours. Et, avec ce traitement, je n'ai pas observé ces récidives en série, dont il est classique de signaler la fréquence. C'est pour cela que je crois la glycérine phéniquée supérieure aux autres topiques dont on a parlé.

Deux fois seulement, chez des malades atteints d'otorrhée chronique, les signes péri-auriculaires étaient assez intenses pour que j'aie cru devoir prescrire l'application d'un large pansement humide sur le pavillon, la tempe et la région mastoïdienne.

Si l'inflammation franchit un degré de plus, elle aboutit, comme dans toutes les autres régions du corps, à la formation d'abcès soit dans les ganglions, soit autour des vaisseaux. Ces abcès siégeront : les premiers, en avant du tragus, sous la pointe de l'apophyse, derrière l'oreille, à quelque distance du sillon rétro-auriculaire ; les seconds, juste contre le pavillon, au contact du conduit cutané en un point quelconque, d'ordinaire en regard de la base du furoncle. Quand, par l'existence de la fluctuation, on reconnaît un de ces abcès, on doit, cela va sans dire, inciser immédiatement. Je viens de vous raconter l'histoire d'un enfant qui fut ainsi opéré d'un adéno-phlegmon rétro-auriculaire, confondu par un médecin des plus instruits avec une mastoïdite. J'ai souvenir de deux enfants auxquels j'ai ouverts de petits abcès lymphangitiques du sillon rétro-auriculaire. C'est dans ces conditions surtout qu'il importe d'établir rigoureusement le diagnostic, et d'éliminer sans contestation possible la lymphangite, avant de proclamer l'efficacité de l'incision des parties molles dans le traitement des inflammations du squelette apophysaire

MASTOIDITE AIGUE
ET PÉRIOSTITE MASTOIDIENNE

I. — Complications mastoïdiennes d'une otite aiguë; diagnostic avec un furoncle accompagné de lymphangite. Opposition classique entre les signes de la mastoïdite et de la périostite. Elle semble être la plupart du temps inexacte.

II. — Conclusions qui en résultent pour l'indication de la trépanation ou de l'incision de Wilde. Cette dernière n'est jamais justifiée dans les otites aiguës.

III. — Elle ne l'est pas davantage si l'otite initiale est chronique.

On discute encore sur certains points de diagnostic et de traitement relatifs aux complications de l'otite moyenne suppurée, et tandis que certains auteurs, dont je suis, croient que toute réaction inflammatoire vers la région mastoïdienne est une indication à la trépanation de l'apophyse, d'autres soutiennent qu'on peut avoir un résultat par la simple incision de parties molles rétro-auriculaires.

Bon nombre de ces derniers ont, il n'y a pas longtemps encore, admis que même l'infection profonde des cellules mastoïdiennes est justiciable de cette anodine thérapeutique; mais ceux-là se font de jour en jour plus rares, et les partisans raisonnables de l'incision simple, dite incision de Wilde, limitent leur action à la périostite mastoïdienne sans participation de cellules intra-osseuses.

Si cette périostite existe et est possible à diagnostiquer, de toute évidence ils ont raison. Mais je considère que, si elle existe, elle est particulièrement rare, et que dès lors vous devez toujours avoir dans l'idée de trépaner l'apophyse quand une otite suppurée se complique d'inflammation mastoïdienne. C'est ce que je voudrais vous faire comprendre aujourd'hui.

I

Le 2 mai dernier, je vous ai fait examiner, à notre consultation de l'hôpital Trousseau, un garçon de six ans et demi chez lequel existait, avec évidence, une inflammation mastoïdienne consécutive à une otite moyenne aiguë.

Chez cet enfant, dont les antécédents pathologiques, personnels et héréditaires, ne présentent aucune particularité qui nous intéresse, avaient débuté quinze jours auparavant des douleurs de tête, persistant jusqu'aujourd'hui; deux ou trois jours plus tard, il devint évident que les souffrances avaient leur siège principal dans l'oreille gauche, et bientôt on s'aperçut, paraît-il, que derrière le pavillon de l'oreille existait un gonflement rouge, peu à peu accru. C'est seulement il y a quatre à cinq jours que se manifesta un écoulement purulent par l'oreille, et à partir de ce moment on a fait toutes les deux heures, sur la recommandation d'un médecin, des injections d'eau boriquée; en outre, on instilla tous les soirs 5 gouttes de chloroforme et de glycérine.

Sous l'influence de ce traitement — et de la perforation spontanée du tympan — il y eut une légère détente, mais cela ne dura pas. Le 1er mai, la température montait à 40 degrés, l'état général s'aggravait, le gonflement local et les souffrances augmentaient, si bien que, le 2 mai 1896, l'enfant fut amené à l'hôpital.

Là, en regardant le crâne par derrière, je vous ai fait constater que le pavillon de l'oreille gauche était bien plus écarté de la tête que le droit, et cela correspondait à un gonflement avec rougeur occupant la région mastoïdienne, principalement en avant et en haut. Ce gonflement, accompagné de rougeur, effaçait la moitié supérieure du sillon rétro-auriculaire. En cette région, la pression était très douloureuse; elle révélait de l'œdème, mais, en raison peut-être de la douleur, je ne pus sentir la fluctuation. Peut-être aussi le petit abcès que j'ouvris le lendemain n'existait-il pas encore.

En présence de ces symptômes, deux diagnostics seulement devaient être discutés : il s'agissait soit d'une inflammation mastoïdienne, soit d'une de ces lymphangites péri-auriculaires auxquelles, l'an dernier, mon élève Faverot a consacré sa thèse inaugurale.

Je ne m'attarderai pas sur ce diagnostic différentiel : un furoncle de l'oreille avec lymphangite me permettra sans doute bientôt d'y revenir devant vous[1]. Qu'il me suffise de vous en esquisser les traits principaux : aucune douleur en avant du tragus ou sous le lobule de l'oreille, en avant de l'apophyse, ne démontrait l'engorgement de ganglions en ces régions, la douleur à la pression derrière l'oreille était bien plus intense quand on appuyait perpendiculairement à l'os que quand on dirigeait la pulpe de doigt vers le conduit, dans le sillon rétro-auriculaire; les tractions légères sur le pavillon étaient indolentes; enfin, le gonflement mastoïdien avait précédé l'otorrhée d'une dizaine de jours, et d'autre part, en dehors du conduit, on ne trouvait aucune porte d'entrée à l'infection lymphangitique.

L'histoire était donc bien celle d'une otite moyenne aiguë, de cause inconnue, avec mastoïdite précoce et perforation tardive du tympan.

Mais de quelle espèce, exactement, était cette complication mastoïdienne? Je n'hésitai pas à vous déclarer qu'à mon sens la participation des cellules mastoïdiennes était certaine, et en donnant rendez-vous pour le lendemain au malade j'avais l'intention formelle de trépaner l'apophyse. A bien des égards, pourtant, les symptômes étaient ceux que, depuis le mémoire classique de Duplay[2], on a coutume d'attribuer à la périostite du temporal compliquant l'otite purulente : dans cette périostite, fréquente surtout chez l'enfant, le gonflement, mal limité, se continuerait directement, pour ainsi dire, avec celui du conduit auditif; le sillon qui,

---

1. Voy. la leçon précédente.
2. S. DUPLAY. — *Arch. gén. de méd.*. Paris, 1873, t. I, p. 513.

à l'état normal, sépare en arrière et en haut la conque du temporal, se trouvait effacé; l'oreille serait écartée des parois craniennes et repoussée en dehors et en avant. Dans l'inflammation des cellules mastoïdiennes, le sillon rétro-auriculaire serait souvent plus accusé qu'à l'état normal, et le pavillon de l'oreille n'offrirait pas l'apparence extérieure que j'ai signalée comme caractéristique de la périostite du temporal [1].

Malgré l'autorité d'un clinicien aussi expert que le professeur S. Duplay, je ne crois pas qu'il faille établir cette opposition entre la forme du gonflement dans la périostite et dans l'inflammation des cellules. Chez les nombreux enfants auxquels je trépane devant vous l'apophyse, en y trouvant toujours du pus dans les cellules, ce gonflement diffus, effaçant le sillon rétro-auriculaire, est la règle presque sans exception : je n'ai souvenir que de deux cas de mastoïdite où ce sillon fût conservé, et parmi tous les autres, qui ne doivent pas aujourd'hui être loin de deux cents, je n'ai rencontré qu'un seul cas où il s'agissait *peut-être* d'une périostite mastoïdienne.

Dans ce dernier cas, sur l'interprétation exacte duquel je ferai tout à l'heure quelques réserves, il s'agissait d'un abcès rétro-auriculaire compliquant une otite chronique; à cet égard, donc, il y a une différence à établir avec le fait que je viens de résumer, et où l'otite était aiguë. Parlons donc actuellement des seules otites aiguës avec abcès rétro-auriculaire : dans ces conditions j'ai toujours vu, chez l'enfant, le pavillon écarté du crâne par un gonflement effaçant le sillon rétro-auriculaire. Cela est vrai même chez les enfants âgés de quelques semaines, prédisposés, dit-on, à la périostite simple en raison de la brièveté du conduit auditif. Et toujours, après incision rétro-auriculaire, j'ai trouvé du pus dans l'antre mastoïdien : il y avait des lésions des cellules et non point simple périostite.

Voilà pourquoi, en examinant devant vous le malade dont je vous ai rappelé l'histoire, j'ai diagnostiqué d'emblée une inflammation des cellules mastoïdiennes : c'eût été, pour un cas aigu, la première périostite qu'il m'eût été donné d'observer.

1. S. DUPLAY. — *Loc. cit.*, p. 521.

II

Vous comprenez sans peine tout l'intérêt de ce débat : à la périostite peut convenir la simple incision des parties molles, tandis que l'ouverture des cellules s'impose si elles contiennent du pus. La plupart du temps, quelque diagnostic qu'on ait porté à l'avance, la question pratique est vite tranchée : au fond de l'abcès on voit un point dénudé plus ou moins large, en regard de l'antre mastoïdien; là l'os est rouge, friable, manifestement malade; la dénudation, par contre, ne se prolonge pas sur la paroi du conduit, et, en entrant dans l'os ramolli par l'ostéite raréfiante, la curette ou mieux la gouge pénètrent dans l'antre plein de pus.

Mais lorsque, sous le périoste décollé par le pus, l'os parait sain? — Alors on agit en prenant pour guide les notions anatomo-pathologiques qu'on a acquises jusque-là : et c'est pour cela que dans ces conditions, croyant peu à la périostite dans les cas aigus, j'ai coutume de recommander, et de pratiquer pour mon propre compte de parti pris, la trépanation de l'antre mastoïdien au lieu d'élection.

C'est cette règle que je viens de suivre, et l'opération à laquelle vous avez assisté me parait comporter un enseignement réel.

J'ai fait dans le sillon rétro-auriculaire, sur toute la hauteur de ce sillon, une incision allant jusqu'à l'os, et j'ai ainsi ouvert, sous le périoste, un petit abcès contenant à peine un dé à coudre de pus. J'ai alors, après un débridement postérieur en T, dénudé l'apophyse à la rugine pour bien voir toute la région, selon une règle formelle, et la couche osseuse corticale est apparue normale d'aspect, de couleur, de consistance. Nulle part on n'y voyait de point rouge, un peu plus poreux que le reste, et il me fut même impossible de reconnaître, à un signe quelconque, le point en regard duquel siégeait la petite collection purulente. Malgré cela, fidèle à mes principes, j'attaquai l'os au lieu d'élection, dans un petit quadrilatère de 5 millimètres de côté, à 5 millimètres en arrière du conduit, au-dessous de l'horizontale passant par l'épine de Henle : le maillet ne fit qu'avec assez de peine entrer le burin dans une apophyse dure, et lorsque je fis sauter le petit carré de corticale, épais de 3 à 4 millimètres, que j'avais ainsi circonscrit, je vis encore de l'os dur au fond de la brèche, sans trace d'une cavité ressemblant à l'antre.

Étais-je donc, pour la première fois, en face d'une otite aiguë avec périostite mastoïdienne? Mon expérience pratique est aujourd'hui suffisante pour que je me défie, *a priori*, des lésions mastoïdiennes assez rares pour ne s'être pas encore présentées à mon examen : aussi poursuivis-je mon plan opératoire initial, presque sûr de trouver du pus dans l'antre; et si j'avais ouvert une cavité saine je m'en serais vite consolé, car, au prix d'une intervention facile et bénigne, j'aurais acquis la preuve irréfutable que j'étais en présence d'une lésion rare, contestable même. J'ai donc continué à creuser au burin, à petits coups, en cherchant en haut, en avant et en dedans, là où se trouvent, profondément, les vestiges de l'antre dans les apophyses éburnées : à 1 centimètre de profondeur je suis arrivé à l'antre, gros au plus comme un pois, et il était plein de pus.

Mon entêtement se trouvait ainsi justifié : mais, pour agir de la sorte, il m'avait fallu une foi robuste dans ma croyance à l'infection initiale et constante des cellules mastoïdiennes, et, pendant les quelques minutes qu'a duré l'intervention, plusieurs de vous ne m'ont pas dissimulé qu'ils s'arrêteraient en route. En fait, ma conduite était la seule qui pût procurer la guérison, car je pense, sur ce point, exactement comme M. le professeur Duplay, dont je ne saurais mieux faire que de vous répéter textuellement les paroles[1] : « Dès que l'on a acquis la certitude de la présence du pus dans les cellules mastoïdiennes, il est indiqué de lui donner issue par une ouverture artificielle. Cette ouverture, selon moi, ne souffre aucune exception, et ne saurait être négligée par ce fait que la membrane du tympan est largement perforée, et qu'il n'existe aucun obstacle dans le conduit auditif à l'écoulement du

---

1. S. DUPLAY. — *Traité de chirurgie*, Paris. 1891, t. IV, p. 726.

pus. A plus forte raison, lorsque cette dernière condition se rencontre, l'indication est-elle formelle ».

J'en reste donc où j'en étais : je n'ai pas encore observé un seul cas de périostite mastoïdienne au cours d'une otite aiguë, et lorsque les symptômes et signes sont tels qu'il faille prendre le bistouri, je conseille de toujours trépaner, de parti pris, l'antre mastoïdien.

Mais, m'objectera-t-on, contester les succès possibles de l'incision simple, dite incision de Wilde, c'est nier l'évidence! Et cependant je les conteste! Je vous dirai une autre fois comment je les interprète : mastoïdites capables de guérir sans intervention, cicatrisation temporaire et guérison apparente suivie de récidive, malade perdu de vue avec une fistule qu'on croit insignifiante et qui en réalité persiste, trépanation spontanée suffisante, erreurs de diagnostic avec les lymphangites rétro-auriculaires, autant de points dont le développement m'entraînerait trop loin. Qu'il me suffise de cette rapide énumération, et j'en arrive, pour terminer, à la périostite mastoïdienne compliquant les otites chroniques. Ce serait la plus importante.

III

Dans le mémoire que j'ai déjà cité, M. Duplay déclare en effet avec netteté que la périostite, rare au cours des otites aiguës, s'observe surtout « consécutivement à une otite purulente chronique, momentanément passée à l'état aigu ». C'est alors que l'on voit des abcès rétro-auriculaires reposant sur une dénudation osseuse qui se prolonge dans le conduit et aboutit à la caisse, sans lésion mastoïdienne intermédiaire. Les cas de ce genre ne sont pas très fréquents, mais ils existent, et j'en ai observé un exemple : c'est que, dans les vieilles otites, les os voisins sont souvent hyperostosés par une ostéite condensante ; des nouures rétrécissent le conduit, les cellules mastoïdiennes sont comblées complètement ou à peu près, et c'est à peine si, dans la base de l'apophyse éburnée, un renflement rempli de quelques fongosités marque, à l'extrémité de *l'aditus*, le vestige de l'antre. Alors les cellules apophysaires ne participent plus au processus, pour ce bon motif qu'elles n'existent plus. Une réserve toutefois doit être faite : vous savez que les cellules mastoïdiennes viennent, par le groupe des cellules limitrophes du conduit, prendre part à la constitution du conduit auditif, dans sa partie postéro-supérieure, et quelquefois ces cellules, seules conservées dans une apophyse éburnée, s'enflamment, et causent un abcès du conduit. Ne peuvent-elles être incriminées aussi bien que la périostite, pour expliquer ces abcès rétro-auriculaires venant du conduit, et non de l'apophyse? La chose est possible, et je la crois même relativement fréquente. Mais, dans l'état actuel de la chirurgie auriculaire, le débat a perdu beaucoup de son intérêt.

Il n'y a pas longtemps encore, on n'avait comme ressource que l'incision simple et la trépanation de l'apophyse, et c'était par les voies naturelles seulement qu'on agissait dans la caisse du tympan. Qu'importait donc le diagnostic précis entre une périostite et une mastoïdite des cellules limitrophes? Dans un cas comme dans l'autre, on ne pouvait pas arriver à grand'chose de bon en trépanant l'apophyse éburnée : et voilà pourquoi, en 1875, M. Duplay avait raison de soutenir que l'incision simple, déplorable en cas de mastoïdite, trouvait son indication dans les abcès rétro-auriculaires qui se prolongeaient jusqu'à la caisse entre le conduit osseux et le conduit membraneux décollé.

Mais aujourd'hui doit-on en rester là? Absolument pas. Nous sommes opératoirement armés, par l'opération de Stacke, contre les lésions osseuses de l'otite moyenne chronique. Pour guérir ces malades, il faut agir directement et activement sur la source de la suppuration chronique, c'est-à-dire sur la caisse. Aussi l'incision simple de ces abcès, au fond desquels l'apophyse apparaît blanche et dure, doit-elle être complétée par l'ouverture large de la caisse, selon le procédé de Stacke, et cela fait il devient aisé de bien mettre à jour et l'aditus et les vestiges des cavités apophysaires : fatalement, les cellules limitrophes du conduit seront ainsi ouvertes.

Je m'arrête, car je ne veux pas entrer dans l'étude, si complexe, du traitement opératoire des otites moyennes chroniques, mais j'en ai dit assez pour vous faire comprendre que, même alors et l'apophyse étant éburnée, vous ne devez pas vous en tenir à l'incision simple des parties molles.

La conclusion que vous aurez à retenir est donc que jamais, en dehors des abcès par lymphangite ou adénite, un abcès rétro-auriculaire ne sera traité par l'incision simple : s'il accompagne une otite aiguë, il sera nécessaire de trépaner l'apophyse; s'il complique une otite chronique réchauffée, la plupart du temps on devra trépaner, outre la caisse, l'apophyse, dont les lésions seront évidentes; mais si elle paraît saine, on pratiquera immédiatement la trépanation de la caisse par le procédé de Stacke.

VINGTIÈME LEÇON

PYOHÉMIE D'ORIGINE OTIQUE

I. — Importance de la septicémie générali sée dans le pronostic de la phlébite du sinus consécutive à une otite. Deux types cliniques de cette septicémie : mortelle, avec embolies pulmonaires ; relativement bénigne, avec embolies dans le système aortique. Théories pathogéniques. Perméabilité ou thrombose du sinus.

II. — Observation d'une pyohémie sans thrombose consécutive à une otite aiguë ; diagnostic avec l'ostéomyélite aiguë ; nécessité possible d'évider plus tard l'apophyse.

III. — Observation d'une pyohémie sans thrombose consécutive à une otite chronique. Il peut, par exception, n'être pas indispensable d'évider l'apophyse et la caisse.

Parmi les complications des otites moyennes suppurées, quelques-unes, et des plus graves, sont exclusivement locales : ainsi les méningites, les abcès encéphaliques ; à celles-là convient très nettement le nom de complications intra-craniennes. Quant à la phlébite des sinus, si elle mérite à bien des égards de prendre place à côté des deux lésions que je viens de citer, il faut ajouter tout de suite qu'on ne saurait en faire exclusivement une complication intra-cranienne.

Elle appartient à ce groupe, d'abord, parce que souvent elle est associée à la méningite et surtout à l'abcès encéphalique, à l'abcès cérébelleux en particulier ; et il est fréquent de constater, soit au cours d'une opération, soit pendant une autopsie, que le sinus thrombosé baigne dans un abcès extra-dural et touche à un abcès du cervelet. Elle mérite encore de lui être rattachée parce que, fréquemment, sa symptomatologie propre relève avant tout de l'irritation méningée et de la stase veineuse dans les centres nerveux.

Mais, même dans ces conditions, il est de règle qu'aux troubles cérébraux se joignent des symptômes d'infection septique générale ; il n'est pas exceptionnel que ces accidents dominent la scène et le degré extrême de cet état est celui où, sans aucune réaction cérébrale, on observe un sujet atteint d'une septico-pyohémie ayant eu l'oreille pour porte d'entrée.

I

Quand on a opéré quelques malades pour phlébite du sinus, on sait que le pronostic final dépend essentiellement soit d'une septicémie aiguë sans foyers localisés, soit de lésions métastatiques, pulmonaires en particulier.

En cela, la phlébite des sinus consécutive à l'otorrhée ressemble à toutes les phlébites infectieuses, et on ne saurait en être surpris. Nous n'en sommes plus à discuter sans fin sur les différences entre la septicémie et la pyohémie, avec la septico-pyohémie pour faire plaisir aux éclectiques, ni à écrire des volumes sur le rôle de la phlébite dans la genèse de la pyohémie. Nous savons, aujourd'hui, que le système veineux joue le rôle principal dans l'absorption des germes septiques, qu'il y ait ou non des lésions de phlébite manifeste, avec ou sans thrombose ; nous savons aussi que, selon la virulence, selon le terrain, selon le mode d'inoculation, le même microbe provoque une septicémie avec ou sans foyers emboliques suppurés.

Ce qui précède s'applique aux septicémies qui trouvent dans l'oreille leur porte d'entrée. Elles sont soumises encore à cette règle générale, que les abcès multiples, et surtout ceux qui relèvent d'embolies dans le système aortique, se produisent dans les cas les moins graves, où l'infection moins rapidement mortelle laisse aux embolies septiques le temps de suppurer. N'est-ce pas de cette constatation qu'est née la doctrine ancienne sur le rôle favorable des abcès « critiques » et la pratique moderne des « abcès de fixation » provoqués?

Pour l'oreille en particulier, il y a déjà assez longtemps que Chauvel[1] a montré la bénignité relative et la tendance fréquente à la guérison des septicémies et septico-pyohémies consécutives à l'otite moyenne suppurée; et sans méconnaître l'importance des volumineux mémoires consacrés depuis à ce sujet par Hessler, Körner, Brieger, Leutert, etc., je ne puis m'empêcher d'être étonné que dans une thèse récente, M. L. Roy[2], élève de Luc, attribue à ces auteurs l'honneur d'avoir posé le problème à partir de 1894.

Ce qu'ils ont fait, ç'a été de nous montrer qu'on peut, jusqu'à un certain point, établir deux types : dans l'un, presque constamment mortel, il y a une thrombo-phlébite et les embolies ont coutume de s'arrêter dans le poumon; dans l'autre, où les abcès se localisent dans le système aortique et où la bénignité est beaucoup plus grande, le sinus et la jugulaire restent perméables, il n'y a ordinairement pas de thrombose.

Cette règle n'est certes pas sans exception ; mais, en général, elle se trouve vérifiée à l'autopsie ou au cours des opérations pratiquées sur l'apophyse et le sinus, et les auteurs allemands que je viens de citer ont eu le mérite de chercher la cause de ces différences.

La première explication est celle d'O. Körner : la phlébite est intra-osseuse, elle porte sur les veinules qui traversent le rocher. Le foyer infectieux étant plus petit, la bénignité des accidents est plus grande ; de là aussi le volume moindre des embolies, qui peuvent dès lors traverser les capillaires pulmonaires et arriver jusque dans le système aortique. Théorie pure, car il n'y a pas d'autopsie, objecte Leutert ; en réalité, on reconnaît la phlébite oblitérante du sinus latéral, mais au cours des opérations on méconnaît la phlébite pariétale, non oblitérante, qui atteint le golfe de la jugulaire en contact avec le plancher de la caisse ; et

<hr>

1. Chauvel. — « Septicémies et septico-pyohémies consécutives à l'otite moyenne suppurée ». *Bull. et Mém. de la Soc. de chir.*, 29 juin 1892, p. 474.
2. Roy. — « Infection d'origine auriculaire sans thrombo-phlébite sinusale ». *Thèse de doct.*, Paris, 1899-1900, n° 260.

Leutert cite, en effet, une autopsie où cette lésion existait. Voilà bien un foyer infectieux de petit volume et un caillot constamment balayé par le sang, en sorte que les parcelles entraînées sont assez ténues pour franchir le réseau pulmonaire.

Une autopsie positive, c'est peu : mais n'oublions pas que les cas dont nous nous occupons guérissent souvent, même sans que l'on ait eu à agir chirurgicalement sur le sinus ou la jugulaire, et concluons que ces discussions pathogéniques ne sont pas, jusqu'à nouvel ordre, d'un intérêt majeur pour le praticien. Car, dans l'état actuel de nos connaissances, notre règle doit être d'ouvrir le sinus et la jugulaire si les signes et symptômes nous démontrent leur occlusion; de les respecter, au contraire, si nous les croyons perméables, ce qui est l'habitude dans les cas de pyohémie avec abcès métastatiques extra-pulmonaires.

Luc[1] et son élève L. Roy[2] poussent plus loin l'opposition entre ces deux types, et ils nous disent que *presque toujours* le type bénin, sans thrombose, mais avec métastases extra-pulmonaires, est la conséquence d'une otite aiguë, sans lésions osseuses, sans complications du côté de l'apophyse. Cela est à peu près exact, mais non point tout à fait. Les relevés de Hessler[3] montrent, en effet, que même alors l'otite est chronique dans environ un tiers des cas. Et d'autre part, ce qui est d'un intérêt pratique réel, dans les 4 cas que j'ai traités, il y avait 3 fois des lésions mastoïdiennes qui exigèrent la trépanation. La question délicate est précisément de déterminer quand cette trépanation est utile, quand elle doit être complétée par l'ouverture du sinus; et si assez souvent nous constatons derrière l'oreille des signes démontrant la participation de l'apophyse, il n'en est pas toujours ainsi. C'est alors que vous pourrez être embarrassés, et c'est pour cela que je crois devoir attirer votre attention sur l'histoire d'une fillette de cinq ans et demi, actuellement guérie d'une pyohémie d'origine otique et

---

1. Luc. — « Leçons sur les suppurations de l'oreille moyenne et les cavités accessoires des fosses nasales ». Leçon XXIII. p. 441. Paris, 1900.

2. Roy. — *Loc. cit.*

3. Hessler. — « Die otogene Pyämie ». Iéna, 1896. Voir les tableaux, p. 120 et suiv., et surtout le tableau IV. p. 221. et le tableau IX. p. 223.

encore en traitement dans la salle Valleix à la suite d'une trépanation complète de l'apophyse et de la caisse.

Cette opération osseuse n'a été pratiquée que six semaines après l'ouverture, au début de janvier, de deux graves abcès de nature pyohémique; et cette histoire clinique peut vous servir de type pour étudier la pyohémie consécutive à l'otite aiguë.

II

Chez cette enfant, l'otite était assez récente lorsque débutèrent les accidents infectieux. Rien d'anormal n'est à noter dans ses antécédents personnels ou héréditaires — car, si elle a un frère atteint du mal de Pott, cela n'a aucun lien avec les lésions qu'elle présente. Elle a eu à cinq ans la rougeole, puis la varicelle, mais sans complications, et lorsqu'elle nous fut apportée, le 2 janvier 1900, son oreille ne coulait que depuis un mois, sans cause bien déterminée.

A cette époque, il y avait eu des accidents fébriles graves : un médecin appelé avait constaté une température de 40 degrés, avec vives douleurs à l'oreille droite. Très peu après, vers le bord externe de l'éminence thénar, le pouce gauche avait enflé tout en devenant douloureux; quelques jours plus tard, était venu le tour de la jambe droite; dans toute sa hauteur, du genou au cou-de-pied, le gonflement fut intense et la douleur telle, dit la mère, que le simple contact des couvertures ne pouvait être supporté.

Nous apprenions, en somme, que l'oreille coulait depuis un mois environ, et que, presque aussitôt, avaient débuté des accidents du côté des membres, au pouce gauche d'abord, à la jambe droite ensuite.

Je vis, le 2 janvier, cette enfant pâle, très amaigrie ; elle m'était présentée en raison des lésions inflammatoires de la jambe droite, laquelle était fortement œdématiée, avec des téguments d'une rougeur diffuse et gardant l'empreinte du doigt. Le gonflement, qui paraissait un peu moindre sur la face interne du tibia, était notable au cou-de-pied, et là, au niveau des deux malléoles, la rougeur était vive, avec teinte violacée; un gonflement profond soulevait les masses musculaires du mollet et de la région antéro-externe de la jambe; mais je ne pus y sentir de fluctuation. Il est vrai que la moindre pression était horriblement douloureuse, en sorte que je ne cherchai point avec insistance la sensation de flot.

C'était, du reste, superflu pour déterminer l'utilité d'une inter-vention, sinon immédiate, au moins rapide, d'autant plus qu'au premier abord je conclus à une ostéomyélite aiguë du tibia. N'était-ce point la première hypothèse qui venait immédiatement à l'esprit pour expliquer cette inflammation de toute la jambe, avec gonflement du genou et peut-être épanchement léger dans cette jointure? En outre, la douleur à la pression était nette sur la malléole interne, sur le haut du tibia; aux téguments, on voyait un réseau veineux indiquant une circulation collatérale dévelop-pée. J'étais seulement un peu surpris que la pression ne fût pas douloureuse sur la face interne de l'os, alors qu'elle était très mal supportée au niveau des masses musculaires antérieures et postérieures.

Je fus d'autant plus confirmé dans mon opinion que je trouvai sur le bord radial de l'éminence thénar, contre l'extrémité infé-rieure du premier métacarpien, un petit abcès gros comme un pois, peu douloureux, fluctuant, rosé au sommet. Et mon diagnostic fut : ostéomyélite subaiguë, bénigne, du premier métacarpien, ayant eu pour porte d'entrée une otite moyenne aiguë suppurée de cause inconnue; ostéomyélite secondaire du tibia. Ce foyer secondaire, comme cela est fréquent lorsque l'os atteint le premier est de petit volume, était bien plus grave que le foyer primitif.

L'état général dénotait une affection sérieuse : quoique la tem-pérature ne fût qu'à 38°5, la langue était très saburrale, la soif vive, les lèvres décolorées. Nous étions à la fin de la consultation et je remis l'enfant entre les mains de mon interne Barbarin, avec consigne d'opérer dans la journée pour peu que l'état parût s'aggraver.

Or, à l'examen plus approfondi, les quelques doutes que j'avais eus sur l'origine osseuse de l'inflammation parurent justifiés à mon interne. Il ne trouva pas de fluctuation dans les parties molles, et, d'autre part, il ne voulut pas trépaner un tibia dont toute la face interne était indolente à la pression. Le soir, la température ne monta qu'à 39°4, l'infection ne sembla pas exiger une opération d'urgence, et, la jambe enveloppée dans des compresses humides au sublimé, l'enfant me fut de nouveau présentée le 3 janvier au matin.

Comme l'indication opératoire était évidente, je commençai par faire donner du chloroforme. Et alors, la douleur à la pression ayant disparu et toute défense ayant cessé, je constatai qu'il y avait deux grosses collections fluctuantes, l'une dans la loge antéro-externe, l'autre dans le mollet, toutes deux profondes, sous-aponévrotiques. Cela confirma mon hypothèse d'une lésion tibiale : ne fallait-il pas quelque chose, entre ces deux poches, relevant d'une lésion commune? Aussi fus-je assez surpris, après avoir ouvert, sur presque toute la hauteur de la jambe, la collection antérieure, de ne trouver nulle part une dénudation osseuse; l'abcès était profond, sous-musculaire, appliqué contre la face externe de l'os, mais sans aucun décollement périostique. J'incisai donc l'abcès postérieur contre le bord postérieur du tibia : il était bien sous-aponévrotique, mais là encore l'os n'était pas dénudé. L'ostéomyélite devenait dès lors peu probable; pour être sûr de mon fait, je mis à nu, au-dessus de la malléole interne, le bulbe inférieur du tibia, et je le trouvai parfaitement sain.

De même, le petit abcès que j'ouvris à l'éminence thénar, et qui contenait du pus concret, était limité aux parties molles.

Os ou parties molles, cela ne changeait d'ailleurs rien à l'essence des accidents : il s'agissait, dans un cas comme dans l'autre, d'une infection purulente consécutive à une suppuration de l'oreille, et au point de vue purement théorique, la localisation exacte des embolies pyogènes n'avait qu'un intérêt secondaire. L'importance pratique était grande, au contraire, et pour être sûr de ne pas laisser du pus stagner dans l'os, comme je restais dans le doute, je fis une incision exploratrice sur le tibia : celui-ci me parut sain.

Le lendemain matin, l'amélioration était bien peu sensible :

localement, tout allait bien, mais l'état général ne valait guère
mieux que la veille. En outre, une douleur assez vive existait à la
hanche gauche, sans qu'aucun signe local me permit, toutefois,
de conclure à l'existence d'un abcès. La température était remontée
à 39°4. Le soir, elle était à 39°6.

Le 5 janvier, au matin, elle était redescendue à 38°5, mais l'état
général était toujours le même, et il y avait à la hanche gauche,
en avant et en dedans du grand trochanter, une tuméfaction évidente. Au-dessus, les muscles étaient tendus; d'autre part, la
pression était très douloureuse, en sorte que je ne pus constater
la fluctuation. Cela me parut, d'ailleurs, inutile pour affirmer
l'existence d'une collection purulente qui devait être évacuée :
sous le chloroforme, je sentis la fluctuation et je fis une longue
incision en avant du grand trochanter. La poche s'étendait assez
loin en avant du col fémoral: je n'y trouvai, comme dans celle du
mollet, aucun point osseux dénudé, et je ne constatai aucune
communication avec l'articulation. Au reste, je n'avais pas eu,
cliniquement, les signes de l'arthrite de la hanche.

Le soir de l'opération, le thermomètre marquait 39° dans le
rectum. Mais ce furent les dernières heures de fièvre élevée, car
le 6 au matin, il n'y avait que 37°. Ce n'était pas, il est vrai, une
défervescence absolue et définitive, en ce sens que la température
resta presque toujours entre 37°4 et 37°8, atteignant de temps à
autre 38°. Le 27 janvier au soir, il y eut même une brusque
poussée à 39°6, avec chute à 37°3 le lendemain matin. Mais cela
ne me paraissait pas hors de proportion avec l'infection de vastes
plaies anfractueuses, en très bonne voie sans doute, mais suppurant abondamment. Il n'y avait, d'ailleurs, aucun signe particulier du côté de l'oreille droite. L'otorrhée était assez peu abondante, non fétide; les souffrances étaient nulles; à la palpation,
l'apophyse se montrait normale. De plus, l'enfant engraissait à
vue d'œil; elle avait vite repris ses couleurs, sa gaieté, son appétit.
Enfin, l'examen des urines ne révélait rien d'anormal; le foie et
le poumon n'avaient subi aucune atteinte.

Mon pronostic était donc favorable et les incisions des membres
inférieurs se cicatrisaient rapidement, lorsque, le 12 février, com-

mencèrent des accidents du côté de l'oreille. Accidents d'abord légers : une simple augmentation de l'otorrhée, mais avec engorgement très net des ganglions sterno-mastoïdiens supérieurs. L'état général était bon, la température à 37°4, en sorte que rien ne me sembla indiquer une opération sur la mastoïde. Mais le gonflement sous-auriculaire augmenta, avec empâtement profond et douleur à la pression. Enfin, le 23 au matin, la température monta à 38°6, le soir à 39°8; et le 24, à la visite du matin, je la trouvai de 39°.

En même temps, la tuméfaction cervicale supérieure était devenue volumineuse, et je crus bien y percevoir de la fluctuation profonde; je n'insistai pas, pour éviter à l'enfant des souffrances inutiles, car, en tout état de cause, la fièvre, certainement due à la suppuration auriculaire, était une indication opératoire urgente.

Il n'y avait aucun œdème, aucune rougeur sur l'apophyse, seulement un peu sensible à la pression, mais j'étais bien certain d'y trouver des lésions graves, probablement accompagnées de l'abcès cervical profond qui caractérise la mastoïdite de Bezold. Je commençai donc par la trépanation au lieu d'élection, et, sous une couche corticale mince, friable, j'entrai dans des cellules spacieuses, remplies d'un pus abondant. Toute la pointe était ainsi cariée; l'aditus de même était élargi, et j'arrivai facilement dans la caisse.

Cela fait, j'avais à m'occuper du cou; au-dessous de la pointe de l'apophyse, j'enfonçai la sonde cannelée à travers les fibres du sterno-mastoïdien, et je pénétrai ainsi dans un gros abcès maxillo-pharyngien que j'incisai sur toute sa hauteur. Après quoi, comme il persistait vers la nuque un empâtement profond, à fluctuation obscure, j'incisai franchement et je trouvai un nouvel abcès. Ces deux poches cervicales venaient de la face interne de la pointe de l'apophyse, que je fis sauter.

A partir de ce moment, tout alla bien. La température mit quatre jours pour tomber entre 37° et 37°6, et une semaine de plus pour arriver régulièrement à 37°. A la fin de mars, l'apyrexie était parfaite, l'état général excellent, les plaies des membres presque complètement cicatrisées. A l'oreille existait une vaste cavité osseuse dont l'épidermisation devait être lente, comme de coutume; mais je pouvais affirmer dès lors la guérison [1]. La petite malade avait seulement perdu à la bataille le nerf facial, que j'avais coupé probablement en faisant sauter la pointe de l'apophyse et en ouvrant largement l'abcès maxillo-pharyngien; car, d'après ce que j'ai vu en opérant, je ne crois pas l'avoir lésé au seuil de l'aditus, en évidant l'apophyse, très friable.

La filiation exacte des accidents, telle que je viens de l'exposer devant vous, est bien établie par ce fait que l'otorrhée a nettement précédé les abcès des membres. Et aux trois opérations successives, M. Tollemer a examiné le pus, qui contenait dans les trois foyers des streptocoques.

De ce fait, il faut d'abord retenir que, si les complications septiques sont plus fréquemment le résultat d'otites moyennes suppurées chroniques, la rapidité des accidents est parfois grande, l'infection se manifestant dès la période aiguë. Il est, d'ailleurs, à remarquer que, parmi les complications graves des otites, la pyohémie, avec ou sans thrombose du sinus latéral, est celle pour laquelle cette exception est le moins rare; et si l'on consulte les tableaux insérés par Hessler dans sa récente et volumineuse monographie, on constate que les cas aigus sont plus fréquents que les autres (27 contre 12) parmi les malades guéris sans intervention sur le sinus d'une infection générale à foyers métastatiques.

J'ai observé un autre enfant chez lequel l'évolution de la maladie, qui, d'ailleurs, aboutit à la mort, fut tout le temps aiguë. Il s'agit d'un collégien, auprès duquel je fus appelé il y a environ quatre ans, et qui, trois semaines auparavant, avait été pris d'une angine aiguë, compliquée en quelques jours d'une otite moyenne suppurée à gauche. Très rapidement s'était déclarée une mastoïdite avec volumineux abcès traité par l'incision simple. L'état général resta tout le temps grave, avec fièvre vive; et je fus consulté lorsque se déclarèrent les signes d'une arthrite aiguë suppurée du genou gauche. Je fis une large arthrotomie; je débridai

____

1. Actuellement (15 juin 1900) l'enfant a quitté l'hôpital, où elle vient deux fois par semaine pour le pansement de l'évidement pétro-mastoïdien.

la fistule mastoïdienne qui conduisait dans un vaste décollement avec dénudation étendue vers la fosse temporale, et je terminai par l'évidement de l'apophyse. Mais il était trop tard, et l'enfant succomba le lendemain, dans le même état d'infection générale qu'avant l'opération.

Pourquoi, tandis que l'otite n'est aiguë que dans 29,3 pour 100 des cas de pyohémie auriculaire en général, la proportion est-elle renversée pour les faits accompagnés de foyers métastatiques guéris sans intervention sur le sinus et la veine jugulaire? J'ignore complètement l'explication de cette anomalie, et je ne la trouve pas davantage dans le mémoire de Hessler. Pas plus que je ne sais pourquoi l'otite moyenne initiale est aiguë 32,2 fois sur cent dans les infections générales à foyers métastatiques avec ou sans thrombose du sinus, tandis que la proportion tombe à 23,8 pour 100 pour les cas sans infection métastatique.

Quoi qu'il en soit, les faits personnels sur lesquels j'attire votre attention concernent la catégorie spéciale des pyohémies proprement dites, avec abcès métastatiques et sans signes conduisant à ouvrir le sinus latéral et la jugulaire. Sans doute, dans l'état actuel de la science, c'est à la voie veineuse que nous devons attribuer l'absorption et la dissémination des germes septiques. Mais cela s'est produit sans retentissement local apparent, sans aucun des signes et symptômes qui nous font diagnostiquer la phlébite du sinus.

En pathologie pure, cette distinction n'a peut-être pas un bien grand intérêt. Mais vous comprenez qu'en pratique il n'en soit pas de même. On a bien dit, je le sais, que, même lorsque le sinus n'est pas thrombosé, il est bon de l'ouvrir pour le tamponner et de lier la jugulaire au cou afin de barrer la route aux embolies septiques; je ne crois cependant pas que cette pratique soit justifiée, et pour mon compte personnel je la réserve aux cas où la phlébite du sinus est cliniquement caractérisée.

N'aurais-je pas dû, cependant, sans aller aussi loin, ouvrir largement et tout de suite les cavités de l'oreille moyenne? L'événement m'a prouvé que cette opération était sûrement indiquée dès le premier jour par les lésions anatomiques; car, de toute.

certitude, des altérations osseuses aussi profondes, aussi étendues, étaient déjà fort accentuées lorsque l'enfant fut admise à l'hôpital. Mais à part l'écoulement d'oreille, il n'y avait aucun symptôme : la région rétro-auriculaire était normale d'aspect, indolente à la pression, et j'étais en droit d'espérer que les moyens simples viendraient à bout d'une otite aiguë, vieille seulement de deux mois. J'ai beau ne pas craindre l'évidement de l'apophyse et de la caisse, deux mois de date ne me suffisent pas pour attaquer de la sorte une otorrhée. Car, je le répète, aucun signe, aucun symptôme ne me permettait de conclure à des lésions mastoïdiennes profondes. Cela se conçoit, car c'est vers la face interne de la pointe. vers le triangle maxillo-pharyngien que le processus tendait à gagner ; si bien qu'au dernier jour, alors que l'abcès cervical profond était évident, la région rétro-auriculaire demeurait normale. Et cependant, sous une lame corticale saine, mais peu épaisse, je trouvai l'apophyse désorganisée. Ce n'est pas la première fois que je constate ce grand désaccord entre la gravité des lésions osseuses et l'intensité des signes physiques ; je n'insiste pas, car cela ne rentre que tout à fait accessoirement dans le sujet que je traite aujourd'hui.

III

Ce qui précède s'applique à une otite aiguë, où l'on ne doit pas, en général, recourir d'emblée au traitement chirurgical radical s'il n'y a pas mastoïdite concomitante. En principe, au contraire, des complications septiques généralisées sont, au même titre que les complications intra-crâniennes, une indication au traitement opératoire d'une otite moyenne suppurée chronique, même lorsque la région rétro-auriculaire paraît saine à l'examen clinique. Mais l'histoire suivante va vous prouver que cette règle comporte des exceptions.

Le 23 décembre 1898, on m'apportait à l'hôpital Trousseau un garçon de treize ans qui, à peu près depuis sa naissance, était atteint d'un écoulement de l'oreille gauche. L'otorrhée, d'abondance très variable, avait été traitée vers l'âge d'un an par des lavages, et ensuite par le mépris, ce qui revient à peu près au même. C'était depuis trois jours seulement qu'avaient débuté les accidents actuels. Accidents des plus graves, si bien que le malade était infecté au point de n'avoir presque plus connaissance, avec une température vespérale de 40°6. Cet état septicémique des plus caractérisés devait être rapporté à l'oreille, car, tandis qu'il débutait, celle-ci avait été le siège de douleurs térébrantes ; et si, lors de l'admission, l'écoulement était à peu près nul, j'appris que la veille il avait été encore fort abondant.

La région rétro-auriculaire était normale d'aspect et de consistance, mais la douleur à la pression y était vive ; et, surtout, au-dessous d'elle, le tiers supérieur de la région cervicale latérale et de la nuque était le siège d'un gonflement notable. Sous un œdème diffus, sans changement de couleur à la peau, on sentait que les ganglions parotidiens supérieurs étaient engorgés ; la douleur à la pression le long du bord antérieur du sterno-mastoïdien était à ce niveau très nette. Douleur à la pression sur le cou et sur l'apophyse, engorgement ganglionnaire et œdème de la région carotidienne supérieure, accidents septiques intenses. Je me crus en droit de diagnostiquer une phlébite du sinus latéral et de la jugulaire, et j'opérai en conséquence.

J'incisai donc sur le tiers supérieur du bord antérieur du sterno-mastoïdien, et, pour aborder la jugulaire que j'avais l'intention de lier, j'extirpai aux ciseaux courbes un gros paquet de ganglions souples et non suppurés, mais rouges, enflammés ; j'arrivai de la sorte sur une jugulaire normale, mince, molle, souple et bleue, n'adhérant aucunement aux ganglions. Aussi ne la liai-je pas et passai-je à l'apophyse, que je trépanai au lieu d'élection sans y rien trouver : elle était éburnée, ne contenait ni pus ni fongosités. Je débridai vers la nuque pour être sûr de n'y pas laisser un foyer purulent profond, et là encore je ne rencontrai rien.

Je ne veux pas prétendre, en montrant cette intégrité extérieure de la veine jugulaire, que la résorption septique n'ait pas eu lieu par la voie veineuse. Mais il me parut que la ligature de la veine et le drainage du sinus n'avaient pas leur raison d'être ; je pensai aussi qu'il était inutile d'ouvrir la caisse par une opération que l'éburnation de l'os devait rendre assez laborieuse. Et je me bornai à tamponner et à drainer largement les incisions.

Le pronostic était des plus sombres, et je ne fus aucunement surpris, le lendemain matin, de trouver le jeune malade en fort mauvais point. La température n'était sans doute qu'à 38°4, mais l'enfant était agité, délirant au point qu'il avait fallu mettre des planches à son lit pour l'y maintenir.

Le 26, à la visite du matin, nous constatâmes un fait nouveau : le bras droit était manifestement impotent. Et les mouvements instinctifs de défense provoqués par les pressions localisées — car il ne fallait pas songer à interroger le malade, tant il avait perdu connaissance — démontraient que de ce côté le coude et l'épaule étaient douloureux. Il n'y avait, d'ailleurs, en ces régions, ni douleur ni gonflement. La température était à 38°4, mais le soir elle monta à 40°2. Les choses allèrent vite du côté du coude, car, le 27 au matin, il présentait en arrière et en dedans un foyer rouge et empâté. Une incision fut donc pratiquée, et au fond de l'abcès l'os ne fut pas trouvé dénudé. Il n'y avait également aucune communication articulaire ; d'ailleurs, avant l'opération, les mouvements communiqués à la jointure étaient libres. L'épaule, au contraire, était le siège d'un peu d'arthrite, car l'omoplate suivait les mouvements du bras ; mais si à ce niveau la douleur à la pression était toujours vive, aucun signe local n'indiquait l'intervention opératoire.

Après cette opération, la température tomba lentement, tandis que peu à peu l'état général s'amendait. Il y eut, par la suite, des poussées thermiques irrégulières, vespérales, et la température du matin ne fut normale qu'à partir du 15 janvier ; mais les plaies bourgeonnaient franchement et suppuraient peu, le délire avait cessé, l'appétit et le sommeil revenaient. Et dès les premiers jours de janvier, il devint évident que le malade allait guérir.

A partir du 15 janvier, ai-je dit, la température matinale fut normale, à 37°2 ; le soir, elle monta encore pendant tout le séjour du malade à l'hôpital — jusqu'au 5 février — à 37°5. Mais cette hyperthermie insignifiante n'entrava pas la convalescence ; pas plus que ne l'entravèrent deux abcès remarquables par la froideur

de leur évolution. Ce fut le type de ces « abcès soudains », comme
on les appelait autrefois, lorsqu'on les observait, plus souvent que
de nos jours, au cours des infections purulentes chirurgicales. Il
n'y eut ni douleur, ni hyperthermie, ni rougeur avec empâtement,
mais collection, du jour au lendemain, d'un abcès torpide; l'un de
ces abcès siégeait sous la clavicule gauche, l'autre à la région
sacrée droite. Leur pus contenait le staphylocoque doré. Au fond
d'aucun des deux l'os ne fut trouvé dénudé et la cicatrisation se
fit d'ailleurs rapidement, sans fistule. Le 24 avril, tout était guéri,
l'état général étant parfait et l'oreille ne coulant plus.

J'ai encore observé ces abcès soudains chez un adulte[1] qui, à la
suite d'une intervention par les voies naturelles pratiquée pour
une otorrhée chronique par un auriste des plus distingués, eut une
mastoïdite grave, bientôt compliquée d'abcès cervical. Je fus
appelé auprès de lui à l'occasion d'un très gros abcès, collecté
très rapidement sous l'omoplate droite, sans changement de couleur de la peau, sans empâtement : il persistait d'ailleurs une
fièvre grave, à courbe manifestement pyohémique. Sous mes yeux,
quelques jours plus tard, se forma un gros abcès de la région deltoïdienne gauche. L'incision simple et large amena la guérison de
ces poches purulentes au fond desquelles l'os n'était pas malade.
Et bientôt la fièvre cessa, l'état général redevint bon; si bien
qu'après toutes ces péripéties la guérison fut complète.

En même temps avait diminué, jusqu'à disparition complète,
une vive douleur à la pression qui m'avait fait surveiller pendant
plusieurs semaines la tête du péroné. Elle disparut sans formation d'abcès, de même que céda, chez l'enfant dont je viens de
vous parler, la douleur de l'épaule avec signes évidents d'arthrite
non suppurée. Il y a eu, bien certainement, des embolies septiques multiples dont quelques-unes n'ont pas abouti à la suppuration, mais ont été assez graves pour traduire leur présence par
des phénomènes inflammatoires sérieux.

Ma deuxième observation prouve que ces embolies pyohémi-
ques suppurées peuvent survenir avec un foyer auriculaire ancien

---

1. Luc fait allusion à ce malade (*Loc. cit.*, p. 119). J'insiste sur ce point que
l'otite causale était *chronique*.

mais fort petit, sans que la mastoïde y prenne part : elle démontre qu'on peut les guérir en n'ouvrant qu'eux largement. Car je n'ai pas touché chirurgicalement à la caisse, assez vite guérie par les moyens simples, et surtout par les instillations de glycérine phéniquée, tandis que je m'occupais des collections métastatiques. C'était donc une otite moyenne chronique localement bénigne, sans délabrement osseux exigeant l'opération de Stacke : j'ai revu l'enfant à diverses reprises, toujours en bon état.

Pour les deux malades que j'ai soignés à l'hôpital, l'examen bactériologique a révélé une fois le streptocoque, une fois le staphylocoque doré, et il ne semble pas y avoir eu intervention de ces microbes anaérobies dont on a mis récemment le rôle en évidence dans les complications graves, surtout gangreneuses et putrides, des otites moyennes chroniques. C'est sans doute à ces infections généralisées dues aux microbes vulgaires de la suppuration que convient le pronostic relativement bénin attribué par Chauvel aux pyohémies d'origine otique. Au contraire, la mort est à peu près constante dans les cas, comme j'en ai également observé, où les poumons sont le siège d'embolies gangreneuses. C'est encore, si l'on veut, de l'infection purulente, mais d'une modalité clinique tout autre que celle dont je viens de relater quelques exemples.

ARTHRITES NON TUBERCULEUSES DE LA COLONNE CERVICALE

I. — Examen d'un enfant atteint de torticolis aigu; élimination de l'angine avec adénite, de la mastoïdite; diagnostic avec l'arthrite tuberculeuse. Rareté des prétendus torticolis aigus par rhumatisme musculaire. Il y a rhumatisme des articulations vertébrales.

II. — Guérison en général rapide et complète. Possibilité de déformations ostéo-articulaires et de torticolis persistant.

III. — Arthrite scarlatineuse des vertèbres cervicales.

IV. — Traitement par le repos et le salicylate de soude; dans les cas accentués, indication de l'extension continue: nécessité possible d'un appareil plâtré.

Vous avez pu examiner le 29 avril dernier, quelques jours après que je lui eus fait enlever une minerve de plâtre, appliquée le 11 janvier, une fille de douze ans et demi qui a été soignée pendant tout ce temps à la salle Giraldès pour une arthrite rhumatismale subaiguë des vertèbres cervicales. Arthrite rhumatismale, et non tuberculeuse, ainsi que l'a prouvé l'histoire clinique, conforme à la description brève et substantielle qu'en a donnée il y a quelques années notre maître, M. le professeur Lannelongue, dans ses importantes leçons sur la tuberculose vertébrale[1]. Si j'attire votre attention sur ce point, c'est qu'il y a là une question de diagnostic qui le mérite. Sans doute, la grande majorité des

1. LANNELONGUE. — *Leçons sur la tuberculose vertébrale*, recueillies par V. Ménard. Paris, 1888, p. 201.

ostéo-arthrites vertébrales chez l'enfant sont tuberculeuses, constituent le mal de Pott : mais elles ne le sont pas toutes, et, pour vous garder d'erreurs préjudiciables à tous points de vue, vous devez bien connaître les arthrites rhumatismales, qui frappent de préférence la région cervicale, dans les articulations des masses latérales.

I

Chez notre malade actuelle, l'évolution a, dès le début, été caractéristique d'une lésion rhumatismale. Lorsque l'enfant nous fut présentée, dans les premiers jours de décembre 1893, elle était souffrante depuis trois semaines : brusquement, au milieu de la nuit, elle avait été prise de douleurs extrêmement vives dans le côté droit du cou, et en même temps se manifestait une raideur de la tête, à laquelle ne pouvait être imprimé aucun mouvement volontaire. A ce moment, la peau était couverte d'une sueur profuse, puis elle devint brûlante et l'enfant eut un accès de fièvre avec délire, si bien que la mère crut à un début de méningite. Elle fit incliner la tête de sa fille sur le côté malade, soi-disant pour la redresser, et le lendemain matin elle constata que le cou était nettement incliné à gauche.

A cette date se manifesta un symptôme dont il nous a fallu tenir compte pour le diagnostic : une douleur aiguë dans l'oreille gauche. Il est à remarquer que depuis l'âge de trois ans des souffrances analogues surviennent de temps à autre; qu'à l'âge de neuf ans s'est déclaré un abcès de l'oreille droite. Qu'a été cet abcès, une otite moyenne ou un simple furoncle? nous l'ignorerons toujours. Mais il nous a été facile de constater que l'oreille gauche, vierge de tout écoulement actuel ou passé, était saine au moment de notre examen, et qu'en particulier aucun symptôme anormal, aucune douleur à la pression n'existait à la région mastoïdienne, à gauche aussi bien qu'à droite.

Il y a là une donnée dont vous devez tenir compte chaque fois que vous examinerez un sujet, adulte ou enfant, atteint de torticolis acquis, aigu ou subaigu. Il est certain, en effet, que les inflammations de l'apophyse mastoïde s'accompagnent souvent — et il n'est pas besoin d'être grand clerc en anatomie pour en comprendre la raison — d'une contracture du muscle sterno-mastoïdien correspondant. Mais en pareille occurrence, l'examen du conduit et de la région mastoïdienne vous fournit bien vite la solution du problème. Chez notre malade, je le répète, cet examen fut négatif.

Dans son récit, la mère nous a fourni un autre renseignement qui aurait pu avoir de l'intérêt : la veille du jour où la contracture du cou s'est montrée pour la première fois, l'enfant aurait éprouvé un léger « mal de gorge », à gauche surtout, qui a duré huit jours et que l'on n'a pas soigné, parce que la déglutition est restée facile. Or, vous savez qu'au cours des angines il n'est pas exceptionnel de voir la tête se dévier en torticolis. Mais vous savez aussi que l'adénite aiguë, suppurée ou non, est l'intermédiaire habituel entre l'inflammation pharyngienne et la contracture du muscle sterno-mastoïdien. Lorsque j'examinai l'enfant pour la première fois, aucun ganglion cervical n'était engorgé et douloureux, ni même appréciable à la palpation. Et d'ailleurs, ne serait-il pas un peu singulier, ce mal de gorge qui laisse indolente la déglutition, tandis qu'au contraire les souffrances s'éveillaient quand la malade voulait reposer la tête sur l'oreiller, jusqu'à ce que le contact fût établi, puis cessaient alors? De même lorsque l'enfant quittait l'oreiller, jusqu'à ce que la verticale fût atteinte.

Donc nous ne pouvions incriminer ni une mastoïdite ni une angine. Fallait-il songer à l'hystérie? Peut-être, car il paraît que pendant les premiers temps la déviation était assez mobile, que la tête s'inclinait tantôt à droite, tantôt à gauche, et ne s'était fixée à gauche que depuis quatre jours lorsque l'enfant nous fut amenée. Mais que penser, dans cette hypothèse, de ce début brusque et fébrile? Il est vrai que la fièvre, n'ayant pas été médicalement constatée, reste un peu douteuse.

Ce qui devait permettre d'affirmer que l'hystérie n'était pas en cause, ou du moins n'était pas seule en cause, c'est qu'il existait manifestement un état morbide de la colonne cervicale, dont la partie latérale droite, convexe en arrière à droite, était douloureuse à la pression ; et en limitant les pressions, on localisait les lésions dans les articulations latérales droites des troisième et quatrième vertèbres cervicales.

En présence d'une lésion ostéo-articulaire des vertèbres cervicales, avec ce qu'on appelle « torticolis osseux », la première pensée qui vient à l'esprit est celle d'un mal de Pott, c'est-à-dire d'une ostéo-arthrite tuberculeuse ; et il convient d'ajouter que, sans être réellement chargés, les antécédents personnels et héréditaires de notre malade étaient jusqu'à un certain point suspects. Personnellement, en effet, rien de bien net, aucune lésion tuberculeuse actuelle ou ancienne, mais une certaine faiblesse de constitution, une tendance à tousser facilement. Héréditairement, la mère est sujette aux bronchites ; étant enfant, elle a eu des abcès dans les oreilles. Un frère est mort « de la poitrine » à l'âge d'un an.

On aurait tort, toutefois, d'ajouter trop de créance à ces soupçons, car sur six enfants, celui que je viens de mentionner est seul suspect ; et par contre, si l'on veut fouiller l'hérédité, on y trouve des rhumatismes évidents chez la grand-mère et chez une tante paternelle.

Je n'insiste pas davantage, car les diagnostics établis « de chic », après quelques renseignements sur l'hérédité, ne doivent pas vous séduire. Ce qui est plus important, c'est d'étudier l'évolution du mal et l'état des lésions constituées.

Or, le début brusque, presque brutal, qui a caractérisé notre cas, n'est pas dans les allures habituelles de la tuberculose. Joignez à cela que depuis une huitaine de jours l'appétit était médiocre ; qu'enfin des douleurs erratiques avaient pris un peu toutes les jointures, et vous ne serez pas surpris que les lésions cervicales n'aient pas les caractères de la tuberculose. Os et articulations étaient douloureux à la pression, aux mouvements spontanés ou communiqués, les muscles immobilisaient la région par contracture réflexe, mais il n'y avait, en palpant soit le cou, soit le pharynx, ni abcès, ni fongosités, ni même empâtement.

Ayant ainsi diagnostiqué une arthrite cervicale rhumatismale, et constatant que l'acuité des accidents était médiocre, je crus pouvoir m'en tenir à l'enveloppement ouaté du cou. Mais au bout d'une dizaine de jours l'enfant me fut ramenée en voie d'aggravation : les douleurs étaient vives, le cou était plus dévié. Je reçus donc la malade dans le service le 11 janvier. Après redressement sous le chloroforme, je lui fis appliquer un appareil plâtré prenant la voûte du crâne et le cou.

Pendant quelques jours encore, tout en restant apyrétique, l'enfant continua à souffrir; mais bientôt les symptômes s'amendèrent, puis l'indolence devint parfaite. De propos délibéré, néanmoins, je prolongeai l'immobilisation, et c'est à la fin d'avril seulement que je fis retirer l'appareil. A ce moment, la guérison était obtenue : l'attitude était bonne, les vertèbres n'étaient pas déformées, les muscles n'étaient ni atrophiés ni contracturés, les parties molles étaient souples, toute la région était indolente spontanément, à la pression et aux mouvements, qui avaient recouvré leur amplitude normale.

Lorsque vous aurez à traiter des malades de ce genre, vous obtiendrez souvent des résultats semblables, c'est-à-dire excellents, que l'arthrite s'arrête après quelques jours d'état aigu, ou qu'elle tende à durer un peu davantage, à l'état subaigu.

Après une simple poussée aiguë, la guérison absolue, sans raideur, est la règle à peu près sans exception. Il y a environ un an, nous en avons observé dans le service un exemple, chez un garçon de douze ans et demi, apprenti maçon. Dans ce cas, il est vrai, il s'est peut-être agi d'une entorse, plutôt que d'une arthrite, l'enfant ayant été pris d'une douleur vive dans le cou après avoir porté un fardeau sur la tête. Peu importe, d'ailleurs, l'interprétation : ce que vous devez retenir, au point de vue pratique, c'est que lorsque l'enfant fut amené à l'hôpital, on aurait aisément cru, après un examen superficiel, qu'il souffrait d'un torticolis musculaire frappant le sterno-mastoïdien droit, en effet tendu et contracturé. Mais l'élément articulaire fut vite mis en évidence par la pression, très douloureuse, sur les masses latérales du rachis, entre la troisième et la quatrième vertèbres cervicales. Le traitement, dès lors, consista à soumettre le cou à l'extension continue, et, dès le 15 avril — il était entré le 6 avril — l'enfant quittait l'hôpital radicalement guéri.

Ce que vous devez retenir de ce fait, ai-je dit, c'est la facilité avec laquelle on a trop souvent tendance à diagnostiquer un torticolis musculaire, faute d'avoir exploré le rachis par la méthode si précieuse de pressions localisées. Avec mon maître Lannelongue, je crois que bien fréquemment les torticolis prétendus musculaires sont, en réalité, articulaires. C'est, d'ailleurs, sur moi-même, qu'il y a quelques années M. Lannelongue me démontra la vérité de ses assertions : j'avais été pris brusquement, le matin, de torticolis avec douleur assez diffuse dans les muscles de la nuque, et je me croyais atteint, d'après la doctrine classique, d'un torticolis musculaire rhumatismal, lorsque mon maître, que je rencontrai par hasard, me procura une douleur intense, mais instructive, par un coup de pouce judicieusement appliqué sur la masse latérale droite de ma troisième cervicale.

II

Tous les cas dont je viens de vous entretenir concernent la forme aiguë. Même dans cette forme, la guérison sera-t-elle toujours radicale ? Le patient ne sera-t-il jamais exposé à conserver une attitude vicieuse, due en partie à des raideurs articulaires avec plus ou moins de déformation osseuse, en partie à des rétractions musculaires consécutives à une contraction prolongée ? Cette éventualité est rare, mais possible. Là où vous devrez davantage la craindre, c'est pour certains rhumatismes déformants, subaigus ou chroniques d'emblée, analogues à celui dont la malade suivante nous offre un exemple.

Elle concerne une jeune fille âgée de quinze ans, qui me fut amenée à l'hôpital Trousseau en décembre 1892, en attitude très prononcée de torticolis sterno-mastoïdien droit, la tête étant inclinée sur l'épaule gauche, étendue, et en rotation, la face regardant à droite. Mais un examen très rapide démontrait bientôt que le rachis était en cause. Indolente quand elle était au repos, la colonne cervicale formait à la région latérale droite de la nuque une saillie sur laquelle la pression était douloureuse, et surtout toute tentative de redressement éveillait de vives souffrances. La douleur portait ici encore sur les troisième et quatrième vertèbres, qui, dans les cas qui nous occupent, semblent prises avec une fréquence remarquable.

Il est aisé, par le simple examen local, d'affirmer qu'il ne s'agissait point d'un mal de Pott cervical : l'attitude vicieuse était une scoliose et non une cyphose; et surtout il n'y avait du côté des parties molles, explorées par l'extérieur ou par le toucher pharyngien, aucune trace d'empâtement. Au reste, l'évolution de la maladie était caractéristique d'un rhumatisme chronique déformant.

Née d'un père cardiaque à la suite d'un rhumatisme aigu franc, d'une mère arthritique et nerveuse — ainsi que toute sa famille — notre malade, elle-même très nerveuse, avait eu, à l'âge de quatre ans, une poussée d'érythème noueux, avec fièvre, mais sans phénomènes articulaires. Son affection actuelle avait un an de date : sans cause appréciable, l'enfant avait été atteinte de douleurs articulaires et musculaires dans les deux membres supérieurs, dans le gauche surtout, et dans la nuque. Puis, la tête prit peu à peu la position vicieuse en torticolis sterno-mastoïdien gauche, mais cette fois ce fut pour disparaître au bout de quelques semaines, sous l'influence d'un simple traitement interne par le sirop d'iodure de fer.

Mais il y a trois mois survint une nouvelle atteinte semblable, et pendant six semaines la jeune fille fut conduite à la Salpêtrière, où on la traita par l'électrisation. De là une amélioration, et la tête était presque droite — remarquez bien qu'elle ne l'était pas tout à fait — lorsqu'il y a huit jours, à la suite d'un refroidissement, paraît-il, la position vicieuse s'est reproduite comme au début. C'est alors que la malade me fut conduite, dans l'état que je vous ai décrit il y a un instant.

Je prescrivis l'enveloppement ouaté du cou, trois bains sulfureux par semaine, et à l'intérieur 2 grammes de salicylate de soude par jour. Mais lorsqu'au bout d'un mois la jeune fille me fut ramenée, aucune amélioration ne s'était produite. Le 11 janvier 1893, je fis donc entrer la malade à l'hôpital, et je la soumis à l'extension continue. Peu à peu j'obtins de la sorte un certain degré de redressement, sans pouvoir parvenir à la correction parfaite de la difformité; et enfin le 24 mars un appareil plâtré fut appliqué. A cette date, le torticolis était encore fort accentué et se compliquait d'une scoliose dorsale manifeste, atténuée, mais non entièrement redressée par la suspension. L'enfant fut donc endormie au chloroforme, l'attitude vicieuse de la tête fut rectifiée autant que possible, et, après application de l'appareil, le cou était presque droit, pas tout à fait cependant.

Le 26 mars, l'enfant quitta l'hôpital, mais elle m'a été ramenée à diverses reprises. Le premier appareil est resté en place pendant environ trois mois; puis, après quelque temps de repos, j'en fis mettre un second, encore sous le chloroforme. Finalement, le résultat a été assez bon, et la difformité est notablement moindre qu'au début; elle persistait cependant à un degré suffisant pour être fort disgracieuse, lorsque je revis la malade pour la dernière fois en janvier 1894, et je ne saurais espérer une amélioration ultérieure, car il semble bien qu'il y ait un peu de déformation des surfaces articulaires, et surtout il s'est produit une atrophie complète du muscle sterno-mastoïdien droit. Les troubles fonctionnels sont d'ailleurs nuls : il n'est plus question de douleurs, spontanées ou provoquées. D'autre part, il n'y a aucun empâtement des parties molles. Aussi, après plus d'un an d'observation assidue, sommes-nous en droit, mieux encore qu'à notre premier examen, de nier hardiment toute intervention de la tuberculose.

Je viens de vous dire que le résultat actuel me semble définitif. Il ne le serait peut-être pas et surtout il eût probablement été amélioré il y a quelques mois, s'il nous eût été possible d'instituer un traitement régulier par les douches sulfureuses locales, l'électrisation et surtout le massage des muscles; cette thérapeutique, malheureusement, n'est guère réalisable à l'hôpital, car elle exigerait un matériel et un personnel dont nous ne disposons pas; d'autre part elle demande aux malades des pertes de temps et des déplacements peu compatibles avec les occupations de la classe ouvrière.

III

Jusqu'à présent je vous ai parlé d'arthrites rhumatismales, aiguës ou chroniques. A côté d'elles il convient de faire une place à certaines arthrites, de celles que l'on appelle pseudo-rhumatismes infectieux, consécutives aux maladies aiguës, à la scarlatine en particulier. De ces arthrites scarlatineuses de la colonne cervicale, j'ai recueilli une observation. C'est celle d'une fille de huit ans, à antécédents héréditaires nuls, qui fut jusqu'à présent toujours chétive : venue au monde à sept mois, elle dut être élevée dans la couveuse, marcha tard, eut des bronchites répétées, puis à cinq ans fut atteinte de la rougeole. En juillet 1892, ce fut le tour de la scarlatine, au décours de laquelle des douleurs articulaires sont survenues dans les jointures des membres supérieurs, principalement dans les poignets et les coudes; le gonflement était peu marqué, mais la fièvre était assez forte. Puis les douleurs se sont localisées aux vertèbres cervicales, et bientôt la tête s'est mise en position vicieuse, inclinée sur l'épaule gauche avec rotation de la face du côté opposé. L'enfant fut à cette époque soignée par le salicylate de soude, puis on l'envoya passer trois mois à la campagne.

Lorsqu'elle en revint, l'état général était satisfaisant, mais le torticolis persistait, et au bout d'un mois on se décidait à nous amener la malade à l'hôpital. Je constatai alors une contracture légère du sterno-mastoïdien gauche; la difformité cervicale était cependant très accentuée; du côté des masses latérales des vertèbres cervicales moyennes, on provoquait une douleur par la pression, et plus encore par les tentatives de redressement. Aucun empâtement des parties molles.

Comme les lésions me paraissaient d'intensité médiocre, je crus que je pourrais m'en tenir au traitement simple par l'enveloppement ouaté, et, en effet, au bout d'un mois, à la date du 4 décembre 1892, l'amélioration de l'attitude était fort nette, sans que cependant la rectitude fût parfaite; et les pressions, les tentatives de redressement étaient devenues indolentes. J'espérais donc obtenir ainsi sans peine la guérison, lorsque, en janvier, le mal fit un retour offensif, et, le 22 janvier 1893, je reçus l'enfant à la salle Giraldès pour la soumettre à l'extension continue. Puis, le 8 mars, comme la déviation était très sensiblement corrigée, je fis appliquer une minerve plâtrée. Le 24 mars, cet appareil fut changé, parce que son bord avait un peu entamé la peau du front, et il fut constaté, à cette date, qu'il restait seulement un très léger torticolis gauche. Il n'y avait toujours absolument rien du côté des parties molles, les douleurs avaient complètement disparu.

Ce second appareil, pendant l'application duquel l'attitude fut encore rectifiée, resta environ un mois en place. A ce moment, la guérison était obtenue, avec persistance d'une légère raideur du cou. Elle ne s'est pas démentie depuis, ainsi que j'ai pu m'en assurer, l'enfant m'ayant été ramenée à diverses reprises.

Quelque temps après avoir soigné cette malade, j'en ai vu une autre qui peut, à certains égards, entrer en parallèle avec elle. Celle-là, il est vrai, n'a pas une observation complète, ses parents n'ayant pas jugé utile de revenir nous voir. Je vous en dirai cependant quelques mots, car ici le diagnostic n'a pas la même clarté que dans le cas précédent. Cette enfant — les filles, vous le voyez, nous fournissent le plus gros contingent — était arrivée en parfaite santé à l'âge de six ans, lorsque, le 14 juillet 1893, elle fut prise de la scarlatine, avec une intensité médiocre, et elle fut amenée le 17 septembre à la consultation de l'hôpital, pour un torticolis avec inclinaison à gauche, et rotation de la face à droite. Le sterno-mastoïdien gauche était un peu plus tendu que le droit. Je ne pensai pas un seul instant à un torticolis musculaire proprement dit, c'est-à-dire à une contracture idiopathique, mais je suis resté un peu hésitant sur le point de départ de cette contracture. Les observations que je viens de passer en revue prouvent que le point de départ peut être ostéo-articulaire ; mais en discutant avec quelques détails le diagnostic de la première, je vous ai dit que souvent les adénites cervicales, elles aussi, causaient des contractures musculaires avec torticolis plus ou moins durable, en général très passager. Or, chez notre malade, s'il y avait une certaine tension de la nuque à droite, sans aucun empâtement, mais avec légère douleur à la pression sur les masses latérales des vertèbres, ces signes étaient assez peu nets pour qu'on ne fût pas en droit d'écarter comme de nulle importance l'existence d'un abcès cervical, survenu sans douleur et sans fièvre au huitième jour de la maladie, abcès guéri seulement depuis trois semaines, lorsque je vis l'enfant, et ayant laissé comme trace une cicatrice longue de un centimètre, sur la partie moyenne du bord antérieur du sterno-mastoïdien droit.

Ainsi, les deux causes que j'ai énumérées il y a un instant se trouvaient réunies dans le cas actuel, et toutes deux à un degré assez médiocre pour qu'on ne pût dire aisément laquelle devait être le plus incriminée. Toutes deux peut-être également. Pourtant, sans être nettement affirmatif, j'ai eu tendance à attribuer plutôt le torticolis à une légère arthrite cervicale, car, quoique le torticolis semblât avoir débuté en même temps que l'abcès, quoiqu'il eût, d'après les renseignements, tendance à être assez variable, je n'ai pas encore vu d'adénite cervicale s'accompagner d'une déviation aussi longtemps prolongée. La cicatrisation, je le sais, n'était parachevée que depuis trois semaines; mais aucune induration ne persistait sous le muscle.

Chez cette malade, donc, je suis resté dans le doute, et je vous ai résumé son observation pour vous prouver que le diagnostic ne saute pas toujours immédiatement aux yeux. Dans la grande majorité des cas, cependant, vous l'établirez avec certitude si vous pratiquez un examen méthodique, et cette donnée vous conduira à des déductions pronostiques et thérapeutiques d'un intérêt réel, ainsi que j'ai cherché à vous le faire voir tout en vous mettant sous les yeux les malades qui m'ont permis de confirmer l'exactitude parfaite des descriptions de Lannelongue.

IV

Je n'ai pas besoin d'insister sur les indications thérapeutiques, dont j'ai fait mention au cours d'une observation que je viens de vous rapporter. Vous avez conclu, de vous-mêmes, que la plupart du temps il suffira d'avoir un peu de patience pour voir la tête se redresser, à mesure que la douleur s'éteindra : vous faciliterez les choses en tenant le cou bien au chaud dans un enveloppement ouaté, et en administrant du salicylate de soude.

Quelquefois, les souffrances sont grandes, la déviation considérable, avec tendance à persister. Vous avez alors dans l'extension continue une ressource des plus efficaces : en appliquant un poids à chaque jambe, et, à l'aide d'une mentonnière, un poids à la tête, vous obtenez en quelques heures le redressement et la cessation de toute douleur. Pour éviter toute rechute, vous devez continuer l'extension pendant six à huit jours.

Par exception, l'arthrite traîne un peu ; alors seulement, si vous constatez qu'après suppression de l'extension il reste un peu de déviation, un peu de douleur à la pression, vous vous trouverez bien de faire porter à l'enfant, pendant trois à quatre semaines, une minerve plâtrée, appliquée dans la suspension. Ce moyen est encore indiqué pour redresser, dans la mesure du possible, le reliquat d'arthrite devenue déformante ; mais une des observations précédentes vous a prouvé que le résultat peut alors rester médiocre.

MAL DE POTT CERVICAL AVEC PARAPLÉGIE
BRACHIALE

I. — Signes de mal de Pott cervical supérieur chez un enfant atteint de tumeur blanche du genou. Paralysie précoce des membres supérieurs. Pseudo-névralgies préalables.

II. — Compression probable de la moelle et des nerfs par la pachyméningite caséeuse. Paraplégie de Goll, sans participation des membres inférieurs. Compression des racines nerveuses à leur émergence.

Pendant plusieurs mois, du 17 mars au 8 octobre 1899, vous avez pu suivre l'évolution d'une complication rare du mal de Pott cervical haut situé, une paraplégie brachiale, dite paraplégie de Goll, chez un garçon de six ans atteint en outre de tumeur blanche suppurée du genou.

L'enfant a été repris mourant par ses parents ; il a succombé quelques jours après, par cachexie tuberculeuse, et non point, comme cela est si fréquent dans le mal de Pott cervical supérieur, par compression brusque de la moelle. Son histoire est assez intéressante pour nous retenir quelques instants.

I

C'est en juin 1896 qu'a débuté l'ostéo-arthrite du genou, d'abord soignée à l'hôpital Trousseau par la compression et la révulsion ; puis survint en octobre, à la partie inféro-externe, une grosseur qui fut qualifiée de « kyste » et opérée en ville. Y avait-il des fongosités seulement ou un abcès froid? Je l'ignore, mais le prétendu kyste fut suivi d'une fistule siégeant vers la tête du péroné, et c'est dans cet état, avec un genou d'ailleurs peu fongueux et à peu près droit, que l'enfant me fut ramené. Je fis appliquer un appareil plâtré, et tous les huit jours l'enfant revint se faire panser dans le service.

De temps en temps, il eut dans le genou quelques poussées inflammatoires et douloureuses avec fièvre et inappétence, pendant lesquelles il fit de courts séjours dans nos salles, son père n'ayant jamais voulu s'astreindre à l'obéissance passive et le reprenant dès qu'il y avait un peu d'amélioration. Je n'insiste pas, car c'est l'histoire classique des tumeurs blanches mal soignées; cependant l'appareil plâtré fut toujours respecté, et le genou resta dans la rectitude.

Un jour, en venant au pansement, à la fin de février 1899, le père attira mon attention sur l'attitude de son fils; la tête était fléchie à droite et l'enfant souffrait quand on essayait de la redresser. Soupçonnant un début de mal de Pott, j'explorai avec soin la partie supérieure de la nuque et je n'y trouvai ni gonflement, ni douleur à la pression, ni engorgement ganglionnaire; les mouvements de rotation étaient assez libres.

Quelques jours après, l'enfant n'étant toujours pas hospitalisé, la tête s'immobilisa dans sa position d'inclinaison à droite avec légère extension: puis il y eut une amélioration manifeste, la mobilité latérale revint en partie et en même temps l'état général devint meilleur, l'appétit se ranima. Mais ce fut passager; bientôt la tuberculose des vertèbres cervicales fut évidente, et elle se manifesta, quelques jours à peine après le début, outre l'attitude vicieuse que je viens de vous signaler, par des troubles paralytiques remarquables des membres supérieurs.

C'est dès les premiers jours de mars que débuta une difficulté dans l'usage du bras gauche, qui bientôt fut frappé de paralysie: puis ce fut le tour, quatre à cinq jours après, du bras droit, devenu malhabile à porter les aliments à la bouche.

C'est dans cet état que l'enfant me fut montré de nouveau le

17 mars et que je conseillai au père de le laisser à l'hôpital, les transports réitérés nécessités par la fistule du genou présentant un danger réel. Je constatai alors que, sans aucun trouble moteur du membre inférieur gauche, la tumeur blanche du genou empêchant à cet égard l'examen circonstancié du membre droit, il y avait une paralysie flasque, très nette, des deux membres supérieurs. La paralysie était bien plus accentuée au bras gauche, flasque dans toute son étendue, qu'au bras droit, où la flexion des doigts, en particulier, s'accomplissait avec assez de force. Il n'y avait rien d'anormal du côté des pupilles.

A l'examen local, je ne trouvai pas grand'chose du côté de la nuque ; la tête était sûrement moins inclinée à droite qu'une quinzaine de jours auparavant ; il n'y avait ni fongosités, ni empâtement de la nuque. Mais j'attribuai la paralysie du bras à un mal de Pott cervical, en raison d'une contracture nette des muscles de la nuque et d'une douleur à la pression plus marquée sur la masse latérale gauche de la 3ᵉ cervicale.

A partir de son admission, l'enfant fut soumis à l'extension continue, appliquée à la fois à la tête et aux membres inférieurs, et il en résulta une amélioration rapidement très nette. Dès le 20 mars, en effet, il ne restait de l'attitude vicieuse qu'une légère tendance à pencher la tête à droite ; la flexion se faisait avec son amplitude normale, l'extension était légèrement limitée, la rotation à droite était complète. Mais à gauche, elle était diminuée de moitié environ.

Je pus alors examiner le malade de plus près, et si je continuai à ne rien trouver à la palpation de la nuque, je constatai par le toucher pharyngien un peu d'empâtement sur la face antérieure du rachis. J'appris, en outre, que s'il n'y avait pas eu de névralgies dans le cou, la nuque, les épaules, des douleurs avaient de très bonne heure, mais très passagèrement, irradié dans le membre supérieur gauche, avant même que n'existât la raideur de la nuque. Je me rendis compte, enfin, que de ce côté la sensibilité était un peu altérée, le sujet prenant pour une piqûre le simple contact avec un objet chaud ; à droite rien de semblable.

Sous l'influence de l'extension, la paralysie motrice rétrocéda vite : le 20 mars, l'avant-bras gauche commençait à se mouvoir, difficilement il est vrai, les doigts pouvaient se fléchir un peu, le biceps et les fléchisseurs des doigts étaient légèrement contracturés ; au membre supérieur droit, tous les mouvements de la main et de l'avant-bras étaient revenus, un peu affaiblis seulement, et quelques mouvements du bras sur le tronc étaient possibles. A partir de ce moment, le rétablissement des fonctions du membre droit se fit assez régulièrement, les contractures cessèrent pour reparaître, il est vrai, de temps à autre, mais à gauche il persista définitivement une impotence notable.

Au bout d'un mois environ, il y avait paralysie incomplète avec atrophie évidente de divers groupes musculaires, en particulier du deltoïde, des interosseux, de l'éminence thénar. Il y eut, par moments, un peu d'inégalité pupillaire.

Aucun trouble paralytique ne fut observé aux membres inférieurs. Il y eut seulement, pendant tout le séjour, des mictions et défécations au lit, que je crois avoir été involontaires. Mais lors de son premier séjour à l'hôpital en 1897, l'enfant se salissait déjà au lit, sans avoir d'ailleurs aucun trouble paralytique.

Les choses restèrent en cet état jusqu'à la sortie de l'enfant, c'est-à-dire pendant six mois encore. Durant ce temps, la lésion vertébrale me parut aller assez bien : le malade souffrait dès que l'on essayait de supprimer l'extension continue, mais tant qu'il y fut soumis, il n'y eut ni douleur à la pression, ni abcès, ni même fongosités à la nuque, l'attitude de la tête resta bonne. Ce qui alla mal, ce fut la tuberculose du genou : à la face antérieure de la cuisse se collecta un gros abcès dont on ne put venir à bout par les ponctions répétées ; l'état général et l'appétit eurent des hauts et des bas, mais jamais le sujet ne fut apyrétique, en ne dépassant guère, il est vrai, 38°5. Peu à peu il se cachectisa, fit de la broncho-pneumonie, et il était mourant, je vous le répète, quand ses parents l'emmenèrent malgré moi de l'hôpital.

II

L'autopsie fait donc défaut, et dès lors on peut élever quelques objections contre le diagnostic de mal de Pott cervical, mais l'évolution a été d'une netteté clinique assez grande pour permettre l'affirmation, malgré l'absence de tout signe local autre que la douleur à la pression. A la région cervicale comme dans toutes les autres régions du rachis, en effet, il n'y a pas de corrélation constante entre les troubles paralytiques et les déplacements osseux.

Sans doute — et cela d'autant plus qu'on s'élève davantage dans la colonne vertébrale — on peut observer des compressions brusques de la moelle, tandis que se produit, brusque elle aussi, une gibbosité ; et le squelette est alors la cause immédiate de la compression médullaire. Là est le grand danger du mal de Pott cervical, et surtout du mal de Pott sous-occipital, car de cette compression par le squelette déplacé résulte assez souvent la mort subite.

Toute différente est la paralysie habituelle du mal de Pott : celle-là résulte non pas d'une saillie osseuse venant offenser la moelle, mais d'une compression lente par des produits tuberculeux, fongueux ou caséeux, ayant envahi le canal médullaire, entre l'os et la dure-mère. Cet envahissement a lieu, en général, à une période où le corps vertébral caséeux s'est affaissé, d'où une gibbosité ; mais cela n'est pas indispensable, loin de là, et un foyer très petit, mais rapproché de la dure-mère, peut fort bien causer, par pachyméningite caséeuse externe, une compression grave de la moelle alors que la déformation rachidienne est nulle, qu'il n'y a pas extérieurement d'abcès apparent.

Dans ces cas, le diagnostic n'est pas toujours facile. La raideur rachidienne qui accompagne ces paralysies a cependant une valeur séméiologique que depuis bien longtemps tous les cliniciens ont mise en vedette ; et cette valeur augmente quand, avec la raideur, on éveille une douleur nette par la pression localisée. Ces symptômes existaient chez mon petit malade, et, de plus, il y avait une tuberculose ostéo-articulaire préexistante pour laquelle je le soignais depuis plusieurs mois.

D'après le siège de la douleur à la pression, je crois que le foyer osseux, petit probablement, occupait la masse latérale gauche de la 3ᵉ cervicale gauche. C'est un siège sans doute plus élevé que celui du renflement brachial de la moelle; ou plutôt, si c'est juste à ce niveau que commence ce renflement, il descend beaucoup plus bas, et les troubles moteurs que je viens de décrire appartiennent en général à des lésions vertébrales plus bas situées. Mais il faut bien se souvenir que si les fongosités de la pachyméningite externe ont leur point d'attache en un foyer caséeux du squelette, rien ne les oblige à se développer directement en regard de ce foyer; et dans le cas particulier il est infiniment probable, quoique je n'aie pas l'autopsie confirmative, que les lésions ont fusé de haut en bas entre l'os et le grand surtout ligamenteux postérieur, de façon à exercer la compression une ou deux vertèbres plus bas, en plein renflement cervical supérieur. Hypothèse, je le répète, mais hypothèse rendue probable par tout ce que nous savons sur l'anatomie pathologique de la tuberculose vertébrale.

Reste à nous demander quel a pu être le mode exact de la compression qui a troublé le fonctionnement de l'axe nerveux à ce niveau. Cela est assez facile à comprendre d'après ce que nous savons sur le mécanisme des paralysies pottiques en général.

Nous savons, en effet, que cette compression s'exerce non seulement sur la moelle elle-même, parfois serrée au point de n'avoir plus que le volume d'une plume de corbeau, mais aussi sur les racines rachidiennes dans le canal médullaire ou à leur passage dans les trous de conjugaison; nous savons aussi que la pachyméningite causale fait rarement tout le tour du canal rachidien, mais reste plus ou moins cantonnée, et de là, surtout pour la compression des racines, des localisations assez variées.

Les symptômes classiquement connus sont en rapport avec ces données anatomiques : ils relèvent les uns de la compression des racines, les autres de la compression médullaire. C'est de la compression des racines que proviennent les névralgies préalables irradiées au loin, ordinairement mais non toujours symétriques ; d'elle encore dépendent les paralysies d'emblée flasques et le restant, avec diminution ou même abolition de réflexe patellaire, avec atrophie musculaire rapide. Le type de ces paralysies nous est donné par les compressions, rarement complètes il est vrai, des nerfs de la queue de cheval : elles sont rarement complètes parce que le canal rachidien, ici vide de moelle, est très large. Là où la moelle existe encore, à ces troubles extrinsèques viennent se joindre des phénomènes paralytiques intrinsèques directement médullaires ; et si à la région dorsale les douleurs irradiées prémonitoires doivent être attribuées à des compressions et irritations des racines, les phénomènes proprement paralytiques sont d'ordre médullaire. De là une paraplégie avec exagération des réflexes, avec contracture des muscles, et, du côté des sphincters, avec rétention d'urine.

Cela dit rapidement sur les troubles nerveux du mal de Pott en général, nous pouvons comprendre qu'une compression partielle aboutisse à la *paraplégie cervicale* décrite par Gull : la paralysie occupe alors soit un seul des deux membres supérieurs, soit les deux, sinon exclusivement, au moins d'une façon remarquablement prédominante, les mouvements restant normaux ou à peu près dans les muscles inférieurs.

Dans cette paraplégie, et par opposition aux accidents brusques et graves engendrés par les déplacements osseux de la colonne cervicale, la cause anatomique réside, comme pour les autres variétés du mal de Pott, dans des compressions par pachyméningite caséeuse ; compressions portant soit sur les nerfs des trous de conjugaison, soit sur la moelle elle-même.

Inutile d'insister sur la compression des nerfs rachidiens à leur émergence : nerfs cervicaux ou queue de cheval sont à cet égard comparables. Et en haut de la colonne comme au milieu, comme en bas, vous noterez les symptômes de la compression extrinsèque, avec pseudo-névralgies préalables et paralysies plus ou moins limitées. Alors l'impuissance motrice est rapidement suivie d'atrophie musculaire plus ou moins accentuée ; et du côté de la sensibilité, l'hyperesthésie initiale fait place à l'anesthésie.

Quant à la compression de la moelle cervicale, si, quand elle est énergique, elle produit une paralysie des quatre membres, à un degré moindre elle peut paralyser seulement les membres supérieurs, ou même un seul de ces membres. On a expliqué le phénomène en disant que les filets nerveux répondant à ces muscles sont plus superficiels que ceux des membres inférieurs et doivent, dès lors, souffrir les premiers. Le fait, en tout cas, existe, et quelques symptômes permettent de distinguer alors la paralysie de celle qui résulte de la compression des troncs nerveux. Ici, en effet, les muscles conservent longtemps leur volume et leur contractilité électrique ; la sensibilité reste normale, les réflexes sont conservés et même exagérés.

Il va sans dire, aussi, que les proliférations de pachyméningite peuvent et même doivent souvent comprimer à la fois, quoique en proportions variables, la moelle elle-même et les racines rachidiennes. Et c'est précisément ce qui me semble avoir eu lieu chez le petit malade dont je viens de narrer l'histoire : quelques névralgies initiales dans le membre supérieur gauche, une atrophie frappant rapidement certains groupes musculaires démontrent la compression nerveuse, tandis que des contractures musculaires passagères et la conservation complète de la sensibilité sont en rapport avec la compression médullaire, que je crois d'ailleurs avoir été la moins importante des deux.

Comme cela est fréquent dans ces conditions, la paralysie n'a guère atteint qu'un des membres supérieurs. Ce qui est un peu en dehors de la règle, c'est qu'ultérieurement il n'y a eu aucun trouble moteur dans les membres inférieurs : d'habitude, en effet, ces membres se prennent à un moment donné.

PARALYSIES RADICULAIRES OBSTÉTRICALES
DU PLEXUS BRACHIAL

I. — Nouveau-né atteint de paralysie d'un membre supérieur. Élimination de la syphilis héréditaire, d'une fracture obstétricale, d'une lésion cérébrale. La paralysie est flasque avec atrophie. Elle est consécutive à des manœuvres obstétricales brutales. C'est un cas de paralysie radiculaire supérieure du plexus brachial.

II. — Les types de paralysie radiculaire : supérieure, inférieure, totale. Dispositions anatomiques qui les expliquent.

III. — Application aux paralysies obstétricales en particulier. Manœuvres qui les provoquent. Gravité possible du pronostic.

De temps à autre, vous voyez apporter à notre consultation des nouveau-nés atteints d'impotence d'un membre supérieur, et diverses questions de diagnostic se posent alors : pour déterminer, en particulier, s'il y a réellement paralysie ou simple impotence sans paralysie par lésion syphilitique du squelette; en cas de paralysie, si la lésion causale est périphérique ou centrale. L'intérêt pratique de ces discussions est réel, car en cas de syphilis osseuse, notre action thérapeutique est considérable; car pour les paralysies périphériques, la connaissance exacte de leur cause et de leur mécanisme nous apprend à éviter leur production. C'est pourquoi je vais attirer votre attention sur un bébé que l'on m'a apporté le 20 février dernier et sur lequel je vous ai montré une paralysie radiculaire supérieure du plexus brachial droit. Il s'agit là d'une lésion assez rare, puisque, en quatre ans, c'est seulement le troisième cas qu'il m'est permis d'observer : le premier a servi de base à une intéressante note de mon élève P.-E. Weill ; quant à l'autre, il s'est présenté à nous quelques jours seulement avant celui dont je désire vous entretenir.

I

Voici donc une fillette de vingt-quatre jours, Suzanne W..., dont les antécédents héréditaires sont nuls. Trois frères et sœurs, actuellement vivants et bien portants, ont donné lieu à de bonnes grossesses et à des délivrances favorables. L'enfant s'élève elle-même fort bien, et on l'apporte à l'hôpital exclusivement parce que le membre supérieur est paralysé depuis la naissance, sans qu'en trois semaines il semble s'y être produit de modifications.

A l'examen, le fait grossier est que le membre supérieur droit pend inerte le long du corps, l'avant-bras et la main étant en pronation. Mais regardez l'enfant pendant quelques minutes, et vous constaterez que la main et les doigts sont le siège de petits mouvements : écartez un peu le bras du tronc, et vous verrez que petit à petit l'enfant le ramènera contre le corps.

Il y a donc une paralysie partielle seulement du membre supérieur ; et je vous apprendrai, en particulier, que certaines lésions de syphilis héréditaire osseuse se manifestent à vous comme des paralysies, — des pseudo-paralysies syphilitiques, disait Parot, — où, dans le membre inerte, de petits mouvements localisés des doigts, de la main, démontrent que, malgré l'apparence première, il n'y a pas une paralysie complète. Il n'y a même pas de paralysie du tout, mais seulement une impotence du membre par lésion du squelette aboutissant au décollement épiphysaire.

Serait-ce ici le cas? Certainement non, et tout de suite deux notions me permettent d'éliminer ce diagnostic. Ne parlons pas malgré l'importance du fait, des quatre grossesses — y compris celle-ci — toutes quatre à terme, avec enfants bien portants ; passons aussi sous silence l'excellence de l'état général, l'absence de toute lésion cutanée en évolution ou cicatrisée. Il nous suffit de savoir d'abord que la paralysie existait telle quelle *dès la naissance* : or, les pseudo-paralysies syphilitiques, pour être précoces et survenir avant l'âge de trois mois, ne sont cependant pas congénitales. D'autre part, et surtout, par la palpation attentive du membre, par la pression localisée, exercée le long de tous les leviers osseux, je n'ai trouvé aucun point gonflé, manquant de souplesse, où une douleur fût trahie soit par un cri, soit par un mouvement instinctif de défense du membre sain; donc toutes les jointures sont libres dans leurs mouvements.

Nous arrivons de la sorte à conclure que, le squelette étant normal, il s'agit d'une lésion nerveuse, car sur les enfants de cet âge, je ne connais pas d'amyotrophie primitive; le diagnostic se trouve ainsi circonscrit entre une paralysie de cause centrale et une paralysie de cause périphérique. Il existe, en effet, des paralysies d'origine centrale, par lésion cérébrale, soit spontanée, soit traumatique et obstétricale. Aussi mon premier soin a-t-il été de palper le crâne du côté gauche, de demander s'il y avait eu emploi du forceps : or, pas de forceps, et intégrité complète des téguments crâniens aussi bien que de la boîte osseuse. Quant à la paralysie congénitale par lésion hémisphérique spontanée, ramollissement, hémorragie ou développement vicieux du faisceau pyramidal, elle n'offre pas les caractères que je viens de décrire : si, souvent, elle prédomine au membre supérieur, elle n'a pas coutume de respecter complètement le membre inférieur; et de plus c'est une paralysie avec contracture, où persistent des mouvements athétosiques dans le poignet raidi en flexion.

Dans le cas actuel, la paralysie est flasque; depuis vingt-quatre jours elle le reste. Et s'il n'y a pas, à vrai dire, de troubles trophiques, les téguments étant intacts, au moins constatez-vous une atrophie évidente de certains muscles, surtout à la région brachiale antérieure. En outre, les mouvement partiels de la main et des doigts n'ont rien d'athétosique : ils sont seulement la preuve que les muscles de l'avant-bras ne sont pas paralysés. Cela nous permet de conclure à une paralysie périphérique, par lésion de troncs nerveux. Mais vous allez être maintenant embarrassés pour spécifier de quel tronc nerveux il s'agit.

Au premier abord, cette réserve vous paraît peut-être étrange : en somme, il y a paralysie évidente des muscles qui font fléchir le coude, et c'est en effet le biceps et le brachial antérieur qui, à la palpation, sont trouvés atrophiés ; par conséquent, il s'agit d'une lésion du musculo-cutané. Lésion sans doute mécanique, d'ordre obstétrical et non point congénital, car l'interrogatoire nous apprend tout de suite que l'accouchement a été laborieux.

Le cours de la grossesse avait été troublé par de fréquents vomissements : toutefois l'accouchement s'annonçait normal, par une présentation du sommet dont la mère ignore la variété. Et la tête sortit en effet facilement. Mais à partir de ce moment, et sans que nous sachions pourquoi, la rotation ne se fit pas. L'épaule gauche se dégagea, mais la droite resta dans la cavité pelvienne, et comme l'enfant devenait bleue, asphyxiait, la sage-femme, la croyant perdue, s'efforça de terminer l'accouchement à tout prix. Elle fit tirer d'un côté la tête par le père, tandis qu'elle-même accrochait le membre et exerçait sur lui de fortes tractions. Elle arriva ainsi à sortir l'enfant, mais en état d'asphyxie, et l'on eut quelque mal à le ranimer.

C'était une petite fille, bien constituée, pesant onze livres. On s'aperçut bientôt que le bras droit tombait inerte le long du corps. On crut qu'il existait une luxation de l'épaule, et l'on immobilisa l'articulation, après des manœuvres de réduction. Cela ne fit rien, naturellement, car vous savez que les luxations de l'épaule par traumatisme obstétrical n'existent pas. Et je vous répète que l'examen attentif du squelette m'a montré que tous les os étaient intacts : ni sur la clavicule, ni sur l'humérus, il n'y avait de fracture ou de cal.

Vous pourriez donc admettre qu'au cours de ces manœuvres, dont la brutalité est certaine, le nerf musculo-cutané a subi une injure, contusion, compression ou élongation. Ce serait possible si l'expérience ne nous apprenait pas que, dans ces conditions, d'autres muscles sont toujours frappés. Avec un enfant aussi jeune, le palpation ne peut guère nous renseigner sur l'état précis de certains muscles, mais j'étais à peu près certain *a priori* que le deltoïde et le long supinateur participaient à la paralysie, et c'est pour le démontrer que j'ai prié mon ami M. Huet, chef du service d'électrothérapie à la clinique de la Salpêtrière, d'étudier électriquement les muscles du membre supérieur. Voici la note qu'il m'a adressée :

« Dans tout le domaine radiculaire supérieur du plexus brachial, on constate une grande diminution ou même l'abolition de l'excitabilité faradique des muscles, avec conservation de l'excitabilité galvanique. Mais les contractions sont lentes et la contraction que produit la fermeture du courant est plus forte au pôle négatif qu'au pôle positif.

« On a ainsi la réaction de dégénérescence bien nette sur tout le deltoïde, sur les muscles innervés par le musculo-cutané, sur le long supinateur, et peut-être existe-t-elle un peu sur les radiaux. Au niveau du sous-épineux, il est difficile de la constater, mais elle est probable.

« Tous les autres muscles du membre supérieur sont sains et ont des réactions électriques normales. »

Ainsi, avant d'adresser la mère à mon élève Weil et à mon ami Huet pour examen plus circonstancié, je vous avais annoncé une *paralysie radiculaire supérieure*; M. Huet me répond qu'il y a paralysie dans tout le domaine radiculaire supérieur du plexus brachial. Et l'examen électrique nous montre qu'avec celle des muscles innervés par le musculo-cutané, il y a paralysie du long supinateur innervé par le radial, du deltoïde innervé par le circonflexe. C'est là, en effet, ce qui caractérise la paralysie radiculaire supérieure, et vous allez le comprendre, après quelques mots d'étude générale sur les paralysies radiculaires.

II

Quel que soit l'âge du sujet, lorsqu'une traction énergique est exercée sur le membre supérieur, lorsqu'un abaissement brusque est imprimé au moignon de l'épaule, on observe quelquefois, qu'il y ait ou non fracture ou luxation dans le squelette voisin, des phénomènes paralytiques plus ou moins graves dans le domaine du plexus brachial correspondant. Ces paralysies, observées également à la suite de certaines compressions nerveuses par tumeur, par mal de Pott, sont au premier abord très bizarres, en ce sens qu'elles ne portent pas sur tous les muscles innervés par une des branches terminales du plexus brachial; que, d'autre part, elles frappent des muscles innervés de toute évidence par différentes de ces branches terminales.

C'est avec Duchenne (de Boulogne) que commence, en 1864, l'histoire de ces paralysies qui paraissent d'une pathogénie si déconcertante; peu à peu la question a été élucidée, grâce aux travaux d'Erb, de Sécrétan, de Féré, de Forgue, de Mlle Klumpke surtout, et nous savons maintenant à quoi tient cette dissociation étrange des troubles paralytiques. Mais d'abord, quelle est cette dissociation et quels sont les types cliniques observés?

Dans certains cas, le *membre supérieur tout entier* est paralysé à la fois du mouvement et de la sensibilité, et avec cela on observe des troubles oculo-pupillaires : du côté paralysé, la pupille est contractée et la fente palpébrale est rétrécie. Ces troubles peuvent persister en cet état; dans d'autres cas, ils se localisent à certains groupes musculaires, qui peuvent d'ailleurs être pris isolément et primitivement. Mais quel que soit le mode de début, ces paralysies partielles constituent deux types.

Dans l'un, appelé *type supérieur*, les muscles atteints sont le deltoïde, le biceps, le brachial antérieur, le long supinateur : c'est-à-dire que les nerfs circonflexe, musculo-cutané et radial y participent, mais pour une partie seulement de leur territoire. Avec cela sont atteints, d'une façon variable et moins grave, les muscles grand pectoral, grand rond, grand dorsal, grand dentelé et court supinateur. Les troubles sensitifs sont souvent nuls; quand ils existent, ils sont légers, limités au territoire du circonflexe et du musculo-cutané.

Dans le *type radiculaire inférieur*, la paralysie occupe au bras le triceps, à l'avant-bras tous les muscles, sauf le long supinateur. Mais avec cela existent des troubles sensitifs caractérisés par une anesthésie qui a coutume de remonter un peu au-dessus du coude, qui peut même atteindre le bras, sauf sa région interne innervée

par les perforants intercostaux. En outre, on observe les troubles
oculo-pupillaires que je signalais il y a un instant.

Il convient d'ajouter immédiatement que ces divisions, qui correspondent cependant à de nombreux faits cliniques nettement
caractérisés, sont parfois un peu artificielles, et que la paralysie
peut, sans être totale, atteindre à la fois, mais en partie, des
muscles dans les deux territoires que nous venons de limiter.

Rien dans tout cela ne rappelle les paralysies consécutives aux
sections dans l'aisselle des nerfs terminaux du plexus brachial,
mais on n'a pas tardé à trouver l'explication de ces disséminations
et de ces associations au premier aspect paradoxales. Ce fut d'abord
Erb qui, en 1874, provoqua des contractions simultanées dans les
muscles deltoïde, biceps, brachial antérieur et long supinateur, en
excitant électriquement, sur le vivant, un point situé à 2 ou 3 centimètres au-dessus de la clavicule, un peu en arrière du bord postérieur du sterno-cléido-mastoïdien, au niveau de l'apophyse transversale de la 7e vertèbre cervicale. Ce « point d'Erb » est situé sur
le trajet des 5e et 6e paires cervicales.

Cette donnée était évidemment d'une précision anatomique
insuffisante, mais elle nous faisait comprendre que, inversement,
une lésion de ces deux paires devait être capable de réaliser en
clinique le type déjà connu de la paralysie actuellement appelée
radiculaire supérieure. Et en fait, à l'aide de dissociations sans
doute assez grossières, mais cependant probantes, faites en pei-
gnant, pour ainsi dire, de bas en haut les principaux fascicules
des branches terminales du plexus brachial, on est arrivé bientôt à établir que :

1° Les filets nerveux qui forment une paire rachidienne about-
tissent, après un trajet complexe dans le plexus, à plusieurs
branches terminales.

2° Les filets nerveux qui forment une branche terminale
remontent, après un trajet complexe dans le plexus, à plusieurs
racines.

En d'autres termes, chaque racine constituante du plexus com-
mande partiellement à plusieurs branches terminales : chaque
branche terminale dépend de plusieurs racines.

On a été plus loin, et **Féré** a pu résumer en un schéma l'origine radiculaire dissociée des branches terminales et collatérales du plexus brachial. Voici ce schéma, qu'on aurait tort de considérer comme absolu et définitif, mais qui est suffisant pour expliquer les principaux faits cliniques :

Circonflexe et **musculo-cutané** : cinquième et sixième cervicales.

Radial : sixième, septième et huitième cervicales.

Médian : sixième, septième et huitième cervicales ; première dorsale.

Cubital : septième et huitième cervicales, première dorsale.

Brachial cutané interne et son accessoire : première dorsale.

Nerfs du sous-clavier, de l'angulaire, du rhomboïde, du sus-scapulaire, nerf supérieur du sous-scapulaire : cinquième cervicale.

Nerfs du grand rond et du grand dentelé : cinquième et sixième cervicales.

Nerf du grand pectoral et nerf thoracique postérieur : cinquième, sixième et septième cervicales.

Nerf du grand dorsal : septième cervicale.

Nerf du petit pectoral : septième et huitième cervicales, première dorsale.

Nerf intercostal : première dorsale.

Filets sympathiques oculo-pupillaires : première dorsale et peut-être septième cervicale. Leur action est de dilater la pupille et, par contraction du muscle de Müller, de faire saillir le globe oculaire.

Je n'ai pas besoin d'insister pour vous faire comprendre que des lésions très diverses, traumatiques ou spontanées, agissant par compression ou par contusion, peuvent fort bien porter sur les racines ou sur le plexus avant l'émergence des branches collatérales ou terminales ; et vous concevez, par exemple, que la destruction des cinquième et sixième paires, au niveau du point d'Erb, doive vous donner le type de la paralysie radiculaire supérieure. Ce qu'il importe de vous signaler à nouveau, c'est le fait par lequel j'ai commencé ce rapide résumé : par traction sur le membre supérieur ou, ce qui revient au même, par abaissement du moignon de l'épaule, une élongation à conséquences plus ou moins graves peut atteindre le plexus et ses racines. Autrefois, à l'autopsie d'un sujet qui avait subi des manœuvres violentes à propos d'une luxation de l'épaule, Flaubert (de Rouen) a trouvé, par arrachement, une déchirure complète des racines du plexus brachial dans les trous de conjugaison. Entre ce trauma formidable et la parésie passagère par élongation légère, tous les intermédiaires existent.

Nous voici maintenant en état d'appliquer ces données générales aux paralysies obstétricales.

III

On trouvera des renseignements, assez vagues il est vrai, — et la date nous l'explique, — sur les paralysies radiculaires dans la thèse qu'en 1872 Nadaud consacrait aux paralysies obstétricales. Mais il faut arriver à la thèse de Roulland, en 1887, pour avoir des notions précises ; et peu à peu notre instruction a été perfectionnée par Comby [1], par Guillemot [2] surtout, dont la thèse contient des documents fort instructifs ; depuis, je mentionnerai les observations et mémoires de mon élève P.-E. Weill [3], de Fieux [4], de Duval et Guillain [5]. Grâce à ces travaux, nous connaissons bien l'étiologie, le mécanisme, les variétés et le pronostic de ces paralysies radiculaires obstétricales.

Dans l'étiologie, le premier point à mettre en relief est que les paralysies radiculaires du plexus brachial succèdent toujours à un accouchement pénible, et d'une façon presque constante à une intervention, que ce soit une application de forceps, une version, ou une traction pour dégager un bras. On les voit compliquer tantôt

1. Comby. — *Bull. et Mém. de la Soc. méd. des hôp.*, Paris, 22 janvier 1891, p. 12.
2. Guillemot. — *Ann. de gyn. et d'obstét.*, janvier 1897, t. XLVII, p. 35.
3. P.-E. Weill. — *Rev. mens. des mal. de l'enf.*, octobre 1896, p. 484.
4. Fieux. — *Ann. de gyn. et d'obstét.*, janvier 1897, t. XLVII, p. 52.
5. Duval et Guillain. — *Arch. gén. de méd.*, août 1898, t. II, p. 143.

un accouchement par la tête, tantôt une présentation du siège ; peu importe, du reste, que l'engagement se soit fait dès l'abord par cette extrémité ou qu'il ait été le résultat d'une version, transformant une présentation de l'épaule.

Les paralysies qui succèdent à la présentation céphalique sont moins fréquentes que celles des présentations du siège. La raison en est que l'accouchement par le sommet a d'ordinaire une évolution facile et spontanée. On comprend donc que, plus volontiers dystociques, les présentations postérieures soient plus souvent coupables que les antérieures. Toujours, d'ailleurs, on trouve notées des interventions, telles qu'applications de forceps, tractions sur les épaules, la tête. Dans l'accouchement par le siège, les paralysies sont également dues à des difficultés d'expulsion fœtale. Tantôt, les bras étaient relevés au-dessus de la tête, et leur dégagement fut laborieux ; tantôt, la sortie des membres opérée, la tête ne se dégagea qu'après de fortes tractions exercées sur les épaules ou le cou.

Mais, qu'il s'agisse du sommet ou du siège, le fait important est que la brutalité des manœuvres est responsable de l'accident. Direz-vous que l'accouchement a été pratiqué avec douceur et méthode dans l'observation que j'ai résumée il y a un instant ? Et chez mon autre malade, celle dont Weill a publié l'histoire, le médecin a appliqué le forceps, puis a tiré sur un bras : d'où, variété rare, une paralysie radiculaire inférieure après présentation du sommet. Quant aux accouchements par le siège, nous savons tous qu'ils sont assez délicats à mener à bien ; mais n'est-il pas instructif de signaler que si, dans un coin de la Bretagne, Guillemot a pu réunir 12 observations, cette véritable « endémie » est due à la pratique d'une seule sage-femme ? Et nous conclurons sans hésiter que c'est la faute de manœuvres maladroites et brutales. Voilà pourquoi j'ai commencé par vous dire que la connaissance de ces paralysies nous apprenait à les éviter.

Mais quelles sont, exactement, les manœuvres dangereuses ? On a d'abord incriminé la compression du point d'Erb, soit par les cuillers du forceps, soit par les mains de l'accoucheur, et Roulland, dans sa thèse, défendit cette pathogénie, qui fut en général adoptée. Mais les recherches récentes de Fieux, de Duval et Guillain, semblent prouver que, si ce mécanisme peut être, dans quelques cas rares, invoqué de façon indéniable, il ne peut le plus souvent en être question; ces paralysies peuvent se produire sans qu'on ait touché au forceps, sans que les doigts aient été seulement appliqués au cou, mais alors on a exercé des tractions soit sur la tête, soit sur un bras, et l'on devrait en somme, dans presque toutes les observations, incriminer l'élongation des nerfs, qui peut aller du tiraillement jusqu'à la rupture [1]. Faisant un pas de plus, Duval et Guillain ont étudié les conditions anatomiques qui prédisposent les nerfs du plexus brachial à la distension. Ils

1. Il résulte de recherches récentes de Schœmaker *Zeits. f. Geburtsh. u. Gynæk.*, 1899, t. XLI. fasc. 1, que, lorsqu'on refoule l'épaule en haut, les nerfs sont parfois comprimés entre la clavicule et la première côte; si, en même temps, on repousse l'épaule en dedans, ils peuvent se trouver pris entre la clavicule et la colonne vertébrale. Il en est de même quand on amène le bras derrière la tête. Ces diverses conditions peuvent se réaliser même dans des accouchements spontanés et se présentent souvent à l'occasion de diverses manœuvres obstétricales.

Le forceps ne peut atteindre le point indiqué par Erb, que si l'on éloigne les marches de l'axe du corps. Dans ce cas, la cuiller supérieure peut comprimer les racines des nerfs contre l'apophyse transverse de la cinquième vertèbre cervicale.

Au cours de la manœuvre de Mauriceau, il y a très peu de chances pour que la pression directe des doigts compromette les racines des nerfs cervicaux.

Sur 95 observations que M. Schœmaker a pu recueillir dans la littérature médicale, il s'agissait 55 fois d'une présentation de la tête : 10 fois l'accouchement avait été spontané, 8 fois on avait pratiqué sur la tête des tractions latérales pour faciliter l'engagement des épaules, 9 fois on avait placé le doigt en crochet dans l'aisselle, enfin il y a eu 28 applications de forceps. Sur 40 présentations de siège, il y avait eu 6 accouchements spontanés, et 13 fois les bras étaient relevés derrière la tête.

Au point de vue pratique, il importe de remarquer que, dans les accouchements normaux, il faut ne pas se hâter de tirer sur la tête pour faciliter l'engagement des épaules. Il est préférable de se borner à l'expression. Si l'on tire sur la tête, on doit chercher à le faire suivant l'axe du corps; lorsqu'on est obligé d'accrocher l'aisselle, il faut se garder d'exercer de fortes tractions.

D'autre part, toutes les fois qu'on applique le forceps, on doit aider son action par l'expression, s'il y a lieu de craindre que les épaules ne rencontrent un obstacle au détroit supérieur. Il faut maintenir le forceps dans l'axe du corps, et, au besoin, recourir à la position de Walcher.

Enfin, dans l'extraction par les pieds, il faut se hâter de dégager les bras, s'ils sont relevés. Pour la manœuvre de Mauriceau, il faut tirer surtout avec le bras, dont les doigts sont appliqués dans la bouche du fœtus. Il est préférable d'utiliser la position de Walcher et d'appliquer le forceps tête dernière que de pratiquer des tractions trop vigoureuses.

ont vu les raisons pour lesquelles les cinquième et sixième paires cervicales, et la première paire dorsale, subissaient, plus facilement que les autres, l'élongation, d'où la fréquence plus grande des paralysies radiculaires supérieures.

Les racines, dans leur trajet intra-rachidien, sont de plus en plus obliques en bas et en dehors, de la cinquième cervicale à la première dorsale. Après leur fusion au niveau du trou de conjugaison, les racines antérieures et postérieures se réfléchissent, sauf la huitième cervicale et la première dorsale, sur la gouttière des apophyses transverses, sur « la gargouille transversaire ». Dans leur trajet extra-rachidien, les racines se dirigent en dehors pour s'anastomoser plus loin. La septième racine cervicale continue directement son trajet en bas et en dehors, tandis que les deux racines supérieures font un angle ouvert en bas, et les deux inférieures un angle obtus ouvert en haut. La première racine dorsale, en outre, s'enroule autour de la première côte.

D'autre part, la situation des branches du plexus brachial n'est pas fixe ; les mouvements du bras retentissent normalement sur elle et la modifient, à plus forte raison les mouvements exagérés. C'est ainsi que les mouvements d'abaissement de l'épaule tendent toutes les racines, et surtout les supérieurs (Tarnier, Fieux) ; la distension est forte quand à l'abaissement se joint une inclinaison latérale du côté opposé.

Au premier abord, il semble que les mouvements d'élévation de l'épaule devraient mettre les racines en relâchement. Il n'en est rien pourtant. Dans ce cas, le paquet vasculo-nerveux axillaire se réfléchit sur la tête humérale en bas et en avant et fait angle avec les nerfs du bras. Ceux-ci servent de point fixe, et les racines sont encore distendues : l'élongation porte surtout alors sur les deux paires supérieures et la première dorsale, qui peut également être aplatie sur la première côte.

Ces notions nous expliquent que les racines supérieures ou l'inférieure puissent être touchées isolément. Le traumatisme, de violence variable, lésera plus ou moins les racines, et les paralysies seront légères ou graves, passagères ou définitives, simples ou compliquées d'autres troubles. Nous comprenons aisément que les paralysies supérieures soient plus fréquentes que les autres, puisqu'un moindre trauma les peut réaliser. On a d'ailleurs insisté sur ce fait, que la brusquerie de la distension jouait un rôle notable dans la production de la lésion nerveuse ; s'il faut une force, un poids considérable pour déterminer lentement la rupture d'un nerf, au contraire une subite et violente traction peut produire dans le nerf des lésions allant de l'hémorragie à la rupture névro-traumatique.

On pourrait s'étonner que ces paralysies, souvent durables, ne s'accompagnent que peu ou pas de troubles de sensibilité. La raison en est que la distension a une moindre répercussion sur les racines postérieures, ou que les territoires cutanés de distribution nerveuse s'imbriquent les uns les autres, si bien que la lésion des trois racines est nécessaire pour déterminer une zone anesthésique, comme l'ont bien montré Sherrington, Thornburn, Turner. Aussi l'absence de troubles de sensibilité, dont la recherche est d'ailleurs bien difficile chez le nouveau-né, ne peut-elle permettre de porter un bon pronostic. Il faudra recourir à l'examen électrique des muscles.

Il est, je crois, inutile de revenir ici sur la description symptomatique ; il me suffira de vous dire que les paralysies obstétricales du plexus brachial présentent les mêmes variétés que les paralysies radiculaires de l'adulte. Et je vous rappelle en deux mots les paralysies radiculaires totales, accompagnées généralement de troubles de sensibilité, avec ou sans troubles oculaires.

Mon troisième malade, sur lequel MM. Huet et Cestan ont bien voulu m'envoyer une note détaillée, présente la réaction de dégénérescence nette dans le deltoïde, le biceps, le brachial antérieur, le long supinateur et les extenseurs des doigts ; en outre, le nerf cubital, sans présenter nettement la réaction de dégénérescence, n'a pas ses contractions normales ; enfin, il existe une diminution de la fente palpébrale. Il s'agit donc d'une paralysie totale, plus grave dans le domaine radiculaire supérieur.

Les paralysies peuvent être partielles ; les lésions des seules racines supérieures réalisent le type Erb-Duchenne, dont nous avons un exemple sous les yeux, et qui souvent ne s'accompagnent ni de troubles de la sensibilité ni de troubles trophiques.

Enfin, les lésions des racines inférieures déterminent des paralysies radiculaires ne portant que sur les muscles de l'avant-bras. Mlle Klumpke a montré ces paralysies toujours complétées par un syndrome oculaire que caractérisent le myosis, la rétraction du globe de l'œil, la diminution de la fente palpébrale, et que cause l'atteinte du premier nerf dorsal.

Les paralysies partielles se montrent d'emblée, ou bien elles succèdent au bout de quelques jours à une paralysie totale, et ce sera peut-être le cas chez l'enfant dont je viens d'esquisser l'histoire.

La fillette que j'ai vue il y a quatre ans était un cas typique de paralysie inférieure obstétricale. L'enfant s'était également présentée par le sommet, la mère était une primipare et l'accouchement ne put se terminer spontanément. Non seulement le médecin fit une application de forceps, mais encore il dut exercer des tractions sur les bras.

L'enfant nous fut amenée, âgée déjà de trois mois, et la paralysie du bras droit, apparue dès la naissance, persistait encore. Le bras tombait inerte, en pronation, le long du corps. La sensibilité avait disparu à la main et à l'avant-bras, où la piqûre, les pincements ne provoquaient ni cris ni mouvements de défense; au contraire, elle persistait au bras. Les muscles de l'épaule n'étaient pas indemnes, mais les mouvements d'abduction du bras persistaient à l'état d'ébauche. On trouvait en plus du myosis, et les parents faisaient remarquer d'eux-mêmes que « l'œil droit était plus petit que l'œil gauche ». Toutefois il n'y avait pas d'atrophie de la face, ni de troubles trophiques autres que la diminution de volume des muscles de l'avant-bras. Les réactions électriques ne furent pas cherchées, mais on peut avancer avec certitude qu'on aurait trouvé la réaction de dégénérescence des muscles antibrachiaux.

Chez cette enfant, l'examen somatique nous révéla d'autres altérations. Il existait en même temps une luxation antérieure incomplète de la tête radiale, et on ne pouvait mettre l'avant-bras ni en supination ni en flexion complète. En outre, toujours du côté droit, on trouvait un torticolis du chef sternal du sterno-mastoïdien.

J'attire votre attention sur les lésions traumatiques concomitantes. Le fait n'est pas exceptionnel. puisque sur 12 cas, tous consécutifs. il est vrai, à des présentations du siège, Guillemot a trouvé 2 fractures de la clavicule, 1 fracture de l'humérus, 2 lésions mal déterminées ayant causé une ankylose partielle de l'épaule. Dans des cas de paralysie totale, une ankylose de l'épaule a été vue par Duchenne, une fracture de l'omoplate et de la clavicule par Seeligmüller.

Si vous vous souvenez de ce que je vous ai dit, en examinant notre malade actuelle, de l'aide que l'intégrité du squelette voisin a apportée au diagnostic, vous conclurez sans peine qu'une fracture concomitante sera souvent une cause d'erreur. La fracture sera une explication suffisante à l'impotence du membre, surtout s'il y a paralysie supérieure avec conservation des mouvements de la main et des doigts : puis une fois venue la consolidation, vous serez tout surpris de constater une paralysie persistante, jusqu'alors méconnue. Trop heureux si à ce moment la famille ne vous accuse pas d'avoir causé cette complication par un appareil mal appliqué. Il y a là une question embarrassante, parfois même insoluble sans l'aide de l'exploration électrique des muscles, car chez le nouveau-né le diagnostic entre l'impotence et la paralysie peut être à peu près impossible par les moyens ordinaires d'investigation.

Et la surprise sera pénible, car, quoi qu'on en ait dit, le pronostic est bien médiocre. Certes, il y a des cas légers, où la guérison est rapide et complète. Mais on a eu tort d'en vouloir faire la règle. Je suis resté sans nouvelles, après mon examen, de la fillette dont Weill a publié l'observation. Les parents l'avaient amenée de Belgique pour consulter à Paris, et depuis ils ne sont pas revenus. Mais, quoique je ne l'aie pas revue, je suis convaincu que ses lésions ont persisté, et qu'aucun traitement n'a pu les améliorer beaucoup. Aussi bien, les lésions nerveuses semblaient-elles profondes, puisque, en trois mois, elles ne s'étaient nullement modifiées, puisqu'elles s'accompagnaient d'une lésion articulaire, puisque, à défaut de troubles trophiques cutanés, il y avait une grande atrophie musculaire.

Pouvons-nous croire que la fillette qu'on nous amène aujourd'hui guérira complètement?

Nous aurions été en droit de l'espérer, si nous nous en rapportions aux affirmations des classiques, qui considéraient comme bénignes et de peu de durée les paralysies obstétricales. Il est probable que les auteurs de cette affirmation étaient tombés sur une heureuse série. Quoique, dans notre cas, il n'y ait ni troubles de sensibilité ni de trophicité, l'existence de la réaction de dégénérescence dans les domaines musculaires atteints nous oblige à réserver notre pronostic. Il est vraisemblable que nous n'aurons jamais de guérison complète. Cet examen électrique est précieux, car il permet à peu près seul d'établir un pronostic sur des bases sérieuses.

Il convient donc de savoir que le pronostic des paralysies radiculaires du plexus brachial d'origine obstétricale est aussi variable que celui des paralysies radiculaires traumatiques de l'adulte. On peut voir des paralysies légères, on rencontre plus souvent des paralysies durables.

Comby rapporte le premier, en 1891, 3 cas de ces paralysies radiculaires graves.

Mais surtout c'est à la thèse de Guillemot qu'il faut s'adresser pour avoir des renseignement sur ce point.

Les faits qu'il publie, au nombre de 12, sont des plus instructifs, car ils concernent des adultes, et l'on peut juger par eux de ce que deviennent, dix et vingt ans après, les paralysies graves du plexus brachial. Constamment M. Guillemot a noté des troubles trophiques du membre supérieur portant sur la peau, les ongles et surtout les muscles. Il a vu apparaître une scoliose lente consécutive à l'atrophie du bras.

Si vous tenez compte, en outre, des ankyloses parfois consécutives aux lésions ostéo-articulaires concomitantes, vous voyez combien grande peut être l'infirmité définitive.

Quelquefois même le pronostic immédiat est rendu grave, au point de vue de la vie, par des lésions similaires produites en même temps sur le plexus cervical et le phrénique, sur le pneumogastrique.

Ces faits, il est vrai, n'ont rien à voir avec le pronostic de la paralysie radiculaire du plexus brachial envisagé en soi. C'est déjà bien assez qu'elle puisse conduire à une infirmité permanente : et dans les cas graves votre thérapeutique sera impuissante. Cependant, ce n'est pas un motif pour rester de parti pris dans l'inaction. Dans les cas légers, sans réaction de dégénérescence, vous prescrirez de courtes séances d'électricité faradique et des massages des muscles atteints. Si vous constatez déjà la réaction de dégénérescence, vous vous efforcerez de prévenir l'atrophie musculaire par les massages et les courants galvaniques de faible intensité. C'est ce que fait M. Huet, à ma demande, sur l'enfant que je lui ai adressée, sans grande illusion toutefois sur le résultat final.

ANÉVRYSMES CIRSOIDES
ET ANÉVRYSMES ARTÉRIOSO-VEINEUX
DU CUIR CHEVELU

I. — Description d'un anévrysme cirsoïde. Preuve de l'existence d'une phlébartérie limitée.

II. — Traitements anciens actuellement abandonnés. Il faut extirper la phlébartérie. Les dilatations cirsoïdes disparaissent ensuite d'elles-mêmes.

III. — Description de la pièce, où il s'agit d'une communication traumatique. Comparaison avec les angiomes devenant cirsoïdes.

Il y a quelques jours est entrée dans notre service une fillette de huit ans et demi sur laquelle nous avons pu observer avec netteté les signes d'une lésion peu fréquente : l'anévrysme cirsoïde du cuir chevelu. Malgré sa rareté, je vais attirer votre attention sur ce fait, car il est de ceux qui portent en eux un enseignement pratique, et quand on connaît quelques particularités cliniques, aisées à retenir et à rechercher, le diagnostic est clair, la thérapeutique est efficace et relativement facile.

Certes, si vous lisez les livres classiques d'il y a encore une vingtaine d'années, vous en retirerez une conception dont l'obscurité sera grande. Non point que le diagnostic fût bien difficile : alors comme aujourd'hui, il consistait à appeler anévrysme cirsoïde une tumeur pulsatile et soufflante autour de laquelle artères et veines se dilataient en rameaux serpentins, comparables à une tête de Méduse. Mais qu'était cette tumeur? On discutait à perte de vue, sans apporter la preuve définitive de la lésion anatomique causale. Et cela tenait à ce que, vu la gravité des opérations chirurgicales à l'époque préantiseptique, on ne se procurait pas facilement des pièces, surtout à une période précoce de développement. Quelques auteurs avaient bien, au nom de la clinique surtout, émis sur la nature du mal des opinions aujourd'hui reconnues justes, mais le débat n'était pas clos. En sorte que, si on admettait de plus en plus que tout provenait d'une communication artério-veineuse anormale, on n'en apportait pas la démonstration formelle, et l'on continuait à définir l'anévrysme cirsoïde : une tumeur constituée par une dilatation avec allongement des troncs, rameaux et ramuscules d'un ou de plusieurs territoires artériels. On n'osait pas ajouter : dilatation consécutive à une communication artério-veineuse anormale, dont on n'aurait plus eu qu'à déterminer les conditions anatomiques et pathogéniques.

C'est ce pas qui a été franchi, grâce à l'examen de pièces obtenues par extirpation relativement précoce, à une période où l'on pouvait encore s'y reconnaître au milieu des sinuosités vasculaires agglomérées ; et depuis le mémoire publié en 1890 par F. Terrier, d'après deux cas où l'examen anatomique est dû à Malassez, on a bien compris que la communication phlébartérique est le fait initial. Et l'on a, en même temps, établi l'analogie considérable des cas où il s'agit d'un véritable anévrysme artério-veineux avec ceux où l'origine du mal est un angiome ayant subi, sous des influences souvent mal connues, une évolution spéciale. C'est à la première de ces catégories, la plus simple, qu'appartient notre observation.

I

Lorsque l'enfant fut admise à l'hôpital Trousseau, nous avons constaté qu'elle portait à la région pariétale droite une tumeur grosse comme une forte noisette, un peu aplatie et étalée, sans bords nets, recouverte d'une peau rose, légèrement violacée, à cheveux clairsemés. L'inspection à jour frisant nous a suffi pour voir que la tumeur était animée de battements avec expansion, et, en appliquant la main sur le cuir chevelu, nous avons vérifié ce signe. Enfin, à l'auscultation, nous avons entendu un souffle systolique intense.

Telles étaient les constatations grossières démontrant qu'il existait un anévrysme, et autour de la partie saillante nous avons vu l'état qui caractérise l'anévrysme cirsoïde : c'est-à-dire qu'autour de la tumeur, progressivement aplatie comme nous l'avons dit, irradiaient de nombreux vaisseaux dilatés, serpentins, battants, parmi lesquels était surtout volumineuse l'artère temporale superficielle, allongée, sinueuse, inégale. D'elle venait, en majeure partie, l'apport sanguin, car par sa compression on faisait cesser presque complètement les battements; mais bientôt ils reprenaient, pour cesser définitivement si, du pouce, on comprimait en même temps l'artère occipitale postérieure.

Un examen clinique un peu plus précis démontra bien vite qu'au milieu de ce paquet de ficelles il y avait une phlébartérie limitée. En effet, à la partie antéro-inférieure de la tumeur, sur un tout petit espace, au lieu du battement diffus dont nous venons de parler, nous avons pu sentir un frémissement spécial, un *thrill*; et en auscultant en ce point nous avons entendu non pas un souffle systolique, mais un fort souffle continu, avec renforcement. Ce souffle ne se propageait pas dans les gros vaisseaux voisins et, en particulier, la jugulaire était parfaitement silencieuse. Et ce qui prouvait bien que là était la lésion principale, c'est qu'en appuyant un peu fort la pulpe du doigt sur le petit point où on sentait le *thrill*, tout cessait : plus de frémissement, plus de souffle, et la tumeur s'affaissait.

Ce dernier signe, dont M. Terrier a bien mis en relief, il y a quelques années, la haute importance diagnostique, est absolument pathognomonique : une phlébartérie seule peut l'expliquer. Nous avions, en somme, sous les yeux l'aspect classique de tous les anévrysmes artério-veineux, avec cette différence qu'autour de la masse principale, les vaisseaux afférents et efférents présentaient des dilatations cirsoïdes, fait qui, d'ailleurs, n'est pas rare autour des communications artério-veineuses portant sur les ramuscules innommés des doigts et du cuir chevelu.

Pourquoi s'était produite cette communication anormale ? Aucune trace d'angiome n'était appréciable sur le cuir chevelu et, par contre, on relevait dans les antécédents un trauma très net. Il y a quatre ans, la fillette avait fait une chute en courant ; elle s'était cogné la tête sur le bord d'un trottoir ; et s'il n'en est rien resté de visible à la région pariétale, nous trouvons au-dessus de l'arcade sourcilière droite une petite cicatrice, indice d'une plaie qui a été suturée séance tenante.

II

Quel traitement convenait à cette tumeur? Et d'abord, fallait-il la traiter? Pendant les premiers temps, l'accroissement avait été assez rapide : mais, depuis assez longtemps, le volume était stationnaire. L'indolence était parfaite spontanément et même à la pression ; et si de temps en temps, au réveil, l'enfant accusait quelques étourdissements, quelques éblouissements mal caractérisés, en tout cas elle ne percevait ni les battements ni le *thrill*, comme cela a quelquefois lieu, et même avec une intensité insupportable, dans les faits de ce genre. Les troubles fonctionnels étaient donc nuls et l'état local ne présentait actuellement aucune gravité. Mais nous savons que ces tumeurs cirsoïdes peuvent, à un moment donné, se développer vite, sans qu'on sache pourquoi ; nous savons que sur elles la peau peut s'ulcérer, s'enflammer, et de là des hémorragies redoutables auxquelles, en outre, peut donner naissance, même avec une tumeur de volume médiocre, un trauma même léger, l'écorchure avec une dent de peigne par exemple. C'est donc une menace perpétuelle qu'il convient de supprimer. Par quel procédé?

Dans les recueils un peu anciens, on lit à ce propos des observations dont aujourd'hui nous serions volontiers stupéfiés. Chelius et Lister ont fait la ligature de la carotide primitive ; Beach lui a joint la suture entortillée sur une aiguille transfixant la base de la tumeur, et à l'insuccès simple de la ligature a ajouté ainsi une hémorragie secondaire au troisième jour. C'est l'insuffisance des moyens d'hémostase et de l'antisepsie qui, donnant à nos devanciers la terreur des interventions directes sur le cuir chevelu en particulier, leur a suggéré ces idées extraordinaires, ces opérations à distance dont la hardiesse et la gravité n'ont d'égale que l'inefficacité. Et quand ils agissaient localement, dans leur crainte de la suture du cuir chevelu, ils se bornaient à l'incision de la tumeur, avec pansement compressif pour arrêter le sang.

Cette pratique a donné des succès, mais de nos jours il n'en saurait plus être question : pour tous les anévrysmes artério-veineux, l'extirpation franche est devenue la méthode de choix, et pour ceux des petits rameaux vasculaires, c'est une méthode toujours applicable. Ici en particulier, on l'a parfois redoutée à cause des nombreuses dilatations artérielles de la tumeur cirsoïde, et l'on a parfois eu peur de n'être pas maître de l'hémorragie : on s'est demandé, en outre, ce que deviendraient les vaisseaux altérés, que l'on ne peut songer à extirper à distance.

La crainte de l'hémorragie immédiate n'a plus aujourd'hui sa raison d'être : il suffit de serrer autour de la tête, en passant juste au-dessous de la protubérance occipitale externe et au-dessus des arcades sourcilières, un lien de caoutchouc, une sonde molle n° 20 par exemple, pour pratiquer sans perte de sang n'importe quelle opération sur le cuir chevelu. Il est rare que cette application au petit pied de la bande d'**Esmarch** soit indiquée, mais dans le cas particulier, elle est fort utile. Reste à nous demander sur quelle étendue doit être pratiquée l'extirpation pour que les dilatations cirsoïdes ne continuent pas à sillonner le cuir chevelu. Or, l'expérience a prouvé que, si l'ablation porte exactement sur la phlé-bartérie, les vaisseaux dilatés à l'entour ne tardent pas à redevenir normaux; ce en quoi les anévrysmes variqueux du cuir chevelu rentrent dans la règle commune. Dans tous les anévrysmes artério-veineux, en effet, il y a dilatation de l'artère afférente au-dessus du sac, de la veine au-dessous, et les vaisseaux redeviennent normaux quand le sac a été enlevé ou oblitéré. La seule différence est, au cuir chevelu, dans la multiplicité des dilatations vasculaires radiées, mais le retour à la normale a lieu de la même façon. Et c'est ici qu'intervient, pour le praticien, la recherche

précise du signe bien mis en évidence par F. Terrier, du point très
limité au niveau duquel sont perçus le *thrill*, le souffle continu
avec renforcement, du point dont la compression fait affaisser la
tumeur devenue silencieuse : là, faites une petite extirpation, et
votre besogne sera efficace.

Vous m'avez vu agir ainsi le 23 janvier dernier : nous avons
serré une sonde molle autour de la tête et enlevé, au point que
nous venons de signaler, un morceau elliptique du cuir chevelu.
Sans faire une seule ligature, en ayant seulement soin de passer
nos fils de suture sous les vaisseaux dont la lumière était béante
sur la tranche cutanée, nous avons réuni la plaie par un surjet
bien serré à la soie. Après ablation du lien élastique, nous avons
vérifié que rien ne saignait et nous avons appliqué un pansement
à la gaze aseptique. Le tout avait duré une dizaine de minutes.
Aucune complication n'est survenue. Aujourd'hui 31 janvier, le
fil a été coupé, et nous vous présentons l'enfant qui, complètement guérie, va quitter l'hôpital. Vous pouvez constater qu'autour de la cicatrice il n'y a plus de flexuosités artérielles.

III

Nous vous présentons, en même temps, la pièce anatomique
obtenue par l'opération. A l'état naturel, elle était constituée par
des vaisseaux irréguliers, pelotonnés, dans lesquels on ne pouvait, au premier abord, distinguer les artères des veines. Mais
après avoir épinglé le morceau de peau sur une plaque de liège,
notre interne Chifoliau a pu disséquer les vaisseaux et mettre
en évidence la manière dont artères et veines communiquaient
entre elles. Sous la bifurcation d'une grosse veine en Y abouti-
saient quatre artères radiées, dont une volumineuse, portant à
quelque distance une dilatation ampullaire: et, à ce carrefour,
ces vaisseaux communiquaient avec la veine élargie (fig. 73).
Il y a donc là une multiplicité artérielle dont ne sont pas coutu-
miers les anévrysmes artério-veineux; et là est, sans doute, la
cause pour laquelle, au cuir chevelu, ils prennent si souvent les

allures cirsoïdes. En cette région, en effet, une fois constituée la communication anormale, la richesse vasculaire, la largeur des anastomoses sont telles qu'on peut considérer tous les bouts artériels comme afférents ; aussi se dilatent-ils tous, et plus ils se dilatent, plus ils deviennent afférents. Cela est si vrai que, pour faire cesser les battements et le souffle de la tumeur par compression à distance, il faut comprimer à la fois l'artère temporale et l'artère occipitale, quelquefois même des deux côtés du crâne : par compression de l'artère afférente principale, temporale ou occipitale, l'arrêt n'est que momentané.

Ce qui précède s'applique en grande partie aux anévrysmes cirsoïdes proprement dits, ceux qui, bien plus volumineux et plus graves, ont pour origine un angiome. Sans insister bien longuement, nous pouvons vous en dire quelques mots.

Certains angiomes, en effet, et cela presque toujours au cuir chevelu, — lequel est, d'ailleurs, un des sièges

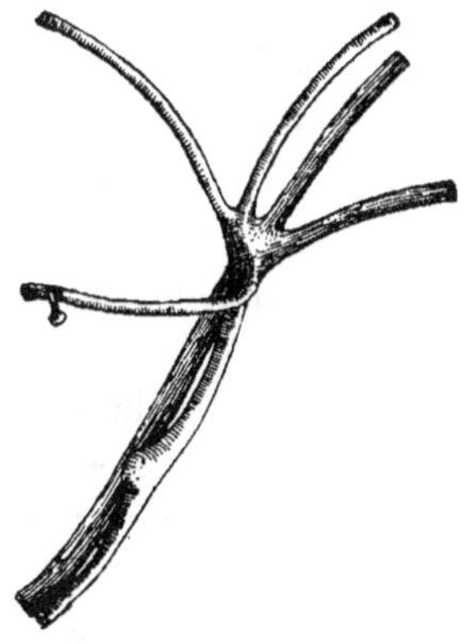

Fig. 73. — Phlébartérie traumatique avec dilatations cirsoïdes.

d'élection des angiomes, — se compliquent à un moment donné de dilatations cirsoïdes des artères, et l'on remarque alors, en premier lieu, qu'il s'agit de ces angiomes appelés artériels, non pas à cause de leur structure, mais à cause de leur coloration rouge. Coloration due à ce que, la circulation de la tumeur étant active, le passage du sang se faisant vite des artères aux veines, le sang ne stagne pas, ne sert pas aux échanges organiques comme dans les capillaires ordinaires, et au lieu de devenir veineux, noir, reste artériel, rouge. Que le passage soit encore plus libre, et l'on conçoit qu'il puisse y avoir, en un ou plusieurs points de la tumeur, une communication de facilité telle que les conséquences en deviennent celles des anévrysmes artério-veineux. Le mode exact, la cause anatomique de la communication artério-veineuse n'est pour rien, en effet, dans les altérations toutes mécaniques dont sont le siège, autour de la tumeur, les veines à parois épaissies, artérialisées, les artères dilatées, amincies, tendant à ressembler aux veines. On comprend dès lors que, même quand un angiome est manifestement l'origine de la lésion, une contusion soit souvent le point de départ de l'évolution cirsoïde : par rupture interstitielle se sont constituées les cavités, les lacs sanguins par lesquels a lieu la large communication artério-veineuse. Mais on comprend aussi qu'une action traumatique ne soit pas indispensable et que la simple dilatation excessive des vaisseaux intermédiaires aux artères et aux veines suffise à créer les conditions circulatoires nécessaires à la transformation cirsoïde.

De là résulte que probablement, dans ces angiomes modifiés, la cause anatomique de la phlébartérie est variable. Mais, ce qui est certain, c'est que la plupart du temps, la complexité est assez grande, les communications sont multiples, et c'est parmi ces angiomes dégénérés qu'on observe les cas d'anévrysme cirsoïde les plus graves, ceux où la tumeur a le plus tendance à s'ulcérer, à saigner et même, comme on l'a vu quelquefois, à ronger les os du crâne, à se rompre dans les méninges. C'est alors surtout que la tumeur est volumineuse, diffuse, et que, naturellement, le signe de Terrier fait défaut : les communications étant multiples, on ne saurait espérer que la compression limitée en un point fasse cesser les signes morbides. Il y a, d'ailleurs, tous les intermédiaires entre le vrai anévrysme artério-veineux limité, dont notre observation est un exemple, et l'angiome à communications diffuses, à évolution locale grave et rapide.

Le parallèle que nous venons d'établir au point de vue clinique et pathogénique se poursuit en thérapeutique. Comme l'anévrysme traumatique limité, les angiomes à évolution cirsoïde sont rebelles aux ligatures à distance qu'on leur a quelquefois opposées; et l'on n'a pas davantage réussi en cherchant à lier près de la tumeur les artères afférentes. Il suffit, d'ailleurs, d'avoir vu un de ces anévrysmes pour être convaincu qu'on ne saurait empêcher ainsi l'abord du sang : les vaisseaux sont trop nombreux, trop anastomosés. En réalité, il faut attaquer localement la masse morbide. Mais dans ces tumeurs diffuses avec gros paquets cirsoïdes, est-il prudent, même avec les moyens dont nous disposons, de tenter l'extirpation? On en a douté et on a préconisé les injections coagulantes : le perchlorure de fer, le chlorure de zinc ont donné des succès. Mais aussi on a provoqué parfois des embolies graves dues à la migration du caillot, ou bien la masse s'est enflammée. En fait, si on tient compte de cette donnée qu'après ablation de la seule partie où siègent les phlébartéries, c'est-à-dire de la masse principale de l'angiome primitif, les modifications cirsoïdes des vaisseaux voisins cessent d'elles-mêmes, on constate que la plupart du temps, au cuir chevelu qui, seul, nous occupe aujourd'hui, l'extirpation est possible, et qu'elle est non seulement plus efficace, mais encore moins dangereuse que la méthode où l'on cherche la coagulation du sang dans les cavités vasculaires.

TUMEUR GAZEUSE DU COU

I. — Tumeur sonore et irréductible de la région cervicale antérieure chez un garçon de trois ans et demi. La matité d'une tumeur gazeuse, quoi qu'on en ait dit, est impossible. Confusions anciennes dans l'histoire du « goitre aérien ». Une communication avec les voies aériennes est nécessaire et probablement liée ici à un tubage pour diphtérie; possibilité exceptionnelle d'une infection gazeuze légère dans un kyste ponctionné.

II. — Variétés anatomiques et pathogéniques. Poches congénitales ou acquises.

III. — Indications et technique d'une opération chirurgicale.

De temps à autre on rencontre, un peu à tous les âges, des malades qui portent à la région cervicale antérieure une poche remplie de gaz. La chose est assez rare pour que je vous la fasse constater aujourd'hui sur un enfant qu'hier j'ai reçu dans nos salles après l'avoir examiné devant vous à la consultation.

I

Ce garçon, âgé de trois ans et demi, présente à la partie antérieure et médiane du cou une tumeur globuleuse qui, dans le sens vertical, va de l'os hyoïde au creux sus-sternal et qui de chaque côté s'étale sur les parties latérales du larynx. Sur elle la peau est souple, sans adhérences, parfaitement mobile ainsi que je vous le démontre en y faisant un pli ; aucune cicatrice n'y est marquée et sa coloration est normale. On y voit seulement transparaître, bleuâtres, les veines sous-cutanées légèrement dilatées.

En mettant la main sur cette saillie, je lui trouvai tout de suite une consistance bizarre. Elle était au premier abord uniformément fluctuante, mais avec une élasticité, une tension spéciales, comme si on avait sous les doigts un ballon à paroi partout lisse et tendue, avec cependant une légère bosse mollasse et fluctuante, située en haut et à gauche. L'idée me vint donc de donner une chiquenaude sur la tumeur, et j'obtins ainsi une sonorité manifeste, que je trouvai semblable sur toute l'étendue de la poche, en sorte que, bien certainement, je n'avais pas été induit en erreur par la percussion fortuite, à distance, du larynx ou de la trachée.

Ce signe était caractéristique : seule une tumeur gazeuse, une aérocèle du cou, pouvait ainsi être sonore sous la chiquenaude. Et puisque j'en suis à cette constatation — qui lorsqu'elle est faite est pathognomonique — laissez-moi vous dire qu'elle me paraît indispensable pour qu'on soit en droit de diagnostiquer une aérocèle du cou. Comme disent les mathématiciens, elle est la condition nécessaire et suffisante du diagnostic. Or, quand vous parcourez les observations assez rares attribuées à cette lésion vous y voyez que, si tous les auteurs accordent que la condition est suffisante, ils ne la considèrent pas tous comme nécessaire. Plusieurs, en effet, ont publié des cas où ils mentionnent que la tumeur était mate, et même Gayet (de Lyon), à propos d'un fait d'ailleurs probant, a écrit : « Comme tous les observateurs qui m'ont précédé, j'ai pu constater qu'une pareille tumeur n'est pas sonore à la percussion ». Le fait est probant, vous dis-je, parce que ce « goitre aérien », provenant de la partie médiane de la trachée, put être à peu près complètement réduit par compression. Mais quant à la sonorité, il me paraît certain qu'il y a eu une erreur d'observation : une cavité pleine d'air ne peut pas n'être pas sonore, et l'on peut seulement étudier les conditions dans lesquelles ce signe est susceptible d'être masqué quand au-dessus de la tumeur les parties molles sont assez épaisses, quand par compression on a réduit la masse gazeuse et vidé presque entièrement la poche. Il faut aussi tenir compte du timbre du son. Ainsi Peyrot nous apprend que chez un malade vu par lui, en 1884, dans le service de L. Labbé, plusieurs médecins entendirent un son mat, car « c'est une sonorité tympanique à timbre élevé ; on méconnaît assez facilement ces sonorités-là », et « on n'arriva à s'entendre qu'après un long examen et de nombreux essais comparatifs ».

En outre, à côté de ces difficultés d'observation, il paraît évident que, parmi ces prétendues tumeurs aériennes à son mat, se sont glissées plusieurs erreurs de diagnostic. Ainsi, dans un mémoire publié par Heidenreich en 1835, un goitre d'aspect classique, chez une jeune femme, était mat et irréductible ; mais l'auteur admet un « goitre aérien par hernie trachéale » parce que la tumeur est « trop légère » pour être solide ou liquide. A un demi-siècle d'écart, l'argument ne vaut plus bien cher. Dans un cas plus récent, en 1879, Elridge qualifie d'aérien un goitre tout à fait ordinaire, sauf qu'il augmente de volume pendant les efforts et que surtout, par une aiguille de Pravaz enfoncée dans le point culminant de la tumeur, il sortit un courant d'air assez fort pour éteindre une allumette. Mais le premier de ces signes est réalisé dans les goitres solides assez vasculaires, et ce n'est pas d'aujourd'hui qu'est bien connue la turgescence du corps thyroïde, même sain, au moment des efforts ; quant au second signe, il resterait à bien prouver que l'aiguille n'a pas piqué la trachée, et de cela la preuve n'est pas parfaite. Un autre fait d'aérocèle avec matité publié par Norris Wolfenden n'a pas davantage résisté à la critique de Burckhardt, d'après lequel c'est un simple goitre rétro-sternal.

Cela dit sur cette discussion, qui n'est ici qu'accessoire puisque notre tumeur est franchement sonore, nous devons nous demander quelles sont les connexions de la tumeur avec l'arbre aérien ; et elles sont mises en évidence par la plus simple des manœuvres, car la tumeur monte et descend pendant les mouvements de déglutition, ce qui est, vous le savez, le caractère fondamental des tumeurs cervicales fixées à l'arbre aérien. Mais l'adhérence, étant ainsi prouvée, n'a pu être sentie de façon plus précise ; la tumeur n'est pas mobile sur les plans profonds et aucun pédicule ne peut y être trouvé par la palpation.

Pour démontrer sans contestation possible que la poche communique avec les voies aériennes, vous avez à votre disposition deux signes inverses : par compression sur la saillie anormale vous obtenez la réduction, et d'autre part, si vous regardez le cou pendant le cri. pendant les divers efforts, vous constatez une augmentation de volume. Mais vous concevez aussi que, même si le gaz vient de l'arbre aérien, ces signes puissent faire défaut : il suffit que le pertuis soit étroit, oblique, faisant soupape comme la valve d'un pneumatique, pour que, exercée dans un seul sens ou dans les deux sens indifféremment, la moindre augmentation de pression dans la poche fasse tout de suite obturer le clapet. En fait, chez notre malade, la tumeur est irréductible et elle n'augmente pas de volume pendant l'effort. Cependant, on aurait noté, en dehors de notre examen, quelques variations de tension, corrélatives avec quelques variations dans les troubles provoqués, par compression sans doute, du côté de la déglutition et de la respiration.

Est-ce à dire que, même en l'absence de ce commémoratif, dont je reconnais tout le manque de précision, vous ne deviez pas conclure à une communication avec le larynx à la trachée? Il n'en est rien, car je viens de vous expliquer dans quelles conditions anatomiques cette communication peut échapper aux investigations cliniques; et par contre, si les gaz ne viennent pas de l'arbre aérien, d'où voulez-vous qu'ils viennent? A la réflexion, on ne peut leur attribuer une autre source.

Deux origines seulement sont, en effet. admissibles *a priori* : ou bien il s'agit d'air atmosphérique, ou bien de gaz nés sur place. Et il est incontestable que, au cou comme dans d'autres régions, des gaz peuvent s'exhaler sur place, au milieu des tissus. Nous savons aujourd'hui qu'ils sont alors la conséquence d'une infection microbienne, et que même cette infection a coutume d'être particulièrement intense et grave. Ainsi, en 1770, Johann Burg a publié un cas « d'abcès du cou rempli de vent » : par un trou de lancette, « il sortit du vent avec un bruit comparable à la détonation d'un fusil non bourré, suivi d'un murmure comparable aux borborygmes intestinaux, puis du sang de si mauvaise odeur, que non seulement cette odeur remplit la chambre, mais qu'elle en chassa toutes les personnes douées d'un nez subtil ». Le patient

étant mort deux heures plus tard, l'auteur ajoute naïvement :
« Je l'aurais volontiers disséqué si l'affection trop vive de ses
proches ne m'en eût empêché. »

De nos jours, l'intérêt local est nul pour une semblable autopsie,
utile seulement pour les investigations bactériologiques et pour
l'étude des lésions viscérales disséminées. Et pour notre malade
en particulier il ne saurait être question d'établir une analogie
quelconque avec le phlegmon gangreneux si étrange aux yeux de
J. Burg, pour nous si facile à interpréter. Mais les infections avec
productions de gaz ne sont pas toujours d'une semblable acuité,
et peut-être parfois une infection légère et spéciale, sans réaction
générale, sans phénomènes phlegmoneux locaux, est-elle capable
de cette action. Cela expliquerait certains faits bizarres où, sans
communication constatée cliniquement ou anatomiquement avec
le larynx ou la trachée, on a trouvé des gaz dans des kystes du corps
thyroïde. Des observations de ce genre sont dues à Heidenreich, à
Lannelongue, à Dressler, alors qu'il n'y avait pas de symptômes
inflammatoires concomitants, et où, par conséquent, l'origine des
gaz est des plus obscures. Cependant nous nous souviendrons
qu'il y a quelques années, en 1893, Büdinger a étudié dans les
salles de Billroth un kyste dermoïde de la grande lèvre dans
lequel, en l'absence de toute inflammation cliniquemnt appréciable, le contenu était à la fois liquide et gazeux : mais quinze
jours auparavant avait été pratiquée une ponction exploratrice à la
seringue de Pravaz, et dans le liquide Büdinger a trouvé un
coccus qui produisait des bulles de gaz dans les cultures. En
sorte que — ce que d'ailleurs nos connaissances actuelles en
pathologie générale nous auraient permis de supposer — nous
sommes en droit d'attribuer à des infections spéciales, très peu
phlegmasiques, ces cas au premier abord si insolites; et en fait on
a noté que chez ces malades le kyste thyroïdien avait été ponctionné plus ou moins longtemps auparavant.

Il ne serait pas raisonnable, chez notre sujet, d'admettre une
pathogénie semblable, car en premier lieu on ne relève dans les
commémoratifs aucune ponction dans une tumeur préexistante,
et par contre on y trouve un passé laryngo-trachéal très net. Je

passe sur les antécédents éloignés, y compris une coqueluche qui, à l'âge de dix-sept mois, a évolué sans complications; mais le 31 octobre 1895, il y a trois mois et demi par conséquent, l'enfant a été admis à l'hôpital Trousseau pour une diphtérie survenue quinze jours environ après le début d'une rougeole, et là il avait dû subir le tubage à plusieurs reprises, le premier tube ayant été dégluti et le lendemain trois autres s'étant bouchés. Au bout de quatre semaines, le malade, guéri de la diphtérie, nous avait été envoyé dans le service de chirurgie pour des abcès à la face postérieure de la cuisse gauche et à la région sous-maxillaire droite. Y avait-il déjà à ce moment quelque chose d'anormal à la région prétrachéale? Je n'en sais rien, car l'enfant fut examiné sommairement; il ne resta pas dans nos salles, et ses parents, craignant une issue rapidement fatale en raison de son état général très mauvais, le reprirent dès le lendemain de son entrée.

Tout de suite ils remarquèrent alors que la déglutition était gênée, qu'aussitôt après avoir bu l'enfant était pris d'accès de suffocation, de même après avoir pleuré. Mais cela ne peut-il pas être attribué à un léger degré de paralysie diphtéritique du voile du palais? On peut en dire autant — quoique avec moins de probabilité — pour l'affaiblissement de la voix, la gêne de la parole notés dès cette époque. Notre restriction vient de ce que le larynx entre à peu près sûrement en jeu, et dès lors il est bien possible qu'il faille invoquer, pour expliquer ces troubles fonctionnels, la lésion productrice de l'aérocèle.

Quoi qu'il en soit, c'est dans le courant de janvier, soit de six semaines à deux mois après la sortie de l'hôpital, que, l'enfant étant à peu près rétabli, les parents remarquèrent sur la ligne antérieure du cou une tumeur indolente, grosse comme une noisette, puis accrue jusqu'au volume d'un œuf de poule, et devenue enfin ce que vous la voyez aujourd'hui.

Il me paraît donc que l'on est en droit de rapporter au premier tubage l'origine de la lésion, soit que l'on ait produit une déchirure, une vraie fausse route peut-être, pendant les manœuvres répétées des deux premiers jours, soit que la pression du tube ait causé une ulcération, ou même un simple amincissement atrophique sur la paroi du tube aérien. Mais une autre hypothèse est possible, et peut-être l'orifice d'une poche congénitale préexistante s'est-il laissé forcer par l'air au cours de deux maladies successives causant volontiers des efforts de toux; car on peut dire qu'on n'observe jamais de rougeole sans toux plus ou moins intense et fréquente.

II

L'anatomie pathologique des cas autopsiés ou opérés jusqu'à présent nous démontre, en effet, que ces divers mécanismes sont possibles et réclament chacun pour leur part certaines des observations publiées.

Ainsi Rokitansky a vu la paroi trachéale membraneuse assez peu résistante pour se laisser distendre soit en avant, entre les anneaux, soit en arrière là où les anneaux font défaut; et là, les orifices glandulaires élargis conduisaient dans des culs-de-sac dilatés, faisant des bosselures grosses comme un pois ou même comme un haricot. Ces glandes, chez un sujet toussant beaucoup, ne pourraient-elles pas se développer en aérocèles? Le fait est possible, quoique jusqu'à nouvel ordre dépourvu d'observation à l'appui. Mais la dilatation interannulaire de la trachée peut seule rendre compte des aérocèles rencontrés par Dominique Larrey chez des crieurs de minaret, chez des sergents instructeurs, chez des gens, par conséquent, qui font abus des efforts vocaux.

Quant à l'accumulation d'air dans des diverticules congénitaux, elle est prouvée par certains faits modernes, des plus intéressants. En particulier, Ledderhose en Allemagne, Beausoleil à Bordeaux, ont publié l'histoire de sujets chez lesquels la tumeur était formée par des diverticules du ventricule de Morgagni, analogues à ce qui constitue les sacs aériens cervicaux chez les singes hurleurs. A l'état normal, chez l'homme, le ventricule de Morgagni, petit diverticule situé entre les cordes vocales supérieures et inférieures, envoie sous la corde vocale supérieure un petit prolongement ascendant qu'on voit quelquefois acquérir un développement insolite. Chez les singes hurleurs, cette poche remonte jusqu'à l'os hyoïde, se prolonge dans le corps de cet os, excavé et descendant au-devant du cou comme un véritable bouclier, et, de plus, à travers un trou de la membrane thyro-hyoïdienne, envoie à la région antéro-latérale du cou un énorme sac aérien. Or, Bennett, en 1865, Gruber, en 1874, ont recueilli à la salle de dissection des larynx humains offrant, en petit, cette disposition. Mais si la symptomatologie peut être assez nulle pour que, comme dans ces cas, il s'agisse parfois de pièces trouvées par hasard à l'amphithéâtre, les observations de Ledderhose, de Beausoleil, prouvent que de cette disposition congénitale peuvent résulter des troubles morbides sérieux. Lücke a opéré le malade dont Ledderhose a publié l'histoire : la disposition topographique de la double tumeur — opérée en deux fois — extra-laryngée et intra-laryngée correspondait tout à fait à celle du sac aérien des singes ; d'autre part, l'examen histologique a démontré un revêtement épithélial cylindrique, à cils vibratils. On ne saurait donc mettre en doute la réalité d'un diverticule congénital et anormal du ventricule de Morgagni. Le malade vu par Beausoleil et Maire n'a pas été opéré, mais cliniquement on peut être affirmatif sur le diagnostic ; dans ce cas, la tumeur était presque exclusivement intra-laryngée, avec très peu de saillie extra-laryngée à la région cervicale latérale, vers la partie postérieure de la membrane thyro-hyoïdienne.

A côté de ces communications laryngées supérieures, assez bien expliquées par l'anatomie comparée et considérées comme une anomalie réversive, une place semble devoir être faite, dans la genèse des aérocèles, à des sacs congénitaux ouverts non pas dans le larynx, mais dans la trachée. C'est ce que constata en 1890 M. von Baracz (de Lemberg), en extirpant une petite aérocèle médiane et inférieure chez une fille de huit ans ; et le microscope permit de voir un épithélium cylindrique tapissant la paroi conjonctive, avec quelques fibres musculaires lisses, qui circonscrivait la tumeur.

Au premier abord, vous croyez peut-être que le clinicien établira facilement qu'il s'agit d'une lésion congénitale : les signes et symptômes de la tumeur remonteront, sinon à la naissance, au moins à la première enfance. C'est là une erreur que la connaissance des dissections accidentelles de Bennett, de Gruber, vous fera facilement éviter; et quant aux malades cliniquement observés, si von Baracz nous parle d'une enfant chez laquelle la tumeur sus-sternale a été vue grosse comme une noisette, dès l'âge de deux mois, et a grossi peu à peu, Ledderhose, Beausoleil, ont eu sous les yeux des adultes à lésion récemment manifestée. La poche préexistante était sûrement congénitale, mais elle est restée latente jusqu'au jour où, dans un effort de toux, l'entrée s'est laissé forcer, et après cela, la tumeur a grossi peu à peu. Il va sans dire que l'action de la toux est surtout grande pour distendre les tumeurs à communication sous-glottique, mais elle fut très nette chez le malade de Beausoleil.

Ce rôle de la toux vous fait comprendre que la tuberculose pulmonaire puisse être l'occasion qui fasse distendre et diagnostiquer l'aérocèle, et cela m'amène à vous signaler en quelques mots un fait assez obscur de Madelung. Chez un homme de vingt ans se forma brusquement, dans un effort de toux, une aérocèle grosse comme un œuf de poule, allant de l'os hyoïde au cartilage cricoïde. La tumeur, extirpée, s'ouvrait dans le larynx, à la partie inférieure de l'angle du cartilage thyroïde et dans la paroi furent trouvées seulement des lésions de tuberculose; le malade mourut subitement, quatre mois après l'opération. En l'absence d'autopsie, la pathogénie exacte est bien difficile à élucider. Madelung admet un diverticule congénital devenu tuberculeux, et c'est, en effet, d'après l'aspect des parties, plus probable qu'une ulcération laryngée tuberculeuse limitée ayant perforé le thyroïde, ou qu'un abcès extra-laryngé tuberculeux ouvert dans le larynx.

Mais on ne peut donner ici que des probabilités, et non pas une certitude, car il y a des cas où ces deux variétés ont été observées, que la perforation laryngée primitive ou l'abcès extra-laryngé aient été ou non tuberculeux. Il convient, d'ailleurs, de remarquer que cette détermination de la nature étiologique de la lésion originelle est souvent à peu près impossible à résoudre dans les observations anciennes, antérieures à l'histologie.

Si nous appliquons à notre cas particulier les notions que nous venons d'acquérir par l'étude des observations déjà publiées, nous éliminons tout de suite l'hypothèse d'un abcès ouvert dans les voies aériennes, mais nous restons dans le doute entre deux interprétations : une perforation brusque — en fausse route, ou après ulcération par compression — due à l'action du tube; un diverticule congénital distendu à l'occasion d'accès de toux. L'examen histologique de la paroi nous éclairera sur ce point.

III

Malgré l'anathème jeté par Gayet sur l'opération, il y a assez longtemps déjà, j'ai, en effet, l'intention d'intervenir, parce que la lecture des observations nous prouve que les symptômes ne sont pas toujours bénins. Chez notre malade, ils sont légers, quoique l'aphonie soit à peu près complète, quoique, de temps à autre, la respiration et la déglutition soient passablement gênées. Mais, quelquefois, la dyspnée est considérable, la toux est fréquente, la déglutition est plus ou moins entravée. Chez le malade de Ledderhose, en particulier, tous les accidents étaient graves et ont cessé par l'extirpation de la tumeur, de même que dans le cas de von Baracz la toux a été supprimée par l'opération. Et vous noterez que dans le cas de Ledderhose, après que Lücke eût enlevé l'aérocèle extra-laryngée, il en résulta d'abord une amélioration considérable, mais que, quatre ans plus tard, en raison d'accès de suffocation tout à fait inquiétants, il fallut faire la thyrotomie et enlever la poche intra-laryngée. Même quand, au moment où le malade consulte, les troubles fonctionnels sont légers, bornés à de la toux et à de l'aphonie, ou à de la simple raucité de la voix, on ne saurait donc en conclure que le pronostic doive rester toujours bénin, et que, dès lors, M. Beausoleil ait eu raison de repousser en principe toute intervention chirurgicale, pensant, avec Gayet, « qu'elle serait pire que le mal ».

Pour une tumeur limitée, réductible, on peut essayer la compression avec un tampon d'ouate, et cette pratique a donné quelques succès. Mais chez notre malade cette méthode ne peut être tentée, d'abord en raison de l'étendue de la tumeur, ensuite parce que l'irréductibilité est complète. Aussi vais-je inciser la poche, en enlever le plus possible. et tenter d'oblitérer, si je le trouve, l'orifice de communication avec les voies aériennes. Autrefois, on se bornait à l'incision, qui a fourni quelques bons résultats. Elle a ensuite été condamnée, comme trop grave, à cause des accidents septiques auxquels elle a donné naissance pendant la période chirurgicale désastreuse qui a précédé l'avènement de l'antisepsie. Mais ce serait un lieu commun que de réhabiliter aujourd'hui le bistouri : les reproches qu'on a adressés à la méthode sanglante n'ont plus leur raison d'être, et les succès se sont multipliés entre les mains des opérateurs modernes.

P.-S. — Le 18 février, après chloroformisation, j'ai fait une incision médiane. L'air s'étant échappé et les parois s'étant affaissées, j'ai vu que j'étais dans une cavité lisse, ressemblant à une séreuse. Avec grand soin, j'ai cherché, mais vainement, un orifice quelconque conduisant le stylet dans le larynx ou la trachée. Il existait cependant sans conteste, car, à un moment donné, l'enfant s'étant contracté assez vivement, j'ai entendu un sifflement très net qui m'a bien paru partir au-dessus du bord supérieur du cartilage thyroïde : j'ai donc cherché dans cette région encore plus attentivement, mais sans plus de succès. J'ai excisé aux ciseaux courbes la partie inférieure de la poche et j'ai terminé par un tamponnement à la gaze iodoformée ; il m'a paru dangereux de suturer au devant d'un orifice laryngien resté inconnu et non oblitéré.

Les suites opératoires ont été normales. L'enfant a quitté l'hôpital le 5 mars, porteur d'un petit trajet fistuleux vers le bord supérieur du cartilage thyroïde, et là prend quelquefois naissance un léger sifflement, avec émission de bulles gazeuses. Mais le cathétérisme est toujours resté infructueux. L'état local était le même en avril, époque où l'enfant fut perdu de vue, et la fistule résistait aux cautérisations. Les troubles de la phonation étaient en voie de diminution. Quant aux troubles de la déglutition et de la respiration, ils avaient cessé tout de suite après l'opération.

Mon ami le Dr Cazin a bien voulu pratiquer l'examen histologique de la paroi réséquée. Une couche interne, fibreuse, à lames parallèles, reposait sur des fibres musculaires, sans doute

celles des muscles sterno-hyoïdien et thyroïdien, en partie enta-
més dans la dissection. A l'intérieur de la paroi, il a été impossible de découvrir une couche épithéliale quelconque. Il ne s'agit
donc pas d'un diverticule congénital secondairement insufflé, mais
d'une infiltration aérienne après perforation ultérieure ou traumatique consécutive au tubage.

L'observation qui sert de base à l'entretien ci-dessus a été
publiée depuis dans la thèse, fort étudiée, de mon élève Koutnik
(*Thèse* de doctorat, Paris, 1895-1896, n° 323). Dans cette thèse on
trouvera, fort exacte et complète, la bibliographie postérieure à
l'intéressant mémoire de L.-H. Petit (*Revue de Chirurgie*, Paris,
1889, p. 97, 205, 371, 471). Quelques observations plus récentes
sont citées par Guinard, dans une communication à la *Société de
Chirurgie* (Paris, 28 mars 1900, n. s., t. XXVI, n° 12, p. 317). Malgré
l'opinion de Guinard, il a semblé à la plupart des auditeurs que
dans son cas personnel, où la paroi était revêtue d'épithélium, il
s'agissait d'un diverticule congénital distendu à l'occasion d'un
effort et non d'un épanchement aérien enkysté, après rupture, dans
le tissu conjonctif cervical. Il suffit de lire les conclusions de la
thèse de Koutnik, pour se convaincre que, quoi qu'en pense Guinard, cet auteur n'a nullement soutenu « qu'il y a toujours à l'origine une cause prédisposante congénitale ou acquise », mais admet
très nettement qu'après perforation, traumatique ou autre, il peut y
avoir « enkystement de l'air dans le tissu cellulaire sous-aponévrotique ». C'est en particulier à cette pathogénie qu'il a attribué, comme
moi, l'observation que je lui ai communiquée. Dans sa réponse
finale, Guinard a ajouté (*loc. cit.*, p. 356) que, « dans les observations publiées jusqu'ici avec des dispositions congénitales, il s'agissait d'enfants (cas de Broca et Koutnik), et, de plus, les tumeurs
étaient plus ou moins réductibles ». La discussion étant close, j'ai
jugé inutile de revenir sur ce sujet. mais : 1° dans le cas ci-dessus,
il s'agissait d'un enfant, et presque sûrement il n'y avait pas de
prédisposition congénitale ; 2° dans un cas à prédisposition congénitale certaine ou presque certaine, von Baracz a opéré un
enfant ; chez les malades de Ledderhose, Beausoleil, Madelung,
la lésion n'avait commencé à se manifester qu'à l'âge adulte.

EMPYÈME DE NÉCESSITÉ

I. — Définition de l'empyème de nécessité au niveau d'un abcès qui pointe extérieurement. Observation d'un cas consécutif à une pleurésie métapneumonique méconnue.

II. — Difficultés possibles du diagnostic d'une pleurésie purulente chez l'enfant.

III. — Il ne faut pas se borner, comme on le faisait autrefois, à l'incision sur l'abcès extérieur. L' « empyème de nécessité » doit être complété par un drainage postérieur et déclive.

La plupart du temps, lorsqu'une pleurésie purulente est abandonnée à elle-même, elle détermine la mort par septicémie avec plus ou moins d'asphyxie, sans que le pus se soit frayé une issue au dehors. Mais quelquefois il n'en est pas ainsi : une ulcération de la plèvre rend possible soit l'évacuation par une bronche perforée, d'où une vomique, soit la collection d'un abcès thoracique.

C'est cet abcès que, dans la terminologie classique, on appelle *empyème de nécessité*, et ce terme vaut à lui seul un long poème. Ne nous rappelle-t-il pas cette période de chirurgie septique où Moutard-Martin passait pour révolutionnaire, parce qu'il soutenait, après Hippocrate, que dans la pleurésie purulente la ponction devait céder le pas à l'incision? que la pleurotomie était encore le moins mauvais traitement de cette grave lésion? On ne disait pas alors : le moins mauvais, mais le meilleur traitement; les résultats obtenus nous paraissent aujourd'hui trop médiocres pour mériter l'épithète. Empyème de nécessité! Cela veut dire qu'à cette époque, pas très éloignée puisque c'était celle du début de mes études, le plus souvent on se refusait à opérer largement : et de ponction en ponction on menait le patient à la tombe. Mais de temps à autre, un beau jour, au niveau d'une piqûre ou ailleurs, on voyait poindre une collection fluctuante ; et alors, la mort dans l'âme, pour éviter les décollements étendus de l'insuffisante ouverture spontanée, le chirurgien fendait la peau sur l'abcès thoracique : empyème de nécessité !

Vous croiriez donc volontiers que, à l'heure actuelle, cet abcès pleural de la paroi thoracique ne doive plus s'observer jamais : même les plus timides des médecins n'ont pas une semblable peur du bistouri. Je puis, cependant, vous citer un exemple moderne de cette psychologie antique — j'ignore au reste l'âge du responsable. — Il s'agit d'une malheureuse fillette de sept ans, chez laquelle, après une affection thoracique aiguë en décembre 1895, après de nouveaux accidents graves en février 1896, le médecin avait fini par diagnostiquer une pleurésie purulente : première ponction en juin, deuxième quinze jours plus tard, troisième dix jours ensuite. Une semaine après, on voyait apparaître du gonflement et de la rougeur vers le mamelon droit. Vous croyez peut-être qu'alors on opère ? Pas du tout : l'abcès s'ouvre de lui-même au début d'août et, enfin, le 20 août, l'enfant, mourante, est amenée à l'hôpital des Enfants-Malades. Là, un chirurgien la déclare perdue, refuse de l'admettre et donne à la mère l'adresse de l'hôpital Trousseau, où je reçus, j'opérai, je guéris.

Cette exception, à vrai dire, confirme la règle : cette triste odyssée est la seule, heureusement, que je puisse vous raconter. Ainsi, presque jamais plus on ne voit la lésion en question au cours d'une pleurésie purulente bien diagnostiquée : on opère toujours avant cette complication. Mais il reste une cause, les erreurs de diagnostic. Et ce n'est pas une cause aussi exceptionnelle que vous pourriez le penser, puisque j'ai pu en sept ans soigner 7 cas de ce genre à l'hôpital Trousseau : avec le précédent, cela fait 8. De ces observations, 7 ont été publiées l'an dernier par mes élèves MM. Audion et Bourgeois dans la *Revue mensuelle des maladies de l'enfance* : elles avaient servi à documenter la thèse de

Cornil. La huitième se rapporte à une malade que vous avez eue récemment sous les yeux, du 30 septembre au 11 décembre 1899, dans notre salle Valleix.

I

Voici cette histoire, que nous pourrons ensuite comparer aux autres.

Une fillette de sept ans, depuis trois années sujette, en hiver surtout, à des bronchites fréquentes, fut prise le 15 juin 1899 d'une maladie aiguë : elle fut soignée, nous dit la mère, pour une fièvre muqueuse suivie de pneumonie. La fièvre muqueuse est hypothétique, mais on doit considérer la pneumonie comme certaine. Pendant cette maladie, la température monta entre 39° et 40°; il y eut une forte toux. Enfin, au bout de sept semaines, l'enfant allait mieux, en sorte qu'on l'envoya à la campagne. Là, au bout de quelques jours elle se mit à tousser, par quintes, à la fin desquelles elle crachait du pus en assez grande quantité. Si bien qu'on la fit revenir à Paris, et qu'on l'amena à l'hôpital Trousseau, parce qu'elle portait dans le dixième espace intercostal droit, à 10 centimètres environ de sa ligne épineuse, une tumeur grosse comme une noix.

Cette tumeur était fluctuante ; c'était par conséquent un abcès. Cet abcès ne venait sûrement pas du rachis, parfaitement droit et souple. Au premier abord, on aurait donc pu croire à un abcès froid costal; mais une série de motifs commandaient l'examen complet de la cavité thoracique.

D'abord, l'histoire de la maladie était bien celle d'une pneumonie suivie de pleurésie, avec défervescence relative au bout de quelques semaines, ce qui n'est pas rare pour les pleurésies métapneumoniques. Défervescence relative, ai-je dit, car le thermomètre, au moment de l'admission de la fillette, marquait encore 38°4 dans le rectum, et il est probable que cette légère fièvre avait dû exister pendant la prétendue convalescence. De plus, l'enfant était pâle, amaigrie, en sorte que, dans l'hypothèse d'un abcès

froid, il fallait déterminer s'il existait de la tuberculose pulmonaire, et cela d'autant plus qu'on nous signalait une expectoration
assez bizarre pour une enfant de cet âge. Enfin, comme les abcès
froids des parois thoraciques, quelle que soit leur origine souvent
discutée, s'accompagnent fréquemment d'une poche sous-costale,
la percussion et l'auscultation étaient indispensables pour un
diagnostic précis.

Ces explorations furent ici tout de suite révélatrices d'une pleurésie : en arrière, une matité absolue, avec résistance au doigt,
remontait jusqu'à l'angle de l'omoplate : en avant, on la constatait
jusque sous la clavicule. A l'auscultation, tous les signes se trouvaient réunis : souffle, égophonie, pectoriloquie aphone.

Le cas n'était donc pas de ceux où, comme je vais le dire dans
un instant, l'erreur est excusable. Le diagnostic paraissait évident, et l'intervention s'imposait : je confiai l'opération à mon
interne M. Grisel, qui la pratiqua le soir même. La pleurotomie fut
faite, comme je la fais toujours, en bas et en arrière, de façon
à arriver à peu près dans le cul-de-sac diaphragmatique, en réséquant 4 centimètres de la dixième côte en dehors de son angle.

Environ un demi-litre de pus fut évacué, après quoi la poche
thoracique n'était pas vidée. En conséquence, elle fut incisée ; sa
communication avec la plèvre ne put être mise en évidence, ce
qui n'avait d'ailleurs aucune importance.

Immédiatement, la température tomba à 37° et s'y maintint.
Le 1ᵉʳ novembre, tout allait très bien : l'abcès était cicatrisé, de la
plèvre s'écoulait fort peu de pus. Puis, vers le 20 novembre, il y
eut des accidents septiques, dus certainement à quelque pansement défectueux : il existait un léger degré de fièvre, et le pus
était assez abondant, jaunâtre et fétide. Alors je prescrivis des
lavages au permanganate de potasse à 1/2.000 (jusque-là, selon
ma coutume, il n'avait été fait aucune irrigation, pas même le
premier jour), et très vite tout rentra dans l'ordre ; si bien que
le 4 décembre il ne restait plus qu'un petit trajet, où l'on mettait
une simple mèche, et que huit jours plus tard l'enfant quittait
l'hôpital avec un très petit point granuleux. Le 17 décembre elle
revenait pour se faire panser, et on trouvait tout cicatrisé.

Avant d'insister sur les quelques points intéressants de cette histoire, je l'ai conduite à son terme. Voyons maintenant les enseignements que nous pouvons en tirer.

II

Cette observation n'est pas de celles où l'on trouve une excuse au médecin responsable de la pleurésie purulente méconnue. Les signes physiques et fonctionnels, le début par une pneumonie diagnostiquée, tout était au complet, jusques et y compris la vomique probable ; car c'est ainsi que presque certainement on doit interpréter les quintes de toux avec expectoration abondante. La vomique est plus rare, au cours de la pleurésie à pneumocoques, chez l'enfant que chez l'adulte, mais elle n'est pas exceptionnelle. Et l'absence de pneumothorax, à cet âge surtout, n'est en rien contraire à cette opinion, attendu qu'elle est la règle après les vomiques chez l'enfant. Je passe, car je ne veux pas m'occuper aujourd'hui des considérations chirurgicales auxquelles peut donner lieu la pleurésie purulente qui se termine par une vomique.

A la vomique près, vous trouverez dans le mémoire de MM. Audion et Bourgeois d'autres observations où les symptômes étaient aussi évidents : voici, par exemple, une fillette de huit ans qui portait au niveau du mamelon gauche une tumeur rouge, rénitente, grosse comme une orange ; le thorax était immobilisé de ce côté, la matité obscurcissait jusqu'à l'espace de Traube, les vibrations étaient abolies, la pointe du cœur battait sur la ligne médiane.

Cependant, je dois ajouter qu'il n'en est pas toujours ainsi et que l'erreur est quelquefois pardonnable. Dans mes observations, j'en trouve une d'où je ne puis rien conclure, car, après avoir constaté une fistule datant de trois mois et un abcès thoracique récent chez un garçon de sept ans, je n'explorai pas autrement la poitrine, et ce n'est qu'en opérant que je trouvai un épanchement pleural, abondant malgré la fistule. Mais chez un autre enfant, un garçon de trois ans et demi, la percussion et l'auscultation furent pratiquées non seulement à l'hôpital par moi, mais aussi par M. Derecq à l'Œuvre des Enfants tuberculeux. Cet enfant, qui en décembre 1897 avait eu une coqueluche suivie de bronchopneumonie, m'était envoyé le 6 mai 1896 pour un abcès froid situé au niveau et en dedans du mamelon gauche, abcès gros comme une mandarine, recouvert de peau souple, mobile, normalement colorée, parcourue par quelques veines dilatées : et l'on me priait de le guérir de cette lésion chirurgicale pour qu'on pût le recevoir à l'hôpital d'Ormesson. A l'examen stéthoscopique, la respiration était entendue des deux côtés, et il y avait seulement au niveau de la bifurcation des bronches, à gauche surtout, une matité que j'attribuai à de l'hypertrophie ganglionnaire. Et pourtant, après incision, je fus conduit dans la plèvre, et l'épanchement n'était pas enkysté en avant, sous la poche superficielle, puisque je dus terminer, pour assurer un drainage complet, par une contre-ouverture postéro-inférieure, avec résection costale.

Cela ne surprendra personne parmi ceux qui ont l'expérience de la pleurésie métapneumonique chez l'enfant. Lisez les quelques pages que M. Netter a récemment consacrées à ce sujet dans le *Traité des maladies de l'enfance*, et vous verrez que tous les signes classiques peuvent faire défaut, même avec des épanchements d'une notable abondance ; que le plus important d'entre eux est la matité absolue, mais quelquefois très limitée ; que les erreurs sont fréquentes, en particulier, avec la tuberculose pulmonaire ; et que, même peu de temps après une maladie aiguë de la poitrine, la ponction exploratrice peut être indispensable pour assurer le diagnostic. Et quand une première ponction restera blanche, qu'on n'en tire pas trop vite argument, car dans les pleurésies à pneumocoques — et c'est d'elles surtout qu'il est ici question — d'épaisses fausses membranes peuvent fort bien boucher l'aiguille de Pravaz, voire même celle de l'appareil de Potain. Je parle, bien entendu, des pleurésies qui, ayant contact avec la paroi, sont susceptibles d'aboutir à l'empyème de nécessité, et non pas des cas, encore beaucoup plus embarrassants, où la collection, enkystée et profonde, interlobaire, médiastine ou dia-phragmatique, ne peut être trouvée jusqu'au jour de la vomique.

Sans doute, le diagnostic devient d'autant plus obscur qu'on s'éloigne davantage des accidents aigus initiaux, et au bout de six mois, avec des symptômes pleurétiques aussi faibles, j'allais dire aussi nuls, que dans le cas dont je viens de parler, on est pour ainsi dire obligé de croire à de la tuberculose pulmonaire (l'autopsie nous a fait voir d'ailleurs un tubercule crétacé au sommet gauche) avec adénopathie bronchique et à ne pas faire au lieu d'élection une ponction exploratrice. Cela est bien plus vrai encore pour les cas abandonnés à eux-mêmes jusqu'à formation d'une fistule spontanée ; car s'il y en a où l'orifice est assez large pour qu'on constate un pneumothorax avec traumatopnée, comme je l'ai noté deux fois, un pertuis de petites dimensions prête facilement à l'erreur s'il conduit le stylet dans un décollement étendu, il est vrai, mais où l'on rencontre une côte dénudée. Et si, ainsi que la chose est arrivée pour un de mes malades, la mère vous raconte que, après avoir eu la rougeole en janvier 1893, quelques mois après l'enfant a été soigné pour une fièvre typhoïde avec un abcès chaud au niveau de la huitième côte droite, abcès avec fièvre intense et douleurs vives, puis incision faite le 6 *août* 1893 ; en présence d'une histoire semblable, le 26 *juillet* 1894, vous ferez sans doute comme moi, vous diagnostiquerez une ostéo-myélite costale, à début aigu, post-typhoïdique, avec accidents prolongés et séquestre probable : puis vous serez tout surpris d'entrer dans la cavité pleurale pleine de pus et surtout de fongosités.

Cependant, si le diagnostic d'une pleurésie purulente peut, à une période plus ou moins tardive, devenir très épineux, qu'il y ait ou non empyème de nécessité, tout au début il y a des règles suffisamment précises pour que le médecin ne soit pas en droit de méconnaître une pleurésie purulente jusqu'à ce qu'il se forme un abcès thoracique. Cela n'aura pas lieu si pendant et après toute maladie thoracique aiguë — M. Netter dit même toute maladie aiguë — le praticien ausculte et surtout percute souvent et avec méthode la poitrine ; s'il est bien pénétré de cet aphorisme que chez l'enfant la pleurésie purulente est souvent d'un diagnostic difficile ; et, enfin, si, dans les cas douteux, il recourt avec sagacité à la ponction exploratrice.

J'insiste principalement sur la pleurésie métapneumonique, car soit d'après l'évolution consécutive à une affection thoracique aiguë, soit d'après l'aspect des fausses membranes et du pus, soit surtout d'après l'examen bactériologique ayant décelé des pneumocoques, c'est de pleurésies métapneumoniques qu'il s'est agi chez les enfants que j'ai observés. La preuve n'est pas toujours absolue, je le sais, mais elle est dans la plupart des cas très nette; et, de plus, cette notion cadre bien avec la bénignité des accidents. En effet, vous devez être stupéfaits de voir ainsi survivre, et en fin de compte guérir après opération, des enfants dont la pleurésie purulente a été négligée pendant des mois et dans un cas pendant plus d'un an. Or, il est certain que la pleurésie à pneumocoques est la moins mauvaise des pleurésies purulentes.

III

Au total, sur huit malades, je n'en ai perdu qu'un : le petit qui venait de l'hôpital des Enfants tuberculeux. Le pneumocoque a été trouvé dans le pus, et l'enfant semblait aller bien, il n'avait pas de fièvre et avait engraissé, lorsque, le 4 juillet, il mourut subitement; à l'autopsie, le poumon était tout entier carnifié, mais la pleurésie purulente était guérie, puisque de la cavité pleurale, comblée par les adhérences, il ne restait que l'espace occupé par les drains. Par conséquent, le mécanisme exact de la mort m'échappe.

Chez cet enfant, la cavité pleurale s'est cicatrisée, après incision simple, quoique les accidents eussent six mois de date et que le poumon fût carnifié. Et l'empyème simple a suffi à la cure chez les trois autres malades qui m'ont été amenés à la période d'abcès, avant la fistule. Chez ces enfants, les accidents dataient de trois mois et demi, deux mois, cinq semaines, et dans ce dernier cas la collection thoracique n'offrait à vrai dire aucune importance : la pneumonie avait débuté le 11 octobre 1894, le médecin avait le 1er novembre assuré le diagnostic par la ponction et avait tout de suite envoyé l'enfant à l'hôpital Trousseau, où dès le 2 novembre je trouvai un abcès causé par la ponction, situé sur la ligne axillaire, dans le 5e espace.

J'ai incisé sur cet abcès, en réséquant comme toujours un peu de côte, pour faciliter le passage et le fonctionnement de deux gros drains, et comme, après ouverture large, j'ai constaté qu'il n'y avait pas de cul-de-sac inférieur, profond et mal drainé, comme, d'autre part, le cas était assez récent pour que l'expansion pulmonaire pût être escomptée, je n'ai pas fait autre chose. Mais, en règle générale, la pleurotomie sur l'abcès thoracique, l'empyème de nécessité de nos pères, me paraît insuffisante. Presque toujours, en effet, l'abcès se forme en avant vers la région mamelonnaire ou même plus haut; ouvrir en ce lieu, c'est vraiment, malgré la tendance des feuillets pleuraux à l'accolement, trop se jouer des lois de la déclivité.

Certainement, je lis dans un article que sur 14 cas d'ouverture thoracique spontanée, Oulmont a compté un jour onze guérisons, mais mon expérience me permet de m'inscrire en faux contre cette assertion. Voici, par exemple, une fillette de neuf ans, qui en avril 1896 eut une pneumonie après la rougeole; le médecin l'autorisa à sortir au quarantième jour, malgré de la toux, un point de côté, de la gêne respiratoire; au mois de juillet, on vit poindre vers le 6e espace intercostal un abcès que le médecin incisa, puis pansa avec des cataplasmes, et quand l'enfant me fut apportée, le 29 septembre de la même année, elle se trouvait dans un état lamentable.

Dans le 6e espace intercostal, en ligne mamelonnaire, une ulcération profonde, à bords violacés, large comme une pièce de 2 francs, donnait issue, à chaque quinte de toux, à une grande quantité de pus verdâtre et fétide. Le stylet pénétrait dans la plèvre en frottant contre plusieurs côtes dénudées. Les signes stéthoscopiques étaient ceux d'un pyopneumothorax. L'état général était mauvais, le teint terreux, l'amaigrissement considérable.

Voilà ce que donne l'ancien « empyème de nécessité », c'est-à-dire, selon le conseil de nos devanciers, l'incision sur la tumeur. Elle ne me paraît pas valoir beaucoup mieux, cataplasmes à part, que l'ouverture spontanée dont on se réjouissait naguère comme d'une issue favorable. J'en ai trois observations, toutes trois défavorables, car les enfants étaient, comme celle dont je viens de parler, sur le chemin de la mort, et ils n'ont guéri qu'aux prix de plusieurs opérations graves, avec une déformation thoracique persistante.

En réalité, il faut, après avoir ouvert l'abcès et la plèvre à son niveau, explorer la cavité et établir une contre-ouverture déclive, la plupart du temps dans le 10ᵉ espace intercostal en arrière, près de l'angle costal, c'est-à-dire au lieu d'élection. J'ai coutume de compléter l'incision des parties molles par la résection d'un fragment costal, ce qui a pour but de permettre un meilleur drainage. Mais cela n'a rien à voir, ni de près ni de loin, avec l'opération d'Estlander, que toujours j'ai dû pratiquer lorsqu'il existait une fistule spontanée.

Une fois, j'ai cru qu'après nettoyage de la fistule et de la côte antérieure, quoique la fistule datât de près de quatre mois, une contre-ouverture postérieure suffirait pour drainer la plèvre, pleine de pus malgré l'existence de la fistule. Cependant, la cavité ne se combla point, et je fus obligé à trois reprises de réséquer des côtes. De même, j'ai pratiqué des résections successives chez les trois autres enfants auxquels je fis dès la première séance des résections multiples et étendues, en tout cas rendues nécessaires par des lésions de carie portant sur plusieurs côtes. C'était la seule manière de faire combler une cavité où le poumon n'avait aucune tendance à venir au contact de la paroi thoracique.

Ici je m'arrête, car j'aurais à exposer toute l'histoire des fistules pleuro-cutanées et de leur traitement, ce qui n'a rien à voir avec la question actuelle, et en vous disant quelques mots à ce sujet, j'ai surtout voulu vous montrer combien on se trompait naguère quand on considérait l'empyème de nécessité comme un phénomène heureux. L'ouverture spontanée était peut-être préférable à la pleurotomie septique et tardive; mais aujourd'hui, par un diagnostic et par une incision précoces, vous devez l'éviter à tout prix.

VINGT-SEPTIÈME LEÇON

LE TRAITEMENT DE L'APPENDICITE

POURQUOI JE NE SUIS PLUS RADICAL

I. — Nécessité d'étudier la question à l'aide de la statistique intégrale d'un auteur et non à l'aide de statistiques de compilation. Ma statistique publiée dans la thèse de Mlle Gordon est celle de l'époque où j'étais radical; on a donc eu tort d'invoquer sa mortalité contre ma pratique actuelle.

II. — Amélioration évidente de ma statistique depuis que j'opère le moins possible à chaud. Analyse des décès qui ne sont pas dus, sauf erreur de diagnostic, au retard apporté à l'opération.

III. — Les décès après l'opération à chaud ne sont pas toujours dus à une péritonite généralisée préalable. L'amélioration de ma statistique n'est pas due à ce que les malades sont envoyés en meilleur état à l'hôpital.

Le traitement médical de l'appendicite vient encore d'être assez fortement malmené, devant la Société de médecine de Bordeaux cette fois; et si, malgré la lassitude où commence à nous mettre cette discussion sans cesse renaissante, je reviens sur la question, c'est que certains points méritent d'être rectifiés dans les opinions attribuées aux partisans du traitement médical.

D'abord, il est bien entendu que nous parlons exclusivement des *crises aiguës*, fébriles, plus ou moins sévères, et non point de l'appendicite chronique sur laquelle nous sommes tous d'accord. Il est exact que le seul traitement convenable de l'appendicite chronique est la résection de l'appendice. Mais la question est de savoir si, en présence d'une crise aiguë, on sauve plus de malades en opérant toujours toute affaire cessante ou en tâchant, par l'emploi judicieux de la glace et de l'opium, de faire refroidir la lésion pour aboutir, un peu plus tard, à une opération réglée, efficace et bénigne.

Je ne veux pas revenir sur les avantages présentés par l'opération à froid sur l'opération à chaud au point de vue du résultat définitivement curatif et de l'éventration. Mais je crois utile de reprendre quelques statistiques mal interprétées.

I

Ne parlons pas des statistiques par compilation, comprenant les résultats publiés par des auteurs différents. Elles sont viciées par ce fait que trop souvent on y additionne les crises et non les malades, en sorte que le même sujet compte plusieurs fois dans la colonne des guérisons, mais ne compte qu'une fois, la bonne, dans la colonne des décès. Je n'attache donc pas grande importance à l'imposant pourcentage qui, d'après Galliard, attribue 93 p. 100 de succès au traitement médical. Mais je ne puis laisser passer sans discussion le paragraphe suivant, que je lis dans la communication de M. Bégouin à la Société de médecine de Bordeaux :

« En opposition à ces statistiques de compilation, on peut placer les statistiques intégrales de deux chirurgiens, MM. Brun et Broca, qui donnent de 28 à 33 p. 100 de mortalité. Evidemment, ces chirurgiens ont surtout traité des cas sérieux, et chez l'enfant, où l'appendicite est peut-être un peu plus grave que chez l'adulte; mais comme la mort de leurs malades n'est certainement pas le résultat de leur intervention, elle doit être mise sur le compte du traitement médical, que ces deux chirurgiens emploient d'abord systématiquement, jusqu'à son insuccès évident. »

Au premier abord, étant donné que Brun et Broca sont, en principe, partisans du traitement médical pendant la crise aiguë, cela paraît déduit avec une logique rigoureuse. Mais il y a un cheveu, que je vais me permettre de montrer : je ne sais pas ce que répondrait Brun, mais je sais bien ce que l'argument vaut par rapport à Broca.

Ainsi que je l'ai dit à plusieurs reprises, et en particulier dans une monographie que je viens de faire paraître [1], ma pratique se divise en deux périodes, avec une transition, bien entendu.

Dès 1892 à 1895 inclusivement, à l'hôpital Trousseau, j'ai presque toujours opéré les enfants quelques heures après leur admission, sinon tout de suite; la consigne était de m'envoyer chercher d'urgence. A partir du 1er janvier 1896, sous l'influence de Jalaguier, j'ai ralenti mon zèle. Auparavant, je ne soumettais au traitement médical, *par la glace et par l'opium*, que les cas tout à fait légers, les simples coliques appendiculaires, sans empâtement, avec à peine de fièvre. Je me suis mis à temporiser devant des cas de plus en plus graves, et je suis devenu de la sorte cet opportuniste aujourd'hui méprisé.

Or, le malheur, pour mon ami M. Bégouin, veut que le pourcentage de 33 p. 100 soit celui que donne dans sa thèse, en juillet 1896, mon élève Mlle Gordon. *C'est-à-dire que cette statistique est précisément celle que j'avais à l'époque où j'étais radical.*

J'irai plus loin, et je vais décomposer les 79 cas de cette thèse. J'y trouve :

7 cas légers non opérés, tous guéris :

8 cas opérés à froid, tous guéris;

64 cas opérés à chaud, avec 38 guérisons et 26 morts.

Tout le monde me fera grâce sur les guéris, et on ne me chicanera pas à propos du moment où je les ai opérés. Mais, pour les morts, il est utile que je rappelle à M. Bégouin quel fut ce moment, d'après les dates que tout le monde pourra vérifier dans la thèse de Mlle Gordon [2].

Or, sur ces 26 cas, 23 ont été opérés immédiatement, sitôt l'enfant admis dans le service de chirurgie. Cela étant, il me reste à fournir des renseignements, d'ailleurs faciles à trouver, eux aussi, dans le thèse de Mlle Gordon, sur les trois morts après opération retardée.

---

1. A. BROCA. — *L'Appendicite*, formes et traitement (Paris, J.-B. Baillière, 1896).

2. Je ne donne pas les numéros des observations parce que, sans que je sache quelle idée a présidé à sa classification, Mlle Gordon n'a pas publié les observations à leur rang numérique, en sorte que le numéro ne facilite en rien les recherches.

Il suffit d'un rapide coup d'œil pour se convaincre que dans un cas le retard n'est responsable de rien du tout.

Voici un garçon de vingt-six mois qui, malade depuis le 8 mars 1895, entre à l'hôpital le 9 mars; le 11 mars je l'opère, et le 5 mai il sort guéri. Mais l'appendice, que je n'avais pas vu au cours de l'opération, entretient de petits abcès à répétition, avec fistule intermittente; peu soucieux d'une opération laborieuse chez un enfant aussi jeune, je remis de jour en jour, à chaque poussée, la résection de l'appendice et le nettoyage du foyer infecté: si bien que le 28 août débutait une péritonite aiguë, causant la mort le 3 septembre, et, à l'autopsie, je trouvai une perforation de l'intestin grêle, sectionné au niveau d'une bride épiploïque. Ce fait m'a instruit, en ce sens que je n'ai plus jamais remis à une époque ultérieure l'opération radicale, lorsqu'une fistule s'est déclarée, après incision simple de l'abcès — et j'ai eu raison, puisque tous ces malades ont guéri. Mais, loin de prouver que l'opération retardée a été funeste, cette observation prouve qu'un retard de vingt-quatre heures n'a aucunement empêché la guérison opératoire de la crise aiguë.

Au contraire, dans le cas suivant, je m'accuse du retard que je crois avoir été mortel et qui s'explique, non point par un essai mal compris de traitement médical, mais par une *erreur de diagnostic* (*Thèse* de Gordon, p. 110).

Le 19 septembre 1895, on m'apporte à l'hôpital un garçon de huit ans qui, le 18 septembre, était rentré de l'école très souffrant, à la suite d'un coup de pied qu'un camarade lui avait envoyé dans le flanc droit; il refuse de dîner, vomit trois fois dans la nuit, rend quelques garde-robes, noires, me dit-on. Le lendemain, je trouve un enfant ne vomissant plus, pouls et température sont bons; le ventre est douloureux et dur, mais je n'y trouve, par la palpation et la percussion, aucun foyer localisé. Après avoir songé un instant à l'appendicite, je conclus, en raison du commémoratif très net de coup de pied, à une contusion abdominale, probablement sans rupture intestinale, et j'ordonne glace et opium. Mon erreur fut-elle excusable? Ce n'est pas à moi à en juger; mais c'était sûrement une erreur. Le 22 au matin, l'enfant allant assez bien, quoique la face fût un peu plus grippée, je me demandai si j'étais dans le droit chemin, car il y avait un peu de résistance et de matité dans la fosse iliaque; mais je n'eus pas le temps de rectifier mon diagnostic, car, à trois heures de l'après-midi commencèrent des vomissements bilieux avec douleurs abdominales très vives et hyperthermie. Appelé d'urgence, M. Legueu fit le soir une laparotomie médiane et draina une collection iliaque droite; ce qui n'empêcha pas l'enfant de succomber le lendemain à une péritonite suppurée généralisée que révéla l'autopsie. Et on put alors constater que l'appendice, largement perforé, avait causé comme foyer initial un gros abcès pelvien, non drainé; ce qui explique que, la fosse iliaque droite étant libre pendant les premiers jours, je n'aie pas porté le diagnostic exact.

Donc, voici un cas dans lequel la temporisation funeste m'est imputable. Quant aux autres décès, il suffit de regarder les dates pour conclure que je n'y suis pour rien. Certes, je pense que plusieurs d'entre eux auraient été évités, si les enfants avaient été soignés bien et à temps, — ce qui ne veut pas dire qu'il aurait fallu les opérer tous tout de suite; — mais je tiens à mettre bien en relief que je les ai opérés aussitôt admis en chirurgie et je décline toute responsabilité sur les jours précédents. On ne le dirait pas à lire les résumés que donne, de ces observations, mon élève et ami Imbert[1], dans un article tout récent où il démontre les méfaits de la temporisation. *Et dans ces résumés j'aurais voulu voir également la mention que presque tous ces malades ont été intempestivement purgés, souvent repurgés.*

Par contre, quoique M. Bégouin, bienveillant pour ma technique, déclare que la mort de mes opérés ne puisse jamais être le résultat de mon opération, je crois devoir admettre qu'il n'en est pas toujours ainsi, et je me demande si je n'ai pas inoculé quelquefois le péritoine par quelques ruptures d'adhérences à une période où le pus péri-appendiculaire possédait encore une virulence extrême. Ainsi, chez une fille de huit ans et demi, malade depuis huit jours, qui entra à l'hôpital le 2 octobre et que j'opérai le 4 octobre

____

1. IMBERT. — *Montpellier méd.*, 24 déc. 1899, 2ᵉ sér., t. IX, p. 810.

1895, j'abordai *en traversant le péritoine sain un foyer pelvien* contenant peu de pus et des fongosités et je réséquai l'appendice; l'enfant mourut le 8 octobre. Chez celle-là, c'est bien de mon opération que relève la péritonite finale, venant de ce que le foyer septique n'était pas assez refroidi (*Thèse* de Gordon, p. 86). Voilà, dans la série incriminée par MM. Bégouin et Imbert, le troisième et dernier cas d'opération retardée par ma volonté : et *je m'accuse de n'avoir pas retardé assez.*

Analysons encore quelques décès. Nous éliminerons celui d'une fille de onze ans morte, un mois après, d'occlusion intestinale par bride épiploïque, le foyer initial ayant été opéré sitôt l'enfant entrée à l'hôpital : la laparotomie secondaire, malheureusement inefficace, fut pratiquée en mon absence par mon ami Jalaguier. Nous attribuerons à l'opération mal faite celui d'un garçon de huit ans qui, n'ayant plus rien dans le ventre, mourut cinq jours après, le 7 décembre 1893, d'un phlegmon diffus gazeux pariétal, dû à une suture intempestive de la paroi autour d'un drain, ce qui m'a appris à ne plus jamais suturer après les ouvertures d'abcès. Nous considérerons comme inévitables, *au moment où j'ai été appelé,* ceux au nombre de huit, où la mort par péritonite généralisée est survenue le jour même de l'opération.

Mais, lorsque la mort survient deux ou trois jours, ou plus, après l'opération, la péritonite généralisée constatée à l'autopsie n'est-elle pas quelquefois le résultat de cette opération ? C'est ici que je suis, pour mes opérations anciennes, moins indulgent que mon contradicteur actuel, parce que, dans certaines autopsies, les lésions péritonéales diffuses m'ont paru bien récentes, et surtout *parce que ma mortalité a diminué dans des proportions énormes depuis que j'ai appris à temporiser.*

II

Comme parmi mes fiches d'observations, surtout pendant les premières années, il y a quelques manques, j'ai fait relever sur les registres de l'hôpital, par un employé du bureau, tous les cas d'appendicite admis de 1892 jusqu'à la fin de 1897 dans les salles Denonvilliers et Giraldès; depuis 1898, dans les salles Le Gendre et Valleix, c'est-à-dire les cas dont je suis responsable. C'est au 1er janvier 1896 que l'influence bienfaisante de mon ami Jalaguier a commencé à se faire sentir sur moi, car c'est à cette date qu'il est devenu mon voisin à l'hôpital Trousseau. Or, voici les chiffres :

De 1892, date de mon entrée à Trousseau, à 1895, 67 cas m'ont fourni 45 guérisons et 22 morts, soit, en chiffres ronds, 33 p. 100 de mortalité.

En 1896, je compte 30 cas avec 4 morts, ce qui complète les 26 (22 + 4) décès de la thèse de Gordon. Et je ferai remarquer que, ma statistique intégrale à l'époque de cette thèse devant comprendre 97 cas (moins quelques-uns de la fin de l'année), la différence avec les 79 cas de M\u2071\u2071\u2071 Gordon porte sur les seules guérisons et non sur les morts : j'avais gardé des notes sur tous les cas graves, mais j'avais négligé des crises guéries sans opération et certains cas bénins. Ma statistique globale passait ainsi à 26 morts sur 97 cas; mettons, si voulez, 26 p. 100. Mais celle de 1896 était de 13,33 p. 100.

En 1897, 28 cas, 3 morts = 10,70 p. 100.

En 1898, 26 cas, 3 morts = 18,79 p. 100.

En 1899, 37 cas, 4 morts = 10,84 p. 100.

Et si j'ajoute 11 cas opérés en ville, avec 1 décès, j'ai 48 cas avec 5 décès, soit 10,43 p. 100. Je n'ajoute pas avant 1899 mes observations de ville, parce qu'antérieurement aux débats actuels je n'avais pas conservé les documents nécessaires pour établir ma pratique intégrale.

Il y a un gros écart au détriment de l'année 1898. Or, si pour cette année je ne trouve dans mes notes que 15 fiches au lieu des 19 entrées relevées au bureau, je trouve précisément celles des trois décès, et nous pouvons voir, dès lors, si la mort doit être attribuée à la temporisation; j'entends à la temporisation de mon chef, car, je ne me lasserai pas de le répéter, la plupart des décès surviennent parce que, pendant un temps variable, les enfants ont été mal soignés au début.

Le 24 mai 1898, on m'apporte une fille de quatre ans et demi qui est malade depuis vingt-sept jours ; je n'obtiens aucun renseignement précis sur l'évolution du mal, mais je vois qu'il s'écoule du pus en abondance par l'ombilic, et j'apprends que cela date du matin même. Le 25 mai, je constate sous le chloroforme que le stylet s'engage vers la fosse iliaque droite, et je fais l'incision de Roux : énorme abcès allant de l'ombilic au fond du petit bassin ; je vois et je résèque l'appendice. La température tombe à 36,8 et y reste pendant trois jours, mais l'enfant succombe épuisée, malgré le sérum, sans péritonite, le 28 au soir.

Une fille de six ans et demi est malade depuis le 20 juillet, ayant commencé à vomir le 21 à la suite d'un purgatif ; à partir du 22, on la soumet à un lavement boriqué toutes les trois heures. Enfin, on l'apporte à l'hôpital le 23, à 1 heure de l'après-midi : température, 38°5 ; pouls petit, à 160 ; tout l'abdomen, ballonné, est douloureux à la pression ; la fosse iliaque droite est mate. Le jour même, à 4 heures du soir, je draine l'abcès. L'enfant mourait le lendemain, avec une péritonite purulente généralisée, constatée à l'autopsie.

Dans ces deux cas, personne ne me rendra responsable de la mort ; mais nous tombons tous d'accord que, jusqu'à leur entrée à l'hôpital, et sans nous demander si c'est ou non la faute d'un médecin, les malades ont été soignés en dépit du sens commun. Pour le troisième décès, au contraire, l'imperfection de mon diagnostic — en raison de difficultés dont on va pouvoir juger — doit être incriminée, car elle entraîna une opération insuffisante.

Un garçon de quatorze ans et demi est pris de malaise, de perte d'appétit, le 3 décembre 1898 ; le lendemain apparaissent des douleurs dans la partie inférieure de l'abdomen, avec coliques et diarrhée légère. Le 5 décembre, l'enfant prend le lit, ressentant alors des douleurs presque continuelles, et reste dans cet état, avec douleurs, constipation, mais sans vomissements, jusqu'au 9 ; à cette date, deux vomissements noirâtres, et, alors, on l'amène à l'hôpital.

Là, je constate que le ventre, partout douloureux, est météorisé au point de rendre la palpation complète impossible. Mais je me rends compte qu'il n'y a ni empâtement, ni résistance spéciale, ni douleur particulière, ni différence de sonorité dans la fosse iliaque droite, et s'il y avait quelque part un léger degré de ces signes, c'était au-dessus de l'arcade crurale gauche; rien d'appréciable au toucher rectal, le météorisme mettant d'ailleurs obstacle, je le répète, à la palpation bimanuelle. Je diagnostiquai une appendicite, mais sans pouvoir déterminer s'il y avait un abcès, et, s'il y en avait un, par où l'aborder. Il n'y avait rien à droite, bien peu de chose à gauche; et pour les appendicites à chaud, quand rien ne tend à bomber et à adhérer dans cette direction, la laparotomie exploratrice médiane, atteignant le foyer à travers la grande séreuse non adhérente, donne des résultats déplorables. Le pouls était aux environs de 100, plein, régulier et résistant, la température à 37°8. Malgré cela, en raison du météorisme et de la douleur, je conclus à un abcès en formation, et je me tins prêt à agir dès que je saurais par où entrer dans le ventre.

C'est ce qui eut lieu le lendemain. La température était tombée à 37°2, le pouls était resté à 108, toujours bon, mais il y avait eu pendant la nuit des vomissements porracés; et si la fosse iliaque droite était toujours libre, à gauche, il y avait certainement, assez près de la ligne médiane, de la submatité à la chiquenaude. J'incisai donc sur le bord externe du grand droit, à gauche, et je donnai issue à une grande quantité de liquide très fétide, d'abord seulement louche, puis franchement purulent; je mis deux gros drains qui s'enfoncèrent loin, en bas et en arrière.

Après l'opération, sauf une élévation à 38°2 le 12 décembre au soir, la température resta entre 37°2 et 37°6, mais quoique le pouls fût bon, je ne fus jamais rassuré. L'abdomen n'était plus météorisé, la douleur avait disparu et la palpation, redevenue possible, ne me révélait rien, même associée au toucher rectal; mais l'enfant restait agité, avec un facies terreux, et tous les matins je cherchai avec soin si aucun signe localisé ne démontrait l'existence d'un nouvel abcès. Ce soupçon était exact, comme la suite le prouva, mais mes explorations restèrent infructueuses.

Enfin, le 19 décembre, dans la journée, se déclarèrent les symptômes évidents d'une péritonite suraiguë : agitation, respiration entrecoupée, yeux excavés, nez pincé, pouls misérable et irrégulier, et la mort survint à 10 heures du soir. A l'autopsie, la poche que j'avais drainée apparut à peu près sèche, mais, dans le haut du petit bassin, il y en avait une autre où l'appendice, entièrement amputé, nageait avec un gros calcul stercoral : et de là était partie une péritonite suppurée à foyers multiples, dont un gros sous le foie et plusieurs petits entre des anses agglutinées d'intestin grêle.

Chez ce malade, il est exact que j'ai attendu vingt-quatre heures avant d'ouvrir le premier abcès : les chirurgiens qui connaissent les difficultés de ces appendicites à foyer initial profond, à foyers secondaires multiples, ne me le reprocheront pas trop, mais ils me diront peut-être que deux ou trois jours après, voyant persister un état d'agitation inusité, comme celui qu'on observe quand il reste un foyer exigeant une deuxième incision, j'aurais mieux fait de recourir à une laparotomie médiane exploratrice ; et ils auront beau jeu à me faire remarquer que, quelque mauvais que soient les résultats de cette intervention, le malade n'aurait pas pu perdre grand'chose au change. On peut tirer argument de cette observation contre l'incision simple sans recherche de l'appendice, en disant que si le premier jour, de parti pris, j'avais enlevé l'appendice, je n'aurais pas méconnu l'abcès profond dans lequel il baignait ; mais on ne peut l'opposer aux partisans de la temporisation.

Donc, en 1898, j'ai soigné, à l'hôpital Trousseau, dix-neuf appendicites, et j'en ai perdu trois, sans qu'on puisse y compter une victime du traitement médical institué selon les règles voulues, une fois les malades sous ma direction. Je passe sur les cas de 1897, parce que je n'ai pas sur eux des renseignements assez circonstanciés : je retrouve l'observation détaillée d'un garçon qui, *opéré au lieu d'élection, dès son admission*, le 4 décembre, au quatrième jour de la maladie, dut subir, le 9 décembre, l'incision d'un abcès intra-péritonéal à gauche, et succomba le 12 avec deux autres foyers, un sous-ombilical, un à l'insertion du mésentère ;

je me souviens d'un *opéré d'appendicite à froid*, dont le foyer encore un peu infecté dut être drainé et suppura, et qui succomba tardivement à une occlusion intestinale par bride autour du foyer non encore cicatrisé; je n'ai, sur le troisième décès mentionné au relevé général, ni note ni souvenir. Mes contradicteurs pourront donc en faire état s'ils le désirent, mais sur 50 cas avec 6 décès, le butin est maigre. Et j'arrive à 1899, où j'ai 37 cas à l'hôpital et 11 en ville; pour les années précédentes, je n'ai pas parlé de la clientèle privée, faute de notes précises, mais je suis sûr de n'avoir perdu aucun malade soigné par moi — opéré ou non — et cela n'aurait pu qu'améliorer ma statistique.

À l'hôpital, en 1899, je compte 4 morts sur 37 cas, en ville 1 sur 11; soit 5 morts sur 48 = 10,43 p. 100. Voici l'analyse de ces échecs :

1° Un garçon qui entra le 9 mai fut opéré séance tenante et mourut dans la journée. Ce n'est donc pas la faute de ma temporisation.

2° Une fille qui, entrée le 4 décembre, fut opérée le 9 décembre pour un abcès iliaque droit. Vers le 25 décembre, après avoir été très bien, elle commença à vomir, sans aucun signe de péritonite; le 28 décembre, l'occlusion intestinale était évidente, et je fis une laparotomie médiane[1]. L'intestin grêle était en trois endroits, dont un sous le foie au-dessus du foyer, et deux à droite dans le petit bassin, complètement coudé par des adhérences; en le libérant, j'ouvris le foyer drainé, où restait un calcul, et une péritonite suraiguë emporta l'enfant. Il n'y en avait pas trace au moment de l'opération, et les cinq jours de la temporisation initiale n'ont rien à voir dans l'insuccès final.

3° Ici, la mort a été due à un retard qui dépend en partie de moi. Il s'agit d'un garçon malade depuis quinze jours, purgé et repurgé, sur lequel, en ville, M. Comby, appelé en consultation, n'avait pas cru devoir admettre l'appendicite, malgré l'avis, tardif d'ailleurs, du médecin de la famille; et lorsque, en présence d'accidents graves de péritonite, l'enfant fut apporté à l'hôpital,

---

1. Voyez la leçon suivante.

je me trouvai fort embarrassé. L'histoire du début manquait, en
effet, de netteté, et, d'autre part, le ventre était uniformément
ballonné, sonore et douloureux; pas d'empâtement pelvien au
toucher rectal; le pouls n'était pas trop mauvais quoique très
fréquent, et je restai dans le doute les 14 et 15 décembre; enfin,
le 16, comme la mort à brève échéance me paraissait inévitable,
et comme la défense musculaire était un peu plus accentuée à
droite de l'abdomen, j'incisai dans la fosse iliaque et trouvai du
pus. L'opéré succomba le 18 décembre, et il est incontestable que
j'ai eu tort d'attendre quarante-huit heures de plus; il est presque
certain que le jour de l'entrée la péritonite était déjà diffuse, mais
que, sur quinze jours de retard, je dois en prendre deux à mon
passif, alors que les symptômes indiquaient, en cas d'appendicite,
une opération sans doute désespérée, mais urgente. Par la pression, la percussion, la palpation, je ne trouvai, il est vrai,
aucun foyer : mais j'aurais dû partir de ce principe que, dans le
sexe masculin, toute péritonite, abstraction faite de la rare péritonite à pneumocoques, relève d'une appendicite et exige la
laparotomie, également indiquée pour la péritonite à pneumocoques.

4° et 5° Les deux cas suivants n'ont aucun rapport avec le débat
actuel. Ils concernent, en effet, des appendicites anciennes,
à plusieurs semaines de la crise, et dans lesquelles, au lieu du
foyer refroidi auquel je m'attendais, j'ai trouvé du pus, des
adhérences, si bien que, dans un cas, le cæcum, très friable,
a subi plusieurs déchirures. Ces observations prêtent à la discussion à propos du délai d'attente plus ou moins long après refroidissement, à propos du mode de drainage, à propos du choix
entre l'incision de Roux et celle de Jalaguier, à propos du diagnostic des abcès résiduaux; mais je n'ai jamais eu à m'y
demander à quelle époque il convient d'opérer une crise aiguë
d'appendicite.

Quant aux *malades guéris*, voici comment ils se répartissent
relativement à la date de l'opération; je ne m'occupe, bien
entendu, que du temps pendant lequel j'ai eu ces malades sous
ma direction.

Quatorze incisions ont été pratiquées :

1 séance tenante.
3 au 2ᵉ jour.
3 — 3ᵉ —
5 — 4ᵉ —
1 — 5ᵉ —
1 — 17ᵉ —

Vingt-huit appendicectomies ont été pratiquées à froid, au bout d'une attente variable, sur laquelle ce n'est pas le moment d'insister; et je ferai remarquer que j'ai vu presque tous les malades en crise aiguë, que par le traitement médical j'ai calmé cette crise, souvent accompagnée d'empâtement très net, et que si une fois je me suis repenti d'avoir opéré trop tôt, jamais je ne me suis repenti d'avoir opéré trop tard.

III

Ce relevé intégral de mes décès opératoires montre avec netteté que *depuis* 1896, c'est-à-dire depuis la thèse de Mˡˡᵉ Gordon, mon pourcentage de mort est de 10 sur 92 = 10,86 p. 100, au lieu de 26 p. 100; et il est à remarquer *qu'en* 1896, *année où j'ai commencé à devenir opportuniste*, j'avais 13,33 p. 100 de mortalité alors que pendant ma *période de radicalisme* j'avais 33 p. 100. Je n'espère pas que cette confession d'un radical fasse actuellement changer beaucoup d'opinions: mais j'espère avoir prouvé, d'une manière irréfutable, que Bégouin et Imbert ont eu tort d'attribuer à la pratique d'un opportuniste la statistique qu'ils ont trouvée dans la thèse de Mˡˡᵉ Gordon. Si pourtant ils avaient consenti à lire les observations et à regarder les dates, s'ils s'étaient souvenus qu'à maintes reprises je me suis publiquement accusé d'avoir été radical, ils n'auraient pas commis cette erreur, sans doute plus préjudiciable qu'utile à leur cause.

Au total, sur près de 200 cas, on peut me reprocher d'avoir quatre fois attendu à tort et d'avoir laissé évoluer une péritonite que j'aurais *peut-être* pu enrayer; mais les quatre fois il s'agissait de malades chez lesquels mon retard a eu pour cause des hésitations de diagnostic et non point l'étude symptomatique d'une appendicite bien diagnostiquée. Que celui dont le diagnostic est impeccable me jette la première pierre!

Mais ce dont je m'accuse, c'est d'avoir eu autrefois des revers qu'aujourd'hui j'évite. Les malades restent les mêmes, et la preuve en est que, dans le même hôpital où j'exerce, l'opération toujours immédiate a fourni 50 p. 100 de décès en 1898, sur 28 cas, dans le service voisin du mien. Par contre, je change de manière de faire, et je passe de 33,33 p. 100 de mortalité à 10,43. L'écart est trop grand, et mes chiffres sont trop nombreux pour que cela soit dû au hasard d'une heureuse série.

Mes adversaires répondront qu'ils ne comprennent pas comment je m'y prends, et que, pour leur part, ils n'ont jamais vu succomber que les malades déjà atteints, avant l'opération, de péritonite diffuse et opérés tout de même, en désespoir de cause, parce que, de temps à autre, on en arrache un au trépas. Est-ce bien sûr? Si je doute, c'est que je me rappelle ce qui se passait autrefois dans mon esprit. Il est bien difficile d'établir si la péritonite mortelle est antérieure ou postérieure à l'acte chirurgical, et nous avons tous tendance instinctive à la croire antérieure. Ainsi, quand j'opérais toujours d'urgence, je croyais, en toute conscience, que les échecs tenaient à une péritonite préalable ayant continué malgré l'opération. Mais aujourd'hui que je temporise, je perds trois fois moins de malades, et il m'est impossible de ne pas trouver que je les soigne mieux: ou bien, s'il y a péritonite préexistante encore curable, on agit mieux sur elle par le traitement médical que par l'incision du foyer; ou bien, et c'est mon opinion, il n'y avait qu'irritation du péritoine autour du foyer, et en opérant on rompt des adhérences sans le savoir.

C'est pour cela que j'ai établi mon jugement sur une statistique en bloc et non sur deux séries: foyers localisés, tous guéris; péritonites diffuses, toutes mortes. Il y a une objection possible à cette manière de faire: votre bloc est meilleur, me dira-t-on, parce que, grâce aux efforts des radicaux, les malades sont, à l'hôpital ou ailleurs, mis plus vite entre les mains des chirurgiens, dès le début de la crise.

L'examen attentif des dates dans les observations prouve que l'argument est inexact; mais je n'ai pas besoin d'établir ici ce dépouillement fastidieux. Pour démontrer que les cas pris en bloc n'ont guère changé, il suffit que je prenne la statistique donnée par Kirmisson, l'an dernier, à la Société de chirurgie[1].

Le 1er janvier 1898, Kirmisson a pris, à l'hôpital Trousseau, la direction des salles dont j'étais auparavant chargé comme suppléant de M. le prof. Lannelongue, et, le 1er février 1899, il a donné le relevé intégral de son service pour l'appendicite aiguë. Ce relevé comporte 25 cas avec 13 morts; sur les registres administratifs, un employé a relevé 28 cas avec 14 morts, et, si je me permets cette addition, c'est qu'elle est plutôt améliorante. Comme total, cela fait 50 p. 100 de morts; c'est encore pis que ma statistique de 1892 à 1895, pendant ma période de radicalisme. Je ne suis pas fâché de le faire remarquer en passant, car, à lire certaines publications, on croirait que la statistique de la thèse de Mlle Gordon est particulièrement chargée de morts.

Pendant la même année 1898, dans le même hôpital, en changeant simplement de salles pour devenir titulaire, j'ai 16 cas avec 18,75 p. 100 de mortalité; en 1897, dans les salles actuelles de Kirmisson, j'avais eu 28 cas (le même chiffre que lui) avec 10,70 p. 100; en 1899, j'en ai eu 37 avec 10,81 pour 100 de mortalité. Je répète ces chiffres, car leur comparaison avec ceux d'un autre service, dans le même hôpital, prouve que les cas apportés aujourd'hui ne sont pas plus bénins que ceux d'autrefois. C'est donc la faute ou du chirurgien ou de la méthode; or, j'ai écrit cet article pour démontrer que, le chirurgien restant le même,

---

1. Kirmisson. — *Bull. et mém. de la Soc. de chir.*, Paris. 1er fév. 1899, p. 112.

Dans le relevé de Kirmisson, tous les cas admis dans son service sont portés, qu'ils aient été opérés par le chef lui-même ou par le chirurgien de garde appelé en cas d'urgence; c'est, en effet, la seule manière de juger sainement les choses, car les mauvais cas sont précisément ceux de la garde. Mes statistiques personnelles ont toujours été rédigées de cette façon: elles sont donc comparables à celles de Kirmisson. Et j'ajouterai, autorisé en cela par mon collègue, que, dès 1899, Kirmisson a eu tendance à temporiser davantage, et qu'il s'en trouve bien.

mais changeant de méthode, les résultats s'améliorent. C'est donc la faute de la méthode et non du chirurgien.

Et qu'on n'aille pas m'objecter, dans mon bloc, le chiffre plus considérable des opérations à froid, bien plus bénignes, car ces opérations ont été pratiquées presque toutes sur des sujets qui, vus par moi pendant la crise aiguë et refroidis par mes soins, ont été opérés à froid précisément parce que c'est, je crois, moins grave que de les opérer à chaud.

Il reste, je le sais, bien des points obscurs, et, en particulier, nous ne connaissons pas les différences cliniques entre les infections, de gravité variable, produites dans l'appendice et le péritoine par des microbes variés, aérobies ou anaérobies. Mais dans un relevé portant sur environ deux cents cas, toutes les variétés sont sans doute représentées proportionnellement et de façon assez nombreuse pour que deux séries, toutes deux nombreuses, puissent être comparables dans leur ensemble. Cette comparaison m'a nettement convaincu que j'ai bien fait de changer de méthode. Je n'espère pas faire beaucoup de prosélytes, à une époque où un certain discrédit s'attache aux moindres apparences de timidité chirurgicale : il me suffit d'avoir, en ce qui me concerne, rectifié une erreur, et d'avoir apporté à ceux qui pensaient déjà comme moi quelques chiffres que je crois probants.

OCCLUSION INTESTINALE CONSÉCUTIVE
A L'APPENDICITE

I. — Occlusion intestinale précoce, pendant cicatrisation d'un abcès appendiculaire incisé. Rôle des brides, des adhérences pelviennes. Forme subaiguë et intermittente des accidents. Gravité considérable du pronostic. Indication d'aller de préférence à la recherche de l'obstacle par la plaie iliaque préalable.

II. — Occlusion intestinale tardive due aux brides, reliquats de la péritonite ancienne. Les accidents sont aigus. Nécessité d'intervenir par laparotomie médiane.

Il est actuellement connu de tout le monde qu'une péritonite antérieure est, par les brides qu'elle laisse parfois après elle dans la cavité péritonéale, une des causes habituelles de l'occlusion intestinale aiguë. Personne n'a donc été surpris quand on a constaté qu'il n'était pas rare de voir l'occlusion survenir chez des malades ayant souffert récemment ou autrefois d'une appendicite aiguë ou chronique, opérée ou non opérée.

C'est à cette étude de l'occlusion mécanique par bride que je vais me borner. Certes, elle n'est pas la seule dont puisse se compliquer l'appendicite, et, comme au cours de toutes les péritonites septiques diffuses, la paralysie réflexe de l'intestin peut causer un arrêt complet des matières et même des gaz pendant qu'évolue une péritonite aiguë appendiculaire. Il semble même que des accidents analogues, quoique moins graves, puissent être provoqués par un appendice chroniquement enflammé, dont la résection fait tout cesser quoi qu'on n'ait rencontré en opérant aucune bride comprimant l'intestin.

Les faits de ce genre peuvent prêter à des considérations cliniques et thérapeutiques fort importantes : à l'état aigu, pour ne pas se tromper entre une péritonite suraiguë et une occlusion intestinale ; à l'état chronique, pour déterminer dans quelles conditions l'appendice doit être enlevé lorsque cependant les signes locaux attirent peu l'attention vers lui. Pathogénie et traitement ne sont pas ici comparables à ce qu'ils sont lorsqu'une bride, reliquat de péritonite, arrête mécaniquement le cours des matières : et c'est de ces cas seulement que je veux parler aujourd'hui.

Ces faits, à leur tour, doivent être divisés en deux catégories bien distinctes, selon que l'occlusion vient compliquer l'évolution d'un abcès appendiculaire incisé et non encore cicatrisé, ou selon qu'elle éclate après une période plus ou moins longue de santé parfaite chez un sujet ayant souffert d'une appendicite suppurée ou non, opérée ou non. Vous verrez à quelles conclusions chirurgicales tout à fait différentes on arrive dans ces deux ordres de cas.

I

L'occlusion intestinale par bride au cours d'un abcès appendiculaire incisé n'est pas fréquente : je ne l'ai observée que trois fois. Cette rareté est heureuse, car la gravité de la complication est grande : mes trois malades sont mortes toutes les trois — il s'agit de trois filles, sans que je sache pourquoi — et vous allez voir que cela s'explique par les difficultés opératoires avec lesquelles le chirurgien se trouve aux prises. C'est ce qui va ressortir de l'analyse succincte de mes trois observations.

Le 4 juillet 1896 on m'apporta, à l'hôpital Trousseau, une fille de onze ans[1], qui, après cinq ou six jours de malaises abdominaux vagues, avait été prise d'accidents brusques le 1er juillet, en rentrant de l'école. Vomissements, diarrhée passagère, épistaxis

---

1. Obs. 69, p. 98, de la *thèse* de Mlle Gordon, Paris, 1896-1897.

au début firent croire à une fièvre typhoïde, mais, quand l'enfant fut admise à l'hôpital, on diagnostiqua nettement une appendicite, avec classique foyer à droite. Je fus appelé d'urgence et, par l'incision de Roux, je donnai issue à une abondante collection de pus très séreux et fort peu odorant. Le toucher rectal pratiqué avant l'opération ne fournit aucun renseignement positif.

Pendant les jours qui suivirent, l'évolution fut celle d'un foyer se vidant d'abord assez mal. Comme cela est fréquent, la température ne tomba pas tout d'un coup. A 40° lors de l'opération, elle resta aux environs de 39° jusqu'au 10 juillet, puis autour de 38° jusqu'au 25 juillet. A partir de cette date seulement elle devint tout à fait normale; mais, pendant tout ce temps, l'état général était resté bon, tous les accidents péritonéaux avaient cessé, et, sauf cette persistance un peu trop grande de la fièvre, tout paraissait aller très bien. Aussi, lorsque je partis en vacances, le 1er août, après une semaine d'apyrexie, l'abcès se comblant avec rapidité, la guérison n'était plus, à mes yeux, qu'une question de jours.

Grande fut ma surprise lorsque, rentrant de congé le 16 août, j'appris que l'enfant avait succombé l'avant-veille, après avoir été opérée, pour des accidents d'occlusion, par mon ami Jalaguier qui avait bien voulu me suppléer pendant mon absence.

Toujours, jusqu'au début des nouveaux accidents, nous avions eu à lutter contre une constipation notable. Mais le 6 août les lavements furent impuissants à provoquer une selle; et le soir, à 6 h. 1/2, débutèrent des vomissements porracés, qui se renouvelèrent à 9 h. 1/2. Le pouls étant normal et le facies excellent, on ne s'inquiéta pas outre mesure; mais l'huile de ricin resta inefficace, trois lavements de même. Le quatrième fut suivi, enfin, d'une selle copieuse, avec émission de gaz.

Après cette alerte, le régime lacté fut prescrit. Le 7 août, un lavement eut un heureux résultat. Mais le 9, nouveau vomissement : une selle abondante fut obtenue par massage abdominal. Malgré cela, le 10 encore, survint un vomissement bilieux; l'état général resta d'ailleurs excellent. Le 12 août, le ventre commença à se ballonner; mais une potion à l'extrait de badiane fut très carminative et fort soulageante et, en somme, l'inquiétude de Jalaguier n'était pas extrême, lorsque brusquement, le 14 août, la scène changea : aux vomissements et à la constipation se joignirent la fréquence du pouls à 150 et l'altération caractéristique du faciès. Le ventre était peu douloureux, mais le toucher rectal révéla que le plancher pelvien était blindé par un plastron très dur, qui immobilisait tous les organes.

La laparotomie médiane fut donc pratiquée : adhérentes dans le bassin, trois brides épiploïques, dont une grosse comme le petit doigt, étranglaient l'intestin grêle. Elles furent sectionnées entre deux ligatures, mais cela ne rétablit pas le cours des matières ; aussitôt après l'opération survinrent des vomissements fécaloïdes, le pouls devint incomptable, et à 7 heures du soir l'enfant succomba. A l'autopsie, on vit que les anses intestinales, restées affaissées, formaient dans le petit bassin un magma adhérent, constituant le plastron senti par le toucher rectal. On comprenait, dès lors, que la section des brides épiploïques n'eût pas suffi à arrêter les phénomènes d'occlusion.

C'est seulement en décembre 1899 que j'eus l'occasion de recueillir une observation comparable à la précédente. Une fille de treize ans, en général constipée, souffrant depuis quelques mois de douleurs abdominales, fut prise, le 1er décembre 1899, le soir, de douleurs aiguës dans la fosse iliaque droite et de vomissements alimentaires ; pendant la nuit, la fièvre s'alluma. Ces symptômes persistèrent, et on se décida, le 4 décembre, à faire appeler un médecin qui conseilla le transfert à l'hôpital.

A l'entrée, nous constatâmes un foyer bien localisé à droite, avec 38°4 de température ; pouls à 104, bien frappé. Le traitement par la glace et l'opium fut institué et amena une sédation rapide des symptômes ; il n'y eut plus aucun phénomène de péritonite, le pouls tomba à 92. Mais la température resta à 38°, et, le 9 décembre, il existait certainement un abcès iliaque que j'ouvris par l'incision de Roux : il sortit un pus infect, contenant quelques débris sphacélés.

Le lendemain, la température étant à 37°8, l'amélioration était considérable, l'enfant se trouvait bien et demandait à manger, ce qui d'ailleurs ne lui fut pas accordé. Mais le 12, sans que rien fût anormal du côté de la plaie, débutèrent des vomissements bilieux, avec des douleurs épigastriques, et, à partir de ce moment, les symptômes furent les mêmes que dans l'observation précédente. Les liquides ingérés furent vomis, l'estomac se ballonna, la constipation fut opiniâtre, de temps en temps vaincue en partie par un lavement; et bien certainement aucun nouveau foyer ne se collectait dans l'abdomen. Sans doute, du 17 au 24, il y eut un peu d'hyperthermie, entre 38° et 38°5 le soir; mais aucun point n'était empâté ni douloureux à la palpation, le ventre ne présentait comme signe anormal que du météorisme épigastrique, le pouls était bon. Le 14 décembre, le toucher rectal permit même de constater que le petit bassin était libre et souple.

Dix jours plus tard, il n'en était plus de même : dans le cul-de-sac de Douglas, à gauche de la ligne médiane, on sentait une masse indurée, non fluctuante, évidemment formée par des anses intestinales agglomérées. Avec des accidents un peu plus lents, l'histoire était donc identique à celle que je vous narrais tout à l'heure, et, après avoir encore hésité, car je ne me dissimulais pas toutes les difficultés de la tâche, je me décidai à opérer.

J'incisai donc l'abdomen sur la ligne médiane, et je vis l'intestin grêle très distendu, très vascularisé. En suivant les anses météorisées, ma main arriva dans le petit bassin et, là, sentit, comme le toucher l'avait fait diagnostiquer, un amas d'anses affaissées, accolées contre la paroi pelvienne gauche; vers la droite de ce paquet descendait une première anse dans laquelle une coudure brusque, par adhérence du bord mésentérique, arrêtait le cours des matières : en la libérant, j'ouvris l'ancien abcès que j'avais drainé par la voie iliaque, et par le trou je vis sortir de la poche, à peu près sèche, un petit calcul stercoral. Après quoi, la même anse, pour devenir perméable, dut encore être affranchie de deux autres adhérences qui la coudaient. Je drainai largement par la fosse iliaque et par l'incision médiane, en protégeant le haut du ventre par des mèches de gaze, mais il me paraissait impossible qu'un foyer pelvien ainsi infecté pût être impunément ouvert dans la grande séreuse : en effet, la température qui, depuis le 20 décembre, était normale, monta le soir à 39°, et l'enfant succomba le lendemain matin, sans avoir vomi, mais avec tous les autres symptômes de la péritonite diffuse suraiguë.

L'autopsie confirma ce que j'avais vu pendant l'opération, et nous fit trouver, en outre, un petit abcès au milieu des anses agglomérées dans le bassin. L'appendice, dirigé en bas et en dedans, était amputé au sommet et venait adhérer à l'anse intestinale que j'avais libérée.

Voilà donc deux observations tout à fait comparables, aussi bien au point de vue clinique qu'au point de vue thérapeutique : elles nous ont offert le type de ces occlusions lentes, dues aux coudures multiples des anses intestinales dans un foyer de péritonite adhésive subaiguë.

Et vous comprenez que le diagnostic ne puisse pas aisément être posé d'emblée : en effet, à un degré léger ces symptômes sont très fréquents après l'ouverture des foyers enkystés de péritonite en général, des abcès appendiculaires en particulier. Il est de règle que pendant la résorption des exsudats de péritonite plastique, grâce auxquels s'est faite la limitation du mal, la constipation persiste plus ou moins. Sans doute, elle est loin d'être absolue, les gaz retrouvent en général vite leur chemin, les vomissements sont peu nombreux ou nuls, le ventre ne se météorise pas. Mais de temps à autre on a, après l'opération, quelques jours d'inquiétude, lorsque enfin une purgation amène la débâcle définitive.

Aussi, dès le début, se pose devant nous un problème assez ambigu, — analogue d'ailleurs à celui qui se pose pour toutes les occlusions chroniques ou même subaiguës : à quel moment devons-nous renoncer aux purgations, aux lavements, et recourir au bistouri ? Nous savons, en effet, que si les adhérences sont constantes, si assez souvent elles causent quelques ennuis, elles se libèrent presque toujours d'elles-mêmes, à mesure que l'intestin reprend sa tonicité et que l'inflammation péritonéale s'apaise. Cela est si vrai que, même lorsque nous échouons en fin de compte, comme vous l'avez vu pour les deux malades précédentes, comme vous le verrez pour la suivante, à plusieurs reprises purgatifs et lavements amènent de vraies débâcles, telles que pendant un jour ou deux on se croit maître de la situation. On ne désespère donc de la médecine que très tard, lorsque l'on voit l'état général s'aggraver ; mais il est juste d'ajouter que, pas plus dans le cas de Jalaguier que dans le mien, ces hésitations — que je crois obligatoires — n'ont eu pour résultat d'amener sur l'intestin les lésions de gangrène, de perforation, qui trop souvent frappent de stérilité les opérations trop différées chez les malades atteints d'occlusion.

Cela se comprend car, dans aucun de ces cas, il n'y avait striction de l'intestin. Il y avait des adhérences molles, agissant par coudure, et ne menaçant par conséquent pas la paroi de sphacèle. La preuve en est que, chez la première malade, la section des brides n'a pas rétabli la perméabilité des anses agglomérées dans un magma pseudo-membraneux peu résistant ; et, chez mon opérée, les trois adhérences qui coudaient l'iléon cédèrent à une minime traction, en déchirant la poche de l'abcès, mais non les tuniques de l'intestin.

Un peu de retard n'est donc pas ici très préjudiciable, contrairement à ce qu'on ne doit pas se lasser de répéter pour les autres occlusions intestinales. Mais la grosse difficulté, c'est de savoir exactement comment il convient d'opérer. La première pensée qui vient à l'esprit, c'est évidemment de recourir à la laparotomie médiane. Or, au moins lorsque le toucher rectal révèle des adhérences pelviennes, cette voie est sûrement défectueuse : ou bien, comme Jalaguier, on se borne à sectionner une ou plusieurs brides épiploïques, mais les coudures par péritonite plastique continuent leurs méfaits ; ou bien, comme moi, on veut aller plus loin, et on libère les anses coudées, mais alors on ouvre forcément dans le ventre un foyer encore infecté, et la péritonite suraiguë consécutive paraît presque fatale.

De ces deux faits, de leur observation clinique, du résultat opératoire, des constatations d'autopsie, j'ai donc conclu que, dorénavant, dans des conditions semblables, je renoncerais à la laparotomie médiane. D'autant que la situation est comparable à celle où nous sommes, quand, par suite d'adhérences à la paroi du bassin et à la section du vagin, nous nous trouvons en présence d'une hystérectomie vaginale compliquée d'occlusion intestinale, avec cette aggravation qu'ici les adhérences correspondent toujours à un foyer infecté, ce qui n'a pas lieu dans toutes les hystérectomies vaginales, pour cancer ou pour fibrome par exemple. Or il est aujourd'hui bien connu qu'en pareille occurrence la libération par voie haute est très dangereuse et que les résultats sont bien meilleurs si, avec le doigt, avec un instrument mousse, on va à l'aveuglette, au fond du vagin, changer un peu la position des anses agglutinées ; si, cette manœuvre ayant échoué, on établit, sans rien libérer, un anus artificiel de Nélaton. Et je me promis, le cas échéant, de ne plus agir que dans le foyer primitivement ouvert.

Malheureusement, l'occasion ne tarda pas à s'offrir, et vous allez voir que la conduite à laquelle je me suis arrêté était raisonnable ; car, si l'enfant a succombé, ce ne fut que longtemps après la cessation de tous les phénomènes d'occlusion.

Le 30 janvier 1900, je fus appelé auprès d'une fillette de huit ans, atteinte depuis trois jours d'une crise classique d'appendicite aiguë, avec plastron iliaque droit. Lorsque j'arrivai, le traitement médical, institué la veille au soir par Sevestre, avait eu un effet sédatif manifeste. Mais la résolution ne fut pas complète, et le 6 février il fut évident qu'un abcès existait, sans réaction péritonéale, avec température entre 38° et 38°5, avec pouls entre 80 et 100. Je l'ouvris par l'incision de Roux, je mis deux drains en canon de fusil, et d'abord tout marcha à souhait. L'enfant bientôt prit du bouillon et du lait, et elle ne vomit plus, mais elle n'eut pas de selle spontanée, et je lui prescrivis de l'huile de ricin. Cela provoqua de vives coliques, mais de selle point ; du calomel à dose fractionnée fut efficace, et l'alimentation put être commencée. Mais, au lieu de s'amender, la constipation s'aggrava, des crises violentes de coliques eurent lieu de temps à autre, calmées après l'émission de quelques gaz ; l'épigastre se ballonna ; il n'y avait d'ailleurs pas de vomissements, et rien n'était suspect autour du foyer opératoire. Quoique rien ne fût appréciable au toucher rectal, je redoutai tout de suite une occlusion partielle par adhérences, et bientôt l'occlusion fut complète, le calomel n'agit plus, en sorte que je résolus d'intervenir, ce que je fis le 17 février.

Mon plan fut d'élargir un peu la plaie, actuellement presque cicatrisée, et de voir si, au fond, je ne trouverais pas, par la percussion, une anse sonore distendue, que je me bornerais à ponctionner. L'anus artificiel serait ainsi établi, sans ouverture de la cavité péritonéale, sur un point de l'iléon sûrement très proche du cæcum ; et lorsque les adhérences se seraient résorbées tout autour, il eût été facile d'oblitérer la fistule stercorale, comme je l'avais fait récemment pour une fistule stercorale par ulcération de l'intestin grêle, consécutive à un abcès appendiculaire de la fosse iliaque.

En effet, une chiquenaude sur le fond de la plaie débridée rendit un son aérique, et je ponctionnai : quelques gaz sortirent, et ce fut tout. De même en deux autres points. Il était dès lors certain, · ou bien que des coudures multiples isolaient plusieurs anses, ou bien que, l'occlusion étant incomplète, quelques gaz avaient pu passer au-dessous de l'obstacle, d'où la sonorité des anses ponctionnées et l'inefficacité de la ponction pour établir un anus contre nature.

Cela étant, mon parti fut vite pris : décollant la lèvre interne de l'incision, j'effondrai quelques adhérences et, en protégeant avec des compresses la partie inférieure suppurante, j'entrai délibérément dans le péritoine ; et de l'index je constatai qu'une bride s'enroulait autour d'un paquet intestinal adhérent à la fosse iliaque et à la paroi abdominale. Recourbant le doigt en crochet, au-dessous du pédicule, j'attirai le tout au dehors, je sectionnai la bride, formée par la pointe de l'épiploon, et j'étalai cet épiploon autour de la plaie. J'eus tout de suite la preuve que l'obstacle était levé, car des matières liquides, jaunes, abondantes, sortirent par un orifice de l'intestin grêle, puis par le second, situé environ à 15 centimètres plus bas ; et une longue anse, d'abord coudée, se déroula au dehors, où la maintint une mèche circulaire de gaze iodoformée. Rien ne sortit par ma première ponction intestinale.

J'étais à peu près certain que les matières fécales, avec grand soin dirigées au dehors et fort loin de la plaie, n'avaient pas contaminé le péritoine ; mais, malgré toutes mes précautions, n'avais-je pas infecté la séreuse par la rupture des adhérences autour de l'ancien abcès iliaque? Je n'étais pas autrement rassuré. Mais, dès le lendemain, j'avais partie gagnée : tous les symptômes d'obstruction avaient cessé, rien ne faisait redouter une péritonite. L'évolution ultérieure fut des plus simples : au bout de cinq à six jours j'enlevai la mèche circulaire, et, peu à peu, l'anse herniée se réduisit, l'enfant put être alimentée et engraissa à vue d'œil ; la santé générale devint parfaite.

Mais il persistait sur la fin de l'intestin grêle deux larges fistules par lesquelles s'écoulaient toutes les matières fécales, et, lorsque l'enfant fut en bon état, lorsque, deux mois après le début de l'appendicite, je pus espérer que les adhérences seraient en majeure partie résorbées, je tentai, le 28 mars, d'oblitérer par l'entérorraphie les orifices intestinaux.

L'opération fut horriblement laborieuse. D'abord j'eus à libérer l'appendice qui, ascendant, allait adhérer par sa pointe à une coudure très abaissée du côlon transverse. Dans ce trajet, il passait devant l'embouchure de l'iléon dans le cæcum et l'aplatissait : et c'est pour cela que le cours des matières n'avait eu aucune tendance à se rétablir dans le gros intestin. L'appendice une fois réséqué, il fut très facile d'oblitérer par quelques points de Lembert une petite perforation que je trouvai sur le cæcum, et qui résultait d'une de mes ponctions lorsque j'avais établi l'anus contre nature.

La recherche et la libération, cependant indispensables, de l'appendice, avaient déjà été délicates; mais ce n'était rien auprès de ce que me réservaient les deux fistules de l'intestin grêle Lorsque je les eus fermées par entérorraphie, je constatai que, par rebroussement à l'intérieur de la muqueuse éversée, la lumière de l'intestin se trouvait obstruée, et je dus me résoudre à pratiquer l'entérorraphie circulaire après résection de l'anse, longue d'environ 25 centimètres, qui portait les deux perforations.

Tout cela dura une heure et demie; pendant ce temps l'hémorragie en nappe par les adhérences libérées fut abondante, et le fait est que l'enfant était à moitié en syncope quand elle fut reportée dans son lit. Malgré les procédés classiques de réchauffement, malgré les injections sous-cutanées de sérum, malgré les piqûres d'éther, elle resta dans cet état, et elle succomba à 7 heures du soir.

Si donc je vous ai dit, en commençant, que mes trois observations s'étaient terminées par la mort, vous voyez que, dans la dernière, celle où j'ai agi par l'ancienne incision iliaque, le décès n'a rien à voir avec l'occlusion intestinale, dont j'avais complètement triomphé. Mais, d'après ce que j'ai constaté au cours de ma troisième opération, je crois que, lors de la seconde, j'aurais mieux fait de commencer par la libération complète des anses grêles et de l'appendice dans la fosse iliaque et d'établir secondairement l'anus artificiel, si cela avait été utile. J'espérais que la percussion me permettrait d'arriver tout de suite sur l'intestin au-dessus de l'obstacle ; j'avais compté sans le passage partiel des gaz, en sorte que deux ponctions ont d'abord été blanches, et c'est de cette multiplicité des orifices qu'est résultée la grande gravité de la dernière opération. Et depuis, j'ai lu un intéressant travail où M. Marion, dans deux cas fort analogues, nous dit avoir constaté également qu'une incision de l'intestin, dans un paquet d'anses agglutinées, n'avait à peu près rien vidé.

Dans les deux cas de Marion, il y avait des adhérences presque généralisées ; dans mes deux premiers, tout le petit bassin en était rempli ; il semble bien qu'alors un procédé quelconque soit impuissant. Mais chez ma troisième malade, l'événement a prouvé que l'action locale pouvait être heureuse, et elle l'a été : d'où la conclusion que nous devons opérer dans l'ancien foyer, comme nous le faisons au fond du vagin, je le répète, pour les occlusions consécutives à l'hystérectomie vaginale.

Un moment, je me suis demandé si l'on n'éviterait pas, en partie au moins, ces accidents secondaires par l'opération très précoce et, en tout cas, par la résection immédiate de l'appendice, de parti pris, dans le foyer purulent, deux pratiques qui, vous le savez, ne sont en principe pas les miennes. Les deux observations de M. Marion ont calmé mes craintes : ces deux malades ont, en effet, été opérés d'urgence, sitôt le chirurgien appelé ; l'un d'eux avait même alors une appendicite « tout à fait au début » ; et chez les deux avait été faite la résection immédiate de l'appendice. Malgré la différence des techniques initiales, le résultat définitif a donc été exactement le même.

II

Nous venons de voir à quels accident précoces peuvent donner lieu les adhérences plus ou moins étendues qui se constituent toujours, et rapidement, autour des foyers enkystés d'appendicite. Voyons maintenant quelles conséquences tardives peuvent en résulter.

La règle est que, une fois éteinte la poussée péritonéale, les abhérences se résorbent d'une manière remarquable, et j'en ai eu la preuve à maintes reprises. D'abord, vous le savez, toutes les fois que c'est possible, j'attends la chute des phénomènes aigus pour enlever à froid l'appendice, quelques semaines après la crise ; or, dans ces conditions, il est de règle, même quand, pendant la crise, a existé un large plastron inflammatoire, que, lors de l'opération, la région iléo-cæcale apparaisse nette. Quelquefois il ne reste plus d'adhérences du tout, en général il n'y a plus que des filaments insignifiants ; je ne parle pas, cela va de soi, de ce qui entoure l'appendice lui-même, mais seulement des brides et coudures capables d'obstruer plus tard l'iléon.

D'autre part, après les incisions d'abcès, les éventrations ne sont pas rares ; d'où, pour suturer la brèche, une occasion d'aller explorer la région autrefois enflammée. Or si, dans ces cas, il est très fréquent de trouver l'épiploon adhérent à la cicatrice derrière laquelle il s'étale, — c'est même là, je crois, une des causes principales de l'éventration, — au-dessous de cet épiploon on arrive presque toujours sur une fosse iliaque où le cæcum et les anses grêles voisines sont parfaitement souples et mobiles. On est même souvent frappé de voir combien se sont réparées les lésions de l'appendice lui-même, réduit à un petit cordon fibreux, dur et blanc.

Mais si cette évolution favorable est celle de la majorité, elle n'est pas celle de la totalité des appendicites refroidies ou cicatrisées après incision d'un abcès, et, au cours de plusieurs opérations, j'ai vu certaines dispositions inquiétantes au point de vue spécial où je me place aujourd'hui.

D'abord, l'appendice lui-même, adhérent par sa pointe en un lieu quelconque, peut, s'il est ascendant et interne, passer en pont au devant de l'iléon, à son embouchure dans le cæcum. Ainsi, chez une fille de six ans, que j'ai opérée pour une appendicite subaiguë non suppurée, l'appendice remontait au-devant de l'iléon, contre le cæcum, et allait adhérer par sa pointe à la face postérieure du tablier épiploïque. Or vous vous rappelez que dans mon troisième cas d'occlusion à la période aiguë, l'appendice ainsi remontant, pour aller se fixer à une anse descendante du côlon transverse, avait assez aplati la terminaison de l'iléon pour rendre définitif un anus artificiel établi juste au-dessus d'elle.

Lorsque l'appendice enfoui ou tout à fait libre ne peut causer aucune striction par lui-même, autour de lui des adhérences peuvent être dangereuses. Ainsi, faisant, le 2 juillet 1900, la cure d'une éventration à un garçon de douze ans auquel j'avais ouvert, le 1er février, un abcès iliaque, je vis que non seulement l'épiploon adhérait à la cicatrice, mais qu'au delà sa pointe allait se fixer au bord libre d'une anse grêle, d'où une tendance à la coudure. En outre, l'appendice chroniquement enflammé — et que je réséquai — sortait comme un battant de cloche d'une sorte de niche située sous l'angle iléo-cæcal rempli d'un magma inflammatoire; et de là partait une bride qui passait devant la terminaison de l'iléon pour aller au bord libre d'une deuxième anse grêle, elle aussi légèrement coudée. Pendant les cinq mois qui venaient de s'écouler, l'enfant n'avait présenté aucun trouble d'occlusion, mais vous vous rendez compte qu'un rien eût suffi pour en provoquer. De même chez un garçon de neuf ans que j'opérai le 9 février 1900, un mois après le début d'une crise refroidie : presque transversal en dedans, l'appendice adhérait par sa pointe au promontoire en passant derrière la dernière anse de l'iléon, et jusqu'à lui, pour s'y attacher par la pointe, descendait l'épiploon qui cravatait de la sorte l'intestin grêle et l'appliquait contre le détroit supérieur. Ici encore, il n'eût pas fallu grand'chose pour provoquer l'occlusion.

Ces trois malades, qui ont parfaitement guéri, n'ont pas été opérés pour occlusion intestinale; mais ils avaient tout ce qu'il fallait pour en faire tôt ou tard, et je pense qu'ils sont instructifs pour vous faire comprendre les conditions anatomiques des occlusions tardives consécutives à l'appendicite, pour vous faire voir le rôle possible de l'appendice lui-même, de l'épiploon, des brides péritonéales.

Elles vous démontrent de plus que, malgré l'attache fixe des brides dans la fosse iliaque, les lésions étaient parfaitement justiciables de la laparotomie médiane, et à cet égard les occlusions tardives doivent être opposées aux occlusions précoces pour lesquelles je suis arrivé à la conclusion inverse. Vous allez voir, dans un instant, que cette opinion est justifiée par le siège possible des lésions plus ou moins loin de la fosse iliaque droite.

Quelle est la fréquence de ces occlusions tardives? La question est difficile à résoudre, car il est bien possible que l'ancienne appendicite causale soit assez souvent méconnue.

Quand j'étais chirurgien du Bureau central et que, convoqué pour les cas d'urgence, j'opérais de nombreuses occlusions intestinales aiguës, j'avais acquis la notion que, pour aller vite et trouver la pie au nid, il fallait envoyer tout de suite la main dans les fosses iliaques, car là était le siège le plus fréquent de l'obstacle; et j'ai été frappé de la fréquence relative des brides vers la fosse iliaque droite. Quant à fournir la preuve d'un lien étiologique avec l'appendicite, je ne le saurais, car dans les laparotomies de ce genre il faut opérer vite pour réussir, et les recherches anatomo-pathologiques sur le vivant compromettent gravement le résultat; nous en sommes donc réduits aux commémoratifs pour rapporter une occlusion à sa cause appendiculaire, et vous comprenez que cela échappe sans peine chez des malades vus par hasard, opérés au milieu de la nuit.

Parmi mes propres opérés d'appendicite, une seule fois j'ai eu à déplorer une occlusion tardive. Il s'agit d'un garçon de treize ans et demi auquel, en décembre 1897, j'avais réséqué l'appendice chroniquement enflammé. L'opération avait été laborieuse au milieu d'adhérences infectées, avec suture d'un cæcum friable, en sorte que j'avais mis dans le foyer un gros drain en caoutchouc, entouré d'une mèche iodoformée pour protéger le reste du péritoine. J'avais bien fait d'agir ainsi, car la suture lâcha partiellement, et pendant quelques jours exista une fistulette stercorale, qui d'ailleurs se ferma spontanément. L'enfant sortit guéri le 18 janvier 1898 et fut d'abord très bien portant. Mais, le 29 juin, il fut pris, sans cause connue, de vives douleurs abdominales, avec arrêt complet des matières et des gaz. La marche de cette occlusion fut suraiguë, et l'état était des plus graves, lorsqu'on amena l'enfant à l'hôpital Trousseau, le 1ᵉʳ juillet, à 3 heures de l'après-midi.

En mon absence, on appela le chirurgien de garde, mon distingué collègue Arrou, dont la première idée fut qu'il s'agissait, malgré l'apyrexie, d'accidents récidivant dans l'ancien foyer. Il incisa donc sur la cicatrice iliaque et vit sortir un peu de sérosité péritonéale; mais le cæcum était sain. Aussi l'incision latérale fut-elle tout de suite recousue, et le ventre ouvert par la laparotomie médiane, ce qui permit de trouver dans la fosse iliaque droite une anse grêle coudée en U par une double bride du bord mésentérique. Après section de ces brides l'anse redevint perméable et Arrou referma le ventre; mais l'occlusion persista et le lendemain matin l'enfant succombait, n'ayant pas été à la selle et ayant continué à rendre des vomissements fécaloïdes. L'autopsie expliqua pourquoi, en faisant trouver derrière le cæcum et le côlon ascendant un paquet d'anses grêles agglutinées entre elles. Sur le cæcum, le moignon appendiculaire était parfaitement souple et sain.

De quand dataient ces adhérences : de la crise initiale d'appendicite ou de la réaction autour d'un foyer opératoire que j'avais dû tamponner et qui avait suppuré? La question est malaisée à résoudre et n'a d'ailleurs pas d'intérêt. Mais remarquez que l'incision iliaque ne permit pas de voir l'obstacle; que l'incision médiane fut indispensable et qu'elle l'aurait été encore bien plus si l'on avait trouvé et cherché à libérer les anses agglutinées.

Voilà l'histoire du seul malade atteint d'occlusion intestinale tardive parmi ceux que j'ai soignés d'appendicite : je prends à mon compte aussi bien la terminaison que le début, car tel que je connais mon ami Arrou, je suis sûr que la laparotomie finale a été aussi correcte que possible. Quant aux deux malades que j'ai opérés moi-même pour occlusion aiguë tardive, je n'avais rien eu à voir dans leur passé appendiculaire.

Chez les deux j'ai eu recours d'emblée à la laparotomie médiane, qui m'a fourni une mort et une guérison.

Le premier est un enfant qui, après avoir été opéré le 25 juillet 1898 d'appendicite par un de mes collègues, avait guéri rapidement sans suppuration; et depuis sa santé était restée excellente, lorsque, le 19 février 1899, il fut pris d'accidents aigus d'occlusion, avec vomissements vite fécaloïdes et constipation absolue pour les matières et les gaz; la température monta à 37°9. C'est le 23 février seulement que le malade fut apporté à l'hôpital Trousseau, après avoir été en vain purgé et lavementé à l'eau de Seltz; il était dans un état déplorable, avec l'abdomen très tendu, le facies grippé, les extrémités froides, le pouls misérable, la température à 38°2. Quoique la situation me parût désespérée, ce dont j'avertis la famille, je pratiquai aussitôt la laparotomie médiane sus-ombilicale, et ma main sentit dans la fosse iliaque droite la jonction entre les anses distendues et les anses affaissées. Tout fut amené au dehors sur des compresses aseptiques, et je vis qu'une bride serrait l'iléon à sa jonction avec le cæcum. Je la sectionnai entre deux ligatures, je vis les matières reprendre leur cours, et je refermai le ventre après réduction des anses météorisées. L'opération avait pu être vivement menée, n'avait pas duré plus de vingt minutes; mais elle était certainement trop tardive, et l'enfant succomba au bout de quelques heures. Le moignon appendiculaire était tout à fait sain.

Dans ce cas, l'incision iliaque eût très bien conduit sur l'obstacle, mais pas mieux que la médiane, grâce à laquelle l'opération fut très aisée; et dans le cas suivant elle eût été bien mal commode, pour ne pas dire plus, car une anse était coudée par une bride insérée sur la paroi gauche du bassin. D'après l'état anatomique des parties, le malade précédent aurait dû guérir, s'il avait été laparotomisé à temps : la section précoce d'une bride est une opération bénigne, comme va vous le prouver ma dernière observation, celle qui est venue rompre la série noire dont je vous ai jusqu'à présent entretenus; et je fus particulièrement heureux que ce jour ait été marqué d'une pierre blanche, car ce fut une matinée consacrée à un de mes élèves les plus chers.

Aujourd'hui, âgé de trente et un ans, notre jeune confrère avait subi, il y a quatorze ans, une crise d'appendicite nette, avec empâtement, guérie par le traitement médical, et il en avait guéri sans rechutes, ayant conservé seulement quelque disposition à des coliques suivies de diarrhée et survenant sans cause connue.

Mais en général son intestin fonctionnait bien, et je puis même vous dire que c'était une belle fourchette. Depuis quelques semaines, il éprouvait une sensation inexpliquée de fatigue, une diminution d'appétit, des alternatives de diarrhée et de constipation, de l'amaigrissement, lorsque brusquement, dans la rue, le 7 juillet 1900, à 3 heures, il fut pris d'une douleur atroce vers l'ombilic : cette colique fut soulagée pour quelques instants par un résultat, bien maigre il est vrai, obtenu aux water-closets de l'Odéon. Mais à quelques mètres plus loin, une fois hors de l'édicule, cela recommença pendant la traversée du Luxembourg, et le malade arriva à grand'peine, plié en deux, tenant son ventre, à la clinique Baudelocque. Il y resta juste le temps nécessaire pour que mon ami Varnier le renvoyât chez lui dans un fiacre; fatigué par les cahots de la voiture, il y fut pris d'une syncope et s'en remit chez un pharmacien qui le fit étendre, lui fit respirer de l'éther et prendre de l'élixir parégorique. Avant de rentrer chez lui, il passa voir un de ses amis, à qui il « refroidissait » une appendicite, craignit encore d'avoir une syncope, mais une fois à domicile se trouva beaucoup mieux, écrivit quelques lettres, et ressentit « une faim terrible, qu'un bol de bouillon suffit à calmer ». Température et pouls normaux, nuit agitée avec cauchemars.

Le lendemain matin, à 6 heures, commencèrent les vomissements bilieux; les douleurs abdominales, toujours vives, furent calmées par l'application d'une vessie de glace. A midi arriva

M. Le Dentu, qui écarta l'hypothèse d'une rechute d'appendicite et, sentant quelque chose de résistant à gauche de la ligne médiane au-dessous de l'ombilic, quelque chose aussi par le toucher dans le cul-de-sac recto-vésical, soupçonna un volvulus et ordonna de grandes irrigations rectales à l'eau chaude. On n'amena ainsi au dehors que quelques boules durcies de matières fécales, mais les symptômes s'amendèrent, les vomissements cessèrent, la nuit fut assez bonne; le matin, un bol de café au lait fut supporté. Tout semblait aller si bien que le père du malade, lui aussi médecin, quitta Paris, où il avait été la veille mandé en toute hâte.

Une heure plus tard, j'arrivais, revenant de la campagne où j'avais passé le dimanche, et avec M. Le Dentu nous constations que les accidents reprenaient avec intensité; et cette fois les vomissements étaient fréquents, bilieux, pas encore fécaloïdes. Nous décidâmes d'essayer l'effet d'un lavement électrique, qu'à 1 h. 1/2 administra M. Gautier. Le résultat fut nul, et le soir à 7 heures, nous étions en face d'une occlusion évidente, avec vomissements fécaloïdes et hoquet particulièrement intense. Mais le pouls était très bon et nous pensâmes qu'au lieu d'une opération faite la nuit avec un mauvais éclairage, nous pouvions remettre au lendemain matin la laparotomie, dont l'indication était claire, qu'il s'agît d'un volvulus comme l'admettait plutôt M. Le Dentu, ou d'une bride comme je le pensais en raison de l'appendicite ancienne.

L'opération me fut confiée et M. Le Dentu voulut bien m'aider. Après incision médiane sous-ombilicale, je trouvai d'abord, en suivant de la main les anses distendues, une anse grêle coudée par une bride insérée sur la paroi gauche du bassin et sous laquelle je pus passer l'index recourbé en crochet : je la sectionnai entre deux ligatures et j'eus encore à libérer aux ciseaux quelques adhérences qui maintenaient accolés les deux chefs de l'anse coudée. Cela fait, je constatai que vers la fosse iliaque droite, il y avait encore des anses affaissées; et autour d'une nouvelle anse grêle, la serrant circulairement, j'incisai une seconde bride. Après quoi la perméabilité du canal me parut partout rétablie, et je suturai sans drainage.

Les suites furent idéales. La chloroformisation, que le malade avait trouvé délicieuse au début, grâce à l'habileté de son ami M. Lapointe, ne provoqua même pas une nausée. A partir de 6 heures du soir, le champagne frappé fut toléré; dès le soir des gaz furent rendus, le surlendemain une selle fut provoquée par deux pilules de cascarine, et dès lors l'appétit revint : lait pendant deux jours, œufs le quatrième jour après l'opération, bifteck le cinquième jour.

L'apyrexie fut complète et, au vingtième jour, le malade se levait; il pouvait les vingt-quatre et vingt-cinquième jours venir faire des communications au Congrès international de médecine, et depuis sa santé est restée parfaite, sa cicatrice résiste au lawn-tennis, à la bicyclette.

Le premier enseignement à tirer de ces trois faits me paraît être que la méthode suivie pour traiter la crise aiguë est indifférente dans l'espèce : une résolution sans opération, une résection à chaud presque immédiate, une résection retardée après refroidissement, tel est leur bilan, et ces trois conduites sont les seules possibles. C'est à la même conclusion que nous sommes arrivés pour les occlusions de la période aiguë, en comparant mes observations à celles de Marion.

Mais le diagnostic et le traitement sont fort différents ici de ce qu'ils étaient pour les faits de la première série. Tandis que, pour ceux-ci, nous étions en face d'occlusions lentes, dont les purgatifs venaient par moments à bout, tandis que nous avions dès lors à nous demander s'il s'agissait d'occlusion proprement dite ou seulement d'un peu de réaction péritonéale persistante, tandis qu'enfin nous avions été amenés à agir dans la première incision, pour libérer des anses et au besoin établir un anus contre nature, nous sommes maintenant en présence d'occlusions aiguës, offrant le type des occlusions par bride, pour lesquelles l'opération est urgente, parce que la vitalité de la paroi intestinale serrée est compromise, pour lesquelles la laparotomie médiane précoce est la seule thérapeutique convenable.

LES ABCÈS PELVIENS DE L'APPENDICITE

I. — Abcès pelviens supérieurs et postérieurs. Difficultés de leur constatation. ils peuvent être méconnus jusqu'au moment où éclate la péritonite diffuse. Difficulté de leur recherche opératoire: gravité de la laparotomie médiane: si possible, mieux vaut attendre la formation d'adhérences vers la fosse iliaque.

II. — Abcès pelviens inférieurs remplissant le cul-de-sac de Douglas. Indication d'ouvrir par incision du rectum si l'abcès y bombe: cette voie est préférable à l'incision vaginale ou à l'incision périnéale. Guérison spontanée possible à la suite d'évacuation naturelle de l'abcès par le rectum.

Même en faisant abstraction des exceptionnelles inversions du cæcum à gauche, on sait que cæcum et appendice peuvent avoir. dans la cavité abdominale, une situation très variable; et si l'on songe, en outre. que l'appendice peut prendre, par rapport au cæcum, une direction très changeante. ascendante en dedans ou en dehors, descendante dans le bassin, transversale en dedans. si l'on se rappelle quelles différences considérables de longueur il présente d'un sujet à l'autre, on se rend compte des sièges divers où peuvent se former, dans le ventre, les abcès provoqués par la perforation de cet appendice en un point quelconque de ce trajet. Le cas habituel, c'est l'abcès dans la fosse iliaque droite, mais on connaît bien, aujourd'hui, les collections appendiculaires postéro-supérieures, vers la fosse lombaire ; celles que l'on trouve sous le foie ou même entre lui et le diaphragme, celles qui remplissent le petit bassin, celles enfin qui viennent pointer à gauche. Et si, dans toutes ces conditions, on constate souvent qu'il s'est passé quelque chose dans la fosse iliaque droite, le foyer anormal n'étant qu'un diverticule devenu prépondérant du foyer classique, il n'en est pas toujours ainsi, et de là des difficultés parfois assez grandes de diagnostic. Quelquefois même, ce diagnostic n'est établi qu'avec réserves : en un point quelconque de l'abdomen, on ouvre un abcès à pus fétide, mal lié, caractéristique d'une perforation intestinale, et on le rapporte, avec grande probabilité, à une appendicite anormale, parce qu'on sait qu'en principe, c'est le cas le plus fréquent, parce que, de temps à autre, par l'opération primitive ou par une intervention secondaire, ou bien à l'autopsie, on vérifie la lésion appendiculaire. Mais c'est un raisonnement sujet à erreur, et on se souviendra, par exemple, que Kirmisson, dans un cas de ce genre, a vu et suturé avec succès une perforation, de nature inconnue, siégeant sur une anse indéterminée de l'intestin grêle.

Il y a encore un facteur dont il faut tenir compte. Lorsque l'infection appendiculaire frappe le péritoine, elle y provoque parfois des lésions immédiatement diffuses, mais susceptibles de régression, et dans certains points éloignés de l'inoculation initiale quelques colonies microbiennes peuvent s'enkyster entre des anses intestinales, y provoquer des abcès secondaires, à distance, que tous les opérateurs ont rencontrés de temps à autre. Mais, en clinique, ces faits sont fort différents de ceux où le siège est primitivement anormal, et c'est de ceux-là seulement que je vais m'occuper, en commençant par la fréquente et si souvent embarrassante appendicite pelvienne.

On peut dire que dans l'abcès ordinaire de la fosse iliaque, l'appendice siégeant contre cette fosse, au-dessous et un peu en dedans du cæcum, il est de règle que la péritonite plastique gagne un peu au delà du détroit supérieur. Très souvent, quand on pratique de parti pris le toucher rectal, on sent quelque chose d'anormal et un peu douloureux à bout de doigt, en haut et à droite, mais de là ne résulte aucune particularité clinique ou opératoire ; l'abcès ouvert par l'incision de Roux, on constate seulement que le drain s'enfonce assez loin en bas et en dedans, et la guérison survient comme s'il n'y avait pas eu de prolongement pelvien.

Les choses sont différentes quand l'abcès est d'abord pelvien, ce qui a lieu encore assez souvent par suite d'une perforation occupant l'extrémité d'un appendice long, qui plongeait dans le bassin. Alors, comme vous allez le voir, le diagnostic peut être délicat, et surtout la thérapeutique est plus difficile que pour les formes ordinaires.

I

Les cas les plus embarrassants pour le clinicien sont ceux où l'abcès, qu'il soit en avant ou surtout en arrière du bassin, se forme haut, c'est-à-dire à peu près au niveau du détroit supérieur, et vous allez vous en rendre compte par l'exposé d'une observation.

J'ai été appelé, le 21 janvier 1898, auprès d'un garçon de quinze ans qui, après avoir eu, en février et en juillet 1897, deux « indigestions » avec vives coliques et vomissements alimentaires, pendant une journée, avait été pris, le 19 janvier, à 11 heures du matin, d'accidents semblables, mais bien vite plus graves. Les douleurs abdominales, les vomissements persistèrent, et mon ami Le Gendre, croyant à une appendicite, malgré l'intégrité de la fosse iliaque, conseilla de me convoquer. J'arrivai le soir et trouvai un malade en assez bon état, avec 39 degrés et 100 au pouls. Les phénomènes rationnels étaient bien ceux d'une appendicite, mais aucun signe ne permettait de localiser un foyer. Dans le ventre, un peu ballonné, mais assez souple pour être facilement palpé, il n'y avait aucun point empâté, aucune zone de matité; en particulier, aucune tumeur ne soulevait la fosse iliaque droite, où cependant il semblait y avoir un peu plus de défense musculaire et de douleur à la pression que du côté opposé. Au toucher rectal, je ne trouvai rien d'anormal. C'était au milieu de la nuit, il n'y avait aucun symptôme de mauvais augure; je conseillai d'apporter le lendemain matin, à Trousseau, ce malade qui ne pouvait être opéré chez lui et qui exigeait une surveillance de tous les instants.

Bien m'en prit. Car si, le lendemain matin, tout était dans le même état, sauf un peu d'altération des traits due à la fatigue du transport, le soir, l'aspect changea brusquement à 6 heures. La température étant à 37°7, la langue restant humide, blanche, étalée, quelques gaz étant rendus par l'anus dans la journée, le pouls monta à 130, le facies se grippa légèrement, les coliques augmentèrent : aussi j'étais à l'hôpital à 9 heures du soir, et je me mis en devoir d'opérer.

Malgré ses fréquents inconvénients dans l'appendicite aiguë, je me décidai pour l'incision médiane sous-ombilicale. Il n'y avait, en effet, dans l'abdomen, aucun signe local pour guider le bistouri, pas davantage vers le rectum, et, dès lors, il fallait être prêt à explorer en divers sens, sans chercher à profiter d'adhérences qu'à l'examen clinique rien ne faisait espérer.

En effet, après incision du péritoine pariétal, je ne vis pas d'adhérences. Il s'écoula en abondance un liquide séreux et louche, puis l'épiploon et l'intestin grêle se présentèrent dans la plaie. Je les relevai du mieux que je pus avec des compresses aseptiques et, dans le fond, je vis et je sentis un foyer inflammatoire; une poche se rompit, et il en sortit un pus assez épais, grumeleux, très fétide. Au fond, je sentis quelque chose de dur que j'amenai au dehors : c'était l'appendice enroulé sur lui-même au devant du promontoire et largement perforé à sa base, près du cæcum, par une ulcération à bords sphacéliques. En dedans de cet orifice, je mis une ligature et je réséquai l'appendice. Je nettoyai ensuite de mon mieux le haut du bassin, où je trouvai deux calculs stercoraux dans le pus : je plaçai deux gros grains plongeant dans le bassin, et je terminai en mettant au-dessus d'eux, pour limiter le foyer autant que possible, une large mèche de gaz iodoformée. Je suturai la partie supérieure de l'incision, pour bien maintenir l'intestin et l'épiploon.

Il ne s'agissait sans doute pas d'une vraie péritonite suppurée diffuse, mais d'une de ces péritonites à grande poche, assez mal enkystées, sur lesquelles Jalaguier a insisté à juste titre. En tout cas, l'amélioration fut immédiate : un visage souriant, pouls à 116, mais plein, température à 37°4, langue humide, ventre souple et indolent, tel fut l'aspect le 23 janvier, à la visite du matin. Un des drains fut retiré le 25 janvier, l'autre le 18 février, et, le 6 mars, la guérison était achevée, sans autre incident à noter qu'une indigestion avec diarrhée le 25 février.

J'ai pu agir juste à temps, à la première alerte de diffusion péritonéale, mais vous comprenez fort bien qu'avec de semblables foyers profonds, dont on ne peut connaître le siège à l'avance, les surprises soient aisées, et c'est ce qui advint, en particulier, à un homme de quarante-sept ans, chez lequel la crise initiale fut très insidieuse, en sorte que le diagnostic fut d'abord hésitant. Cet homme, cocher de son état, avait de temps à autre de fortes coliques avec diarrhée, dont il prenait philosophiquement son parti, en disant que « c'est le siège qui veut ça » et que « c'est la maladie des cochers ». Le 30 décembre 1896, il fut pris de la sorte, mais se sentit assez mal le lendemain pour prier mon ami, M. Maurange, de venir le voir; j'étais depuis quelques jours en voyage. Et quand je rentrai à Paris, dans la nuit du 2 janvier 1897, je trouvai une lettre où Maurange me demandait d'aller voir le brave homme, chez qui les symptômes initiaux, calmés par l'opium et la belladone, avaient été ceux d'une « fausse obstruction » avec émission de quelques gaz; et, « cependant, ajoutait Maurange, rien d'appréciable du côté de l'appendice; le ventre est uniformément ballonné, sans lieu d'élection des douleurs ».

Je trouvai un homme sans fièvre, avec pouls mauvais, avec un ventre météorisé où aucune région ne présentait un signe particulier quelconque; partout le rectum était libre. Dans l'histoire, rien qui ressemblât à une crise classique d'appendicite brusque, fébrile. Il y avait, certainement, une péritonite diffuse, aiguë, ayant toutes les allures de la péritonite par perforation; les anciennes crises de coliques — qui n'empêchaient pas le malade de travailler — permettaient seules de penser que l'appendice fût en cause. Je fis donc transporter le malade à l'hôpital Necker, dans le service de M. Le Dentu, et là, je lui fis une laparotomie médiane : les lésions étaient celles de la péritonite septique, avec météorisme intense des anses vascularisées, poisseuses, avec très peu d'exsudat, et en explorant pour en chercher la cause, je rompis un gros foyer purulent, fétide, situé vers le promontoire, à gauche, et dans la partie toute supérieure du petit bassin. L'opéré succomba très rapidement, et à l'autopsie, M. Raymond Petit, alors interne du service, constata que l'appendice, transversalement dirigé au devant de l'angle sacro-vertébral, était perforé en son sommet et entouré de l'abcès que je viens de mentionner. L'évolution en avait été, en somme, celle d'une péritonite septique aiguë, brusquement greffée sur une vieille appendicite dont le foyer, en tout cas très vite masqué par le météorisme, était bien difficilement accessible à nos investigations ; et ici encore la voie médiane convenait seule à une opération qui devait être exploratrice.

Les circonstances, heureusement, ne sont pas toujours aussi défavorables. D'ordinaire, on reconnaît l'appendicite presque avec certitude, comme chez le garçon dont je vous ai d'abord entretenus : et, de plus, il est habituel qu'à un moment donné, un point de contact avec la paroi se manifeste à nous par un peu d'empâtement limité, par de la douleur localisée à la pression. C'est ce que j'espérais, grâce à quelques jours d'attente, chez mon premier opéré, car le pronostic est infiniment meilleur si on ouvre un abcès appendiculaire en passant à travers des adhérences ; à l'aide du traitement médical par la glace et l'opium, on réussit, en général, à calmer les accidents de façon que, si l'on ne peut arriver à opérer à froid, on puisse au moins profiter d'adhérences protectrices.

L'évolution est alors celle que vous avez observée chez une fille de treize ans, qui fut admise, le 24 novembre 1900, dans notre salle Valleix. Depuis une dizaine de jours, elle se plaignait de douleurs de reins, qu'elle attribuait au poids des livres qu'elle avait à porter pour aller en classe, lorsque, dans la nuit du 15 au 16 novembre, elle éprouva de violentes coliques, avec quelques vomissements glaireux, peu abondants. Le lendemain, naturellement, on la purgea ; le surlendemain, on lui donna une potion pour arrêter les vomissements, et alors seulement on lui appliqua de la glace sur le ventre. Les symptômes se calmèrent alors et continuèrent jusqu'à ce que l'enfant entrât à l'hôpital. Le mode

de début nous fit tout de suite penser à l'appendicite, mais bien
des choses rendaient le diagnostic hésitant. Il y avait bien, tout
en bas de la ligne médiane, vers la droite, un peu de douleur
provoquée par la palpation ; mais dans le ventre, partout souple,
rien ne ressemblait à une tuméfaction inflammatoire. Par contre,
un peu de stupeur, rougeur des pommettes, lèvres et langue un
peu sèches, diarrhée assez abondante et fétide, température de
38°5 à 39°5, autant de symptômes qui permettaient d'émettre
quelques doutes, de penser à une fièvre typhoïde, lorsque, le
28 novembre, le toucher rectal nous révéla, en haut et à droite,
une tuméfaction dure et douloureuse, en même temps que, sous
la paroi abdominale, souple, facile à déprimer, une tuméfaction
profonde se dessinait au-dessous de la symphyse pubienne,
légèrement à droite de la ligne médiane. Du 27 au 30, la température oscilla de 37°5 à 38°5 ; puis, à partir du 30, entre 37 degrés
et 37°5, avec quelques sommets à 38. En même temps, l'état
général était bon, il n'y avait aucun symptôme de réaction péritonéale. Peu à peu, la petite plaque indurée, à la partie antérieure
et interne de la fosse iliaque, devint plus large, et, le 13 décembre,
j'ouvris un gros abcès contenant du pus assez épais. Pour y arriver,
j'avais traversé un péritoine où, en haut et en dehors, les adhérences m'avaient paru bien médiocres ; mais les anses intestinales,
un peu rouges et poisseuses, ne demandaient sans doute qu'à
s'agglutiner autour d'une mèche ; d'autre part, pendant l'opération,
des compresses aseptiques avaient réalisé une protection efficace ;
il n'y eut aucune réaction péritonéale, et, le 22 janvier, la cure
était achevée.

C'est pour les cas de ce genre, où les adhérences du foyer à la
paroi sont tardives, incomplètes, nulles même, que la temporisation est utile. D'abord, comme je viens de le dire, parce que, peu
à peu, des adhérences se constituent ; ensuite, parce que, avec le
temps, le pus devient moins virulent. Certes, il ne faut pas
attendre jusqu'à ce que la mort s'ensuive, et, lorsque vous serez
appelés à temps, il sera exceptionnel que vous vous trouviez en
face de cas aussi épineux que celui de mon malheureux cocher ;
et vous avez vu que, même sans adhérences appréciables, la

laparotomie médiane, à la recherche d'un foyer de siège inconnu, m'a une fois fort bien réussi. Mais ne comptez pas qu'il en soit toujours ainsi. Je me souviens, en particulier, d'une fillette d'une dizaine d'année chez laquelle, au début d'une crise aiguë, je trouvai comme unique signe local une douleur assez limitée au niveau du point de Mac Burney, plutôt un peu au-dessous. La réaction péritonéale se calma bien, mais la fièvre vespérale resta élevée, avec un état septique assez grave. Aussi fis-je le projet d'opérer dès que je saurais par où aller chercher un foyer; or, pendant plusieurs jours, je n'eus, pour le localiser, qu'une douleur vague au toucher rectal, sans tuméfaction faisant saillie, avec un peu de manque de souplesse au bout du doigt. Au dixième jour, à 8 heures du matin, je trouvai enfin de la résistance et de la submatité sur l'étendue d'environ une pièce de dix centimes, au-dessus de l'extrémité interne de l'arcade de Fallope, et comme l'infection septique était notable, j'opérai à 11 heures : dès le soir, le pouls était aux environs de 150, petit, dépressible, et, en trente-six heures, l'enfant succombait. Elle n'a pas vomi, le ventre ne s'est pas ballonné et n'a pas été douloureux; mais le pouls, le facies, la dyspnée, l'agitation mettent pour moi hors de doute qu'en ouvrant l'abcès, où cependant je n'ai fait aucune manœuvre, j'ai rompu des adhérences encore insuffisantes et j'ai inoculé la grande séreuse avec un pus où l'examen bactériologique a révélé l'existence du bactérium coli et du vibrion septique particulièrement virulents.

Cette question des adhérences, de la virulence moindre du pus à mesure qu'on attend, n'est pas spéciale aux cas qui nous occupent; c'est celle qui fait le fond du débat, pour les appendicites qu'on ne peut amener à refroidissement complet, entre les temporisateurs et les radicaux qui veulent toujours opérer d'urgence. Mais son importance est d'autant plus grande que le foyer initial est plus difficile à reconnaître, qu'il est plus éloigné de nos voies d'accès. Car, soit qu'il s'agisse d'abcès postérieurs, soit qu'il s'agisse d'un abcès latéral descendant un peu dans le petit bassin, ces poches pelviennes supérieures ne peuvent être justiciables que de la voie abdominale : incision latérale quand on sent quelque chose dans la fosse iliaque, incision médiane quand, ne sentant rien, on est forcé de partir en exploration. Au contraire, lorsque le pus descend jusque dans la partie inférieure du bassin, lorsqu'il se collecte dans le cul-de-sac de Douglas, alors nous avons la ressource de passer par en bas, et, par le rectum, par le vagin, par le périnée, — ces trois chemins ont été suivis, — d'établir un drainage déclive en ne risquant pas d'inoculer la grande cavité péritonéale. C'est ce que va vous faire comprendre l'histoire de quelques malades.

II

Le 10 mars dernier, à 10 heures du soir, on apporta dans mon service, à l'hôpital Trousseau, une fillette de neuf ans atteinte d'une appendicite aiguë. Le début avait eu lieu dans la nuit du 3 au 4 mars, par une douleur subite et vive, localisée à droite. Le 4 au matin survint un vomissement. On consulta le pharmacien, qui ordonna une purge, puis une seconde, la première n'ayant pas produit d'effet. Le mardi, 5 mars, les vomissements continuèrent, de sorte qu'on appela un médecin qui diagnostiqua une appendicite, institua tout de suite le traitement par la glace et l'opium, et les vomissements cessèrent, mais la fièvre ne céda point, l'état général resta grave, le ventre se ballonna et c'est dans ces conditions que l'enfant fut envoyée à l'hôpital.

A l'entrée, l'interne de garde constata que le facies était assez fortement creusé, que le ventre était ballonné, que le pouls était petit. Mais il n'y avait que 100 pulsations, l'enfant répondait bien aux questions, la voix n'était pas cassée, il n'y avait pas de vomissement. L'inspection, la palpation, la percussion révélaient très nettement une masse volumineuse, à peu près médiane, remontant à peu près à mi-chemin entre l'ombilic et la symphyse et empiétant vers la fosse iliaque droite.

C'est dans cet état que je trouvai la fillette le 11 mars au matin. Le pouls ne battait qu'à 100 et la température était à 37°, mais le facies était fortement péritonéal et je regrettai que l'on ne m'eût pas envoyé chercher pour ouvrir ce gros abcès, dont l'existence était manifeste sitôt l'entrée à l'hôpital. L'événement a, d'ailleurs, prouvé que ces craintes étaient exagérées et tout de suite je vérifiai qu'il n'y avait pas de péritonite généralisée.

En effet, lorsque j'incisai la paroi abdominale par l'incision de Roux, je ne trouvai entre ses plans aucune infiltration œdémateuse, la face externe du péritoine m'apparut saine et dans la cavité séreuse il n'y avait pas de trace de péritonite généralisée. Et dans cette séreuse bombait, derrière la vessie, un dôme auquel adhéraient des anses intestinales, mais qui, nulle part, ne venait au contact de la paroi abdominale antérieure : à droite, à gauche, en avant, le doigt, promené doucement, en fit le tour sans rien rompre.

Il y avait donc, de toute évidence, un gros abcès pelvien qu'au toucher rectal mon interne, M. Jouon, sentait bomber fortement sous la paroi antérieure du rectum, et qui, d'autre part, avait causé une rétention d'urine ayant exigé le cathétérisme avant l'opération.

Ouvrir cet abcès par l'incision iliaque me parut horriblement dangereux, car si quelquefois, en protégeant bien avec des compresses la cavité péritonéale libre d'adhérence, puis en installant avec soin, autour d'un gros drain, une mèche de gaze pour limiter le foyer, on peut ouvrir avec succès ces abcès éloignés de la paroi, il n'en reste pas moins vrai que le pronostic, dans ces conditions, est considérablement plus grave que pour l'incision des abcès ordinaires de la fosse iliaque. Pour l'appendicite pelvienne opérée de la sorte, j'ai certainement obtenu plusieurs guérisons, mais, dans ma statistique, comme dans celles de tous les autres chirurgiens, la mortalité est alors grande. Aussi, dans le cas actuel, mon parti fut-il vite pris, et, séance tenante, je suturai sans drainage l'incision abdominale, je mis l'enfant en travers du lit, en position du spéculum, le bassin élevé sur un coussin, j'introduisis une valve contre la paroi rectale postérieure, et j'incisai le rectum sur la ligne médiane de la paroi antérieur, là où bombait la collection. Après incision du rectum, j'allai à la découverte avec la sonde cannelée, j'effondrai un point un peu dépressible, et je vis sortir au moins 100 grammes de pus mal lié, horriblement fétide.

L'orifice était petit, le trajet assez long et étroit : je ne voulus pas le dilater au risque de rompre des adhérences protectrices, et je me bornai à laver la poche avec une canule assez mince, sans y mettre de drain. Un drain debout n'eût pas tenu, un drain en T eût exigé un trajet trop large, et d'autre part, je connaissais la simplicité avec laquelle ont coutume d'évoluer, après évacuation, les appendicites pelviennes qui s'ouvrent spontanément dans le rectum.

Le soir, l'enfant était dans le même état, avec le pouls à 100, la température à 37°2 ; mais le pouls était faible. Une injection sous-cutanée de 500 grammes de sérum fut pratiquée. A 8 h. 1/2 du soir, un vomissement, qui fut le dernier. Le 12, matin, l'enfant était calme, le ventre n'était plus ballonné, le pouls battait à 80, mais il ne coulait pas de pus par le rectum. En sorte que, le 13, après installation de deux valves, l'orifice rectal fut dilaté avec une pince et drainé avec un drain debout, après issue de 80 grammes de pus. Le 15 mars, il sortit encore un peu de pus et le drain tomba. Pendant ce temps, jusqu'au 21 mars, l'enfant fut soumise à l'action de l'extrait thébaïque, de façon à être constipée.

La température oscilla jusqu'au 18 mars entre 37°5 et 37°8 ; à partir du 18 mars, elle fut vers 37° le matin, vers 37°5 le soir ; à partir du 25, à 37° matin et soir. Depuis le 18 mars, la plaie rectale paraît cicatrisée, il ne s'écoule plus de pus par le rectum, et aujourd'hui 30 mars, la plaie abdominale étant réunie par première intention parfaite, l'enfant paraît guérie, avec un ventre souple et indolent, avec des selles normales, quotidiennes depuis le 24 mars.

Par l'incision rectale, j'ai donc obtenu une guérison particulièrement rapide, et je crois que j'ai très bien fait de renoncer à la voie abdominale dès que j'ai eu constaté l'absence d'adhérences. Mais la plaie iliaque une fois refermée, la voie rectale n'était pas la seule à laquelle je dusse songer : dans les cas de ce genre, en effet, on peut également passer soit par le vagin, soit par le périnée en dédoublant la cloison recto-vaginale.

Je me souviens qu'il y a quelques années, en rentrant de

vacances, je trouvai à l'hôpital Trousseau une fillette que mon ami Jalaguier avait guérie, en mon absence, par une incision vaginale. Je sais aussi que, de temps à autre, une collection de péritonite enkystée, appendiculaire ou autre, guérit d'elle-même par ouverture dans le vagin. Mais j'aime mieux, à moins d'y être forcé, ne pas délabrer un hymen et, à choix, je préfère soit la voie périnéale, soit la voie rectale.

Dans une note intéressante, communiquée, l'an dernier, à la Société de chirurgie, mon élève et ami Delanglade [1] (Marseille) a préconisé la voie périnéale. Il est parfaitement certain qu'en traçant en avant du rectum une incision transversale, il est facile de passer entre le rectum et le vagin et d'aborder ainsi une collection du cul-de-sac de Douglas. Delanglade nous a, pour le cas particulier de l'appendicite, apporté trois observations des plus nettes : dans l'une, l'enfant a succombé, après une péritonite à foyers multiples qui nécessitèrent des incisions successives, dans toutes les régions de l'abdomen (le foyer périrectal fut l'avant-dernier); les deux autres opérés ont fort bien guéri. A ce propos, Delanglade cite une étude de ce procédé par Mauclaire, sur le cadavre; un fait opératoire heureux de Sutton [2].

Les arguments, qui plaident en faveur de l'incision périnéale contre la voie rectale, sont les mêmes, nous dit Delanglade, que pour l'incision périnéale des abcès prostatiques. Là, en effet, il est bien certain qu'on voit mieux ce qu'on fait, qu'on est moins exposé à l'hémorragie immédiate ou consécutive, car il est plus facile de lier et de pincer les vaisseaux, qu'enfin on met le foyer à l'abri de l'infection mixte, stercorale, inévitable s'il communique avec le rectum. En fait, l'ouverture spontanée des abcès chauds de la prostate dans le rectum donne des résultats en moyenne mauvais; leur ouverture chirurgicale par cette voie donne des résultats bons, mais inférieurs à ceux du drainage périnéal.

Cela est fort juste pour les abcès prostatiques, mais n'est pas

1. DELANGLADE. — *Bull. et mém. de la Soc. de chir.*, Paris, 1900. n. s., t. XXVI. p. 600.

2. E.-M. SUTTON. — *Journ. of the amer. med. Assoc.*, Chicago, 1898, t. XXX, p. 1438.

tout à fait applicable aux abcès pelviens de l'appendicite, et il
convient, tout d'abord, de faire remarquer que l'infection secondaire d'origine rectale ne doit pas, en principe, être aussi fâcheuse
que dans le cas précédent. Car le pus est, ici, d'origine intestinale,
et du rectum ne peuvent guère venir dans la poche des microbes
qui ne l'infectent pas déjà. Et ce raisonnement théorique — qui a
lui seul ne vaudrait rien, comme tous les raisonnements théoriques — est confirmé par la clinique, quand nous voyons ce qui
se passe lorsque l'abcès s'ouvre de lui-même dans le rectum. C'est
là, en effet, un des rares modes de guérison spontanée pour les
foyers appendiculaires collectés, et j'ai vu guérir, soit avec une
retouche opératoire, soit sans aucune intervention chirurgicale,
tous les malades chez lesquels le pus a été évacué par l'intestin.
Ces faits concernent quatre filles et un garçon : encore verrez-
vous que, pour le garçon, l'ouverture rectale n'a pas été primitive.
Par un hasard de série, les quatre filles ont été observées en peu
de temps, toutes quatre en 1897, et trois de ces observations sont
publiées dans la thèse de mon élève Esnault, en sorte qu'il me
suffira de les résumer brièvement.

C'est d'abord celle d'une fille de onze ans et demi qui, brusquement atteinte le 24 juin 1897, entra à l'hôpital le 30 juin et fut
mise au traitement médical, qui amena assez rapidement la sédation des symptômes ; et, le 7 juillet, la température devint normale. A partir du 13 juillet, sans aucun phénomène péritonéal,
avec l'abdomen souple et seulement un peu empâté dans le bas
de la fosse iliaque droite, le thermomètre monta tous les soirs aux
environs de 38°, et le 19 juillet, à 5 heures et demie du soir,
sans douleur, eut lieu une décharge abondante de pus par l'anus;
l'infirmière a également affirmé qu'il s'en était écoulé du vagin (et
ce fait est à tort admis sans réserves dans l'observation publiée
par Esnault), mais cela n'a pas été vérifié par moi les jours suivants, tandis que l'évacuation rectale s'est reproduite pendant
quelques jours. Après cela, le ventre redevint très vite normal,
avec encore un peu plus de résistance à droite qu'à gauche, puis la
convalescence fut rapide et le 2 septembre l'enfant nous quittait
complètement guérie.

De même, je n'eus absolument rien à faire chez une fille de neuf ans, qui, après six mois de douleurs abdominales mal caractérisées, nous fut apportée le 31 octobre 1897, au onzième jour d'une crise aiguë. Le ventre était peu douloureux à la pression, sans rien de net dans la fosse iliaque. Le 2 novembre survint de la diarrhée, avec selles liquides, jaunes, formées certainement de pus, tandis que l'état s'améliorait sensiblement et que la température tombait à 37°7. Le pus dans les selles fut constaté jusqu'au 9 novembre; à partir de ce moment la convalescence fut rapide et l'enfant rentra chez elle, le 4 décembre, tout à fait bien portante.

Je vous ai dit que, pour le garçon, l'histoire avait été un peu différente ; le 16 janvier 1900, je lui avais, en effet, ouvert d'urgence un gros abcès de la fosse iliaque, et tout allait bien lorsque, le 29 au soir, la température remonta à 38°5, tandis qu'à gauche se formait, au-dessus de l'arcade de Fallope et près de la ligne médiane, une bande empâtée, douloureuse, et qu'au toucher rectal on sentait bomber en avant une masse non fluctuante; la température vespérale s'éleva ainsi les 29, 30 et 31 janvier, et elle était redevenue normale, lorsque le 2 février s'écoula par le rectum une assez grande quantité de pus fétide. Cela dura, avec peu d'abondance, pendant quelques jours, et la convalescence, à partir de ce moment, fut ininterrompue, en sorte que l'enfant sortit de l'hôpital le 4 mars, entièrement guéri. Il s'est donc agi, dans ce cas, d'un abcès pelvien secondaire, et non point primitif comme chez les deux filles.

Lorsqu'on lit dans les auteurs un peu anciens la description de la pérityphlite ou des abcès de la fosse iliaque, on voit qu'il y est question des évacuations, relativement favorables, de la collection dans l'intestin. Mais nos devanciers admettaient volontiers que l'ouverture se faisait dans le cæcum ou dans le côlon ascendant. Nous croyons, au contraire, aujourd'hui, que, presque toujours l'ulcération porte sur le rectum et que cette évolution spontanément heureuse est réservée aux poches pelviennes; au moins il en fut ainsi chez les malades que j'ai observés.

Les faits précédents démontrent que cette ouverture peut, à elle seule, être suffisante ; et même, dans les trois cas, les suites furent remarquablement bénignes, le foyer se vida vite et bien. Mais il était à prévoir que l'œuvre de la nature ne serait pas toujours parfaite et que le foyer, mal drainé, pourrait être la cause d'accidents plus ou moins graves. C'était, en particulier, certain, si, comme je l'ai vu une fois, avec le prolongement pelvien existait une poche plus ou moins élevée où le pus stagnerait, et c'est ce qui se passa chez une fille de neuf ans et demi, que j'admis à l'hôpital le 2 novembre 1897. Le début, classique, de l'appendicite aiguë, remontait au 5 septembre, et le 25 avait eu lieu une défervescence brusque, consécutive à une évacuation de pus par l'anus. Mais ce ne fut qu'une détente, et à partir de cette date la collection se vida tous les cinq ou six jours, tandis que, dans l'intervalle, la température remontait. De là une intoxication septique assez grave, en sorte que l'enfant, lorsque je l'examinai, était pâle, amaigrie, sans appétit, avec la langue sale ; le pus n'avait pas coulé dans le rectum depuis plusieurs jours, et la température était à 38°8. A la palpation, je sentis un empâtement profond de la fosse iliaque droite, sans saillie accessible à ce niveau, et dans la fosse lombaire un soulèvement mal limité, avec fluctuation profonde. Il y avait donc une poche lombo-iliaque ouverte dans l'intestin par un trajet fistuleux insuffisant. Le 3 novembre je fis, dans la région lombaire, une longue incision verticale, et j'arrivai dans un abcès qui se prolongeait en bas et en dedans vers le détroit supérieur, par un long tunnel où j'engageai le petit doigt, mais sans pouvoir arriver au fond. J'installai d'abord un tamponnement à la gaze iodoformée parce que les parois, assez fongueuses, avaient donné une hémorragie en nappe abondante, mais, le 9 novembre, la gaze fut remplacée par deux drains. L'amélioration fut immédiate : il n'y eut plus jamais de pus dans les selles, la fièvre tomba peu à peu, l'intoxication septique cessa, l'appétit revint, la plaie se cicatrisa et, le 6 janvier 1898, la guérison était complète.

Non seulement — et cela est tout naturel — l'évacuation spontanée ne suffit pas lorsqu'un trajet étroit descend de la région lombo-iliaque vers le bassin, mais quelquefois un petit foyer exclusivement pelvien peut rester la cause d'une septicémie grave. Ce fut le cas d'une fille de douze ans auprès de laquelle je fus appelé le 27 août 1897. Elle était malade depuis la fin de juillet et avait été soignée à la campagne pour une fièvre typhoïde ; mais on diagnostiqua ensuite une appendicite et on me pria de voir l'enfant : quelques minutes avant mon arrivée eut lieu une énorme débâcle de pus par l'anus, et je n'eus qu'à voir un bassin plein de liquide jaune, horriblement fétide. La douleur, jusque-là très violente, se calma aussitôt, la fièvre cessa, le ventre devint souple. Mais cette amélioration ne dura qu'une quinzaine de jours et bientôt la malade fut reprise d'accidents légers, avec douleur iliaque droite, météorisme, inappétence, diarrhée, et surtout phénomènes de septicémie chronique fort accentués et température oscillant entre 38° et 39°. Je fus appelé de nouveau à la fin de septembre ; je vis d'abord une éruption purpurique m'indiquant qu'il fallait agir vite pour tenter d'enrayer la septicémie, et je fis entrer l'enfant à l'hôpital Trousseau le 24 septembre. Localement, la fosse iliaque droite n'était douloureuse que si on palpait profondément, et il y avait un peu d'empâtement ; en haut et à droite, le doigt introduit dans le rectum sentait un peu de résistance.

Pour ne pas ouvrir largement dans le péritoine un foyer périrectal infecté, je me proposai d'opérer par voie sous-péritonéale. Le 25 septembre, je décollai donc la fosse iliaque, comme pour pratiquer la ligature de l'iliaque externe ; mais je continuai ma route au delà des vaisseaux, et au-dessous du détroit supérieur je trouvai le péritoine pariétal épaissi, lardacé. Là, je l'effondrai et j'entrai dans une cavité fongueuse, contenant une quantité médiocre de pus fétide et mal lié. J'y plaçai deux gros drains, sans chercher l'appendice. L'effet de ce nettoyage fut excellent. Sans doute, nous eûmes une vive alerte : dans la nuit du 1er au 2 octobre eut lieu par la plaie une hémorragie considérable, dont on ne s'aperçut que le matin, en faisant la toilette de l'enfant. Mais un tamponnement à la gaze iodoformée arrêta le sang, qui semblait couler en nappe de tout le foyer opératoire, et ce fut la dernière manifestation de la septicémie hémorragique dont le purpura nous avait indiqué l'existence. Les injections de sérum eurent raison de l'anémie aiguë, la température devint normale et la cicatrisation s'effectua sans encombre. Le 9 novembre la malade sortait de l'hôpital, et je l'ai revue plusieurs fois, bien portante.

Au total, cela fait donc cinq enfants chez lesquels j'ai vu le pus se frayer un chemin vers le rectum, et tous les cinq ont guéri : deux fois il a fallu aider au succès par une opération, mais une seule fois, dans le dernier cas que je viens de vous relater, il s'agissait d'un foyer exclusivement pelvien qui ne consentit pas à se cicatriser de lui-même. J'avais donc la notion que la communication avec l'intestin n'a pas ici les mêmes inconvénients que pour les abcès de la prostate, et, d'autre part, je savais qu'à Lyon mon ami Jaboulay a conseillé d'ouvrir par le rectum les collections d'appendicite bombant dans cet intestin. C'est pour cela que, chez la malade qui a servi de thème à cet entretien, j'ai passé par le rectum, sitôt constatée l'absence d'adhérences dans la grande cavité péritonéale. L'opération fut remarquablement simple et rapide, et vous avez vu que les suites en ont été très favorables.

TRENTIÈME LEÇON

PÉRITONITE A PNEUMOCOQUES

I. — Type classique de la péritonite suppurée à pneumocoques. Hésitation initiale du diagnostic avec une péritonite tuberculeuse. Diarrhée au début, épanchement mobile comme celui d'une ascite. Saillie, puis fistulisation de l'ombilic ; sa valeur diagnostique.

II. — Diagnostic avec l'appendicite. Forme diffuse grave, opposée à la forme enkystée relativement bénigne. Gravité d'une broncho-pneumonie intercurrente.

III. — Diagnostic avec la péritonite à gonocoques. Les deux n'existent guère que dans le sexe féminin. Dans les deux cas, tant qu'il n'y a pas d'épanchement dans le péritoine, la laparotomie doit être différée. Guérison spontanée possible soit par résorption soit par évacuation. Il faut laparotomiser dès qu'il y a du pus.

Vous avez pu observer, dans notre salle Valleix, deux fillettes que j'ai opérées devant vous, tout récemment, d'une péritonite suppurée à pneumocoques : l'une le 18 mai dernier ; l'autre en date du 12 mai. D'autre part, il y a quelques jours, le 11 mai, nous quittait entièrement guérie une enfant que j'avais opérée le 5 février. A l'aide de ces trois malades, et en vous rappelant l'histoire de celles que j'ai soignées depuis quelques années, nous allons aisément mettre en relief les principales particularités de cette lésion relativement assez rare.

I

Mon opérée du 12 mai est le type classique, évident, à diagnostic facile, de la péritonite aiguë, suppurée, à pneumocoques. Cette enfant de deux ans et demi, à antécédents héréditaires et personnels sans importance, — car, dans l'espèce, nous négligerons la rougeole à un an et la varicelle à deux ans, — est entrée le 18 avril dans le service de mon ami Richardière. Malade depuis deux jours, avec vomissements, diarrhée, elle se plaignait de la tête et du ventre; très dyspnéique, elle présentait au sommet gauche la matité et le souffle caractéristiques d'une pneumonie, dont la défervescence eut lieu le 17 avril. Mais, le 1ᵉʳ mai, la température remontait à 38°, tandis que l'attention était attirée du côté du ventre, volumineux, avec matité remontant jusqu'à l'ombilic.

Dans la région mate, on percevait avec netteté la sensation de flot, en sorte que le diagnostic d'épanchement liquide intra-péritonéal n'était pas douteux. Mais pendant les premiers jours, Richardière se demanda s'il s'agissait d'une péritonite à pneumocoques ou d'une ascite tuberculeuse. Pendant ce temps, le souffle au sommet gauche persista jusqu'au 2 mai.

L'état général restait bon; il n'y avait aucun des signes classiques de la réaction péritonéale, et en particulier le pouls était assez fréquent, mais plein et régulier. La température oscillait aux environs de 38°, avec 39°4 le 3 mai au soir. Enfin le 8 mai, l'épanchement étant toujours abondant et flasque, l'ombilic déplissé fit saillie et rougit : on porta alors le diagnostic de péritonite à pneumocoques, diagnostic vérifié le lendemain par une ponction qui fournit 275 grammes d'un pus crémeux, épais, inodore, où Masbrenier trouva le microbe caractéristique.

A la suite de cette ponction, la fièvre tomba pour trente-six heures à 37°5. Mais le thermomètre marqua de nouveau 38° les 10 et 11 mai au soir; la peau s'amincit sur l'ombilic de plus en plus rouge et tendu. L'indication opératoire devenait donc urgente, et l'enfant fut envoyée le 12 au matin dans mon service, où je pratiquai la laparotomie médiane. Je donnai ainsi issue à un litre de pus au moins, contenu dans une vaste cavité limitée en avant par la paroi abdominale, en arrière par la masse intestino-épiploïque. Je ne fis pas de lavage, et je mis deux gros drains, plongeant dans le petit bassin. Le pus avait l'aspect habituel du pus à pneumocoques, verdâtre, épais, bien lié, avec d'énormes fausses membranes caséeuses, comme celles qu'on rencontre dans la plèvre.

A partir de l'opération, la température tomba à 37°; rapidement, l'état général se releva, le facies devint bon, et si aujourd'hui, 23 mai, la suppuration est encore abondante, on peut affirmer que la guérison n'est plus qu'une question de temps[1].

Ce qui, dans ce cas, rend l'observation complète au point de vue clinique, c'est l'existence d'une pneumonie certaine précédant l'épanchement péritonéal. Mais il faut savoir établir le diagnostic sans le secours de cette lésion pneumococcique préalable, car les péritonites à pneumocoques semblent être la plupart du temps primitives. Le sont-elles bien réellement toutes les fois qu'elles le paraissent? N'y a-t-il pas, plus souvent qu'il n'est classique de le dire, un foyer pulmonaire central et méconnu? Cela est possible, mais non prouvé. Et en tout cas, que ce foyer n'existe pas ou qu'il soit caché et que ses symptômes se perdent dans ceux du début de la péritonite aiguë, cela revient au même pour le clinicien : vous devez apprendre à vous en passer. En fait, chez les autres enfants que j'ai laparotomisées dans ces conditions, la pneumonie a été nulle ou inconnue.

Or, début brusque, vomissements et diarrhée, douleur abdominale vive, épanchement rapide assez mobile pour simuler une ascite, voilà des caractères des plus importants, qui ne manquent pour ainsi dire jamais. Et au bout de peu de jours survient un phénomène très particulier : le déplissement, puis la saillie de l'ombilic, dont bientôt la peau s'amincit, rougit, s'ulcère enfin, si bien que le pus s'écoule en abondance.

Cette saillie, puis cette fistulisation de l'ombilic sont à peu près réservées à la péritonite suppurée à pneumocoques. Dans les ascites, — et, chez l'enfant, vous savez que cette variété d'épanchement est d'ordinaire liée à la tuberculose péritonéale, — la saillie ombilicale n'est pas rare. Mais sûrement elle est plus tardive, et surtout elle n'aboutit que très rarement à la fistulisation, précédée par une réaction inflammatoire et un amincissement de

1. Depuis, l'enfant a quitté l'hôpital, et a été revue guérie, à plusieurs reprises.

la peau. Quant à la suppuration enkystée après perforation intestinale, une seule fois, depuis huit ans que je suis dans cet hôpital, j'ai observé sa fistulisation spontanée à l'ombilic : l'enfant, très mal soigné par une famille dans la misère, m'a été apporté avec la fistule pyostercorale déjà constituée, et je n'ai eu sur l'évolution de la lésion que des renseignements tout à fait vagues.

Une fois encore, je crois avoir observé une fistule ombilicale probablement tuberculeuse. Je dis probablement, car il n'y a pas eu d'autopsie, mais la lenteur de l'évolution, malgré l'évacuation finale de pus non stercoral et la guérison sans opération, me fait admettre la tuberculose. Ce fait concerne une fille de dix ans qui, le 2 mars 1897, avait été soignée dans le service de mon ami Josias pour une péritonite tuberculeuse ascitique ; on avait songé à la laparotomie, mais on y avait renoncé en voyant que l'amélioration se faisait spontanément, et en décembre, la fillette parut guérie. C'est vers le 15 février 1898 que la mère ramena l'enfant à l'hôpital parce que le ventre était douloureux, avec rougeur de l'ombilic ; après douze jours d'un séjour où on sembla admettre de l'eczéma de l'ombilic, traité par des compresses boriquées, la malade rentra chez ses parents, et le lendemain eut lieu un abondant écoulement de pus par l'ombilic. Admise de nouveau le 1er mai à la salle Blache, la fillette fut envoyée dès le 4 mai dans mon service.

Là, je constatai d'abord qu'on pouvait sûrement éliminer l'hypothèse d'un phlegmon pariétal ouvert à l'ombilic, car le stylet s'enfonçait, perpendiculairement à la paroi, au moins à une profondeur de 5 ou 6 centimètres ; il pénétrait dans une cavité et non dans un trajet étroit. Par l'ombilic faisait issue, en assez grande abondance, du pus mal lié, jaune-vert, fétide.

L'indication thérapeutique me parut être de drainer bien cette poche : mais comme elle me semblait située assez loin en arrière, abordant la paroi à l'ombilic par un contact étroit, je ne jugeai pas prudent de commencer par la laparotomie, et je prescrivis la dilatation de l'orifice à l'aide de laminaires. Au bout de quelques jours, on pouvait introduire quatre grosses laminaires, et l'index tout entier passait facilement : je constatai ainsi l'existence d'une cavité à fond mollasse, rendu irrégulier par des brides. L'abord étant partout aisé, je renonçai à l'idée d'inciser et je fis tamponner la poche à la gaze iodoformée. Le 6 juin tout était cicatrisé.

L'examen bactériologique n'ayant pas été pratiqué, il est impossible de savoir exactement si, un an après une ascite probablement tuberculeuse, il ne s'est pas agi d'une péritonite enkystée à pneumocoques ouverte à l'ombilic. En effet, une semblable poche suppurée n'est guère, sans perforation intestinale, dans les allures habituelles de la tuberculose péritonéale; et j'en dirai autant de la guérison rapide dès que le drainage large a été assuré. Mais quand je vis l'enfant avec sa fistule, il y avait autour de l'ombilic un empâtement dont la péritonite à pneumocoques n'est pas coutumière, comme je vous le dirai en parlant du diagnostic avec l'appendicite.

Une fois aussi, dans un cas traité pendant plusieurs semaines avec une incurie extraordinaire, j'ai vu une énorme poche de péritonite enkystée antérieure, ouverte spontanément à l'ombilic, avoir pour origine une appendicite. Peut-être était-ce plus fréquent il y a une vingtaine d'années, lorsque l'appendicite était non pas méconnue, mais inconnue; c'était en tout cas une terminaison exceptionnelle, d'abord parce qu'en général l'appendicite tuait trop vite pour que la fistule cutanée eût le temps de se constituer, en second lieu parce que, dans les poches à marche très lente que nous observons quelquefois encore sur des enfants opérés trop tard, l'évolution vers l'ombilic m'a toujours semblé exceptionnelle.

Brun a insisté avec raison sur la valeur diagnostique du soulèvement de l'ombilic dans la péritonite à pneumocoques, chez l'enfant, bien entendu, car chez la femme adulte on l'a quelquefois observé, autrefois, au cours de péritonites puerpérales enkystées, et vous en trouverez des exemples dans la thèse déjà ancienne de Féréol. Quant aux enfants, il me semble que dans les travaux récents sur la péritonite à pneumocoques, on ne se souvient pas assez de la thèse où, il y a vingt-cinq ans, Gauderon étudiait la péritonite, alors appelée idiopathique, ouverte à l'ombilic. A cette époque relativement ancienne, où l'on n'osait pas entreprendre la laparotomie, il va sans dire que bien des confusions étaient commises, et peut-être certaines de ces prétendues péritonites étaient-elles, comme le veut Duplay, des phlegmons sous-péritonéaux. Mais bon nombre d'observations de nos devanciers sont probantes, et quand, aujourd'hui, en les dépouillant, nous constatons qu'il s'agit d'enfants, ordinairement de filles, quand nous relevons les signes cliniques de la péritonite suivis de l'évacuation d'une abondante collection purulente, avec liquide crémeux et inodore, nous sommes en droit de conclure que ces faits sont tout à fait superposables à ceux où, de nos jours, les microbiologistes trouvent le pneumocoque. Et notre hypothèse devient certitude lorsque, comme dans une observation de Baizeau, une pneumonie franche, suivie de pleurésie purulente avec empyème de nécessité, apporte la preuve à peu près irréfutable de l'infection pneumococcique.

Vous voyez donc que déjà, par la clinique, on avait commencé à différencier le type assez net de cette péritonite suppurée dite idiopathique, plus fréquente chez les filles. Mais la laparotomie seule a permis d'éviter toute erreur de diagnostic avec les phlegmons sous-péritonéaux, avec l'appendicite, et la bactériologie était indispensable pour déterminer sans contestation possible la nature exacte de la lésion.

II

Les principales erreurs de diagnostic que l'on a commises ont consisté à confondre la péritonite à pneumocoques avec une fièvre typhoïde, avec une appendicite, avec une péritonite tuberculeuse. Je ne vous parlerai que des deux dernières, les seules dont il soit question dans mes observations personnelles.

Chez la fillette que j'ai opérée le 18 mai, au moment de l'intervention j'ai soupçonné la péritonite à pneumocoques, mais pendant plusieurs jours j'avais pensé à l'appendicite, et je crois qu'au début c'était excusable. L'enfant, âgée de dix ans et demi, à antécédents nuls sauf la scarlatine à six ans, était en effet depuis quatre mois sujette, de temps à autre, à des douleurs dans la fosse iliaque droite, avec diarrhée au moment de ces crises; puis une brusque douleur abdominale survint le 6 mai, avec frissons et diarrhée jusqu'au 9 mai; du 10 au 13 mai se déclarèrent des vomissements porracés; le 14 mai, deux vomissements noirs et fétides; et, le 15 mai au matin, il y en eut encore un.

C'est dans ces conditions que l'enfant fut apportée à l'hôpital dans la journée du 15 mai, et en présence de cette histoire, mon interne Bisch conclut à l'appendicite. Après évacuation, par cathétérisme, de la vessie distendue par 250 grammes d'urine, le ventre apparut modérément ballonné, avec douleur à la pression à droite, un peu au-dessus du point classique de Mac Burney. On ne sentait aucun plastron abdominal, aucun empâtement, rien au toucher rectal. La langue était saburrale, mais humide; température à 38°7, pouls à 130.

Aucun symptôme n'indiquant une opération urgente, l'enfant fut mise au traitement par l'opium et la glace sur le ventre, et le lendemain je la trouvai en voie d'amélioration légère, avec 38°4 de température, 126 au pouls, quelques nausées, mais pas de vomissements, un ventre un peu ballonné, douloureux à la pression nettement au-dessus du point de Mac Burney. Et je conclus à une appendicite, sans foyer actuellement collecté.

Mais le lendemain 17 mai, à la visite du matin, cette appendicite commença à me paraître singulière. Après avoir monté le 16 au soir à 38°8, la température était à 38°2. Quoique la déferverscence ne fût point franche sous le traitement médical, je ne trouvais toujours aucun signe de foyer localisé dans ce ventre facile à palper, car il était seulement un peu météorisé, sans défense musculaire : rien non plus au toucher rectal; le pouls, assez fort et régulier, battait à 128; il n'y avait pas de vomissements, la langue était humide. Mais nettement le nez s'était effilé, les yeux s'étaient excavés. Et dans le doute je décidai d'intervenir.

Lorsque j'arrivai, le 18 au matin, pour pratiquer l'opération, la scène avait notablement changé. La température était tombée à 37°2, tandis que le pouls était à 135 et petit. Et M. Bisch me racontait que pendant la nuit il y avait eu brusquement une crise grave, conjurée par des injections de caféine et d'éther, où l'enfant s'était refroidie, tandis que le pouls devenait incomptable. En même temps, le point jusqu'alors douloureux au-dessous du foie était devenu insensible à la pression.

Avec mon diagnostic d'appendicite, je me demandai donc d'abord si, pour la première fois, je ne m'étais pas laissé surprendre par une péritonite généralisée que j'aurais pu éviter par une opération plus précoce. Mais quand, pour me rendre compte de l'état des choses, je palpai attentivement le ventre, je constatai que j'obtenais par la chiquenaude, l'autre main étant à plat, une sensation très nette de flot ascitique. Partout, cependant, le ventre météorisé était sonore à la percussion, sauf en arrière dans les flancs. Cela me parut de plus en plus étrange, et alors, malgré les crises antérieures, je songeai à la diarrhée initiale, à la localisation anormale de la douleur du début, et avant d'opérer j'émis l'opinion qu'il ne s'agissait pas d'une appendicite, mais probablement d'une péritonite à pneumocoques.

J'incisai néanmoins dans le flanc et la fosse iliaque droits, parce qu'une fois, dans un cas que je vais résumer dans un instant, j'avais trouvé une grande collection enkystée de ce côté. Mais cette fois mes sensations tactiles ne m'avaient pas trompé : il y avait au moins un litre de pus, libre dans le ventre, d'où on le faisait sourdre de toutes parts, par la pression, entre les anses non agglutinées. Pour assurer un bon drainage, j'ouvris donc largement la fosse iliaque gauche et je passai un gros tube de caoutchouc transversal, d'une incision à l'autre ; à droite, j'en enfonçai un second jusque sous le foie. Le pus était épais, crémeux, avec fausses membranes caséeuses, et mon ami Netter y a trouvé le seul pneumocoque.

L'enfant fut, après l'opération, très abattue pendant vingt-quatre heures ; elle fut remontée par l'usage du sérum en injections sous-cutanées et en lavements. Le lendemain, elle commençait à aller mieux, et M. Bisch entreprit de lui faire, par les drains, des lavages avec la solution de chlorure de sodium à 7 p. 1.000 ; je crois fort peu à leur action nettoyante, mais c'est une voie de plus pour faire absorber du sérum.

Grâce à ces soins assidus, mon opérée alla d'abord bien. Mais le 24 mai, l'état abdominal restant satisfaisant, débuta une broncho-pneumonie, mortelle en trois jours : à l'autopsie, on vit des noyaux dans les deux poumons tandis que le péritoine était en voie de réparation manifeste.

La complication pulmonaire, signature du pneumocoque, peut fort bien guérir, comme cela a eu lieu chez la fille qui, le 11 mai, sortait de notre salle. Son observation est également intéressante au point de vue du diagnostic, car d'abord on crut à une appendicite, et, d'autre part, lorsque j'opérai, je pensais bien ouvrir une péritonite tuberculeuse.

Le 17 janvier 1900, cette enfant, âgée de huit ans et demi, avait été à l'école comme d'habitude ; le 18 janvier, brusquement, elle fut prise de vomissements et de douleurs abdominales, sur lesquelles la mère insiste sans pouvoir préciser leur siège exact. Ces douleurs, vite généralisées, et les vomissements persistèrent avec des accalmies, du 19 au 23 janvier. Et comme, en outre, il y eut de la diarrhée et quelques légères épistaxis, un médecin diagnostiqua une fièvre typhoïde.

Mais lorsque, le 24 janvier, la fillette fut admise à Trousseau, dans le service de Richardière, les vomissements, le brusque début par des douleurs abdominales, firent conclure à l'appendicite. Le thermomètre marquait 40°, le facies était fatigué, la langue sèche et blanche au centre, rouge sur les bords, le ventre ballonné et douloureux au moindre contact. Mais la défense musculaire des parois était minime, et d'autre part il n'y avait aucun foyer localisé, aucun empâtement phlegmoneux. Mais dans l'observation qui m'a été remise plus tard avec l'enfant, je trouve que déjà il y avait de la matité dans l'hypogastre, les flancs et surtout la fosse iliaque droite.

Les jours suivants, sous l'influence du repos, de l'opium, de la glace sur le ventre, l'état s'améliora. La douleur étant moins violente, l'enfant se laissa facilement explorer, et le 29 janvier on commença à percevoir la sensation d'une collection dans la fosse iliaque droite. Pendant ce temps la température, de 40° à l'entrée, était tombée en escalier à 37°5 en date du 28, tandis que le pouls devenait bon. Aussi commença-t-on à alimenter l'enfant.

Mais, dès le lendemain, 30 janvier, survinrent des vomissements bilieux, et à ce moment on songea à me faire intervenir d'urgence. Pourtant cela se calma jusqu'au 2 février, date à laquelle, avec deux vomissements, on nota une diminution du pouls et de la température, celle-ci oscillant autour de 37°5, tandis que les battements allaient de 120 à 140. En même temps le ventre devenait plus ballonné, plus douloureux. Et le 5 février on fit passer l'enfant dans mon service.

Cette appendicite me parut alors bien anormale, car avec de semblables symptômes de péritonite une pareille survie était étrange. Le ventre était étalé, mou, avec un ombilic peu saillant, autour duquel la pression était douloureuse. En palpant, je ne sentis aucun empâtement, mais la matité était nette, à droite surtout, et à la chiquenaude j'eus la sensation d'un épanchement ascitique, mobile, peu tendu. Et je conclus à une péritonite tuberculeuse. J'ai déjà vu, en effet, des péritonites de cette nature ressembler au début, pendant quelques jours, à une appendicite, et c'est au cours de laparotomies que j'ai été conduit à rectifier le diagnostic. Ascite, état général mauvais, température d'abord élevée, puis oscillant entre 37°5 et 38°; avec tout cela je me croyais le droit d'admettre la tuberculose, et c'est avec ce diagnostic que le 8 février, voyant l'enfant péricliter de plus en plus alors que les poumons ne me paraissaient pas tuberculeux, j'entrepris la laparotomie médiane.

Ma surprise fut grande lorsque, par l'incision du péritoine, je vis sortir au moins deux litres de pus épais, vert, à fausses membranes caractéristiques : c'était sûrement du pus à pneumocoques, ce que vérifia l'examen bactériologique pratiqué par M. Tollemer. Ce pus était contenu dans une vaste poche enkystée, plongeant dans le petit bassin et comprise entre la paroi abdominale en avant, et en arrière la masse intestino-épiploïque agglutinée. J'y mis deux gros drains et ne suturai pas l'incision.

Pendant plusieurs jours, l'état fut sérieux, quoique la température fût à peu près normale, aux environs de 37°5. Mais du 22 février au 6 mars je fus inquiet : il y eut de la fièvre, de

38 degrés à 39 degrés, avec quelques courtes chutes à la normale; sans albuminurie, la face et les malléoles présentèrent de l'œdème; dans le poumon, il se forma de petits foyers successifs de broncho-pneumonie. Mais à partir du 6 mars, malgré quelques exacerbations fébriles de temps à autre, l'enfant prit définitivement le dessus : les accès disparurent, la diarrhée intermittente cessa, l'appétit revint, et enfin le 9 mai la malade quittait l'hôpital, complètement guérie.

Ainsi, dans deux des cas que je relate ici, l'erreur de diagnostic a été commise avec la péritonite tuberculeuse, une fois par Richardière pendant quelques jours, une fois par moi jusqu'au moment où, à l'incision, je vis le pus s'écouler. Sans doute, la brusquerie du début est un argument puissant en faveur de la péritonite à pneumocoques, et il est bien probable que ma méprise tient surtout à ce que, n'ayant pas observé moi-même la malade pendant les premiers jours, je n'ai pas songé à l'infection pneumococcique. Car maintenant, à l'examen rétrospectif, les symptômes me paraissent assez nets, toutes réserves faites sur certaines péritonites tuberculeuses qui peuvent commencer de manière assez aiguë pour ressembler à l'appendicite. Et c'est précisément parce que ce cas venait de m'instruire que, quelques jours plus tard, j'ai porté avant d'opérer le diagnostic exact.

Ce diagnostic, je l'ai également soupçonné avant d'opérer chez une fille de quatre ans qui, le 20 juin 1899, m'a été passée d'un service de médecine comme atteinte d'appendicite[1] : l'enfant, dont la maladie avait débuté quinze jours auparavant, avait en effet, dans la fosse iliaque droite, douloureuse depuis le premier jour, une grosse collection purulente. Mais en palpant la région, je fus immédiatement surpris par la faiblesse de la défense musculaire : il n'y avait pas d'empâtement, et, malgré la douleur à la pression, la paroi était assez souple pour que la fluctuation fût des plus

---

1. Cette observation est publiée par Blackburn (*Thèse* de doctorat, Paris, 1899-1900, n° 190), mais de façon à n'être pas scientifiquement probante, car il n'y est pas fait mention de l'examen bactériologique, pratiqué par Audion. Et la ligne copiée sur ma fiche d'hôpital « on pense à la péritonite à pneumocoques » s'applique à mon examen avant l'opération, et non à l'aspect macroscopique du pus. D'autre part, l'état local est mal décrit.

nettes. Il y avait même sensation de flot à la chiquenaude. C'est à cause de cet examen local que, malgré la constipation initiale ayant cédé depuis huit jours à un purgatif, je songeai à une péritonite pneumococcique, ce que vérifia tout de suite l'aspect caractéristique du pus et, le lendemain, l'examen bactériologique.

Trois des observations précédentes concernent la forme habituelle, la péritonite enkystée; l'autre, au contraire, est un fait plus rare de péritonite généralisée, où les anses nageaient au milieu du pus. J'ai déjà vu un cas de cette variété, heureusement plus rare; je dis « heureusement », car vous concevez sans peine qu'elle soit plus grave, et mon autre malade, une fille de douze ans qui était entrée le 8 décembre 1897 à la salle Giraldès, fut opérée le 9 et mourut le 10. Les allures, particulièrement aiguës, puisque le début était du 5 décembre, avaient été celles d'une péritonite diffuse par appendicite; mais l'appendice était sain, et, quoique l'examen bactériologique n'ait pas été pratiqué, je crois pouvoir affirmer, d'après les caractères du pus et de ses fausses membranes. que le pneumocoque était en cause. Cette enfant, d'ailleurs, n'a pas succombé comme la dernière; elle a été tuée, avec évidence, par la seule infection péritonéale. tandis que l'autre, après nous avoir donné plusieurs jours d'espoir, a péri par broncho-pneumonie bilatérale, à foyers multiples, le péritoine étant bien sec, en voie manifeste de cicatrisation.

III

Dans cette forme aiguë, généralisée, le diagnostic pourra être difficile à établir au début avec les péritonites aiguës, généralisées, sans doute dues au gonocoque, que vous rencontrerez parfois chez les fillettes atteintes de vulvite. Mais l'évolution n'est pas la même. Plusieurs fois, en effet, sous mes yeux, chez des fillettes hospitalisées pour d'autres lésions, — je me souviens en particulier d'une luxation congénitale de la hanche et d'une paralysie infantile, — j'ai vu éclater une péritonite des plus inquiétantes, mais qui céda en deux ou trois jours au traitement par l'opium à l'intérieur et la glace sur le ventre. Après quoi il n'y eut aucun épanchement dans le ventre, et vite il ne fut plus question de rien.

Diagnostic important, en principe, car il est à remarquer que la péritonite à pneumocoques est de beaucoup plus fréquente dans le sexe féminin : mes opérations concernent même exclusivement des filles. La seule péritonite aiguë non appendiculaire que j'ai opérée à l'hôpital Trousseau chez un garçon était due au strepto- coque. Si bien que l'on doit, avec Brun, se demander si la porte d'entrée habituelle du pneumocoque péritonéal n'est pas dans le vagin, par l'utérus et les trompes. Dans les cas cependant où l'infection a d'abord été marquée par une pneumonie, le rôle de la voie sanguine dans l'inoculation péritonéale paraît bien probable. Il en fut ainsi, vous l'avez vu, chez une de mes malades ; et j'ai été consulté, pour un garçon cette fois, dans des conditions analogues. Chez cet enfant, auprès duquel m'avait appelé le Dr Delhomme, il y avait eu, au cours d'une pneumonie, des accidents péritonéaux très nets, en décroissance évidente quand je vins, le surlendemain ; aucun épanchement ne se produisit et l'enfant guérit sans inter- vention opératoire. Il est possible qu'on démontrera par les obser- vations ultérieures que le sexe est indifférent pour les péritonites avec pneumonie préalable.

Est-ce parce que nous avons rectifié nos jugements sur une maladie mieux connue, est-ce parce que je l'observe chez l'enfant? Ce qui est certain, c'est que je ne peux souscrire aux conclusions de Cassaët, pour qui le sexe est aussi indifférent que la profession du sujet ou la saison. Malgré l'assertion de cet auteur, je n'ai pas vu, non plus, qu'une lésion péritonéale antérieure ait jamais servi d'appel à l'infection pneumococcique ; je ferai seulement une réserve sur le cas douteux que j'ai relaté plus haut.

Ainsi, péritonite à gonocoques, péritonite à pneumocoques sont chez l'enfant l'apanage à peu près exclusif du sexe féminin ; toutes deux ont un début brusque, émotionnant, et l'on ne sait, pendant les premiers jours, ni comment cela va tourner, ni à quelle variété microbienne on a affaire. Mais, en pratique, l'importance n'est pas grande, car j'estime que mieux vaut ne pas ouvrir le ventre tant qu'on n'y a pas constaté les signes d'un épanchement, libre ou enkysté. Aussi bien pour le gonocoque que pour le pneumocoque, je crois que l'ouverture précoce du péritoine donne à la virulence microbienne un coup de fouet désastreux. La question change complètement de face quand il y a du pus, ce qui, jusqu'à nouvel ordre, me paraît ne pas exister dans la péritonite à gonocoques de la petite fille ; et dans la péritonite à pneumocoques, il est alors fréquent que l'épanchement s'enkyste, en sorte que l'opération devient à la fois facile et bénigne.

Dans son mémoire déjà cité, Cassaët pose comme principe que la péritonite à pneumocoques ne peut pas guérir spontanément. Il y a là, je crois, un peu d'exagération. D'abord, chez le garçon dont je vous ai dit quelques mots il y a un instant, les symptômes péritonéaux très nets consécutifs à la pneumonie ont rapidement cédé. Certes, l'absence d'autopsie ou d'opération rend l'observation contestable, mais vous comprenez sans peine que le raisonnement tourne en cercle vicieux si vous dites : Je pose en principe que la guérison est impossible sans opération ; donc je récuse le fait, parce qu'il n'y a pas la consécration de l'autopsie. En réalité, la symptomatologie prouvant la participation du péritoine a été assez nette pour que je croie fermement qu'il y a eu péritonite diffuse légère, non suppurée.

Une fois le pus formé, même, la guérison est possible sans opération, par ouverture spontanée au dehors, et c'est pour vous le faire comprendre qu'au début j'ai insisté devant vous sur les observations anciennes où le fait a été constaté. Pour beaucoup d'entre elles, je vous répète que notre diagnostic rétrospectif est solidement établi, et on a enregistré ainsi des guérisons incontestables. Si vous vous refusez à admettre les cas sans examen bactériologique, il y en a un récent de Comby, où cette preuve est apportée, et où la guérison a eu lieu après ouverture simultanée à l'ombilic et dans le vagin.

En enregistrant ces guérisons spontanées, — et parmi elles je range celles où nos devanciers se bornaient à faire quelques lavages par la fistule ombilicale, — je n'ai aucunement l'idée de vous engager à l'abstention. En effet, la plupart du temps cette ouverture, située en haut de la poche, serait insuffisante ; l'infection secondaire par divers microbes entrera en jeu et, la cavité se vidant mal, le sujet succombera à la septicémie chronique après une amélioration passagère. C'est le chemin que prenait une fille dont vous trouverez l'histoire dans la Thèse de Lecoq et que j'ai opérée après une fistulisation ombilicale suivie d'un début de septicémie. Le large drainage a coupé court aux accidents et l'enfant a guéri.

Donc n'attendez pas ces complications qui, une fois installées, n'obéiront pas toujours à votre thérapeutique. Mais retenez ce fait que l'opération de la péritonite à pneumocoques n'est généralement pas une opération d'urgence. N'ouvrez le ventre qu'une fois l'épanchement bien constaté, et sachez qu'alors le pronostic dépend essentiellement de la disposition anatomique des lésions : bénin dans la péritonite enkystée, qui guérit comme un simple abcès, il est grave au contraire dans la péritonite généralisée. Mais, même dans cette variété, quelques succès ont été publiés, et mes observations prouvent qu'en effet la bénignité est plus grande que pour les autres suppurations péritonéales enkystées.

Dans une, sans doute, la mort fut rapide. Mais dans l'autre, après la laparotomie, l'amélioration fut telle que pendant quelques jours je crus d'abord au succès, et la mort fut causée par une broncho-pneumonie, tout allant bien du côté du péritoine.

Quant à la technique opératoire, je n'ai rien de spécial à en dire. La plupart du temps, vous devrez pratiquer la laparotomie médiane, qui convient à la fois à la péritonite généralisée ou à l'ordinaire grande poche enkystée sous-ombilicale. Mais, pour les collections enkystées, tous les sièges sont possibles et vous devez alors inciser sur le point culminant de la tumeur. Après ouverture large, vous drainerez avec de gros tubes en caoutchouc. Les lavages sont la plupart du temps inutiles ; je n'en fais jamais au moment de l'opération, et je n'y recours que si, pendant les jours suivants, j'observe des accidents fébriles qui me paraissent liés à une évacuation insuffisante du pus.

LYMPHANGITE GANGRENEUSE DU SCROTUM

I. — Description générale de la lésion. On peut l'observer chez l'enfant nouveau-né. Pronostic sévère, mais non désespéré.

II. — Porte d'entrée au prépuce, au scrotum, quelquefois à la cuisse, avec lymphangite rétrograde. Lésion locale de gravité variable selon la profondeur de l'eschare. Traitement par les débridements profonds au thermo-cautère.

Dans diverses régions du corps, et surtout sur les téguments des organes génitaux externes de l'homme, on peut observer des gangrènes septiques qui surviennent par un processus de lymphangite aujourd'hui bien connu, surtout depuis la si intéressante thèse qu'en 1880 Jalaguier a consacrée à la lymphangite gangreneuse.

Certes, les descriptions cliniques sont loin d'être récentes, et il y a plus de cinquante ans que Moulinié, en 1849, signalait les gangrènes foudroyantes des organes génitaux de l'homme. Je ne veux d'ailleurs pas reprendre ici cette histoire dans son entier, mais vous dire seulement qu'après avoir été qualifiées de « spontanées », ces gangrènes ont été, à juste titre, rapportées à un processus de lymphangite. On a vu, en effet, que presque toujours il y avait eu comme porte d'entrée, chez l'adulte, soit des chancres mous, soit une vive inflammation du prépuce à la suite d'une blennorragie particulièrement intense, — je ne mentionne que les deux causes les plus banales; — et de là était partie une lymphangite réticulaire, pendant longtemps méconnue parce que la phase inflammatoire en est d'ordinaire fort courte.

Si l'on assiste à cette période initiale, on constate localement une lymphangite classique. Mais déjà l'état général est hors de proportion avec elle ; il y a non seulement l'hyperthermie banale, mais souvent un abattement précoce, du délire. Et très souvent, sur les téguments enflammés se délimitent, avec ou sans phlyctènes préalables, des plaques plus ou moins étendues de mortification. Au scrotum en particulier, ces plaques ont coutume d'être blanches ; si quelquefois elles restent superficielles et se détachent, souvent autour d'elles se déclarent des phénomènes de suppuration graves aboutissant à la mort. Si le sujet en réchappe, on est étonné de voir comme les délabrements se réparent, comme le scrotum se reconstitue ; au reste, cela n'a rien de spécial aux gangrènes de cette nature, et vous en voyez tous les jours autant à la suite de celles qu'engendre l'infiltration d'urine.

Tel est, rapidement esquissé, le tableau de la lymphangite gangreneuse aiguë du scrotum chez l'adulte, et c'est parce que je l'avais présent à la mémoire que je l'ai reconnu, il y a quelques semaines, chez l'enfant qu'aujourd'hui je vous présente entièrement guéri.

I

Le 26 décembre 1899, on apportait à la consultation de l'hôpital Trousseau un enfant nouveau-né de vingt et un jours, venu à terme, nourri au sein par une mère bien portante, et qui lui-même n'était malade que depuis cinq jours. A cette date avait débuté un gonflement des bourses et du pénis, la miction était vite devenue difficile, et déjà au bout de deux jours la partie dorsale de la verge avait pris une teinte violette ; bientôt après se formait une plaque blanche qu'actuellement nous constatons avec netteté.

Elle était alors semi-annulaire, occupant le tiers postérieur de la verge, dont elle respectait la face inférieure. Prépuce, verge, scrotum étaient énormes, durs, d'un rouge vineux, avec des plaques violacées.

En présence d'un état semblable chez l'adulte, le diagnostic serait naturellement resté d'abord un peu hésitant. Non point pour reconnaître l'existence évidente d'un phlegmon gangreneux des bourses, mais pour trouver la cause de ce phlegmon. Vos premières investigations en pareille occurrence doivent être dirigées de façon à mettre hors de cause un rétrécissement de l'urètre avec infiltration d'urine; et certainement l'interrogatoire, puis l'exploration de l'urètre avec une bougie à boule, vous auraient vite tiré d'embarras.

Mais chez l'enfant nouveau-né une semblable étiologie était *a priori* tout à fait invraisemblable. Les rétrécissements congénitaux de l'urètre sont d'une extrême rareté, et d'ailleurs il y avait ce commémoratif précis que l'enfant avait pissé normalement jusqu'au début du gonflement péno-scrotal. La même constatation nous permettait d'éliminer l'hypothèse, — plus vraisemblable que la précédente, — d'un phimosis étroit ayant mis obstacles à la miction; l'urine aurait distendu, puis éraillé et infiltré une poche préputiale.

Au reste, dans un cas comme dans l'autre, l'indication thérapeutique était de débrider largement les parties enflammées. C'est ce que je fis faire séance tenante par mon interne Barbarin : au thermo-cautère furent pratiquées trois grandes incisions antéropostérieures, une médiane, deux latérales, et toute la région fut enveloppée dans un vaste pansement humide. Bien entendu, je n'hospitalisai pas l'enfant puisque dans cet hôpital je n'ai pas de salle de crèche; il resta nourri par sa mère et fut tous les jours apporté à la salle Legendre pour être pansé.

Le pronostic était sévère, mais non point désespéré, car l'état général était assez bon et surtout l'enfant n'avait jamais cessé de prendre volontiers le sein. En fait, tout s'arrangea rapidement. Dès le lendemain l'enfant allait mieux, les bourses avaient nettement dégonflé. Le 3 janvier les eschares se détergeaient : au dos de la verge existait une ulcération à peu près nettoyée; à la face antérieure du scrotum, les parties saines de la peau formaient cinq languettes recroquevillées autour d'une vaste perte de substance au fond de laquelle on voyait une couche grise de tissu cellulaire mortifié, avec quelques petites eschares cutanées à la surface. Le 7 janvier tout était détergé, les lèvres cutanées tendaient déjà à se rapprocher, et dès le 15 janvier il ne restait plus, la verge étant complètement cicatrisée, qu'une petite plaie granuleuse au scrotum. L'état général était excellent, les mictions normales, et quelques jours après tout était terminé.

La lymphangite gangreneuse du scrotum n'est heureusement pas très fréquente chez l'adulte. Chez l'enfant elle est particulièrement rare : le cas que je viens de relater est le premier qu'il m'ait été donné d'observer à l'hôpital Trousseau, alors qu'il m'était passé par les mains près de 40.000 enfants. Mais j'ai appris par la thèse de Fourré[1] que mon ami Brun a recueilli l'an dernier deux observations semblables sur des enfants de dix-sept et de vingt et un jours. Le premier de ces sujets, envoyé à l'hôpital pour érysipèle gangreneux, avait été admis dans un service de médecine comme atteint d'infiltration d'urine; malgré toutes les apparences, il fut rapidement hors de danger grâce à de profondes incisions; puis, au bout d'un mois, il fallut une suture secondaire pour fermer définitivement la brèche scrotale. L'autre malade, au contraire, succomba rapidement.

II

Chez les malades de Brun, il semble bien que l'inflammation lymphatique ait débuté, sans qu'on sache au juste pourquoi, par la racine des cuisses et qu'elle n'ait gagné le scrotum que secondairement. Dans mon cas, cette cause ne peut sûrement pas être invoquée, car il n'y avait absolument rien en dehors des organes génitaux externes; et sur ces organes je n'ai pu voir aucune porte d'entrée. Il y a une cinquantaine d'années, je vous aurais probablement parlé, par conséquent, d'une gangrène « spontanée ». Dans l'état actuel de la science, pour le nouveau-né comme pour l'adulte, je dois admettre une lymphangite à porte d'entrée

1. G. FOURRÉ. — *Thèse* de Paris, 1898-1899, n° 652.

inconnue ; il suffit pour nous expliquer les choses d'une excoriation
cachée dans un pli du scrotum, du prépuce ; et vous savez combien
la chose est fréquente chez les nourrissons, toujours plus ou
moins macérés dans l'urine et les matières fécales. La seule chose
qui puisse nous étonner, c'est que les infections graves des membres inférieurs et des organes génitaux ne soient pas plus fréquentes
à cet âge.

Quant à la possibilité de la lymphangite rétrograde, passant de la
cuisse au scrotum, avec Brun je l'admets sans hésiter, car nous
l'observons, rarement il est vrai, dans les autres régions de l'économie ; et, d'autre part, je l'ai observée au scrotum.

En effet, par un de ces hasards dont la clinique est coutumière,
pendant que l'enfant dont je viens de vous entretenir était en traitement, on m'en apportait un autre, le 9 janvier 1900, atteint de
la même lésion. Ce n'était plus, sans doute, un nouveau-né, mais
un garçon de deux ans et demi : à cet égard, il y a une différence
avec les trois faits précédents, tous trois relatifs à des nouveau-
nés. Mais à part cela, la lésion était identique.

Sur le début, nous ne savons rien : l'enfant était élevé en Nor-
mandie, et ses parents ne l'avaient pas vu depuis plusieurs mois,
lorsqu'on les avertit, le 7 janvier, qu'il était malade. Le père alla
le chercher, et tout de suite l'amena à l'hôpital. Là, je vis un bel
enfant, de forte taille, superbement musclé, sain de partout, sauf
des organes génitaux externes. La verge et le scrotum, gros comme
une belle orange, mais indolents à la pression, étaient durs, de
couleur rouge vif, sans que la tuméfaction et la rougeur tendissent
à empiéter sur la racine des cuisses et sur le bas de l'abdomen.
Les plis du scrotum étaient entièrement effacés ; la verge était
volumineuse, l'extrémité antérieure du fourreau dépassait le gland
d'environ 1 cent. 1/2, formant une poche distendue par l'urine, qui
y stagnait après chaque miction. En relevant la verge, en haut, je
vis sur sa face inférieure et en regard d'elle, sur le scrotum, une
plaque médiane de gangrène, blanche, ovalaire.

A voir la distension du prépuce par l'urine, on aurait pu croire
que là se trouvait la porte d'entrée, non pas d'une infiltration
d'urine, mais d'une lymphangite septique. On sait, en effet, que

le phimosis est une cause banale d'infection préputiale. Et en l'absence de commémoratifs exacts, cette opinion ne peut pas être entièrement repoussée. Mais j'ai plutôt admis comme porte d'entrée des plaques d'ecthyma évidentes de l'abdomen et des membres inférieurs; il y en avait 6 sur la partie sous-ombilicale de l'abdomen, 2 à la racine de la cuisse droite, 1 sur la racine de la cuisse gauche. Aucune trace de lésion semblable n'existait au scrotum.

Quoi qu'il en soit de cette discussion étiologique, dont l'importance pratique n'est pas grande, j'étais en présence d'un cas bénin. Les lésions étaient graves, mais sans tendance à la diffusion ; l'état général était excellent, les accidents étaient tout récents. En fait, il suffit d'un débridement de l'eschare péno-scrotale et de larges enveloppements humides à l'acide borique pour faire céder l'inflammation. Dès le 19 janvier, la région avait assez dégonflé pour qu'on pût sentir à la palpation les testicules, de consistance et de volume normaux : la miction s'effectuait sans entrave, les eschares étaient tombées et il ne restait plus qu'une plaie granuleuse, que les parents ont soignée chez eux, sans continuer à nous amener l'enfant.

Nous avons donc là un exemple de la forme bénigne de la lymphangite gangreneuse, avec élimination d'une eschare superficielle, limitée, sans participation du tissu conjonctif profond : tandis que notre première observation est un cas de lymphangite gangreneuse grave, avec phlegmon diffus sous-cutané et élimination du tissu conjonctif sphacélé, en sorte que les testicules furent mis à nu mais non point sphacélés ; il en fut de même chez l'enfant que Brun a guéri. Quant à l'autre, il mourut avant la chute des eschares.

L'origine lymphangitique une fois admise, reste à nous demander pourquoi ces accidents éclatent ; et je vous rappelle leur rareté, alors que la fréquence des ulcérations souillées est énorme aux membres inférieurs et au scrotum des nouveau-nés. Or il est à noter que nos deux malades étaient de beaux enfants, bien nourris, bien développés, nourris au sein. Aucune cachexie, aucune maladie antérieure ne vient nous expliquer l'évolution d'une lymphangite aussi grave et, heureusement, aussi exceptionnelle.

Cette solidité de l'état général est sans contredit un des facteurs principaux de la guérison. Mais il faut instituer, cela va sans dire, un traitement local énergique. Discutez tant que vous voudrez sur l'origine de l'infection, sur la nature du microbe causal, sur le rapport de la lymphangite gangreneuse avec l'érysipèle ; mais d'abord ayez largement fendu les eschares, ayez au besoin débridé de chaque côté le scrotum par une incision antéro-postérieure si vous croyez que le processus est diffus, que le tissu cellulaire sous-cutané va y participer.

Pour pratiquer ces débridements, je vous conseille volontiers d'employer le thermo-cautère, quoique j'aie en général pour cet instrument de diérèse une sympathie des plus restreintes. Mais, chez le nouveau-né surtout, il est intéressant de réduire au minimum la perte de sang. De plus, j'aime assez l'action du fer rouge dans les phlegmons diffus, dans les anthrax en voie de diffusion où, après avoir fendu la masse principale au bistouri pour ne pas prolonger l'opération pendant un temps inutile, j'ai coutume de larder la région infiltrée avec de profondes et larges pointes de feu. Je n'insiste pas beaucoup sur ce point de technique et je ne suis nullement surpris que Brun ait réussi tout aussi bien avec le bistouri. Mais j'ai une légère préférence pour le fer rouge, quand je l'ai sous la main.

KYSTES HYDATIQUES DU FOIE CHEZ L'ENFANT

I. — Fréquence relative chez l'enfant à partir du second âge. Troubles digestifs : ictère ; déformation du thorax. Diagnostic avec le sarcome du foie ; proscrire la ponction exploratrice pour l'établir. Erreur de diagnostic avec un abcès froid costal.

II. — Le traitement par la ponction doit être repoussé ; greffe possible des hydatides dans le péritoine. La marsupialisation de la poche est une bonne méthode.

III. — Traitement par la réduction sans drainage de la poche capitonnée. C'est la méthode de choix quand elle est possible. Une observation heureuse avec accidents fébriles prolongés et inexpliqués.

A la fin du mois de janvier est venue se montrer à nous une fillette qu'à deux reprises vous m'avez vu opérer dans le service pour un volumineux kyste hydatique du foie. Elle a dû à la méthode de Pierre Delbet, c'est-à-dire à la résection sans drainage de la poche capitonnée, une guérison complète. Mais avant de résumer son histoire thérapeutique, intéressante à plusieurs égards, laissez-moi vous dire quelques mots des kystes hydatiques du foie chez l'enfant. Non pas que l'âge imprime de bien grandes particularités à l'évolution du parasite, mais parce que, dans un service de chirurgie infantile, c'est une tumeur abdominale assez fréquente, utile par conséquent à connaître.

I

Cette fréquence relative ne ressort pas de ce qu'on peut lire dans les livres anciens. Trousseau, par exemple, nous déclare que « la somme totale des faits d'hydatides chez les enfants, connus et publiés dans l'histoire de la médecine, « se réduit à 18, dont 9 sont des tumeurs du foie » : et sur cette lésion, Barrier, Rilliet et Barthez restent muets dans leurs traités classiques. Or, à l'hôpital Trousseau, depuis octobre 1892, j'en ai opéré au moins 11, dont 7 observations[1] ont été publiées dans la thèse de mon élève Guilaine[2], et je retrouve dans mes notes l'histoire de deux malades que vous avez pu étudier cette année.

Ce qui semble exact, c'est que la rareté est très grande pendant la première enfance. Cela s'explique assez bien, si l'on songe qu'à cet âge les sujets ne boivent guère que du lait, et que le rôle des eaux potables, des légumes non cuits paraît considérable pour introduire dans l'organisme humain l'embryon hexacanthe. Plus tard, on conçoit que cette cause de rareté n'existe plus, mais je signalerai que. parmi les 8 petits malades dont j'ai actuellement l'observation sous les yeux, il y a une fille de quatre ans et demi. un garçon de sept ans et 6 sujets au-dessus de dix ans.

Je n'ai rien à vous dire de général sur les troubles digestifs. qu'à plusieurs reprises. cependant, j'ai observés plus intenses qu'ils n'ont coutume de l'être chez l'adulte. En particulier, la fillette de quatre ans et demi, qui est restée salle Valleix du 1er février au 16 juillet 1900. souffrait depuis quatre mois d'anorexie. de vomissements, de constipation opiniâtre, d'amaigrissement considérable, et depuis un mois elle ne prenait que du lait pour toute nourriture. Deux fois j'ai noté de l'ictère, dont Pontou relate 3 observations sur 22 cas, en sorte que ce symptôme serait moins exceptionnel que chez l'adulte.

Quant à l'examen local, vous remarquerez seulement que, plus à l'aise grâce à la souplesse des côtes. la tumeur paraît se développer plus vite, devenir plus rapidement apparente, déformer plus gravement le thorax : en particulier. le premier enfant que j'ai opéré, en 1893. portait une poche énorme qui refoulait en dehors les fausses côtes droites, d'où une asymétrie extraordinaire du tho-

1. Deux de ces kystes ont trait à un seul enfant. opéré en 1894 et en 1898.
2. J. GUILAINE. — « Contribution à l'étude des kystes hydatiques du foie chez l'enfant. » *Thèse de doct*. Paris. 1899-1900, n° 32.

rax. Quand, dans cette poche rénitente, mais non pas à vrai dire
fluctuante, vous sentirez, par la percussion, le frémissement hydatique, le diagnostic sera tout de suite établi ; mais c'est là un symptôme des plus inconstants, et on ne peut même pas décider avec
certitude à quelle variété anatomique de kyste il appartient ; pour
sa production, les uns ont voulu faire entrer en jeu la présence, les
autres l'absence de vésicules filles. Or, mon élève Audion a publié
deux cas où j'ai noté ce symptôme[1] : il s'agissait dans l'un d'une
poche à contenu exclusivement liquide, dans l'autre d'un kyste à
nombreuses vésicules filles.

Le diagnostic est facile lorsque, dans la partie supérieure de
l'abdomen, existe une tumeur arrondie, rénitente, limitée, dont la
matité est continue avec celle du foie. Encore plus que chez
l'adulte, puisque chez l'enfant l'hydropisie de la vésicule est exceptionnelle au point d'être négligeable, on peut dire que toute tumeur
globuleuse de l'hypocondre est un kyste hydatique du foie.

Mais quelquefois la tumeur, moins superficielle, moins nettement limitée, reste incluse dans un gros foie, où cependant on
croit sentir par la palpation profonde une poche plus ou moins
volumineuse, obscurément fluctuante : dans ces conditions, on
peut se tromper et prendre pour un kyste hydatique un sarcome
hépatique. Cela m'est arrivé une fois, dans un cas où, il est vrai,
la masse, partout lisse, arrondie, rénitente, présentait en un point
une bosselure suspecte. Depuis, dans deux faits de ce genre, j'ai
porté le diagnostic exact parce qu'un gros foie uniforme, un peu
inégal en un point ou deux, recouvert par une paroi où les veines
sous-cutanées étaient volumineuses, m'avait paru fort suspect.
D'autant plus qu'on constate, en pareille occurrence, un amaigrissement insolite ; mais ce dernier phénomène n'a rien d'absolu, et
la fillette dont je vous rappelais tout à l'heure l'histoire en est la
preuve.

C'est là, me direz-vous, une occasion de recourir à la ponction
exploratrice pour assurer le diagnostic. Or, dans ces circonstances,
vous devez la proscrire absolument. J'ai été instruit à cet égard,

1. AUDION. — « Deux observations de kyste hydatique du foie chez l'enfant. »
Rev. mens. des mal. de l'enfance, décembre 1898, p. 609.

dès le début de ma pratique, par un fait qui concerne l'adulte, mais qui se reproduirait certainement chez l'enfant. Tout jeune docteur, j'ai été appelé auprès d'un homme qui, atteint de troubles digestifs graves et d'une grosse tumeur du lobe gauche du foie, était presque sûrement porteur d'un petit cancer, non palpable, de l'estomac, et d'un gros foyer métastatique dans le foie. Mais la tumeur était ronde, nettement circonscrite, un peu fluctuante, en sorte que, croyant ne pas me compromettre, je proposai d'élucider le cas par la ponction exploratrice. Selon mes prévisions, je ne vis sortir que du sang par l'aiguille aspiratrice, mais, à ma grande surprise, le malade mourut en une dizaine d'heures, avec tous les signes d'une hémorragie intra-péritonéale.

Aussi, chez les trois enfants où un sarcome était probable, mais où on était en droit de tenter la chance d'une erreur de diagnostic avec un kyste, ai-je pratiqué délibérément la laparotomie exploratrice. Et quand j'ai vu des veines énormes sillonnant la surface du foie, quand j'ai constaté une fois avec quelle peine, par le thermocautère et le tamponnement à la gaze aseptique, j'ai arrêté le sang que donnait une éraillure superficielle faite accidentellement avec la pointe du bistouri, je me suis félicité de n'avoir pas enfoncé dans un semblable organe l'aveugle aiguille de l'aspirateur. Je vous dirai, dans un instant, qu'il faut, à mon sens, rejeter toutes les méthodes thérapeutiques basées sur la ponction ; donc, ni pour le diagnostic, ni pour le traitement, ne ponctionnez jamais un kyste hydatique du foie.

Pour terminer cette courte revue des erreurs de diagnostic possibles, je vais résumer l'histoire d'un enfant chez lequel j'ai cru à un abcès froid de la paroi thoracique. Sans doute, en fouillant de près l'anamnèse, on aurait pu trouver des signes capables d'attirer l'attention : depuis deux mois le jeune malade, un garçon de onze ans, avait perdu l'appétit, avait du dégoût pour les aliments gras, avait présenté un ictère passager, s'essoufflait facilement, avait une toux sèche, quinteuse, sans expectoration. Mais cette toux, la perte de la gaieté ne devaient-elles pas aussi faire redouter la tuberculose, chez ce garçon dont deux frères sur neuf étaient morts de méningite? Et n'était-ce pas un abcès froid costal, que cette tumeur indolente, fluctuante, mate, irréductible, grosse comme une orange, vue par hasard par la mère, quatre jours auparavant, du 9e au 10e espace intercostal, sur la verticale de l'angle de l'omoplate.

Ce fut ma conclusion, et, sans même songer à un kyste du foie, je priai mon interne R. Petit d'opérer l'enfant. Sous la peau et la couche musculaire normale, le bistouri ouvrit, en effet, une collection purulente, mais il n'y avait pas, contrairement à l'habitude, de membrane tuberculeuse très nette, et surtout nous fûmes très surpris de voir quelques peaux blanchâtres, puis deux petites vésicules tranparentes; les côtes n'étaient pas dénudées, mais le neuvième espace était perforé, et, par là, le doigt entra dans un kyste hydatique du foie. Un lambeau de membrane se présenta dans la plaie, fut saisi avec une pince, et d'un bloc toute la membrane hydatide fut retirée. Après drainage, le jeune malade guérit sans aucun incident; opéré le 12 novembre 1895, il quitta le service le 2 janvier 1896; en juillet 1898, M. Guilaine l'a revu en bonne santé.

La suppuration spontanée du kyste est, chez l'enfant, une complication rare; je l'ai encore observée chez une fillette. sur laquelle je n'ai pas conservé de notes circonstanciées, et qui a très bien guéri après incision et drainage du kyste.

Lorsque le kyste est ainsi suppuré, l'incision suivie d'un large drainage est la seule méthode applicable, et elle donne de bons résultats : mes deux petits malades ont très bien guéri, et même la guérison fut rapide pour le garçon dont je viens de vous parler. Mais lorsque le kyste n'est pas suppuré, on a davantage discuté sur le procédé à mettre en œuvre.

II

Il y a une vingtaine d'années, la ponction était encore la méthode de choix. Seule employée avant l'ère antiseptique, elle resta dominante tant que la technique chirurgicale ne fut pas pour ainsi dire impeccable; complétée ou non par une injection parasiticide, elle compte encore quelques partisans : pas beaucoup parmi les chirurgiens de métier, mais quelques-uns parmi les médecins, parfois séduits par cette opération si bénigne, si facile, si rapide et capable d'être efficace. Car, sans contredit, elle donne de temps à autre des guérisons remarquables, et quand elle échoue on n'a pas perdu grand'chose, surtout de nos jours où, grâce à l'antisepsie, on n'a presque plus à craindre l'in ection secondaire de la poche.

Mais, malgré cette simplicité et cette innocuité, je ne vous conseillerai pas de tenter jamais la chance de succès que comporte cette méthode, parce qu'elle n'est pas exempte de tout inconvénient pour l'avenir, même à supposer que vous soyez absolument sûrs de votre asepsie. En effet, à travers l'orifice créé par l'aiguille dans l'enveloppe peu élastique du kyste, il semble bien que quelques gouttes de liquide puissent s'écouler: la preuve en est fournie par les accidents d'urticaire possibles après cette petite opération; mais si l'urticaire, indice d'un peu d'intoxication, est négligeable, il faut se souvenir que dans ce liquide sont contenus des éléments vivants, capables de se greffer dans le péritoine. Je sais bien que cette opinion est en contradiction avec la doctrine, longtemps admise comme absolue, de la nécessité des migrations d'animal en animal pour le développement des *scolex* successifs; dans le cas particulier, le passage par le chien serait indispensable. Mais il y a des faits assez nombreux prouvant que, si cette théorie est vraie dans son ensemble, on aurait tort de s'en prévaloir pour dormir sur les deux oreilles lorsque du liquide hydatique s'est écoulé dans le péritoine, et l'observation clinique a démontré qu'à l'origine des kystes hydatiques multiples de la cavité abdominale on a coutume de trouver un kyste hydatique du foie accidentellement rompu.

Au cours d'une discussion récente sur ce sujet, à la Société de chirurgie, j'ai eu l'occasion de citer un cas de ce genre. En 1891, entra à l'hôpital Trousseau, dans un service de médecine, un enfant de dix ans, atteint d'une angine phlegmoneuse. On le trouva subictérique et l'examen du foie révéla un kyste hy atique, en sorte que le petit malade fut adressé, dans le service de chirurgie, à M. Jalaguier. L'opération était décidée, lorsqu'en jouant dans la cour ce garçonnet tomba et son kyste se rompit, d'où réaction péritonéale, urticaire et épanchement que M. Jalaguier ponctionna : on obtint ainsi 4 lit. 1/2 d'un liquide verdâtre, de mauvaise odeur. Après guérison, rien n'apparut du côté du foie, et l'enfant fut rendu à ses parents. En octobre 1892, on me l'amena pour une appendicite suppurée que j'opérai. A cette ouverture d'abcès succéda une éventration, que je fermai en octobre 1893, et, à cette date, je ne trouvai rien d'anormal dans le péritoine vers la région iliaque.

Il existait, toutefois, quelques troubles suspects, une grosseur dans l'hypocondre gauche, une douleur pongitive exagérée par la phonation et les grandes inspirations, de la gêne de la digestion avec diminution de l'appétit et météorisme après les repas. Ces symptômes s'accentuèrent et l'enfant, à ce moment âgé de treize ans, me fut amené de nouveau le 16 janvier 1894. Je constatai alors dans l'hypocondre gauche une tumeur rénitente, grosse comme une orange, mate, donnant le frémissement hydatique. A l'épigastre, sonorité normale, sauf au voisinage de l'appendice xiphoïde; à droite, le foie débordait les fausses côtes de trois travers de doigt et remontait haut dans le thorax.

Le 15 février, je pratiquai donc la laparotomie médiane susombilicale, et je vis que la collection hydatique gauche était rétro-péritonéale et non hépatique, et que vers le foie pendait une masse polykystique que j'eus beaucoup de mal à décortiquer; cela fait, j'arrivai, derrière elle, sur une tumeur rétro-péritonéale dont l'ablation me mena sur les vaisseaux du hile rénal. A côté, vers la fosse iliaque droite, j'eus encore à énucléer un amas polykystique rétro-péritonéal, plus petit. Enfin, dans l'abdomen, surtout vers l'estomac, il y avait des kystes petits et nombreux; en particulier, j'en extirpai, de l'épiploon, plusieurs, gros comme des noisettes.

L'opération, comme vous pouvez en juger, fut horriblement laborieuse; elle dura une heure un quart et ne fut pas supportée par l'enfant, qui le soir même mourait dans le collapsus.

Cette greffe d'hydatides dans le péritoine ou dans une cicatrice de laparotomie a paru à M. Potherat, l'an dernier, une hérésie zoologique. Mais les faits cliniques analogues à celui que je viens de rapporter se sont multipliés depuis quelques années; et d'ailleurs von Alexinsky[1] et Riemann[2] ont obtenu expérimentalement des résultats positifs chez le lapin : la greffe des scolex, des vésicules, échoue souvent, mais elle peut réussir.

Je vous signale seulement ce point spécial, car je ne veux pas reprendre dans son ensemble le procès de la ponction : la question est actuellement jugée entre chirurgiens. Pas plus que je ne veux vous parler de la méthode parasiticide, dans laquelle, après évacuation, on lave la poche à la liqueur de Van Swieten, ou bien on injecte simplement, sans évacuation, un peu de cette solution dans la poche avec une seringue de Pravaz, de façon à tuer le parasite. Chez l'enfant, par exemple, Mlle Wilbouschevitch a publié un cas d'intoxication mercurielle aiguë et mortelle après une opération pratiquée de la sorte par M. de Saint-Germain.

Mais de cette possibilité de la greffe intra et rétro-péritonéale va résulter un précepte pratique, dont vous allez avoir à tenir compte pour les deux méthodes dont il me reste à vous parler : le drainage de la poche ou sa réduction sans drainage, après capitonnage.

A ces deux opérations, en effet, il y a des temps communs : la laparotomie et l'ouverture large du kyste. Et vous aurez soin, pendant cette ouverture, de ne pas laisser le liquide s'écouler dans le péritoine. C'est-à-dire que, dans la limite du possible, vous évacuerez d'abord par la ponction aspiratrice la poche largement mise à nu et peu à peu attirée au dehors à mesure qu'elle se videra et deviendra flasque; puis vous inciserez franchement, mais en faisant couler le liquide hors du ventre, et après avoir soigneu-

1. Von Alexinski. — « Experimentelle Untersuchungen über die Verimpfung des multiplen Echinococcus in der Bauchhöhle. » *Arch. f. klin. Chir.*, 1898, t. LVI, fasc. 4, p. 796.

2. Riemann. — « Ueber die Keimzerstreuung des Echinococcus im Peritoneum : klinische und experimentelle Untersuchungen ». *Beiträge z. klin. Chir.*, 1899. t. XXIV, fasc. 1, p. 187. — Depuis la discussion de la Société de chirurgie, F. Devé a soutenu sur ce point une thèse des plus intéressantes (*Th. de doct.*, Paris, 1900-1901, n° 628).

sement garni de compresses, aussitôt changées. l'espace compris
entre la poche et l'incision péritonéale.

La poche étant ainsi vidée et attirée le plus possible au dehors,
on en résèque tout ce qu'on a pu attirer : cela fait, deux méthodes
sont en présence : ou bien, avec une série de points en chaîne,
on suture la poche au péritoine, puis la tranche de section à la
peau, et l'on draine : ou bien on réalise la réduction sans drainage.

La marsupialisation avec drainage ne demande pas d'explication :
c'est une méthode classique pour toutes les poches, abdominales
ou autres, qu'on ne peut pas extirper ou qu'on n'ose pas abandonner à elles-mêmes. Pour le traitement des kystes hydatiques
du foie, elle a constitué, il y a une vingtaine d'années, un très
grand progrès sur les méthodes anciennes, et elle fut pendant longtemps seule employée.

Elle donne, en effet, d'excellents résultats définitifs. Je sais bien
que, le jour où mon élève Guilaine a passé sa thèse, deux de ses
juges ont bien voulu lui faire remarquer que ma statistique était
déplorable : 2 morts sur 6 cas, il n'y avait pas de quoi être fier.
Mais si ces critiques bienveillants avaient pris la peine de parcou-
rir les observations correspondant aux deux décès, ils y auraient
d'abord trouvé celle de kystes multiples, intra et rétro péritonéaux,
que je viens de résumer tout à l'heure, et peut-être auraient-ils
conclu qu'elle n'a rien à voir avec la marsupialisation, ni même
avec le traitement des kystes hydatiques du foie. Quant à l'autre,
ils auraient vu qu'elle concerne aussi un cas très spécial, et heureusement fort rare : il s'agit d'un enfant de sept ans qui présentait dans l'épigastre, se prolongeant vers l'hypocondre droit, une
tumeur bosselée, superficielle, laquelle se continuait dans la profondeur avec une grosse masse que l'on sentait gagner vers l'hypocondre gauche. Je diagnostiquai un kyste hydatique du foie à
poches multiples, et je fis la laparotomie médiane le 22 septembre 1894. Je vis alors apparaître le lobe hépatique gauche,
rempli par 4 ou 5 tumeurs arrondies, grosses comme des pommes
d'api, blanches et opaques, ressemblant beaucoup à des masses de
cancer secondaire du foie. J'attirai hors de l'abdomen tout ce lobe,
je l'isolai avec des compresses, je vérifiai, d'un coup de bistouri,

qu'il s'agissait bien de kystes hydatiques, et j'extirpai les poches, en réséquant le foie à leur base. La plaie hépatique fut en partie suturée, en partie tamponnée, et j'en restai là, laissant une vaste poche dans le lobe droit; mais l'opération m'avait paru déjà assez longue. Le sujet succomba, et à l'autopsie on trouva dans le petit bassin de la sérosité louche, montrant qu'il y avait eu infection opératoire; il y avait, en outre, 5 kystes hépatiques et 2 kystes hydatiques du cœur, l'un à la pointe, l'autre, gros comme une orange, à la base du ventricule gauche.

Ces deux cas sont les seuls où j'aie perdu des opérés pour kystes hydatiques, du foie ou d'ailleurs. Tous les autres kystes hydatiques que j'ai observés jusqu'à cette année, chez l'adulte ou chez l'enfant, ont été traités par la marsupialisation et ont guéri. Je puis donc dire, avec tous mes collègues, d'ailleurs, que la marsupialisation est une bonne méthode, efficace et non dangereuse. Mais elle a des inconvénients, et surtout elle exige un temps très long, des pansements répétés. Je n'ai pas noté les fistules interminables, et en particulier les écoulements biliaires secondaires, signalés par quelques chirurgiens; bien que toujours — et c'est un point sur lequel M. Walther, si je me souviens bien, a attiré notre attention — il y ait eu, à un moment donné, des accidents fébriles notables (la paroi kystique paraissait cependant suinter plutôt que suppurer), en fait, je n'ai pas eu d'accidents inquiétants, ni même sérieux. Je reconnais toutefois que la cure est longue, que les cas ne sont pas rares, où elle exige quatre, cinq et six mois. Si donc on pouvait trouver une méthode procurant la guérison en trois semaines, comme pour un kyste de l'ovaire, ce serait fort appréciable. Or, c'est ce que depuis quelques années M. Pierre Delbet a cherché à réaliser.

Quels prédécesseurs a eus M. Delbet? Quels chirurgiens, à l'étranger, ont cherché à réduire sans drainage la poche oblitérée? Quelles ressemblances et quelles différences relève-t-on entre leurs procédés et celui de M. Delbet? On a discuté un peu sur toutes ces questions d'historique et de priorité, et je ne veux pas entrer dans ces débats : le fait est que, parmi nous, c'est M. Delbet qui a enseigné la méthode de réduction après capitonnage de la poche,

et que cette oblitération par capitonnage paraît bien lui appartenir
en propre.

III

En principe, cette manière de faire m'avait séduit, et j'avais
résolu, dès que se présenterait un cas favorable, de demander le
concours de M. Delbet pour l'opérer devant vous. L'occasion ne
tarda pas à se produire, car le 8 juin 1900, entrait à notre salle Valleix une fillette de treize ans, portant dans l'hypocondre droit,
sous les fausses côtes rejetées en dehors, un kyste hydatique à
diagnostic évident; ce qui ne l'empêchait pas d'avoir subi des diagnostics et des traitements variés, depuis la pommade de ciguë
jusqu'à la quinine à l'intérieur, jusqu'à la proposition d'une gouttière pour mal de Pott.

Le 15 juin, M. Delbet voulant bien m'aider, vous m'avez vu
opérer : une incision longue de 30 centimètres fut tracée à droite
sur le bord externe du grand droit, et je mis à nu un kyste gros
comme une tête de fœtus, situé à la face convexe et séparé de la
vésicule biliaire par une couche de tissu hépatique épaisse d'environ un travers de doigt. La cavité fut ouverte, séchée avec des compresses et, cela fait, il fut aisé de prendre avec une pince la membrane germinative, qui vint d'une seule pièce. En sorte qu'il restait
sous nos yeux la seule membrane adventice, fibreuse, bien sèche,
apte à la suture. De haut en bas furent placés, puis noués, trois
points de catgut, en capiton; et le tout fut enfoui sous un surjet à
la Lembert qui ferma l'incision de la paroi kystique. La paroi abdominale fut ensuite suturée en étages : un surjet au catgut sur le
péritoine, un sur la gaine du muscle droit, un enfin sur la peau.

Quand on a eu sous les yeux cette vaste poche, où fatalement
persistent plus ou moins d'espaces morts dans lesquels s'accumu-
lera du sang, on se rend compte qu'il suffit de bien peu de septi-
cité opératoire pour que la suppuration locale vienne faire échouer
la tentative de cure rapide. En fait, les observations ne sont pas
très rares où cette suppuration a eu lieu; mais il faut dire tout
de suite que l'infection est restée limitée au kyste, dont on a obtenu

la guérison après incision secondaire. C'est ce qui arriva, en particulier, chez quatre malades dont M. Quénu a entretenu la Société de chirurgie ; et pendant assez longtemps je me suis demandé si cela n'allait pas survenir chez ma jeune opérée.

Après l'intervention, en effet, elle a eu des accidents fébriles, avec température oscillant entre 38° et 39°, avec perte de l'appétit et amaigrissement. Il n'exista pas, pendant les premiers jours, de douleurs abdominales, ni de vomissements ; la plaie extérieure ne présenta à aucun moment une trace quelconque d'infection, rien de phlegmoneux n'apparut dans la paroi, et de jour en jour je conclus que rien ne m'incitait à drainer la poche. Cela dura, avec intensité, pendant un mois, et le seul phénomène local fut, de temps à autre, une douleur à la pression sur le bord interne[1] du muscle droit, un peu au-dessous du rebord costal, et une douleur dans l'épaule droite.

Les accidents s'atténuèrent au bout d'un mois environ, mais ils ne cessèrent pas, car ils persistaient à la date du 15 octobre. Le ventre était alors un peu ballonné, mais la palpation, la pression, la percussion n'y révélaient aucun empâtement, aucune tumeur ; l'appétit, très capricieux, était toujours médiocre ; malgré de l'amaigrissement, l'état général restait assez bon. Cependant la température était très rarement normale, à 37° ; elle oscillait presque toujours de 37°5 à 38°, avec, de temps à autre, sans cause connue, sans rien de spécial localement, des séries d'ascension à 38°5, à 39 même.

Quoiqu'il n'y eût, au total, rien d'inquiétant, comme je voyais les troubles persister, je voulus en avoir le cœur net, et, le 15 octobre, j'ouvris à nouveau le ventre de cette enfant. La douleur à la pression ayant toujours siégé vers l'épigastre, j'incisai en dedans de l'ancienne cicatrice, et la seule chose anormale que je constatai fut qu'il existait des adhérences filamenteuses, minces, entre la partie abdominale et la face convexe du foie. Cet organe, de volume normal, était seulement un peu abaissé : à l'inspection,

1. Dans le travail de M. Bricet (*Thèse* de Paris, 1900-1901, n° 105), où cette observation est publiée, on lira, par suite d'une erreur de copie, que la douleur siégeait au bord externe du droit.

à la palpation, je n'y trouvai aucune trace du kyste opéré en juin. La couleur était normale et en aucun point, pas plus à la face convexe qu'à la face concave, je ne pus percevoir un changement quelconque de consistance. Le lendemain soir, sans aucun trouble abdominal, et à proprement parler sans aucun malaise, la température monta à 39°5, mais pour retomber le surlendemain à 38°2 le matin, à 38° le soir; le jour suivant, au matin, elle était à 37°5, le soir à 37°, et à partir de ce moment l'apyrexie fut parfaite, l'appétit revint, la fillette engraissa. La réunion immédiate fut obtenue, sans même une trace de rougeur, et le 12 novembre la jeune malade nous quittait parfaitement guérie.

Que s'est-il passé qui explique cette fièvre singulière et prolongée, dont j'eus brusquement raison par la libération de quelques adhérences minces, molles, en réalité insignifiantes? Je n'en sais rien. Mais, en tout cas, la deuxième opération m'a permis de vérifier, pour le kyste que j'ai traité, l'excellence du résultat anatomique obtenu par la méthode de M. Delbet, que je crois la méthode de choix pour les cas où elle est applicable.

Bien entendu, il n'en saurait être question lorsque le kyste est suppuré ou communique avec les voies biliaires; pas davantage quand la membrane germinative, en partie calcifiée, ne peut être entièrement enlevée. Car cette membrane, anhiste, parasitaire, n'est pas apte à la réunion immédiate, réalisable seulement si la paroi adventice, fibreuse, est partout accolée à elle-même grâce au capitonnage. Aussi, pour certaines cavités où il est malaisé de bien voir jusqu'au fond et de s'assurer qu'il ne reste rien de la membrane, doit-on examiner avec soin si la poche extraite est complète avant de procéder au capitonnage.

Quant au siège plus ou moins élevé du kyste vers la face convexe, il ne semble pas un obstacle au capitonnage; d'autant que, pour certaines poches minces, on peut laisser à la pression intra-abdominale le soin de l'accolement. Enfin, un cas de M. Bouglé prouve qu'il est possible de traiter ainsi avec succès deux kystes coexistants : chez le garçon opéré par ce chirurgien, le second kyste fut reconnu parce qu'il fut perforé accidentellement avec l'aiguille destinée à capitonner le premier.

D'ailleurs, quelle que soit la méthode employée, on n'est jamais sûr de ne pas méconnaître une seconde poche, plus ou moins petite, capable de nécessiter plus tard une deuxième laparotomie. Ainsi, chez un garçon qu'en mars 1891 j'avais guéri, par marsupialisation, d'un kyste hépatique bombant dans le flanc droit, j'ai dû opérer, en mai 1898, un autre kyste volumineux, faisant saillie dans la ligne axillaire.

Et peut-être, chez la fillette que j'ai opérée avec M. Delbet, devons-nous craindre l'évolution ultérieure d'un kyste encore profond et petit. Car si, depuis ma deuxième laparotomie, tous les accidents généraux ont cessé, lorsque la jeune malade m'a été ramenée, à la fin de janvier, elle a dit qu'elle continuait de temps en temps à souffrir de l'épaule droite. Par l'exploration locale, je n'ai absolument rien trouvé de suspect, mais nous devons faire, à ce point de vue, quelques réserves pour l'avenir.

NÉPHRECTOMIE POUR TUBERCULOSE RÉNALE
FISTULEUSE

I. — Fistule lombo-iliaque attribuée à une appendicite ancienne. Issue d'un ascaride lombricoïde par la plaie. Échec d'un débridement simple suivi de drainage. Deuxième opération conduisant à la néphrectomie.

II. — Examen anatomique : il s'agit de tuberculose rénale. Rareté des fistules intestino-cutanées dans les cas de ce genre.

Je désire attirer votre attention sur l'enfant que je viens d'opérer devant vous, et chez laquelle nous avons été conduits de proche en proche jusqu'au rein tuberculeux. Pour cette fistule lombaire rebelle, en effet, le diagnostic de la cause n'avait pas été porté à l'avance, quoique l'enfant, depuis huit mois dans nos salles, ait déjà été opérée par nous une fois. On ne songe pas volontiers aux lésions tout à fait exceptionnelles, et d'autre part aucun symptôme ne révélait quelque chose de rénal.

I

C'est le 16 avril dernier (1897) que cette fillette, âgée de cinq ans, m'a été présentée, parce qu'elle portait un trajet fistuleux au niveau de la région lombaire droite, et qu'en outre sa santé générale était depuis assez longtemps chancelante.

L'histoire de la maladie me fit tout de suite penser à une fistule consécutive à une appendicite suppurée. Il y a un an, en effet, en avril 1896, sans cause appréciable, l'enfant ressentit dans la fosse iliaque droite des douleurs assez intenses pour lui arracher des cris ; puis survint une forte diarrhée avec selles fréquentes (jusqu'à 10 par jour), peu abondantes, fétides, de consistance liquide et visqueuse, de coloration jaune ou verdâtre, contenant des membranes filamenteuses. En même temps s'allumait la fièvre, avec peau brûlante et langue saburrale, les traits s'altérèrent, l'enfant dut s'aliter et s'amaigrit. Au bout d'un mois environ la région lombaire droite commença à bomber, et un médecin y fit une incision : un litre environ de pus jaune, strié de sang, s'écoula, et l'amélioration fut après cela rapide. La fièvre disparut, l'aspect du visage se modifia, appétit et gaieté revinrent, tandis que cessaient diarrhée et douleurs, la malade se mit à engraisser, et elle put quitter le lit quatre mois après le début des accidents.

Avec ce début brusque, ces troubles intestinaux concomitants, ces allures fébriles, l'appendicite à foyer lombaire me parut être la cause la plus problable de cet abcès. D'autant plus que, depuis longtemps déjà, des alternatives de diarrhée et de constipation avaient précédé la crise aiguë que je viens de décrire, et que, d'autre part, rien n'était à relever dans les antécédents personnels ou héréditaires. L'évolution des lésions n'eut rien de contraire à cette hypothèse.

Sans doute, après ablation du drain qu'on avait mis dans l'incision, une fistule persista, donnant issue à une suppuration peu abondante, et vous savez que ces fistules rebelles sont rares après l'incision des abcès appendiculaires. Mais elles sont possibles, et souvent compatibles, comme dans le cas actuel, avec un rétablissement très convenable de la santé générale. D'ordinaire, il est vrai, elles sont sujettes de temps à autre à des rétentions, à des reprises d'accidents esquissant en petit la crise initiale : et c'est précisément ce qui eut lieu dans le cas actuel. Pendant près d'un an, la santé fut bonne, puis, il y a six semaines, survint une rougeole qui évolua normalement, en une quinzaine de jours, mais à la suite de laquelle reparurent brusquement, dans la fosse iliaque droite, des douleurs d'une violence extrême, avec fièvre, agitation, insomnie. Et cette fois les vomissements, qui avaient manqué lors de la première atteinte, furent incessants, survenant nuit et jour, alimentaires ou bilieux, selon que l'enfant était ou non à jeun. Cela dura pendant cinq jours, avec inappétence absolue, amaigrissement rapide et considérable : puis sortit spontanément par la fistule une grande quantité de pus excessivement fétide, d'où une amélioration considérable, sans que, cependant, l'état général redevînt aussi bon qu'avant cette seconde poussée. L'inappétence diminua, mais ne disparut pas complètement, la région épigastrique resta douloureuse, des vomissements bilieux se produisirent de temps en temps.

Ce tableau était bien celui d'une récidive autour d'un appendice ayant provoqué une fistule. Et en tout cas un fait spécial me fut tout de suite narré, qui me confirma dans cette opinion : trois semaines après la crise de récidive, un ascaride lombricoïde sortit par la plaie. Un vermifuge alors administré provoqua l'évacuation de trois autres ascarides, cette fois par l'anus.

Je ne veux pas, à propos de ce cas où ce fut tout à fait accessoire, entrer dans la discussion relative à l'issue spontanée des ascarides à travers les parois de l'intestin, à la nécessité d'une lésion ulcéreuse préexistante pour que le parasite puisse se frayer une voie. Ici, il était bien certain qu'à l'origine, l'an dernier, l'abcès n'avait pas été vermineux et qu'actuellement l'issue de l'helminthe démontrait la communication entre la poche suppurée et la cavité intestinale. Il était donc tout à fait raisonnable d'admettre que cette perforation portait sur la base de l'appendice ou sur la partie voisine de la paroi cæcale.

Lorsque l'enfant fut admise à la salle Giraldès, par la fistule située à la région lombaire droite, au niveau du triangle de J.-L. Petit, s'écoulait un pus jaune, très liquide, d'odeur stercorale et fétide. De ce côté avait disparu le méplat lombaire, net à gauche, et à la palpation on sentait un empâtement remontant assez haut ; la pression était douloureuse au-dessous et en dedans de l'orifice fistuleux, vers la fosse iliaque droite, qui paraissait, en outre, un peu empâtée ; l'abdomen était légèrement douloureux.

Cet examen local était en somme, lui aussi, favorable à l'hypothèse d'une appendicite originelle, et ce diagnostic dicta ma conduite thérapeutique. Le pus ne se vidait pas très bien : la preuve en était fournie par ce fait que par la pression sur la région lombaire on en faisait sourdre en notable quantité; de plus, il y avait un peu de fièvre vespérale, entre 38° et 38°5; enfin l'appétit était diminué, la langue saburrale, la peau peu colorée, la diarrhée fréquente. D'autre part, la fistule stercorale semblait bien être petite et récente, et nous savons que, dans ces conditions, les orifices du cæcum ou du côlon ascendant se cicatrisent volontiers d'eux-mêmes lorsque la poche suppurée correspondante est bien drainée. Je fis donc dilater très largement le trajet avec des laminaires et, cela fait, je vis, après installation d'un gros drain, la suppuration diminuer, la fièvre tomber, l'état général se remonter. Mais de temps à autre, quoique rarement, un petit fragment alimentaire, par exemple un morceau vert d'herbe cuite, nous prouvait que le pertuis intestinal ne s'oblitérait pas.

Aussi, après avoir maintes fois différé une intervention dont l'urgence ne s'imposait pas, me décidai-je à débrider largement le clapier pyo-stercoral. Le 15 juillet l'enfant fut endormie et je fendis d'abord un décollement sous-cutané qui se dirigeait en avant. Vers la fosse iliaque, rien ne me conduisit dans la profondeur, près du cæcum. Mais en haut j'arrivai sur le bord externe de la masse sacro-lombaire et de là, plus profondément, sur la face postérieure de l'intestin, où, au centre d'une plaque grisâtre, s'ouvrait un petit pertuis admettant juste la pointe du stylet. Je l'oblitérai par deux points de Lembert à la soie fine, et n'allai pas plus loin. Étais-je donc en présence d'un de ces faits, aujourd'hui reconnus exceptionnels, où une perforation du côlon ascendant ou du cæcum simule l'appendicite? Cela me parut probable, et en tout état de cause je crus avoir trouvé la lésion primitive.

Je fus donc assez surpris de constater que le résultat fut nul. La fistule intestinale resta oblitérée, à partir de ce moment il n'y eut plus jamais de débris alimentaires dans les selles, mais ce fut tout ce que j'obtins, et la fistule cutanée persista sans modification. Et c'est pour cela qu'aujourd'hui 3 novembre, j'ai pris le parti d'intervenir de nouveau, de poursuivre jusqu'à leurs limites des clapiers dont j'avais sans doute méconnu quelques diverticules profonds. Et je me demandais, avant de commencer, si derrière tout cela il n'y avait pas un point de tuberculose osseuse sur une des dernières côtes ou sur un corps vertébral.

En fendant de proche en proche tous les diverticules, en enlevant à mesure, de la curette, les fongosités grisâtres qui les remplissaient, je trouvai, derrière le péritoine épaissi, une masse lardacée, d'aspect graisseuse, mais très dure, blanc-jaunâtre, grisâtre, que j'extirpai par morcellement. Je vous montre cette pièce, — ou plutôt ses morceaux, — et bien certainement elle nous apparaît formée de poches multiples, communiquant entre elles, tapissées d'une membrane d'aspect granuleux; la face externe de cette masse est lisse, mais irrégulièrement lobulée par des sillons assez profonds. En un ou deux points, au milieu de ces sinus grisâtres, il y a une substance brun-rouge. Cela, joint à la lobulation extérieure, aux cavités multiples, et enfin à ce fait d'ordre opératoire, que dans la profondeur j'ai dû, après avoir terminé l'ablation, pincer et lier de gros vaisseaux formant pédicule et saignant abondamment, tout cela me fait penser que j'ai entre les mains le rein droit malade, probablement tuberculeux. Dans quelques semaines, je vous tiendrai au courant de ce qui se sera passé cliniquement, de ce qu'on aura vu au microscope.

II

L'examen histologique a confirmé ce que nous avait fait penser l'aspect macroscopique de la pièce : sur les points restés rouges, la structure du rein est évidente; et d'autre part la lésion est sans contredit de nature tuberculeuse. Quant à l'évolution post-opératoire, aucune complication ne l'a entraînée, et aujourd'hui, 23 décembre, je vous présente l'enfant, qui, guérie, va quitter l'hôpital. La plaie est complètement cicatrisée, la région lombaire est souple et indolente, l'état général est parfait.

Quel sera le résultat éloigné? C'est sans doute un point des plus intéressant dans l'étude des néphrectomies pour tuberculose unilatérale, et dans l'espèce, avec l'absence constante de tout symptôme vers la région rénale gauche, de toute altération pathologique des urines, nous sommes en droit d'espérer que les conditions requises pour la cure définitive sont réunies. Mais en attendant que, dans quelques années, le hasard me fasse rencontrer cette enfant, il me semble que cette curieuse histoire pathologique, avec fistule réno-intestino-cutanée, mérite que j'y revienne un peu devant vous.

Dans l'évolution de la tuberculose rénale, on observe quelquefois la formation de véritables abcès froids périrénaux, un foyer caséeux intra-rénal s'étant rompu dans l'atmosphère cellulo-graisseuse périnéphrétique. D'autre part, il est bien connu que parfois, par infection ascendante partie de la vessie sans doute, la tuberculose rénale ou périrénale peut se compliquer d'infection mixte, et qu'alors on assiste au tableau classique du phlegmon périnéphrétique. Mais qu'alors on incise simplement ce phlegmon, selon le procédé habituel, et la fistule après cela est la règle. C'est ce qui s'est passé, en mars 1896, chez notre petite malade : une tuberculose rénale torpide, latente, d'ancienneté inconnue, s'est compliquée de phlegmon périnéphrétique aigu, ou tout au moins subaigu, et l'incision est restée fistuleuse. A partir du moment où j'ai vu l'enfant, il n'est jamais rien sorti par la fistule qui ressemblât à de l'urine pure ou mélangée à du pus, et quand j'ai fait la néphrectomie il y a quelques semaines, je n'ai pas vu l'uretère. Il semble donc bien qu'à un moment donné le tissu rénal ait été à peu près complètement annihilé — ce qu'a démontré l'examen anatomique de la pièce enlevée — et que l'uretère ait été oblitéré ; ce qui ne veut pas dire qu'au début des accidents inflammatoires l'infection surajoutée n'ait pas pu avoir pour source l'uretère encore perméable ; ce qui ne veut pas dire non plus qu'à l'origine le pus de l'abcès, puis de la fistule, n'ait pas été plus ou moins nettement urineux. Dans certains cas, aucun épisode aigu ne vient activer la marche de cet abcès froid, qu'on peut croire symptomatique d'un mal de Pott, et qui vient se fistuliser à la peau, soit spontanément, soit après une intervention chirurgicale, ponction ou incision. Je ne parle naturellement que des fistules au fond desquelles le rein est tuberculeux, mais qui s'ouvrent à la peau par l'intermédiaire d'une poche d'abcès froid périnéphrétique.

Le lieu d'élection, pour les fistules spontanées ou post-opératoires, est la région lombaire au niveau du triangle de J.-L. Petit, et cela se conçoit de reste. Mais quelquefois l'abcès froid peut descendre plus loin, et dans quelques cas on a pu le voir arriver à la racine de la cuisse, simulant encore plus que dans le cas précédent un mal de Pott sans gibbosité avec abcès froid de la gaine du psoas.

L'abcès froid périnéphrétique n'est déjà pas très fréquent au cours de la tuberculose rénale, qui le plus souvent ne franchit pas la coque du viscère et reste à l'état de pyélonéphrite tuberculeuse. Quant à la communication avec l'intestin, elle est plus rare encore. Cette communication peut se faire soit directement entre l'intestin et le foyer rénal, soit par l'intermédiaire de l'abcès froid périnéphrétique. Dans le premier cas, elle peut porter soit sur le duodénum, dont on connaît les rapports avec l'extrémité supérieure du rein droit, soit sur la face postérieure du côlon ascendant ou descendant; ainsi, dans le remarquable atlas de Rayer, vous trouverez une figure qui représente l'ulcération du côlon descendant par un petit foyer purulent situé sur la face antérieure du rein tuberculeux. Et Cruveilhier a vu un rein ectopié communiquer avec le rectum.

Chez ma malade, mes deux opérations m'ont permis de constater que la communication n'était pas directement rénale, mais que le pertuis, fort étroit, siégeait sur la face postérieure du côlon descendant, au-dessous de la limite du rein droit, et s'ouvrait non pas dans une caverne rénale, dans l'uretère ou dans le bassinet, mais dans la poche de l'abcès froid périnéphrétique, en sorte qu'il s'agisssit d'une véritable fistule stercoro-purulente. Et d'autre part, d'après la succession des phénomènes, il est bien probable qu'il n'y a pas eu, comme c'est la règle, ulcération de l'intestin de dehors en dedans, mais que le côlon aminci, chroniquement enflammé, peut-être présentant à ce niveau une petite ulcération, a été troué par l'ascaride dont l'issue a été notée au bout d'un an à peu près. Car jusque-là rien n'avait fait songer à une perforation intestinale.

Cette opinion est confirmée par l'aspect du tout petit pertuis que j'ai vu lors de ma première opération, par la facilité avec laquelle deux points de Lembert, à la soie fine, portant sur une paroi un peu grisâtre, mais nullement friable et ulcéreuse, ont suffi pour fermer cet orifice.

Tout cela est rare à tous les âges, et surtout chez l'enfant. Parmi les quelques observations de fistules réno-coliques que j'ai pu trouver au cours de rapides recherches bibliographiques, je n'en ai point trouvé qui ne fussent relatives à l'adulte : et d'ailleurs l'abcès froid périnéphrétique d'origine rénale est exceptionnel chez l'enfant, avec quelques réserves toutefois sur la possibilité d'erreurs de diagnostic, quelquefois signalées chez l'adulte, entre la périnéphrite tuberculeuse et l'abcès froid d'un mal de Pott sans gibbosité. On songe à la lésion de beaucoup la plus fréquente, c'est à-dire au mal de Pott, et on ne tient pas assez compte de l'absence des pseudo-névralgies, de la conservation de la souplesse rachidienne : et au total l'erreur est très excusable quand, le rein étant entièrement rongé par la tuberculose, il n'y a pas d'urine mélangée au pus, ou il y en a si peu qu'elle est forcément méconnue.

LE PROLAPSUS DE L'URÈTRE
CHEZ LES PETITES FILLES

I. — Description de la tumeur muqueuse, saignante, entourant l'urètre.

II. — Symptômes caractérisés par des pertes blanches et rouges. On croit quelquefois à tort à un viol. Principales erreurs de diagnostic possibles.

III. — Étiologie; fillettes ou femmes âgées; vulvite avec urétrite; efforts. Cautérisation pour les cas légers. Excision des tumeurs un peu prononcées.

Il me paraît utile de vous dire quelques mots sur une fillette atteinte d'une lésion assez rare, mais fort importante à connaître aussi bien pour son diagnostic et son traitement que pour les considérations médico-légales auxquelles elle peut donner lieu : il s'agit d'un prolapsus de la muqueuse urétrale. Voyons d'abord l'histoire de la malade que vous avez eue sous les yeux ; je vous rappellerai ensuite deux observations que j'ai recueillies l'an dernier et qui servent de base à un intéressant mémoire de mon élève H. Blanc[1].

I

Le 12 février 1896, on m'a présenté à la consultation de l'hôpital Trousseau une enfant de six ans, souffrant depuis trois jours

1. H. BLANC. — « Prolapsus de la muqueuse urétrale chez la femme, et en particulier chez la petite fille. » *Ann. des mal. des org. génito-urin.*, juin 1895, p. 523.

de pertes de sang par la vulve. Il y avait un suintement léger, mais continu ; à la fin de la journée la chemise était tachée comme celle d'une femme, et pour une fille de six ans, cela parut anormal à la mère, qui dès lors vint consulter à l'hôpital.

L'interrogatoire ne nous a révélé aucun antécédent héréditaire digne d'être noté. Il nous a appris — et ce renseignement étiologique est de quelque importance — que l'hémorragie a débuté le jour où l'enfant s'est levée pour la première fois, après un séjour au lit de quinze jours pour une bronchite accompagnée de fortes quintes de toux.

Immédiatement, j'ai examiné devant vous la région vulvaire et je vous ai fait constater que tout y était d'apparence normale, sauf le méat urétral. Autour de lui, vous avez pu voir quelques traces de sang sur un petit bourrelet rouge à peine saillant, ressemblant à une muqueuse enflammée. C'en était une, en effet, et sans qu'il ait été besoin de nous attarder à une discussion oiseuse de diagnostic différentiel, cette constatation a suffi pour vous prouver, avec évidence, que le sang était fourni par un prolapsus léger de la muqueuse urétrale.

Le résultat de la thérapeutique a vite confirmé cette opinion : mon interne M. Weill a, sur mes indications, cautérisé trois jours de suite le bourrelet saillant avec une solution de nitrate d'argent à 1/50 ; dès le premier attouchement, l'hémorragie a cessé et, au bout de trois jours, tout était terminé.

II

L'observation que je viens d'analyser devant vous, vous enseigne les symptômes habituels et la thérapeutique efficace du prolapsus urétral au premier degré, ne formant pas tumeur. Mais si on abandonne la lésion à elle-même, elle s'aggrave, et la muqueuse enflammée, exstrophiée, constitue une tumeur rouge, violacée, quelquefois même noirâtre et d'aspect gangreneux, pouvant atteindre le volume d'une noisette, d'une noix, plus même chez la femme adulte.

Quelquefois, c'est par hasard, à l'occasion des soins habituels de propreté, que la mère s'aperçoit de cette tumeur. Le fait est rare, et d'ordinaire quelque symptôme attire l'attention : ce sera quelquefois la dysurie, la douleur, la gêne par la marche, par le frottement des linges ; ce sera en général, la lésion étant indolente, un écoulement de pus, et surtout de sang. C'était le cas chez notre malade actuelle ; ce l'était aussi chez une de celles dont H. Blanc a publié l'observation.

On conçoit que ces écoulements anormaux puissent faire redouter à une mère que sa fille ait subi des atteintes criminelles, mais il est sans excuse qu'un homme de l'art commette une pareille erreur. Il suffit de regarder la région pour voir qu'il n'y a pas trace de déchirure, que la vulve et l'hymen sont absolument normaux, et que, par contre, à la région du méat existe une tumeur sessile, perforée au centre d'un orifice où pénètre aisément la sonde. Et cependant, voici l'histoire médico-légale de la première fillette que j'ai soignée. Sa mère s'aperçoit, un matin, qu'elle porte à la vulve une tumeur d'apparence suspecte : et vite, chez le pharmacien, lequel, entre deux bocaux, conclut à un viol. On se décide à consulter le médecin de la famille, qui confirme ce diagnostic invraisemblable. De là plainte au parquet de Versailles, et un médecin légiste est commis pour examiner l'enfant : alors on reconnut enfin qu'il n'y avait aucun signe permettant de conclure au viol, mais que la petite malade portait une tumeur sur la nature de laquelle le médecin ne pouvait se prononcer. C'est dans ces conditions que la fillette fut conduite à l'hôpital Trousseau, où je n'eus qu'à introduire une sonde dans l'orifice central pour voir couler l'urine et pour diagnostiquer ainsi la lésion.

Cette petite manœuvre est bien aisée, et j'aurais eu honte, sans l'historiette que je viens de vous raconter, de vous recommander d'y recourir avant de mettre en mouvement les gendarmes et les magistrats. Jointe à l'intégrité de l'hymen, elle écarte immédiatement l'hypothèse de viol et, d'autre part, elle vous permet d'éviter les diverses erreurs de diagnostic qui ont été commises.

Toutes ces méprises, sans doute, s'expliquent, soit par une ignorance extrême du médecin, comme dans mon cas, soit par des

circonstances cliniques spéciales qui déroutent l'observateur le
plus sagace et qui, dès lors, ne prêtent pas à une étude d'ensemble. Le seul diagnostic qui, d'une manière générale, doive être
examiné, consiste à différencier le prolapsus urétral des diverses
tumeurs de l'urètre chez la femme, tumeurs qui semblent d'ailleurs ne guère prêter à la confusion que chez la femme adulte.

Pour résumer ces considérations diagnostiques, je n'ai qu'à
mettre sous vos yeux le passage où elles sont exposées par mon
élève Blanc :

« Dans un cas de Seguin, la muqueuse prolabée s'était sphacélée, des vomissements étaient survenus, l'état général était précaire. On pensa à une hernie étranglée.

« Tavignot, Hudson rapportent chacun un cas où l'orifice urétral fut pris pour l'orifice utérin, et le diagnostic de prolapsus
de l'utérus fut porté.

« Rarement le prolapsus prête à de pareilles erreurs. Il est plus
délicat quelquefois de se prononcer en présence d'une tumeur née
dans l'urètre, d'un prolapsus partiel à pédicule intra-canaliculaire.
Le cancer de l'urètre (erreur de Reichalt, Benicke) se reconnaît
à sa marche envahissante après un début insidieux, aux difficultés
de la miction souvent sanguinolente, à ses caractères de tumeur
dure, ligneuse, diffuse, reposant sur une muqueuse indurée, à
l'adénopathie, etc. Nous ne signalons que pour mémoire la confusion possible avec des kystes urétraux, avec une hypertrophie
simple de la muqueuse. Deux ordres d'affections seulement nous
arrêteront : 1° ces tumeurs bénignes de l'urètre, décrites sous
les noms les plus divers : caroncules, papillomes, fibromes,
polypes urétraux ; 2° l'urétrocèle et la cystocèle urétrale.

« Les tumeurs bénignes de l'urètre varient un peu selon l'élément prédominant. Tantôt leur surface est recouverte de villo-
sités (*papillome*) ; tantôt les vaisseaux sanguins présentent un
grand développement (*angiome polypeux*), ou bien c'est l'élément
conjonctif adulte (*fibrome polypeux*) ; la forme la plus fréquente
est la *végétation*.

« Tant que la production reste dans le canal, sa croissance est
lente, mais si elle fait hernie, on a affaire à un champignon exube-

rant à surface multilobée, granuleuse, bientôt sécrétante et exulcérée ; mais les mictions sont fréquentes et douloureuses ; la tumeur est nettement intra-urétrale, quelquefois pédiculée sur la paroi inférieure du canal, et le méat se trouve toujours sur le pourtour.

« L'*urétrocèle* est facile à reconnaître : présence sur le trajet de la moitié antérieure de l'urètre d'une tumeur arrondie, rénitente ou fluctuante, dont on pourra, soit par le catéthérisme, soit par la simple pression, faire sourdre le contenu par le méat ; avec cela, mictions fréquentes et parfois incontinence d'urine.

« Quant à la *cystocèle urétrale*, on se souviendra qu'elle peut se présenter sous deux formes : tantôt la vessie s'invagine sur elle-même et vient faire issue sur le méat ; tantôt il s'agit réellement d'un décollement de la muqueuse vésicale qui glisse et apparaît à l'extérieur. Mais, dans l'un et l'autre cas, il est aisé de différencier cette affection du prolapsus de la muqueuse urétrale, la tumeur est libre dans l'urètre, sans orifice central par où s'écoule l'urine. La miction est le plus souvent difficile, souvent même il y a rétention : la réductibilité est la règle. »

III

Je désirais insister sur l'étude clinique : avant d'arriver à l'étude thérapeutique, laissez-moi faire une courte digression étiologique.

L'âge de la malade doit d'abord être mis en relief. D'après un relevé de Kleinwæchter, 66 pour 100 des sujets atteints de prolapsus urétral ont de un à quinze ans ; 22 pour 100 ont de quarante-sept à soixante-quinze ans : donc jeunesse et vieillesse, jeunesse surtout, sont des facteurs étiologiques importants. Quant aux causes déterminantes chez l'enfant, notez l'influence des efforts de toux, constatés chez deux de mes fillettes ; celle de la vulvite avec urétrite légère, œdème de la muqueuse et dysurie, cause probable de la lésion dans ma troisième observation.

Le pronostic du prolapsus de la muqueuse urétrale est bénin. Quelquefois, la muqueuse s'épidermise, quelquefois même la tumeur se réduit d'elle-même. Mais d'ordinaire la lésion persiste, s'aggrave peu à peu par le suintement sanglant et purulent et est une source d'ennuis ; c'est une cause de gêne, quelquefois de douleur ; parfois enfin on a noté le sphacèle de la tumeur. Donc, il faut agir.

Lorsqu'il n'existe pas de tumeur à proprement parler, mais seulement un léger degré d'ectropion circulaire de la muqueuse, la cautérisation avec une solution de nitrate d'argent à 1/50 me paraît être le traitement de choix, et elle m'a donné un rapide succès.

Mais dans les deux cas où il y avait une tumeur, elle n'a servi qu'à en réduire un peu le volume : après les premiers attouchements, l'amélioration fut notable, mais l'état resta ensuite stationnaire. L'efficacité ne sera réelle que dans les cas, relativement rares, où la tumeur est réductible, et nous revenons alors à la variété précédente.

Lorsqu'il y a tumeur irréductible et quelque peu volumineuse, le traitement de choix est l'excision. La ligature autour d'une sonde à demeure doit être définitivement proscrite, malgré l'opinion de quelques chirurgiens modernes. L'instrument tranchant ne provoque pas une hémorragie telle qu'il faille préconiser l'ablation au fer rouge, thermo-cautère ou galvano-cautère. Le seul procédé que je croie recommandable est l'excision au bistouri, avec suture exacte ; c'est également l'avis de Kleinwæchter, auquel nous devons un intéressant mémoire sur le sujet.

Lorsqu'on opère un prolapsus circulaire total, il faut éviter de tirer sur la muqueuse prolabée, ce qui conduirait à en trop réséquer et ce qui peut, comme dans deux cas d'Emmet, produire un thrombus. Il faut aussi fixer avec soin la lèvre intérieure du bourrelet de la muqueuse qui, après section, tend à se rétracter dans l'urètre, et dès lors ne peut plus être bien affrontée à la lèvre extérieure, d'où danger de sténose consécutive. Ces deux petits écueils me paraissent faciles à éviter, et voici comment j'ai procédé dans mes deux cas de prolapsus circulaire et total.

Après avoir assuré de mon mieux, pendant quelques jours, l'antisepsie vulvo-vaginale, j'ai vérifié avec une sonde le siège de l'urètre, puis, sur la ligne médiane supérieure, j'ai fendu la tumeur dans toute son étendue, et, avant d'aller plus loin, j'ai placé une fine soie à l'angle de l'incision; j'en ai fait autant en arrière et j'ai ensuite abattu d'un coup de bistouri les deux moitiés de la masse morbide. Il m'a été alors très facile de suturer à la soie les lèvres de la muqueuse. J'ai jugé inutile de laisser une sonde à demeure et la guérison a été obtenue sans incident.

RÉTENTION MENSTRUELLE

PAR CLOISONNEMENT DU VAGIN

I. — Hématocolpos surmonté par l'utérus non distendu, formant dans le ventre une petite tumeur dure. Oblitération du vagin par une cloison qui s'est rompue spontanément.

II. — Cas plus grave où le trajet cicatrisé s'est rétracté à plusieurs reprises, en sorte qu'il a fallu recourir à la castration. Difficulté d'entretenir les vagins artificiels.

III. — Considérations sur l'ascension de l'utérus au-dessus de l'hématocolpos.

L'oblitération du vagin peut devenir l'origine d'accidents sérieux au moment où débute la menstruation, et la gravité est toute différente selon que le passage est seulement barré par une mince cloison ou qu'entre l'utérus et l'extérieur le vagin est remplacé par une épaisseur plus ou moins grande de tissu.

La jeune fille aujourd'hui dans nos salles est un exemple de la variété bénigne, tandis qu'il y a quatre ans s'est présenté à nous un cas bien plus sérieux, où j'ai dû aboutir à la castration ovarienne.

Ces deux faits me paraissent comporter quelques enseignements.

I

Le 6 juin 1899, on nous a présenté à la consultation une fille de quatorze ans qui, toujours bien portante jusque-là, s'était trouvé, quinze jours auparavant, à la suite de coliques, une tumeur abdominale grosse comme un œuf. Cette tumeur, disait-elle, disparaissait la nuit pour reparaître le matin. Peu à peu elle grossit, et, finalement, la mère, inquiète, vint soumettre l'enfant à notre examen.

Je sentis alors, à deux travers de doigt au-dessous de l'ombilic, une tumeur médiane, grosse comme une petite orange, ou plutôt comme un petit citron, car elle était oblongue, à grand axe vertical. Elle descendait jusqu'à cinq centimètres environ au-dessus de la symphyse, était dure, nettement limitée, libre de toute adhérence à la paroi. Indolente, elle pouvait aisément être prise entre les deux mains et envoyée dans le ventre d'un côté à l'autre; elle était légèrement abaissable, avec douleurs, il est vrai, mais ne pouvait être déplacée de bas en haut. Dès qu'on la lâchait, elle reprenait sa place sur la ligne médiane, sous l'ombilic.

En présence de ces signes, et en raison d'une autre observation que je relaterai dans un instant, je conclus qu'il s'agissait d'un utérus légèrement distendu et élevé dans le ventre au-dessus d'une poche formée par du sang menstruel retenu dans le vagin. Si c'était, en effet, l'utérus, comme je le pensais, il était bien évident que la collection sanguine n'était pas dans sa cavité, puisque la tumeur était nettement et de loin séparée de la symphyse. Que la tumeur fût plus grosse qu'un utérus normal, le fait était constant; mais seule une élongation du vagin distendu permettait une semblable élévation.

L'interrogatoire m'apprit immédiatement que la fille n'avait jamais été réglée; et les coliques qu'elle accusait au début du mal actuel devaient être considérées comme le premier molimen menstruel. Tout de suite je pratiquai l'inspection dans la position du spéculum : la vulve et l'hymen étaient bien conformés, mais, à 1 centimètre environ en arrière de l'hymen, le vagin était manifestement oblitéré; un stylet même ne trouvait pas sa route.

Cette cloison semblait bien bomber et être dépressible, mais le doigt n'y avait pas assez librement accès pour un examen fructueux. Je fis donc le toucher rectal, et je sentis, au palper bimanuel, une grosse tumeur ronde, fluctuante, indolente.

Le diagnostic que j'avais posé pour ainsi dire « de chic », se trouvait donc confirmé, et l'indication chirurgicale était d'inciser la cloison vaginale pour donner issue au sang collecté. Rien ne pressait d'ailleurs, car les souffrances étaient nulles lorsque la malade était couchée ; et s'il y avait des envies fréquentes d'uriner, les mictions étaient libres et indolentes ; les selles également n'étaient pas entravées. Pas de fièvre ; pas de symptômes d'hémorragie.

Je remis donc l'intervention à une date ultérieure, et le 8 juin, au matin, je la fixai au lendemain, parce que, pendant la nuit, étaient survenues des coliques assez violentes, avec épreintes ; la malade, en allant à la selle, avait rendu quelques gouttes de sang. A la visite du matin, la tumeur me parut un peu plus tendue ; et, comme nous nous trouvions à peu près à un mois de la crise initiale de coliques, il s'agissait, à n'en pas douter, d'une nouvelle période menstruelle. Au reste, aucun accident sérieux ; ventre souple, pouls et température normaux ; et je crus inutile d'opérer d'urgence.

Or, le lendemain matin, la distension par une nouvelle arrivée de sang avait eu un résultat que certes je n'avais pas prévu : au milieu de la nuit, au cours de coliques violentes, la cloison vaginale s'était rompue, et il était sorti par le vagin une grande quantité de sang noir, en partie coagulé. La veilleuse prétendait qu'il y en avait eu près de trois litres, ce que je crois fort exagéré ; mais j'évalue la poche que j'avais sentie au bas mot à un litre.

Le soulagement fut immédiat. Aucune hémorragie ne continua, et je trouvai la malade en très bon état. Dans le ventre, souple, on ne sentait plus la tumeur due à l'ascension de l'utérus ; derrière l'hymen, on voyait un vagin perméable, avec un orifice qu'entouraient quelques lambeaux de la cloison.

Cette rupture spontanée, qui ne me paraît pas être bien fréquente, a donné un bon résultat immédiat. Et comme, naturellement, la cloison rompue était mince, nous sommes en droit d'espérer un bon résultat définitif. Au lieu que la jeune fille reste parfois, si la cloison est épaisse, exposée à des ennuis, comme dans une observation que j'ai recueillie il y a quelques années.

II

Cette épaisseur a d'abord eu comme résultat que, la rupture spontanée ayant été impossible, les troubles fonctionnels ont été bien plus prolongés et plus sérieux.

Il n'y a pas eu ici l'histoire typique de ces crises douloureuses régulièrement mensuelles, qui sont classiquement caractéristiques des rétentions par malformations génitales. Le trouble initial fut une rétention d'urine qui survint le 6 janvier 1895, sans cause connue. La malade fut sondée à l'Hôtel-Dieu par l'interne de garde; après quoi elle urina bien pendant quinze jours. Puis nouvelle rétention, nouveau cathétérisme. Et depuis ce moment, le cathétérisme restant utile de temps à autre, se sont manifestées des douleurs abdominales intermittentes, sans périodicité marquée, siégeant toujours dans le bas-ventre et principalement à droite.

Cela dura jusqu'à la fin de mai; à cette date, la malade, en se tâtant le ventre, sentit une tumeur dans le côté droit. Et lorsqu'elle entra à l'hôpital Trousseau, le 5 juin 1895, je constatai, à la palpation, un état de l'abdomen à peu près identique à celui que je viens de vous décrire chez la malade précédente. La tumeur, grosse comme une mandarine, n'était ici pas médiane, mais située sous le bord externe du grand droit de l'abdomen; elle dépassait un peu, par en haut, la ligne allant de l'épine iliaque à l'ombilic. Lisse, régulière, elle faisait sous la paroi une saillie appréciable à la vue; elle était nettement indépendante en bas de la fosse iliaque, en haut de la face inférieure du foie. Sa mobilité, très nette latéralement, bien moindre de haut en bas, n'était en rien modifiée par les contractions de la paroi abdominale. Au-dessous d'elle seulement la pression était douloureuse.

Que pouvait être cette tumeur, certainement solide, indépendante du foie et du rein, semblant pédiculisée en bas et en dedans? Au premier abord, j'avoue que je fus embarrrassé, et après avoir examiné la malade à la consultation, je l'admis sans avoir porté de diagnostic; mais l'examen complet ne tarda pas à éclairer les choses.

L'enfant avait quatorze ans et demi, et jamais elle n'avait été réglée : c'est un peu tard pour une Parisienne. Je regardai donc les organes génitaux, et derrière une vulve bien conformée je vis, en écartant les grandes lèvres, que le vagin n'existait pas. Il était remplacé par une saillie arrondie, dépressible, accessible à la pulpe de l'index; et en exerçant ce contact, tandis que la main gauche appuyait sur l'hypogastre, j'obtins la sensation de flot. Assez obscure, il est vrai, car l'accès vaginal n'était pas large. Mais dans le rectum bombait une grosse tumeur molle, et là on sentait par le palper bimanuel une fluctuation évidente. La masse hypogastrique était mate.

Dès lors mon diagnostic était établi : au-dessus de la cloison s'était collecté un volumineux hématocolpos, et l'utérus, élevé dans le ventre au sommet du vagin distendu, constituait la petite tumeur sur laquelle on avait attiré mon attention la veille.

Comme troubles fonctionnels, je rappellerai les douleurs abdominales intermittentes; la constipation était habituelle. Au moment de l'admission, la miction était aisée: les urines normales. Il n'y avait pas de fièvre.

Le plan opératoire devait donc être d'inciser par le vagin la cloison qui bombait, pour rétablir la perméabilité des voies génitales. Il y a une vingtaine d'années, on discutait encore longuement sur le parallèle de la ponction et de l'incision franche, en raison des accidents septicémiques qui éclataient assez souvent lorsqu'on ouvrait largement et en un seul temps une vaste collection sanguine occupant à la fois le vagin et la cavité utérine; les caillots de cette dernière, en effet, s'évacuent lentement. Aujourd'hui le débat est clos et le danger de l'incision large est nul si le chirurgien opère aseptiquement.

J'intervins dès le 7 juin, parce que la veille au soir la rétention d'urine avait reparu; et une tentative avait été infructueuse pour cathétériser l'urètre aplati contre la symphyse par la tumeur vaginale. L'enfant étant endormie et placée dans la position du spéculum, je sondai de nouveau la vessie, avec la sonde métallique; j'y parvins sans peine, en abaissant fortement le pavillon dès que le méat fut franchi. Une fois la vessie évacuée, je fendis la cloison vaginale par une incision médiane, et après avoir traversé une épaisseur notable, un bon centimètre de tissus, j'arrivai dans une vaste poche, d'où il sortit au moins un litre de sang noir, en partie coagulé. Je ne lavai point et je mis à la vulve, pour finir, une mèche de gaz iodoformée. Tandis que la poche se vidait, la tumeur abdominale descendait : finalement elle disparut, et ayant introduit mon doigt dans le vagin, je trouvai au palper bimanuel un utérus encore gros.

Les suites opératoires immédiates furent des plus simples, et j'espérais que la cure serait radicale et définitive. Malheureusement, il n'en fut rien. Pendant quelques mois, les règles se passèrent normalement, le vagin resta perméable. Mais — sans doute parce que la jeune fille n'était pas encore à un âge où elle songeât à entretenir mon œuvre par un calibrage fréquent — le canal se rétrécit assez vite, et le 3 septembre mon opérée me fut ramenée avec de nouveaux accidents, identiques aux premiers.

Le vagin était dur, atrophié, et avant d'arriver à la collection sanguine j'eus à traverser une grande épaisseur de tissu scléreux. Après quoi, il y eut une nouvelle période de calme, et la malade quitta l'hôpital le 1er janvier 1896. Mais ce fut pour y rentrer le 3 février, et plusieurs essais de dilatation échouèrent. A la fin d'avril il se formait encore un hématocolpos. Si bien que je jugeai indiquée la castration tubo-ovarienne, pour mettre fin aux troubles fonctionnels graves dont j'avais été plusieurs fois le témoin. Je n'ai pas besoin de dire que pour ce faire j'eus recours à la laparotomie : le vagin était trop étroit et trop dur pour que je pusse avoir un instant l'idée de lui demander passage après l'incision destinée à évacuer le sang. Cette incision fut d'ailleurs faite — c'est à peine si j'ai besoin de le dire — quelques jours avant l'ablation des annexes. Celle-ci fut très facile, car il n'y avait pas d'adhérences autour des organes à enlever; les trompes ne contenaient pas de sang et ne paraissaient pas avoir jamais été distendues ou malades. Le 30 mai 1896, l'opérée sortait guérie de l'hôpital.

Aurais-je plutôt dû chercher à assurer, par une opération autoplastique, un vagin définitivement perméable? Certains chirurgiens le penseront peut-être. Mais quand on étudie à ce point de vue les observations publiées, on se demande si, une fois le vagin refait, les exercices amoureux auxquels sa propriétaire le soumet ne sont pas, pour l'entretenir, aussi importants que sa création chirurgicale; en sorte que le rôle de l'opérateur semble être surtout d'établir au périnée antérieur un cul-de-sac plus ou moins profond et plus ou moins souple, capable de servir d'amorce à des améliorations ultérieures. Or, chez ma malade, le cul-de-sac existait naturellement, et je suis très persuadé que, le jour où le cœur lui en dira, elle pourra l'utiliser sans me demander préalablement secours. Restait donc la question de fécondation. Mais, avec ces organes anormaux, la fécondation était hypothétique; et si elle avait eu lieu, comment le vagin étroit et dur aurait-il permis l'accouchement? Par la castration, j'ai coupé court à ces interrogations.

III

Chez mes deux malades j'ai senti, au pôle supérieur de la tumeur formée dans l'abdomen par le vagin distendu, l'utérus un peu gros, mobile latéralement, une fois bien médian, une fois un peu déjeté à droite. Et la première fois j'avais eu une sensation si particulière, si nette, que la seconde j'allai droit au diagnostic, avant même d'avoir regardé la vulve.

En lisant dans les livres classiques les plus récents, — j'entends le *Traité de chirurgie* et surtout le *Traité de gynécologie* de Pozzi, — je n'ai pas trouvé ce signe mentionné; ce qui ne veut nullement dire qu'il ne soit pas décrit dans une ou plusieurs observations. C'est donc sans aucune prétention à la priorité que j'insiste un peu sur lui, pour montrer qu'il peut rendre service dans les cas où le vagin est cloisonné très haut.

Alors, en effet, c'est une tumeur à peu près exclusivement abdominale qui se développe, et à l'inspection rien n'est anormal du côté des organes génitaux; à première vue, rien ne bombe au-dessus de l'hymen. C'est ainsi que dans deux cas récents, Tipiakoff[1] diagnostiqua un kyste, et d'emblée fit la laparotomie. Les deux malades ont guéri, ce qui démontre que si cette intervention est certainement assez difficile, elle n'est pas autrement dangereuse. Mais je suis persuadé que la plupart du temps l'incision de la cloison vaginale, même haut située, doit suffire, et, malgré ce que j'ai dit il y a un instant sur la castration secondaire, notre but doit être, en pareille occurrence, de conserver à la fois la fonction et l'organe.

Il est à peu près certain que si, passant outre à l'intégrité extérieure des organes génitaux, le chirurgien pratiquait toujours, en pareille occurrence, le toucher vaginal, il ne pourrait guère méconnaître la nature exacte de la tumeur. Chez une fille non réglée, mais en âge de l'être, seul un hématocolpos peut ainsi bomber au fond d'un vagin dans lequel on ne sent nulle part le col de l'utérus. On hésite souvent, je le sais, à pratiquer le toucher vaginal chez les fillettes. Mais l'indication en sera formelle si, au-dessus de la tumeur liquide plus ou moins volumineuse qui remplit l'hypogastre, on sent, comme cela m'est arrivé deux fois, l'espèce de battant de cloche à l'envers formé par l'utérus en haut du vagin distendu.

Cela exige, sans contredit, que l'utérus ne soit pas très distendu ; qu'il n'y ait pas une volumineuse hématométrie formant dôme à l'hématocolpos. En ce cas, le globe utérin ne constitue plus au pôle de la tumeur liquide une excroissance solide bien limitée. Il faut donc savoir vous passer de ce signe, évidemment inconstant, et son absence ne sera pas un motif suffisant pour vous abstenir du toucher vaginal. Certes, on doit être sobre de ce mode d'examen chez les vierges en général, et surtout chez les petites filles ; on doit recourir d'abord au toucher rectal. Mais, pour peu qu'il reste un doute, on doit préférer la dilatation prématurée de l'hymen à la possibilité d'une laparotomie inutile.

L'hématocolpos étant reconnu, on doit l'inciser largement par

---

1. Tipiakoff. — « Deux cas d'hématocolpos ». *Med. obozr.*, nov. 1898, p. 649. D'après l'*Année chirurg.*, de Depage, Bruxelles, 1899. p. 1162.

le vagin. Après quoi, n'oubliez pas que la récidive est possible : je viens d'en relater une observation, et on a publié déjà d'assez nombreux cas analogues. On peut lutter contre cette coarctation secondaire par des séances plus ou moins répétées de dilatation instrumentale. Mais lorsque les malades ne semblent pas avoir envie de s'occuper elles-mêmes, et physiologiquement, de cette besogne, j'ai dit il y a un instant qu'on pouvait être conduit à pratiquer la castration secondaire.

TABLE DES MATIÈRES

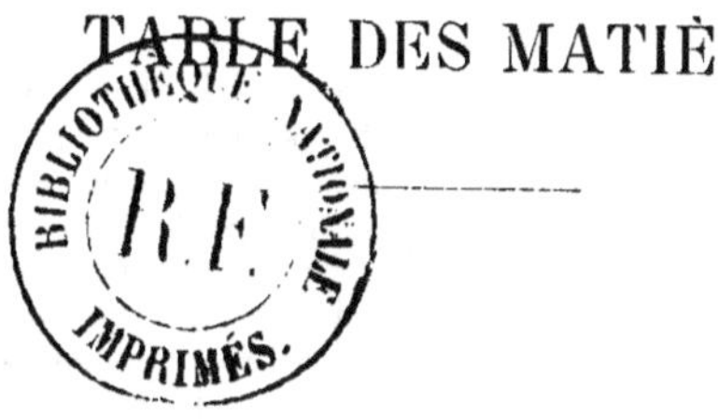

PREMIÈRE LEÇON

DEUXIÈME LEÇON

TROISIÈME LEÇON

QUATRIÈME LEÇON

CINQUIÈME LEÇON

SIXIÈME LEÇON

SEPTIÈME LEÇON

SEIZIÈME LEÇON

DIX-SEPTIÈME LEÇON

DIX-HUITIÈME LEÇON

VINGT-DEUXIÈME LEÇON

VINGT-TROISIÈME LEÇON

VINGT-QUATRIÈME LEÇON

VINGT-CINQUIÈME LEÇON

VINGT-NEUVIÈME LEÇON

TRENTIÈME LEÇON

TRENTE ET UNIÈME LEÇON

TRENTE-DEUXIÈME LEÇON

Paris. — L. Maretheux, imprimeur, 1, rue Cassette.